第6版

# Dahlin 骨肿瘤

# Dahlin's Bone Tumors

原　著　K. Krishnan Unni

Carrie Y. Inwards

主　译　于胜吉

人民卫生出版社

**图书在版编目（CIP）数据**

Dahlin 骨肿瘤 /（美）克里希南·尤里（K. Krishnan Unni），（美）卡里·英沃兹（Carrie Y. Inwards）主编；于胜吉主译. —北京：人民卫生出版社，2018

ISBN 978-7-117-27334-3

Ⅰ. ①D… Ⅱ. ①克…②卡…③于… Ⅲ. ①骨肿瘤 - 诊疗 Ⅳ. ①R738.1

中国版本图书馆 CIP 数据核字（2018）第 196453 号

| 人卫智网 | www.ipmph.com | 医学教育、学术、考试、健康，购书智慧智能综合服务平台 |
| 人卫官网 | www.pmph.com | 人卫官方资讯发布平台 |

图字：01-2018-4115

**Dahlin 骨肿瘤**

主　　译：于胜吉
出版发行：人民卫生出版社（中继线 010-59780011）
地　　址：北京市朝阳区潘家园南里 19 号
邮　　编：100021
E - mail：pmph @ pmph.com
购书热线：010-59787592　010-59787584　010-65264830
印　　刷：北京汇林印务有限公司
经　　销：新华书店
开　　本：889×1194　1/16　印张：23
字　　数：680 千字
版　　次：2018 年 9 月第 1 版　2018 年 9 月第 1 版第 1 次印刷
标准书号：ISBN 978-7-117-27334-3
定　　价：200.00 元

打击盗版举报电话：010-59787491　E-mail：WQ @ pmph.com
（凡属印装质量问题请与本社市场营销中心联系退换）

献给Dave和Helen Dahlin
还有我们的家庭成员：
Sheila, Akhil, Aditiya
Adosh David, Sarah, Ryan

于秀淳　山东省济南军区总医院

于胜吉　国家癌症中心/国家肿瘤临床医学研究中心/中国医学科学院北京协和医学院肿瘤医院

王勇平　兰州大学第一医院

牛晓辉　北京积水潭医院

司　萌　山东大学齐鲁医院

邢泽军　中国医学科学院北京协和医院

刘　婷　国家癌症中心/国家肿瘤临床医学研究中心/中国医学科学院北京协和医学院肿瘤医院

刘宏炜　北京积水潭医院

刘征宇　北京积水潭医院

许宋锋　国家癌症中心/国家肿瘤临床医学研究中心/中国医学科学院北京协和医学院肿瘤医院

孙保勇　山东省肿瘤医院

杜　强　国家癌症中心/国家肿瘤临床医学研究中心/中国医学科学院北京协和医学院肿瘤医院

李　敏　山东省肿瘤医院

李建民　山东大学齐鲁医院

吴志宏　中国医学科学院北京协和医院

吴居泰　中国医学科学院北京协和医院

宋建民　甘肃省人民医院

张鑫鑫　国家癌症中心/国家肿瘤临床医学研究中心/中国医学科学院北京协和医学院肿瘤医院

陈　勇　复旦大学附属肿瘤医院

邵增务　华中科技大学同济医学院附属协和医院

周　勇　空军军医大学唐都医院

赵　军　天津医科大学肿瘤医院

赵振国　国家癌症中心/国家肿瘤临床医学研究中心/中国医学科学院北京协和医学院肿瘤医院

徐立斌　国家癌症中心/国家肿瘤临床医学研究中心/中国医学科学院北京协和医学院肿瘤医院

徐海荣　北京积水潭医院

浦飞飞　华中科技大学同济医学院附属武汉中西医结合医院

黄　纲　中山大学附属第一医院

廖智超　天津医科大学肿瘤医院

# 译者前言

骨肿瘤虽然在全身肿瘤中的发病率偏低，但其多样性和复杂性，确属肿瘤之最，从而决定了骨肿瘤在诊断和治疗上的困难。骨肿瘤的诊断遵循"临床、影像、病理"三结合的金标准，缺一不可，尤其依赖于病理上的确诊。一个专业精湛的骨肿瘤专家，除了练就骨肿瘤影像学的"火眼金睛"，同时还必须通晓骨肿瘤病理学知识，反之亦然。多学科综合诊治模式在骨肿瘤的诊断和治疗领域显得尤为重要。

由Mayo医院著名的外科病理学家David Dahlin教授主编的《骨肿瘤》一书，自1957年第1版面世以来，一直是世界骨肿瘤学界最经典、最权威的著作，至今已是第6版，也成为骨肿瘤外科、病理科和影像学等相关专业医师的案头必备。通过10165例临床病例的总结，凝结了Mayo医院骨肿瘤外科、影像学和病理学专家团队几代人的心血和经验积累，也造就了一代代世界顶级的骨肿瘤专家，如Jack Ivins、Franklin Sim、Douglas Pritchard、Thomas Shives以及Michael Rock教授。由Mayo医院骨肿瘤团队领衔倡导的骨肿瘤多学科治疗模式，早已在世界范围内的骨肿瘤中心得以推广，极大推动了骨肿瘤学科的发展。

在人民卫生出版社的大力支持下，我们有幸组织全国骨肿瘤专家对K. Krishnan Unni和Carrie Y. Inwards教授主编的《Dahlin骨肿瘤》第6版进行翻译，各种原因中途停滞下来，在此向原译校者和广大盼望已久的读者深表歉意！原本计划等第7版出版时再继续下去。去年面见第6版的主编Carrie Y. Inwards教授谈及此事，得知Mayo医院骨肿瘤团队尚未计划出版第7版事宜，遂决定重新启动第6版的最后审校工作。

在译著出版之际，首先感谢人民卫生出版社国际中心为本书的翻译所作出的努力！向所有参与本书翻译和校对工作的医生，表示最崇高的敬意！

由于译者大都来自临床第一线，繁忙之余完成翻译工作，加之语言水平、专业水平所限，错误在所难免，敬请批评指正。

于胜吉
2018年4月10日

# 序

第5版《骨肿瘤》所用到的Mayo医院病例资料更新至1993年底。本版为第6版，其中的资料更新至2003年底。本版仍保留了David C. Dahlin在第1版中的格式，仅做部分修改。在第1章中，着重叙述了骨组织标本的处理，包括活检标本和大体标本以及肿瘤的分级分期等。目前对肉瘤的分级尚不统一，本书提供了Mayo医院所用的分级标准，这些分级标准在相应的章节中都有详述。肿瘤的分期是骨肿瘤诊治的重要进展之一，而肿瘤的分级是分期的基础。

本版中，大部分插图都已更新，并提供了更多的CT和MRI图片。病理诊断依然以组织学的HE染色为基础，必要之处加入了免疫学研究结果。

自本书的第5版开始，就列举了大量病例的临床病理学研究，其中大部分来自于会诊病例。虽然这些病例的随访资料仍不甚完整，但仍提供了很多不同肿瘤的影像学资料和病理学资料等重要信息，软骨母细胞瘤、骨母细胞瘤、骨旁骨肉瘤都在其中。还一些肿瘤样疾患也被囊括其中，如神经性关节病等，对于此类疾病，诊断依据主要基于影像学资料，病理科医生也可不必观察活检标本，但是每年仍有很多此类病例被误诊为肿瘤。

我们希望本书对病理科医生、骨外科医生、影像科医生和肿瘤科医生的临床工作都能提供一定的帮助。

*K. K. Unni, M.B.B.S.*
*C. Y. Inwards, M.D.*

# 致　　谢

Mayo医院的骨科医生们一直致力于骨肿瘤的诊治。Ralph K. Ghormley医生、Henry W. Meyerding和Mark B. Coventry医生以及其他学者在本领域中做出了很大的贡献。Jack Ivins医生创建了Mayo医院的骨肿瘤科，他德艺双馨，非常值得我们学习。之后的工作由Franklin Sim、Douglas Pritchard、Thomas Shives和Michael Rock等医生继续，我们非常感激他们在这些年中的共同付出，没有他们，也就没有Mayo医院的这些病例积累。

骨肿瘤患者是多学科综合治疗的最好典范。影像学资料在其中起到重要的作用，David Pugh医生是骨科影像诊断领域的泰斗。John Beabout、Richard McLeod，以及如今的Doris Wenger、Ronald Swee、Kay Cooper、Mark Adkins和Mark Collins等医生延续了之后的工作。如果没有影像科专家的协助，骨肿瘤病理的工作将会很难开展，更不会像现在这样有声有色。Doris Wenger对本版的插图付出了很多心血。

David C. Dahlin医生的贡献使得Mayo医院在骨肿瘤方面享誉盛名。毫无疑问，Dahlin医生是当今最为出色的外科病理学家之一，尤其在骨肿瘤病理方面建树非凡，他知识渊博，我们从他那儿学到的只是其中的皮毛。他对于我们的纰漏总是很宽宏大量。本书是他智慧的结晶，并将一直伴随着他。

Debbie M. Balzum女士为了书稿的排版和再版，夜以继日地工作。我们对她的耐心非常感激。在Media Support Services各部门团队的共同努力下，本书的底版和印刷版都得以诞生。科学出版社的各部门也都非常支持我们的工作，尤其是O. Eugene Millhouse博士，以及Roberta Schwartz、Kristin M. Nett和Kenna Atherton都对书稿的编辑做出了不懈的努力。

我们很幸运地与全世界最优秀的外科病理学家为伍。最重要的是，他们教会了我们对于外科病理的思考方式，这是难以估价的。Malcolm Dockerty、Lewis Woolner、Edward Soule、J. Aidan Carney、George Farrow、Ed Harrison和Louis Weiland都教会了我们很多。尤其是Lester Wold医生对骨科病理工作的重要贡献，让我们心怀感激。本书的出版也得益于年轻医生所做的工作。

# 目　　录

# 引言及研究范围

骨肿瘤是所有肿瘤中最少见的类型之一。据估计在美国每年约有2900例新发骨的恶性肿瘤，而每年新发肺癌约169 500例，乳腺癌约193 700例。单纯从数字上来看，骨肿瘤似乎没那么重要，但是骨肿瘤主要发生于青少年，且通常需要根治性手术治疗和/或放疗、化疗，这些治疗都可能会导致严重的副作用。大部分中心缺乏治疗骨肿瘤的足够经验，而且大部分研究所的病理医师对骨肿瘤并不熟悉，因此往往难以做出合理而明确的诊断。

对骨肿瘤患者的处理需要团队的协作，放射科医师、骨科手术医师及病理医师之间的良好交流对大多数骨肿瘤的准确诊断非常重要。病理医师如果缺乏对临床信息和影像特征的了解，在遇到诊断困难的病变时往往会陷入困境。不同专业之间的紧密合作可将错误减少到最小。

影像学检查是骨肿瘤最重要的检查。影像学反映的是肿瘤的大体特征。虽然处理标本的病理医师对影像学描述有初步的了解，这很重要，但更重要的是有一个有兴趣且具有足够经验的影像学医师参与诊治。对骨肿瘤非常感兴趣的病理医师在没有影像学资料时，往往拒绝进行诊断，当然这只是极个别情况。如果活检标本显示为骨肉瘤，那么不管影像学如何诊断都是骨肉瘤。当然，对于病理医师来说，知道影像学特征支持骨肉瘤的诊断，将会是十分欣慰的，虽然他并不一定需要亲自严格复阅影像学资料。另一方面，有些病理医师可能不注重影像学资料，从而鲁莽地给予了诊断，大多数软骨性肿瘤可能存在这种情况。

对大部分骨肿瘤来说，患者的局部症状和查体结果往往非特异。常见症状包括疼痛、肿胀或二者兼之，这可以提示发病的部位，从而进行影像学检查及活检。相应地，骨肿瘤的临床特征亦不具特异性。临床判断很重要，如骨样骨瘤可能在病灶远端出现疼痛，一些经验不足的医生可能会被这些征象所误导。

实验室检查对于一般的骨肿瘤的诊断价值不大，但一个明显的特例是骨髓瘤，其血和尿中具有明显的蛋白变化。碱性磷酸酶升高可见于产生骨样组织的肿瘤，包括原发瘤和转移癌。酸性磷酸酶升高则见于转移性前列腺癌。快速生长的肿瘤往往表现出一些不良的征象，如尤文肉瘤，可能出现全身性症状如发热、贫血及血沉加快。

在骨肿瘤的研究方面出现了一些很重要的新方法，如免疫组化、流式细胞术和细胞遗传学研究。一旦实践可行，这些方法将用于骨肿瘤的诊断和进一步研究。但是现在，决定治疗和估计预后的骨肿瘤诊断仍然依赖于对活检材料的正确判定和存在数十年的染色技术，并结合大体病理观察和影像学资料。电镜在骨肿瘤的诊断中价值甚微。免疫酶组化染色并不能有效协助诊断骨肿瘤，但小细胞恶性肿瘤除外。

在后续章节中，资料都来源于作者们的个人经验而非文献复习。参考文献很短，而且与之前版本一样，有些特殊文献在文中并未引用。

## 影像学方法

下列部分为骨肿瘤患者常用的不同影像学检查方法的一些基本信息。

## 骨扫描

放射同位素骨扫描用于定位骨病变尤其是多发性病变。骨扫描阳性常提示活跃的骨形成，但并不能反映其病理过程的类型。

## 平片

平片提供了所观察的病变类型最有用的信息。

## 发病部位

受累骨的部位是很重要的信息；如果X线平片上病变不是位于胫骨，那么几乎可以排除釉质瘤的诊断。病变在骨内的位置有时也很重要。我们见过即使有经验的骨科医师也会做出"髋关节肿瘤"这样的诊断，那么肿瘤是位于关节、股骨近端还是髋臼？大部分肿瘤和瘤样病变发生于长骨的干骺端，但也有少部分位于骨骺。皮质受累则是釉质瘤的典型表现。

骨缺损的类型也可能提供诊断信息。溶骨性骨破坏往往呈地图状。而如果病灶界限清楚，则提示可能为良性病变。如果病变周围有硬化环，则更有可能是良性。但如边界模糊或无明显边界，那么可能是侵袭性病变，但不一定是恶性。

快速进展的病变可能在骨内形成小的缺损病灶与正常骨组织交织，这种骨破坏被称为虫蚀样，常见于骨髓炎和恶性肿瘤（尤其是小细胞肿瘤）。

如果病变生长极快，其微小骨缺损可能在平片上难以发现，这种特征提示小细胞恶性肿瘤，如尤文肉瘤。

皮质受累也能提供一些关于肿瘤性质的信息。皮质增厚表示骨组织对病变存在反应，该病变可能是缓慢发展的。如果病变突破皮质且骨膜抬起，往往伴随有骨膜新生骨的形成。Codman三角是在骨膜被抬起的部位由反应性新生骨构成，其并不具备诊断特异性。缓慢进展的病变通常伴有层状皮质新生骨的持续增厚，而侵袭性生长的病变则伴有不连续的薄层新生骨。

## 快速获得组织学诊断的实用方法

恶性肿瘤的成功治疗是需要在肿瘤全身播散之前完成治疗。很显然，当根治性手术为治疗的首选时，应尽早切除肿瘤以避免出现致命的瘤栓。

90%以上的骨肿瘤都含有质软的成分可以用来切片检查进行快速诊断。在大部分这种肿瘤内，质软部分可以作为诊断的最佳材料。如硬化型的骨肉瘤在其周边几乎都有非钙化区域，影像学检查可以明确向外科医师指示这些区域，从而可以获得活检，早期确立诊断。对肿瘤或其邻近皮质致密硬化部位的持续脱钙只会延误治疗。

术中冰冻切片可以在90%以上的骨肿瘤患者中获得快速、准确及决定性的诊断，也可以轻松辨认出难以诊断或高度骨化无法快速诊断的病灶。与不同方法固定的切片一样，冰冻切片的诊断也需要组织样品的精良制作和对骨肿瘤病理的基本认识。二者缺一不可，否则可能降低对该诊断方法价值的认可。

在Mayo医院，冰冻实验室就设在手术室旁边，外科医生经常去冰冻室送活检标本和相应的影像学资料。对活检标本进行大体检查，辨别其中的硬性骨组织和软组织非常重要，因为几乎所有骨肿瘤均含有软的肿瘤组织。即便未能获得冰冻切片，这一步骤也很重要。有些肿瘤（每年如淋巴瘤，可能存在硬化反应区，这时需要用刀尖将小块质软的肿瘤组织挑出，这些组织可以单独送检而不需要脱钙。

在我们中心，进行冰冻切片不用低温恒冷切片机，而是用冰冻切片机。活检材料放置在台上，然后逐渐降温，组织自底向上被冰冻。约一半的组织被冰冻后，顶部未冰冻的组织被切片机切下，此块组织往往切不出很多的冰冻切片，可以用来制作永久切片。冰冻组织被切成薄片，用玻璃棒从刀片上取下。随后进行亚甲基蓝染色，洗去多余染料后，再把切片浸入水中保持湿润。整个过程不应超过30~45秒。

这种方法有几个优势。其一，也是最重要的，是可以鉴别有活力及有诊断价值的标本。即使冰冻切片并不能作出明确的诊断，这也有助于外科医生确定其取材无误且无需进一步取材；其次，如果认为病灶为感染，可以做细菌培养；第三，对大部分肿瘤来说，这可以作出明确的诊断。许多恶性骨肿瘤明确诊断后并不需要马上手术治疗，但许多良性的和低度恶性的肿瘤则需要马上手术。因此这种方法可以避免患者二次麻醉和减少住院时间。新鲜冰冻切片也可用来评估切缘是否充分，尽管对较大的骨与软组织肉瘤来说，不可能对其所有切缘都进行评估，但至少可以在镜下对外科医生认为"很接近"的切缘进行观察。即使切缘在镜下为阴性，也可能是最接近的切缘。

即使冰冻切片不能马上作出诊断，仍可在24小时内诊断。如上所述，几乎所有骨肿瘤均含有软组织成分，将混合在一起的软组织成分和骨碎片分离出来很重要。软组织成分通常不需要进行脱钙，但极少数情况下，尤其在处理具有诊断价值的标本时，仍然能需要脱钙。较大的标本往往需要脱钙，如化疗后的骨肉瘤标本。脱钙的方法有几种，在Mayo医院，常规使用20%甲酸和10%福尔马林的混合液，10%福尔马林1600ml加入甲酸400ml制成该溶液。为尽快脱钙应将标本切成薄片，还要定期检查标本以防止脱钙过度。

粗针穿刺活检和细针抽吸活检在骨病变的诊断中也较常用，后者已或多或少取代了前者。在我们中心，我们使用的方法为二者的联合。活检由放射科医生使用14号至16号穿刺针在CT引导下进行，涂片后以巴氏法进行染色，如果取材准确，会通知放射科医生，而所取得的针芯内组织也将用于永久切片。我们偶尔也会在涂片结果为阴性时取针芯内的组织进行冰冻切片，二者均为阴性时则再取活检。

我们回顾了1993年4月至2003年4月期间进行针吸活检的病例，每年进行的例数基本没有改变约84例）。让人失望的是，活检的失败率并不随经验的增多而减少。部分原因可能是因为针吸活检取材自囊性病灶内，没有取得可以确立诊断的组织标本。而且与其他"新"技术一样，存在过度使用的问题。除了"诊断不明"（39%）的之外，转移癌是最多得到确诊的。骨髓瘤、淋巴瘤和骨肉瘤是"原发"肿瘤中最多得到确诊的。

细针吸活检具有明显的优势，最明显的就是无需在手术间操作。活检部位感染的概率也得以减小。一般认为细针吸活检比较省钱，但一旦失败可能增加费用。现在肿瘤医生在给予治疗方案时，越来越多地需要对组织进行一些特殊的研究，如细胞遗传学和分子水平的研究。这时需要放射科医生能够多取出几处组织。由于我们不能对要进行特殊研究的组织进行检查，因此不能确定所研究的组织是否具有代表性。

对骨组织进行特殊的实验室检查是不必要的，无论是切除还是截肢，标本的大体解剖都相似，将大体标本与影像学资料对比才可以确定肿瘤的精确位置。将周围的软组织去除后，仅骨及其肿瘤得以剩下，随后用带锯或肉锯将标本劈开，流水冲洗后将骨渣以刷子去除。清洗标本的

目的是避免骨渣影响镜下观察。另一种方法是将标本整个冰冻然后切成两半，虽然这种方法保留了大体解剖，但其缺点是延误诊断和对不必要的组织进行冰冻和解冻。

## 骨肿瘤的分级和分期

Mayo医院的分级系统是依据于A.C.Broders提出的上皮恶性肿瘤的分级系统。肿瘤级别根据病变区的细胞类型和肿瘤细胞的细胞学特征而定。低度恶性肿瘤的细胞与肿瘤来源组织的细胞形态相似。高度恶性病变具有未分化的恶性细胞，其来源不定。坏死在高度恶性肿瘤中更常见，但并不作为分级的标准。同样，有丝分裂象在高度恶性肿瘤中更多见，但有丝分裂数目也不作为分级的标准。大部分骨肿瘤为分级1~4，仅软骨肿瘤和血管来源肿瘤分级为3级。对肿瘤的分级需要了解该肿瘤的形态学变异，如尤文肉瘤，由于肿瘤之间变异很小，因此并无可行的方法进行分级。这在一些低度恶性肿瘤如釉质瘤中同样如此。在有些肿瘤如脊索瘤中，细胞特征的变异往往与临床预后并无联系，因此脊索瘤也无法分级。

与其他分级系统相比，该分级系统因较为客观而得以应用。骨科肿瘤医师们对肿瘤进行分级是因为分级是肿瘤分期的重要组成部分，虽然只需要明确肿瘤为低度恶性或高度恶性即可。

国际肌骨系统肿瘤学会应用的分期系统在处理骨肿瘤患者时具有独到的优势，它以肿瘤分级与病变受累程度将肿瘤进行初步分期。如肿瘤未发生远端转移，则所有的低度恶性肿瘤为Ⅰ期，所有的高度恶性肿瘤为Ⅱ期。如果肿瘤局限于骨，分期为A；如果肿瘤累及软组织即为B。因而低度恶性肿瘤根据解剖范围不同分为ⅠA和ⅠB。相应地，高度恶性肿瘤为Ⅱ期，根据不同解剖范围也分为A和B。无论其他情况如何，只要存在远处转移，肿瘤即为Ⅲ期。该分期系统为世界各地不同机构之间比较治疗结果时提供了一致的标准，对估计预后也具价值。

我们应该对骨科肿瘤医师用于描述手术边界的术语有所了解。当肿瘤所在的整个间室完全被切除时，称为根治性切除。如累及股骨远端的肿瘤，根治性切除需要切除全股骨。当肿瘤与周围的正常组织被一并切除，称为广泛性切除。周围的组织应包括肿瘤所谓的反应区。反应区是肿瘤

生长时其周围毛细血管增生的区域。当肿瘤被完整切除而反应区未能完全切除时，称为边缘性切除。而当肿瘤切除时未对周围正常组织进行任何处理，称为瘤内切除。

## 分类

本书的分类（表1.1）与Lichtenstein提出的相似，但由于恶性肿瘤很少由良性发展而来，因此本书在良恶性肿瘤的相互关系上阐述较少。分类的依据是细胞学特征或增生细胞所形成的特征性组织。大部分情况下肿瘤被认为源于其本身所形成的组织类型，但该假设未能被证实。如大部分软骨肉瘤发生于并无软骨成分的骨组织。任何情况下，基于组织学的分类都应该与后续的检测结果相吻合。有些普通分类中的病变可能在严格的标准下并非肿瘤。

本书统计表所用的骨肿瘤资料并无特殊选择标准，但下列因素除外：所采用的病例必须具有完整的手术标本或充足的活检组织，排除根据现有病理诊断手段不能证实组织学诊断的病例。几乎所有病例在临床病理研究时均复习病理。所有患者均就诊于Mayo医院，Mayo医院可为争议性问题提供可供选择的解决方案。统计表中并不包括前来会诊的病例资料。当然这些资料会用于更好地理解这些肿瘤的影像学和组织学特点。

## 造血系统肿瘤

造血系统肿瘤共1974例，在Mayo医院的资料里是第三位常见的骨肿瘤。其中包括1069例骨髓瘤和905例淋巴瘤。在本书此前版本中，造血系统肿瘤最多。但在此版中，我们只包括了经针吸活检或开放活检确诊的骨髓瘤，而将骨髓活检诊断的骨髓瘤排除在外。

## 软骨源性肿瘤

这一最大的病例组包括3118例软骨来源肿瘤。这些肿瘤之所以归于此类是因为组织学上具有透明软骨或与其相关的表现。这一类肿瘤占所有病例的30%以上，其中32.8%为骨软骨瘤（外生性骨疣）。骨软骨瘤由其软骨帽的生长而形成，因而该病变为软骨源性肿瘤。软骨瘤无论为内生性还是骨膜下，均为透明软骨肿瘤，其中含有数量不等的钙化和骨化。良性软骨母细胞瘤因其增生细胞可像透明软骨一样生成基质而得以与骨巨细胞瘤鉴别。

尽管软骨黏液样纤维瘤具有多种多样的组织学形态，但其内常会有或大或小的特征性区域与透明软骨极为相似。软骨肉瘤可为原发，也可为继发。二者都有近10%的病例发生去分化成为恶性度更高的肿瘤。间叶性软骨肉瘤则是一种特殊的病变。

## 骨源性肿瘤

在所有2531例骨源性肿瘤中，1952例为骨肉瘤。这一类肿瘤的特点就是，至少一部分肿瘤中的恶性细胞可以产生成型的骨样组织。在这一基本性质下，根据组织学上哪种结构占优，骨肉瘤可以分为三类，分别为骨母细胞型、软骨母细胞型和成纤维细胞型。但像骨肉瘤章节中所描述的那样，这三类骨肉瘤具有基本相似的生物学行为。

骨膜骨肉瘤是一种独立的肿瘤，其特征将在后文描述。11章将阐述67例血管扩张型骨肉瘤。

骨旁骨肉瘤或皮质旁骨肉瘤，由于临床隐匿及进展缓慢，属于低度恶性肿瘤并归于单独的分支。此外，还有21例低度恶性骨内骨肉瘤。

在Mayo医院的资料中有396例骨样骨瘤。尽管对于这种病变属于真性肿瘤还是骨的特殊反应性病变仍存争议，它们仍被划入骨肿瘤中。此外有108例巨型骨样骨瘤，或称为骨母细胞瘤，亦存在争议。

## 来源不明肿瘤

在Mayo医院的资料中最多见的来源不明的肿瘤为良性巨细胞瘤（671例）。其几乎与尤文肉瘤（611例）一样多。良性巨细胞瘤中的巨细胞可能来源于基质细胞，后者确切来源仍不清楚。有人认为其中的单核细胞来源于未分化的骨间叶细胞。在作出恶性巨细胞瘤的诊断之前，必须明确在同一病例中，当前或之前的病理组织内可见到典型的良性巨细胞瘤的区域。在Mayo医院的资料中仅39例恶性巨细胞瘤。长骨的釉质瘤也是来源不明的肿瘤，仅见44例肿瘤（在40例患者中）。

## 纤维源性肿瘤

骨的纤维瘤，或干骺端纤维性缺损，在该书的第4版中曾被归入纤维源性肿瘤的良性部分。现在这种病变不再被认为是真性肿瘤，而被归为类肿瘤病变。在该系列中，仅1例少见且存在争议的纤维软骨间叶瘤。促结缔组织增生性纤维瘤有16例，尽管归入恶性肿瘤，但其生物学行为处于良性和恶性肿瘤之间。因此这一类肿瘤以纤维肉瘤为主。

| 表 1.1 | 骨肿瘤的组织学类型及患者年龄分布 | | | | | | | | | | |
|---|---|---|---|---|---|---|---|---|---|---|---|
| 组织学类型 | 十年内的年龄分布 | | | | | | | | | | 患者总数 |
| | 1 | 2 | 3 | 4 | 5 | 6 | 7 | 8 | 9 | 10 | |
| **良性** | | | | | | | | | | | |
| **造血系统** | | | | | | | | | | | 0 |
| **软骨源性** | | | | | | | | | | | |
| 骨软骨瘤 | 115 | 502 | 184 | 111 | 55 | 33 | 14 | 10 | | | 1024 |
| 软骨瘤 | 40 | 88 | 76 | 86 | 88 | 54 | 28 | 14 | 4 | | 478 |
| 软骨母细胞瘤 | 4 | 89 | 24 | 13 | 5 | 11 | 1 | | | | 147 |
| 软骨黏液样纤维瘤 | 5 | 11 | 18 | 6 | 4 | 5 | | 1 | | | 50 |
| **骨源性** | | | | | | | | | | | |
| 骨样骨瘤 | 53 | 200 | 89 | 37 | 8 | 3 | 4 | 2 | | | 396 |
| 骨母细胞瘤 | 6 | 49 | 33 | 10 | 3 | 5 | 1 | 1 | | | 108 |
| **未明来源** | | | | | | | | | | | |
| 巨细胞瘤 | 4 | 98 | 236 | 166 | 94 | 49 | 18 | 5 | 1 | | 671 |
| **组织细胞性** | | | | | | | | | | | |
| （纤维）组织细胞瘤 | | 1 | 3 | 1 | 3 | 1 | 1 | | | | 10 |
| **脊索** | | | | | | | | | | | 0 |
| **血管** | | | | | | | | | | | |
| 血管瘤 | 5 | 16 | 18 | 23 | 36 | 26 | 18 | 6 | 1 | | 149 |
| **脂肪源性** | | | | | | | | | | | |
| 脂肪瘤 | | | 1 | 1 | 3 | 2 | 3 | 1 | | | 11 |
| **神经源性** | | | | | | | | | | | |
| 神经鞘瘤 | | 5 | 6 | 3 | 3 | 1 | 3 | 2 | | | 23 |
| **所有良性** | 232 | 1059 | 688 | 457 | 302 | 190 | 91 | 42 | 6 | | 3067 |
| **恶性** | | | | | | | | | | | |
| **造血系统** | | | | | | | | | | | |
| 骨髓瘤 | | 1 | 10 | 66 | 165 | 288 | 311 | 184 | 40 | 4 | 1069 |
| 恶性淋巴瘤 | 23 | 70 | 89 | 86 | 123 | 171 | 184 | 119 | 36 | 4 | 905 |
| **软骨源性** | | | | | | | | | | | |
| 原发性软骨肉瘤 | 7 | 56 | 128 | 209 | 222 | 217 | 154 | 68 | 11 | 1 | 1073 |
| 继发性软骨肉瘤 | | 10 | 42 | 39 | 34 | 20 | 8 | 2 | | | 155 |
| 去分化软骨肉瘤 | | 2 | 3 | 10 | 26 | 46 | 27 | 23 | 7 | 1 | 145 |
| 透明细胞 | | 3 | 3 | 7 | 8 | 3 | 2 | | | | 26 |
| 间叶性 | | 8 | 14 | 17 | 5 | 1 | | 1 | | | 46 |
| **骨源性** | | | | | | | | | | | |
| 骨肉瘤 | 94 | 874 | 329 | 170 | 164 | 129 | 134 | 47 | 11 | | 1952 |
| 骨旁骨肉瘤 | | 13 | 29 | 21 | 8 | 4 | | | | | 75 |
| **未明来源** | | | | | | | | | | | |
| 尤文肉瘤 | 101 | 356 | 98 | 37 | 14 | 5 | | | | | 611 |
| 恶性巨细胞瘤 | | | 8 | 11 | 11 | 6 | 3 | | | | 39 |
| 釉质瘤 | 2 | 12 | 17 | 3 | 2 | 2 | | 2 | | | 40 |
| 恶性纤维组织细胞瘤 | 1 | 13 | 8 | 16 | 21 | 11 | 20 | 6 | 2 | | 98 |
| **纤维源性** | | | | | | | | | | | |
| 促结缔组织增生性纤维瘤 | 2 | 5 | 3 | 1 | 1 | 3 | | | 1 | | 16 |
| 纤维肉瘤 | 6 | 32 | 35 | 55 | 39 | 51 | 38 | 23 | 6 | | 285 |
| **脊索** | | | | | | | | | | | |
| 脊索瘤 | 8 | 18 | 28 | 53 | 80 | 108 | 92 | 41 | 8 | 1 | 437 |
| **血管** | | | | | | | | | | | |
| 血管肉瘤 | 3 | 17 | 17 | 17 | 15 | 17 | 14 | 8 | 1 | | 109 |
| 血管外皮细胞瘤 | | 2 | | 3 | 4 | 3 | 2 | 1 | | | 15 |
| **脂肪源性** | | | | | | | | | | | |
| 脂肪肉瘤 | | | | 1 | | 1 | | | | | 2 |
| **神经源性** | | | | | | | | | | | 0 |
| **所有恶性** | 247 | 1492 | 861 | 822 | 942 | 1086 | 989 | 525 | 123 | 11 | 7098 |

## 表1.2　骨肿瘤的部位分布

| | 股骨 | 胫骨 | 腓骨 | 跗骨 | 足骨 | 踝骨 | 肱骨 | 桡骨 | 尺骨 | 腕骨 | 手部骨 | 肩胛骨 | 锁骨 | 肋骨 | 胸骨 | 椎骨 | 骶骨 | 髋骨 | 颅骨 | 下颌骨 | 颌骨及鼻腔 | 总计 |
|---|---|---|---|---|---|---|---|---|---|---|---|---|---|---|---|---|---|---|---|---|---|---|
| **良性** | | | | | | | | | | | | | | | | | | | | | | |
| 骨软骨瘤 | 320 | 153 | 40 | 8 | 3 | 0 | 147 | 21 | 10 | 0 | 15 | 43 | 4 | 24 | 0 | 22 | 4 | 70 | 0 | 0 | 0 | 884 |
| 软骨瘤 | 81 | 22 | 13 | 1 | 17 | 1 | 72 | 6 | 5 | 2 | 180 | 11 | 0 | 0 | 2 | 5 | 1 | 7 | 0 | 0 | 0 | 426 |
| 软骨母细胞瘤 | 42 | 26 | 1 | 12 | 0 | 4 | 29 | 1 | 1 | 1 | 1 | 6 | 0 | 3 | 0 | 1 | 0 | 13 | 7 | 1 | 0 | 147 |
| 软骨黏液样纤维瘤 | 6 | 16 | 1 | 1 | 7 | 0 | 0 | 2 | 2 | 1 | 1 | 1 | 1 | 0 | 0 | 1 | 0 | 8 | 2 | 0 | 0 | 50 |
| 骨样骨瘤 | 147 | 72 | 6 | 19 | 4 | 1 | 34 | 7 | 12 | 6 | 27 | 6 | 0 | 0 | 0 | 36 | 8 | 9 | 2 | 2 | 2 | 397 |
| 骨母细胞瘤 | 11 | 9 | 2 | 5 | 0 | 1 | 5 | 0 | 1 | 1 | 1 | 1 | 1 | 2 | 2 | 34 | 10 | 9 | 2 | 11 | 0 | 108 |
| 巨细胞瘤 | 203 | 166 | 16 | 7 | 2 | 0 | 35 | 75 | 15 | 5 | 11 | 1 | 0 | 5 | 0 | 42 | 56 | 34 | 6 | 0 | 0 | 682 |
| 纤维组织细胞瘤 | 2 | 1 | 0 | 0 | 1 | 1 | 1 | 3 | 0 | 0 | 1 | 0 | 0 | 0 | 0 | 5 | 0 | 0 | 0 | 0 | 0 | 10 |
| 血管瘤 | 9 | 4 | 2 | 2 | 0 | 0 | 3 | 1 | 1 | 0 | 1 | 4 | 1 | 5 | 0 | 37 | 3 | 5 | 55 | 6 | 9 | 149 |
| 脂肪瘤 | 3 | 1 | 1 | 1 | 0 | 0 | 1 | 0 | 0 | 0 | 0 | 0 | 0 | 1 | 0 | 0 | 0 | 0 | 2 | 0 | 0 | 11 |
| 神经鞘瘤 | 2 | 1 | 0 | 0 | 0 | 0 | 0 | 0 | 0 | 0 | 0 | 1 | 0 | 1 | 0 | 0 | 9 | 0 | 3 | 6 | 3 | 23 |
| 所有良性 | 826 | 471 | 82 | 55 | 34 | 8 | 328 | 113 | 48 | 15 | 236 | 74 | 7 | 41 | 4 | 183 | 91 | 155 | 79 | 26 | 11 | 2887 |
| **恶性** | | | | | | | | | | | | | | | | | | | | | | |
| 骨髓瘤 | 157 | 11 | 1 | 0 | 0 | 0 | 86 | 5 | 4 | 0 | 0 | 27 | 37 | 157 | 32 | 296 | 52 | 138 | 41 | 6 | 7 | 1057 |
| 恶性淋巴瘤 | 200 | 60 | 4 | 5 | 1 | 3 | 83 | 6 | 13 | 1 | 2 | 35 | 18 | 61 | 22 | 125 | 47 | 130 | 39 | 36 | 14 | 905 |
| 原发性软骨肉瘤 | 224 | 65 | 31 | 12 | 9 | 0 | 133 | 9 | 3 | 1 | 14 | 55 | 6 | 120 | 28 | 61 | 24 | 237 | 9 | 2 | 29 | 1072 |
| 继发性软骨肉瘤 | 27 | 12 | 7 | 2 | 1 | 0 | 11 | 0 | 0 | 1 | 0 | 8 | 2 | 7 | 0 | 9 | 5 | 62 | 0 | 0 | 1 | 155 |
| 去分化软骨肉瘤 | 57 | 6 | 1 | 0 | 0 | 0 | 20 | 0 | 1 | 0 | 0 | 5 | 0 | 5 | 1 | 3 | 0 | 48 | 0 | 0 | 0 | 145 |
| 透明细胞软骨肉瘤 | 11 | 0 | 0 | 0 | 0 | 0 | 5 | 1 | 0 | 1 | 0 | 0 | 0 | 2 | 1 | 3 | 0 | 2 | 0 | 1 | 1 | 26 |
| 间叶性软骨肉瘤 | 6 | 1 | 1 | 1 | 1 | 1 | 1 | 1 | 0 | 0 | 0 | 1 | 0 | 4 | 1 | 4 | 2 | 4 | 1 | 5 | 4 | 36 |
| 骨肉瘤 | 771 | 357 | 62 | 16 | 3 | 1 | 185 | 25 | 10 | 0 | 5 | 36 | 14 | 40 | 11 | 47 | 40 | 178 | 46 | 63 | 74 | 1984 |
| 骨旁骨肉瘤 | 53 | 9 | 3 | 0 | 0 | 0 | 8 | 0 | 0 | 0 | 0 | 0 | 0 | 0 | 0 | 0 | 0 | 0 | 0 | 0 | 0 | 75 |
| 尤文肉瘤 | 131 | 50 | 41 | 13 | 16 | 0 | 56 | 13 | 13 | 0 | 4 | 27 | 11 | 48 | 2 | 25 | 36 | 115 | 6 | 6 | 6 | 614 |
| 恶性巨细胞瘤 | 16 | 6 | 0 | 0 | 0 | 0 | 5 | 0 | 0 | 0 | 0 | 0 | 0 | 0 | 0 | 2 | 5 | 5 | 0 | 0 | 0 | 39 |
| 釉质瘤 | 2 | 34 | 4 | 0 | 0 | 0 | 0 | 1 | 2 | 0 | 0 | 0 | 0 | 0 | 0 | 1 | 0 | 0 | 0 | 1 | 0 | 43 |
| （纤维）组织细胞瘤 | 35 | 14 | 1 | 1 | 0 | 2 | 8 | 1 | 3 | 0 | 0 | 2 | 0 | 1 | 1 | 2 | 6 | 12 | 6 | 1 | 6 | 98 |
| 促结缔组织增生性纤维瘤 | 2 | 2 | 0 | 0 | 0 | 0 | 1 | 2 | 1 | 0 | 0 | 2 | 0 | 0 | 0 | 0 | 0 | 2 | 0 | 3 | 0 | 16 |
| 纤维肉瘤 | 75 | 42 | 5 | 4 | 0 | 0 | 23 | 1 | 1 | 0 | 3 | 7 | 1 | 9 | 1 | 14 | 18 | 44 | 7 | 19 | 12 | 286 |
| 脊索瘤 | 0 | 0 | 0 | 0 | 0 | 0 | 0 | 1 | 0 | 0 | 0 | 0 | 0 | 0 | 0 | 70 | 197 | 0 | 170 | 0 | 0 | 437 |
| 血管肉瘤 | 13 | 11 | 2 | 2 | 6 | 2 | 11 | 1 | 2 | 0 | 7 | 1 | 2 | 5 | 0 | 15 | 2 | 20 | 5 | 0 | 2 | 109 |
| 血管外皮细胞瘤 | 2 | 1 | 0 | 0 | 0 | 0 | 1 | 0 | 0 | 0 | 1 | 0 | 0 | 1 | 1 | 2 | 4 | 4 | 0 | 1 | 0 | 15 |
| 所有恶性 | 1771 | 682 | 162 | 55 | 37 | 6 | 632 | 65 | 54 | 4 | 35 | 206 | 91 | 457 | 98 | 675 | 434 | 999 | 332 | 142 | 149 | 7086 |
| 总计 | 2597 | 1153 | 244 | 110 | 71 | 14 | 960 | 178 | 102 | 19 | 271 | 280 | 98 | 498 | 102 | 858 | 525 | 1154 | 411 | 168 | 160 | 9973 |

*这些肿瘤归入原发性软骨肉瘤。

## 组织细胞肿瘤

骨的组织细胞来源肿瘤非常少见，充其量可将其模糊地诊断为良性或非典型纤维组织细胞瘤。当肿瘤呈多形性并且不产生基质时，应采用恶性纤维组织细胞瘤的诊断。在Mayo医院的资料中仅98例恶性纤维组织细胞瘤。

## 脊索瘤

该系列中共437例脊索瘤。尽管脊索瘤很少发生转移，但局部复发和肿瘤侵犯常造成患者死亡，因而该肿瘤也划入恶性之列。

## 血管源性肿瘤

尽管在影像学片上经常见到血管瘤，但在Mayo的资料中仅149例血管瘤。内皮来源的恶性肿瘤曾用名包括血管内皮细胞瘤、血管内皮细胞肉瘤和血管肉瘤。这样的病例在Mayo的资料中占109例。骨的原发血管外皮细胞瘤非常罕见，在Mayo的资料中仅15例。

## 脂肪源性肿瘤

该系列中有11例骨的脂肪瘤，仅2例骨的原发脂肪肉瘤。含有泡沫状胞浆的多核巨细胞往往提示为脂肪来源，但这些肿瘤大部分归入骨肉瘤或恶性纤维组织细胞瘤。这是因为明显含有骨肉瘤成分或可归属为纤维组织细胞瘤的其他肿瘤中也有类似的组织学形态。

## 神经源性肿瘤

原发骨的神经鞘瘤少见。在Mayo资料中有23例。其中6例发生于下颌骨，9例位于骶骨。当病变累及骶前时，通常很难区别病变到底是原发骨肿瘤还是骨继发性受到软组织肿瘤的累及。无原发于骨的恶性神经源性肿瘤。

## 未分类肿瘤

由于一些肿瘤组织太少，不能做出准确的分类，因此一部分肿瘤应从该系列中剔除。另一类肿瘤，约占所有病例的1%，并不适合分类中的任何一种。它们组成了一类明显异质性的肿瘤，因此称为未分类肿瘤。

## 部位及年龄分布

表1.2中提供了不同骨肿瘤的发病部位分布，读者可以方便地进行特定肿瘤和特定部位相对发病率的比较。了解有些肿瘤从未在某处骨发生以及其他一些肿瘤好发于特定骨将有助于获得正确诊断。值得注意的是，在1984例骨肉瘤中，仅5例发生于手及腕部。同时发生于胸骨的103例病变，仅4例不是恶性。

有些肿瘤具有明确的好发年龄，了解这些知识也有助于获得术前的诊断。在后续的章节中，将显示肿瘤年龄分布的条形图。表1.1和表1.2列出了各种肿瘤的数据。

（张鑫鑫 译 于胜吉 徐立斌 校）

## 参考文献

1951 Lichtenstein, L.: Classification of Primary Tumors of Bone. Cancer, 4:335–341.
1951 Pugh, D. G.: Roentgenologic Diagnosis of Diseases of Bones. New York, Thomas Nelson & Sons, 316 pp.
1953 Dockerty, M. B.: Rapid Frozen Sections—Technique of Their Preparation and Staining. Surg Gynecol Obstet, 97:113–120.
1955 Schajowicz, F.: Aspiration Biopsy in Bone Lesions: Cytological and Histological Techniques. J Bone Joint Surg, 37A:465–471.
1958 Jaffe, H. L.: Tumors and Tumorous Conditions of the Bones and Joints. Philadelphia, Lea & Febiger, 629 pp.
1971 Murray, R. O. and Jacobson, H. G.: The Radiology of Skeletal Disorders: Exercises in Diagnosis. Baltimore, Williams & Wilkins Company, 1,320 pp.
1972 Lichtenstein, L.: Bone Tumors, ed. 4. St. Louis, C.V. Mosby Company, 441 pp.
1973 Edeiken, J. and Hodes, P. J.: Roentgen Diagnosis of Diseases of Bone, ed. 2, vols. 1 and 2. Baltimore, Williams & Wilkins Company, 1,156 pp.
1973 The Netherlands Committee on Bone Tumours: Radiologic Atlas of Bone Tumours, vols. 1 and 2. Baltimore, Williams & Wilkins Company, 600 pp.
1981 Madewell, J. E., Ragsdale, B. D., and Sweet, D. E.: Radiologic and Pathologic Analysis of Solitary Bone Lesions. Part I: Internal Margins. Radiol Clin North Am, 19:715–748.
1981 Ragsdale, B. D., Madewell, J. E., and Sweet, D. E.: Radiologic and Pathologic Analysis of Solitary Bone Lesions. Part II: Periosteal Reactions. Radiol Clin North Am, 19:749–783.
1981 Sweet, D. E., Madewell, J. E., and Ragsdale, B. D.: Radiologic and Pathologic Analysis of Solitary Bone Lesions. Part III: Matrix Patterns. Radiol Clin North Am, 19:785–814.
1989 Mirra, J. M.: Bone Tumors: Clinical, Radiologic, and Pathologic Correlations. Philadelphia, Lea & Febiger, 1,831 pp.
1990 Campanacci, M.: Bone and Soft Tissue Tumors. New York, Springer-Verlag, 1,191 pp.
1991 Huvos, A. G.: Bone Tumors: Diagnosis, Treatment, and Prognosis, ed. 2. Philadelphia, W.B. Saunders Company, 784 pp.
1994 Schajowicz, F.: Tumors and Tumorlike Lesions of Bone: Pathology, Radiology, and Treatment, ed. 2. New York, Springer-Verlag, 649 pp.
1998 Dorfman, H. D. and Czerniak, B.: Bone Tumors. St. Louis, Mosby, 1,261 pp.

# 骨 软 骨 瘤

骨软骨瘤（骨软骨外生骨疣）是发生于骨表面的骨性突起，其顶端有一软骨帽覆盖。多数骨软骨瘤为单发病变。但其中大约15%为多发病变，即多发性骨软骨瘤或遗传性多发性骨软骨瘤，它是一种以多发性骨软骨瘤为特征的常染色体显性疾病。接近90%的遗传性多发性骨软骨瘤患者可以发现肿瘤抑制基因EXT1或EXT2突变。另外，在单发非遗传性骨软骨瘤的软骨帽中，*EXT1*也被发现作为肿瘤抑制基因发挥作用。骨软骨瘤通常随人体生长而生长，骨骺闭合后也停止生长。文献有自发性消退的记载。

骨刺，因外伤或退行性关节病引起，与骨软骨瘤表现相似，但不属于同一种疾病。

一些遗传性多发性骨软骨瘤患者可表现为骨骼的发育畸形，如尺骨短缩和桡骨向外侧移位。腓骨也可短缩。此外，长骨还可发生管状化缺乏，发生于股骨颈时尤为明显。遗传性多发性骨软骨瘤的每一个病变都具有与单发性骨软骨瘤类似的特征。多发性骨软骨瘤恶性变的确切风险仍然不能确定，这是因为每个良性或疑诊为恶性患者，其手术指征的选择因素不同，而且缺乏对该病自然病程的大样本随访观察（在预计多发性软骨瘤等其他良性疾病的恶变率时面临同样的问题）。Peterson随访研究了许多遗传性多发性骨软骨瘤患者之后认为，其恶变率小于1%。

Garrison等研究75例继发于骨软骨瘤的软骨肉瘤患者之后发现：在接受手术治疗的多发性骨软骨瘤患者中，27.3%继发软骨肉瘤，而单发性骨软骨瘤患者中仅有3.2%发生恶性变。在此后的研究中，Ahmed等发现恶变率分别为36.3%和7.6%。但是，考虑到病例选择的偏倚，这些数据可能夸大了恶变率。继发恶性变的患者更有可能求诊。多发性骨软骨瘤患者少数仅有二、三个病变，多数患者具有很多骨性包块，有时都数不清，造成严重畸形。在Mayo医院的病例中，一例骨软骨瘤患者同时还患有结肠息肉病。

甲下外生骨疣是发生于末端指骨远端的骨性突起，常见于第一趾骨。多数学者认为这是异位骨化的一种表现形式。这些外生骨疣并不包括在骨软骨瘤数据之中，尽管，它们的部分影像学表现以及病理性骨折等特征与骨软骨瘤相同。

## 发病率

Mayo医院的统计资料显示，骨软骨瘤占良性骨肿瘤的33.4%，占全身肿瘤的10.1%。软骨来源的肿瘤中，32.8%是骨软骨瘤。多数骨软骨瘤无症状，很难发现，即使发现肿瘤，多数也没有切除。因此，骨软骨瘤实际发病率远高于来自外科手术病例的统计数据。86%的患者（884）为单发病变。一例腓骨近端病变的患者因先前患有硬纤维瘤而接受放射治疗（图2.1）。

## 性别

无论是单发性还是多发性骨软骨瘤，大约62%的患者为男性。文献资料表明性别倾向不明显。

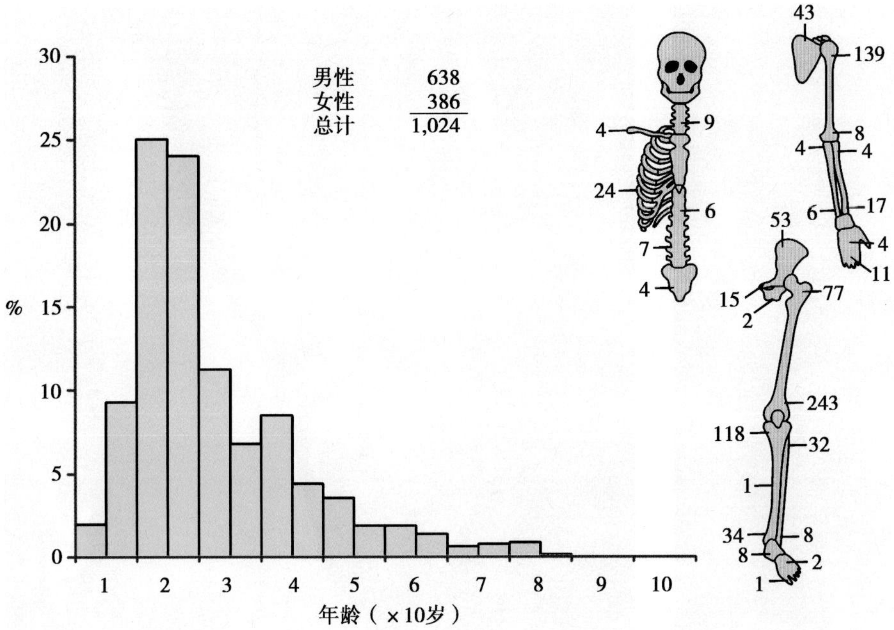

图2.1　骨软骨瘤患者的年龄、性别和发病部位分布。骨骼部位未包括多发性骨软骨瘤（1024例，884个部位）。

## 年龄

60%的骨软骨瘤患者初次手术时年龄小于20岁，49%的患者年龄为10~20岁。多发性骨软骨瘤发病年龄与单发性骨软骨瘤相当。

## 发病部位

骨软骨瘤可发生于全身各处可发生软骨内骨化的骨骼。通常发生于肢体长骨的干骺端。很少发生于长骨干。最常见发生部位依次为股骨下端、肱骨上端和胫骨上端。70例发生于髋骨的骨软骨瘤，53例位于髂骨。单发病变仅有26例累及手足骨。多发性骨软骨瘤常可累及手足短骨。短骨的骨软骨瘤样病变更倾向于是一种反应性过程。骨软骨瘤不累及颅骨和颌骨。

## 症状

患者的症状一般与肿物的大小有关。最常见的主诉是质硬肿块，常常持续很长时间。肿块压迫邻近解剖结构能引起疼痛，局部负重或关节活动亦可造成疼痛。骨软骨瘤表面的滑囊能引起疼痛或产生肿块。13例患者病变表面的滑囊较为显著，表现为软组织肿块，则可能继发软骨肉瘤。建议对滑囊行超声检查。滑囊内可能包含骨软骨性游离体或滑膜软骨瘤病的结节。曾有个案报道继发软骨肉瘤的滑囊内发现软骨肉瘤结节，非常类似滑膜软骨瘤病。骨软骨瘤蒂部骨折亦可造成疼痛。

## 体征

通常体检仅能触及肿块。如肿瘤累及椎管，可引起相应体征。

## 影像学特征

骨软骨瘤典型的影像学表现为一骨性突出物，与受累骨皮质和骨松质相连续。其邻近的骨皮质通常呈喇叭口状而成为肿瘤的基底。肿瘤可有宽阔基底或有明确的蒂部。可出现不规则钙化区，特别是在软骨帽的部位。当软骨帽区出现广泛钙化和不规则透亮区时应考虑到恶性变的可能。骨软骨瘤一般起自肌腱附着的部位，其生长方向常常与肌腱所产生拉力的方向一致。典型的蒂状骨软骨瘤是由骨骺端向骨干方向生长。由于受累骨骼不能完成正常的管状化，造成肿瘤部位骨骼变宽。这种骨骼变宽尤多见于多发性骨软骨瘤的患者。CT和MRI有助于显示骨软骨瘤与其下方骨质的连续性，特别是发生于扁骨的骨软骨瘤。这些先进的技术亦有助于准确测量软骨帽的厚度（图2.2~图2.6）。

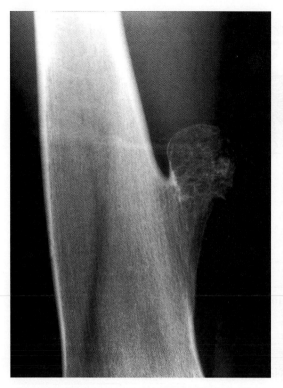

**图2.2**　右股骨骨软骨瘤前后位X线片。

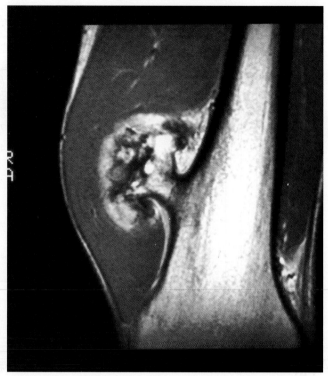

**图2.3**　左股骨骨软骨瘤MRI冠状位T1像显示软骨帽很薄。

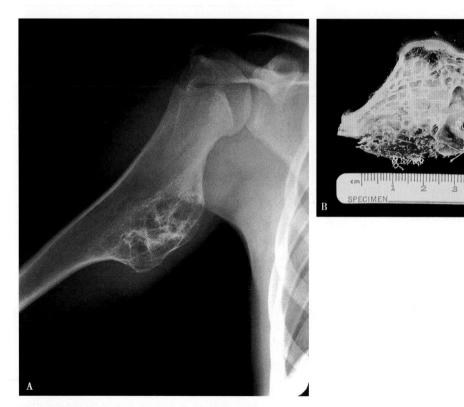

**图2.4**　肱骨近端巨大骨软骨瘤。A：肱骨骨皮质和髓腔均与肿瘤相连。尽管病变巨大，但软骨帽薄、光滑。B：大体外观。软骨帽薄、光滑。病变主要由骨骼构成。在蒂部的髓腔内可见黄骨髓和红骨髓。

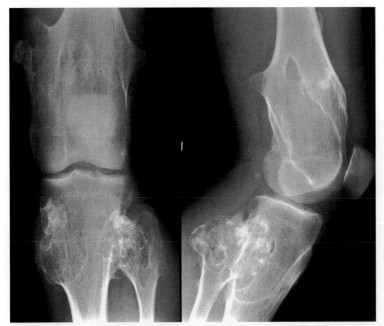

图2.5 多发性遗传性骨软骨瘤。单个骨软骨瘤与单发性骨软骨瘤外观一致。股骨远端可见管状化不良。

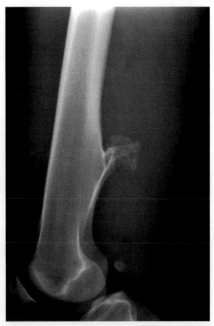

图2.6 骨软骨瘤表面的滑囊产生巨大肿物，提示其继发肉瘤样变。

## 大体病理学特征

大体病理学特征进一步确证其影像学表现。无蒂的骨软骨瘤表现为扁平状，而带蒂的骨软骨瘤则更长、更纤细，其他类型介乎其间。很多呈现为菜花状，有蒂或无蒂（图2.7）。

肿瘤表面的骨皮质和骨膜与其下的骨质相连续。在其表面可形成滑囊。肿瘤内髓质可以是黄骨髓或红骨髓，一般与其下方与之融合的骨髓成分相同（图2.6、图2.8）。

大体标本应通过骨质蒂部纵行切开，以便能够准确测量软骨帽厚度。软骨帽可以覆盖扁平状骨软骨瘤的整个外表面，但在带蒂的骨软骨瘤，软骨帽仅覆盖其球形末端。软骨帽通常厚2~3mm，表面光滑。而发生于青少年的生长活跃的肿瘤，其软骨帽厚度可达1cm或更多（图2.7）。软骨帽形态不规则，厚度增加，特别是在成人，需要仔细的组织学检查以除外继发软骨肉瘤的可能。尽管薄层软骨帽亦可能发生恶性变，但通常继发性软骨肉瘤的软骨帽厚度至少达2cm。软骨帽内囊性变也应该引起注意。如果软骨帽薄且光滑，其下方为正常松质骨，则肿瘤为良性。在某些成年患者，如果骨软骨瘤停止生长，肿瘤表面可能实际上并无软骨帽。这种情况尤其常见于某些罕见的表面覆盖滑囊的骨软骨瘤。这种产生滑囊的骨软骨瘤或许很小，很容易忽视。

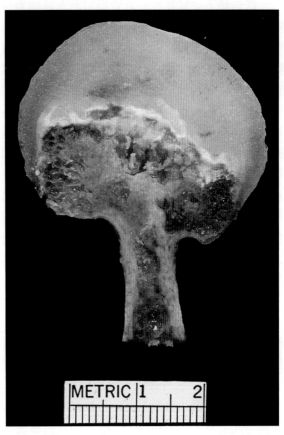

图2.7 骨软骨瘤的典型大体观。软骨帽稍增厚，但很光滑。白垩样区域是钙化。

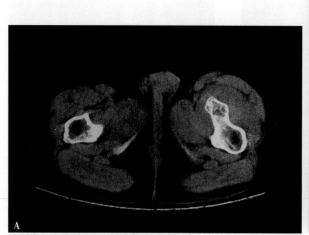
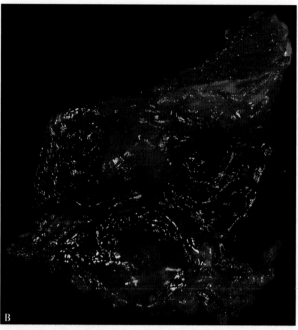

**图2.8** 左侧股骨骨软骨瘤伴滑囊形成。A：CT检查表明患者为多发性遗传性骨软骨瘤，病变同时累及右侧股骨。这种情况临床上提示继发软骨肉瘤。B：从骨软骨瘤表面取下的滑囊。10年后在髂骨形成继发性软骨肉瘤。

## 组织病理学特征

低倍镜下可见规则的软骨帽向下方延伸为骨质。软骨帽表面覆盖一薄层粉红色纤维组织，与周围被骨软骨瘤顶起的骨膜相衔接。软骨帽的表层为簇状分布的软骨细胞陷窝。在软骨帽的基底层发生软骨内骨化，软骨细胞陷窝渐成柱状排列，与正常骺板相似。典型的良性软骨细胞细胞核较小，在低倍镜下难以观察到。当骨骼生长活跃时，良性骨软骨瘤的软骨帽内经常可以观察到双核的软骨细胞。骨软骨瘤如发生恶性变，几乎总是恶变成软骨肉瘤，其组织学特征将在下面的章节中详述。继发于骨软骨瘤的其他类型的肉瘤变很罕见。岛状软骨有时嵌入软骨帽下方的松质骨中，这些软骨岛可发生退变，并伴有不规则钙化，有时能在X线片上观察到钙化现象。正如大体病理所见，骨软骨瘤停止生长之后软骨帽发生退化，有时能完全消失。创伤能引起骨软骨瘤蒂部成纤维细胞增殖，甚至新骨形成。骨小梁间可见黄骨髓或红骨髓。梭形细胞增殖表明可能恶变成骨旁骨肉瘤，它与骨软骨瘤的外观十分相似。影像学特征有助于鉴别二者。骨软骨瘤病变内的骨髓与其下方的骨髓相延续，而骨旁骨肉瘤没有这种连续性（图2.9~图2.14）。

## 治疗

骨软骨外生骨疣本身不具备手术指征，这是因为临床发现的骨软骨瘤仅有1%的恶变率。其手术指征为：肿瘤影响美观；出现疼痛或影响功能；影像学表现提示恶性；持续异常生长。

如有手术指征，切除肿瘤以及基底部正常骨质就足够了。整个软骨帽应完全切除。某些特殊部位，如肋骨，最好能够将受累骨整块切除，特别是在诊断不明确的情况下。尽管多发性骨软骨瘤患者发生恶性变更常见，但由于肿瘤数目过多而无法行预防性切除。无论肿瘤是单发还是多发，其切除原则相同。

## 预后

骨软骨瘤手术完全切除后几乎可全部治愈。在Mayo医院，无论是复发后前来就诊还是经我们治疗后再次复发的病例，经统计均只有2%的复发率。尽管所有复发病变均为良性，但肿瘤复发后还是需要二次手术治疗，两次手术间隔时间从1年至26年不等。对于这些病例而言，二次手术是治愈性的。复发的主要原因是术中未能完全除去整个软骨帽或其下方的骨膜。有时手术不

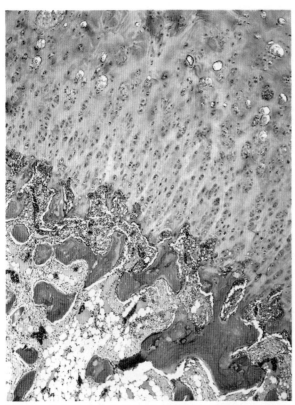

**图2.9** 骨软骨瘤的低倍镜下观。软骨帽内软骨细胞排列整齐,在移行至正常骨小梁的区域可见成熟的软骨细胞。骨小梁间可见黄骨髓和红骨髓。

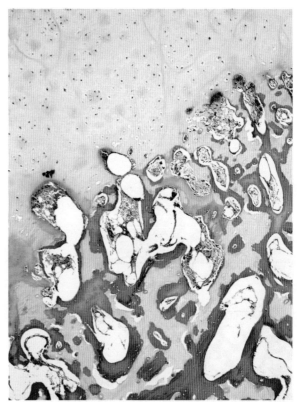

**图2.10** 软骨帽与骨质蒂部的连接区。在蒂部骨小梁内常可见到软骨岛。这种现象不代表其具有侵袭性,不是恶性变的表现。

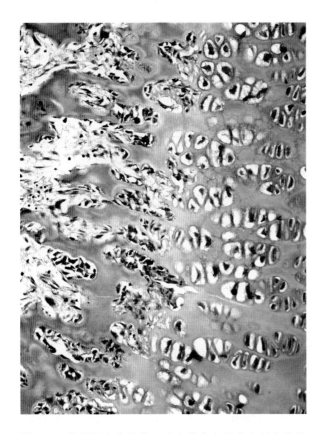

**图2.11** 软骨帽内的软骨细胞沿其基底呈特征性柱状排列,基底部发生软骨内骨化。其外观与骺板相似。

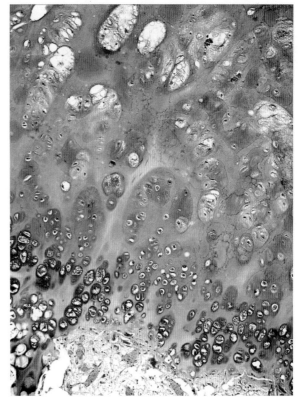

**图2.12** 在软骨帽中可见到灶状黏液样变性区。大面积黏液样变性区和囊变区提示继发性软骨肉瘤。

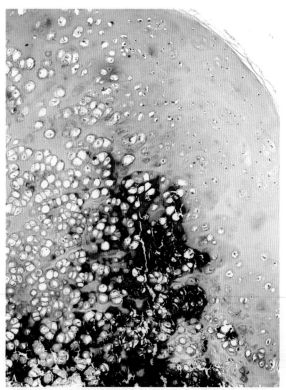
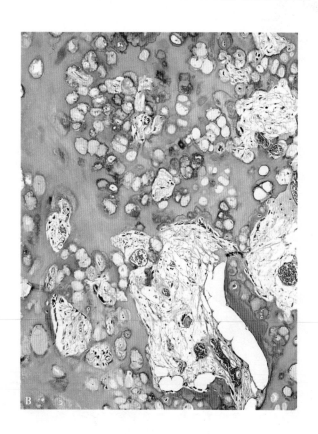

图2.13 软骨帽内可见钙化（A）和退变（B）。

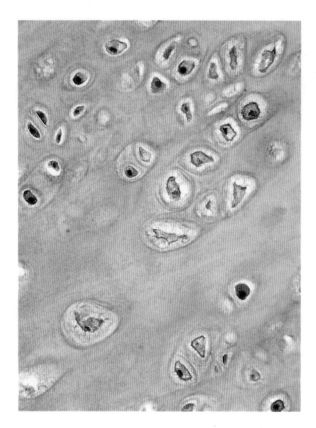

图2.14 高倍镜下所见的骨软骨瘤软骨帽。病变内细胞数目稀少，可见软骨细胞肥大，深染。

经意地造成术野附近软骨积聚，从而引起继发性肿瘤。

也有复发病例显示最初的肿瘤是软骨肉瘤，这些病例为早期阶段的软骨肉瘤，被错误地分类为骨软骨瘤。

## 单发性骨软骨瘤的肉瘤变

这些资料中未包括82例发生软骨肉瘤的骨软骨瘤患者。上述肿瘤的特征将在软骨肉瘤一章中进一步详述。影像学、大体观和镜下观等征象表明这些恶性肿瘤与其先前的良性肿瘤有关。这82例肿瘤占所有手术治疗的单发性骨软骨瘤的8.5%，但这一数值不能准确反应单发性骨软骨瘤真正的恶变率，这是因为很多的良性肿瘤未接受手术治疗。此外，肉瘤变的患者亦有可能到其他医院诊治。

在Mayo医院治疗的病例中，2例骨肉瘤发生在之前骨软骨瘤术后瘢痕区的骨膜外或近皮质旁。1例在股骨干远端内侧，另一例在股骨干远端后内侧，但两例均无普通骨旁骨肉瘤的特征。此外，4例单发性骨软骨瘤发生去分化软骨肉瘤。

## 多发性骨软骨瘤的肉瘤变

图2.1内共140例多发性骨软骨瘤患者，无一发生恶性变，但另有44例患者因继发肉瘤变而到Mayo医院就诊。尽管恶性变的发生率约为24%，但由于病例选择偏倚的因素在内不能定论其恶变率。一例多发性骨软骨瘤患者，在颞骨部位发生骨肉瘤。另一例多发性骨软骨瘤患者发生去分化软骨肉瘤。

## 甲下外生骨疣

在上述病例中未包括88例远节指（趾）骨远端外生骨疣。患者常常主诉在肿物部位具有明确的外伤或反复、慢性感染的病史，因而这些因素对外生骨疣的发生起到部分作用。在形态学上，甲下外生骨疣中可见纤维软骨组织增生，类似骨痂将要成熟为骨小梁。这进一步支持该肿瘤是对损伤的一种反应。最近一项研究证实甲下外生骨疣的患者具有一致的染色体重排，这表明它是真正的肿瘤。有时该肿瘤的生长很活跃，以至于在其生长的前缘类似肉瘤样改变，如同应力骨折一样。要注意该病变缺乏真正的间变，并且其骨成熟过程有序，这些均证实该病变为良性（图2.15~图2.17）。

临床表现为远节指（趾）骨甲下痛性隆起物，直径很少超过1cm。疼痛和肿胀是最常见的症状。可伴有溃疡和感染，这时要注意与甲下黑色素瘤相鉴别。Mayo医院诊治的88例甲下外生骨疣，59例位于足第一趾甲床，16例位于其他足趾，13例位于手指和拇指。男性

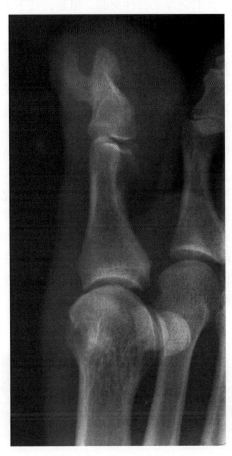

**图2.16** 甲下外生骨疣累及足第一趾远节趾骨。尽管病变与趾骨骨皮质相连，但髓腔与病变未相连。

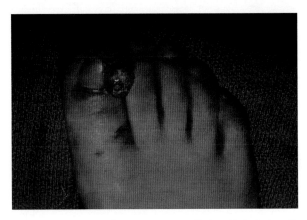

**图2.15** 6岁女孩足第一趾甲下外生骨疣，伴有溃疡，呈息肉状（病例由California州Los Angeles市的Dr. Bernard Poletti提供）。

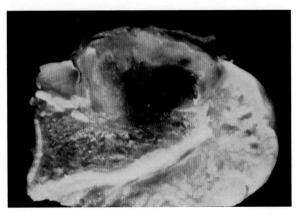

**图2.17** 甲下外生骨疣大体标本。软骨帽很厚，趾甲被顶起。

28例，女性60例，63%的患者年龄介于10~30岁之间。

　　尽管"甲下外生骨疣"的命名提示与骨软骨瘤存在联系，但二者在影像学和镜下存在根本的区别。在X线片上，甲下外生骨疣表现为从指（趾）骨远端的骨性突起。但是，其下方骨质不呈张开状与甲下外生骨疣的骨皮质相连，而且其松质骨没有真正骨软骨瘤所呈现的连续性（图2.16）。在镜下，可见从梭形细胞增殖到软骨到骨小梁的逐渐成熟过程。而骨软骨瘤镜下见不到梭形细胞增殖。此外，增殖的梭形细胞疏松排列，骨小梁嵌入其中（图2.18~图2.20）。

　　甲下外生骨疣通常在单纯切除之后即可获得治愈。但Landon等报道复发率为11%。

　　甲下骨源性恶性黑色素瘤为最近所研究的疾病，必须与之相鉴别。正如其名所示，这种恶性黑色素瘤产生化生的骨组织，有时产生软骨组织，二者同时存在时与甲下外生骨疣相似。恶性黑色素瘤位于上皮组织之下，这有助于与甲下外生骨疣相鉴别。

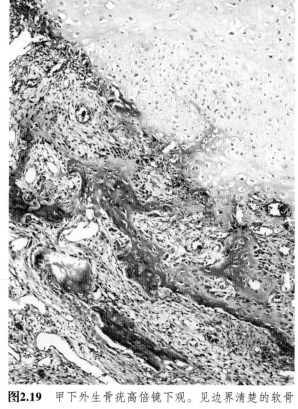

图2.19　甲下外生骨疣高倍镜下观。见边界清楚的软骨帽成熟为编织骨，周围包绕梭形细胞。

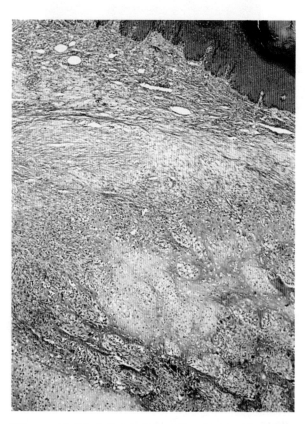

图2.18　甲下外生骨疣低倍镜下观。在甲床下软骨样化生与编织骨交织存在，梭形细胞增殖，处于骨形成的早期阶段。

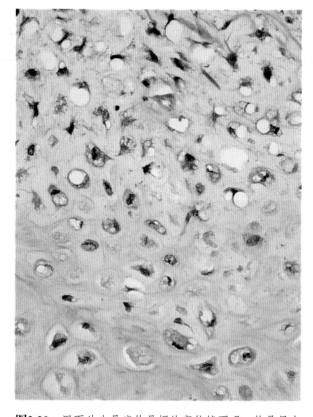

图2.20　甲下外生骨疣软骨帽的高倍镜下观。软骨层内细胞数目明显增多，软骨细胞轻度异型。如仅单独观察该片，可能将之误诊为软骨肉瘤。

## 手足部位的奇异性骨旁骨软骨瘤性增生

Nora等描述了一种类似于甲下外生骨疣的疾病，但不发生于甲床。该病更常见于手部，而不是足部。尽管最开始的文献中描述该病仅累及手足部小骨，但最近研究表明该病累及长骨者多于25%。多数患者主诉病变部位肿胀，疼痛罕见。X线片显示一边界清晰的肿物，起于受累骨的皮质表面，肿物内可见异位钙化。骨骼和肿物间骨皮质和骨松质不相连。软组织肿物内一般存在钙化。在镜下，奇异性骨旁骨软骨瘤性增生由三种不同量的成分构成：软骨、骨和梭形细胞。软骨可形成帽状或被致密的纤维组织分隔成小叶状。在梭形细胞的背景下，软骨成熟为骨质。软骨通常细胞成分增多，软骨细胞增大。与骨软骨瘤相比，骨化更不规则，呈特征性蓝染。在骨小梁间可见疏松排列的梭形细胞。在该组病例中，随访发现一半以上的患者复发，20%的患者多次复发。但无一例发生恶性变。据报道，有一例奇异性骨旁骨软骨瘤性增生的表面发生纤维肉瘤。尽管梭形细胞、软骨和骨的排列显示奇异性骨旁骨软骨瘤性增生是一种反应性过程，但染色体异常表明它仍是真正的肿瘤（图2.21~图2.26）。

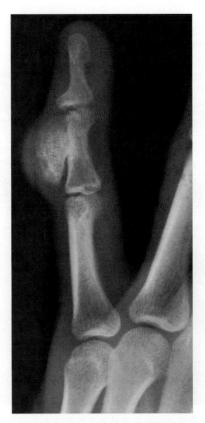

**图2.21** 奇异性骨旁骨软骨瘤性增生典型的X线表现。指骨皮质表面可见一结节状钙化肿物。缺少皮质和髓质的连续性（见于骨软骨瘤）。

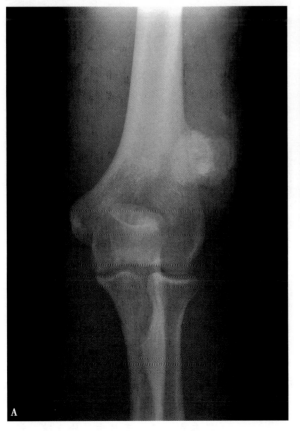

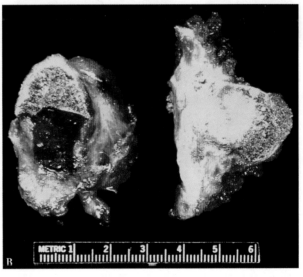

**图2.22** 一例青年男性奇异性骨旁骨软骨瘤性增生的复发性病变，累及肱骨远端。A：病变为均一的矿化，附着于骨皮质。B：大体标本。

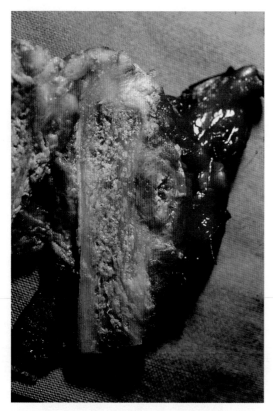

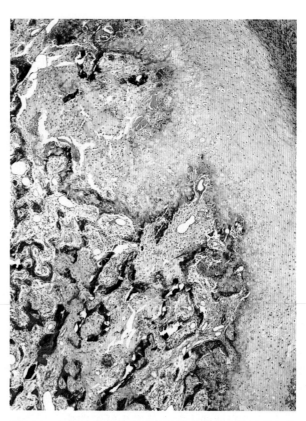

**图2.23** 尺骨远端的复发性奇异性骨旁骨软骨瘤性增生切除标本。在其表面可见矿化，肿瘤未累及骨髓（病例由加拿大Quebec省L'Hotel Dieu de Quebec的Dr. Real Legace提供）。

**图2.24** 奇异性骨旁骨软骨瘤性增生的低倍镜下观。增生的软骨逐渐成熟为骨质。

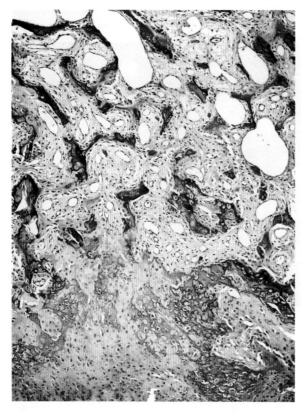

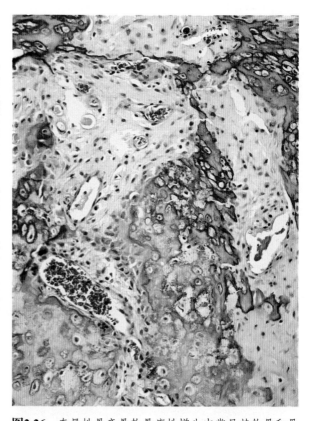

**图2.25** 奇异性骨旁骨软骨瘤性增生中的骨小梁深染。在骨小梁间可见梭形细胞增生。

**图2.26** 奇异性骨旁骨软骨瘤性增生中常见其软骨和骨基质特征性蓝染。

（张鑫鑫 译 于胜吉 徐立斌 校）

## 参考文献

1943 Jaffe, H. L.: Hereditary Multiple Exostosis. Arch Pathol, 36:335–357.

1954 Harsha, W. N.: The Natural History of Osteocartilaginous Exostoses (Osteochondroma). Am Surg, 20:65–72.

1962 Murphy, F. D., Jr. and Blount, W. P.: Cartilaginous Exostoses Following Irradiation. J Bone Joint Surg, 44A:662–668.

1963 Anastasi, G. W., Wertheimer, H. M., and Brown, J. R.: Popliteal Aneurysm With Osteochondroma of the Femur. Arch Surg, 87:636–639.

1971 Schweitzer, G. and Pirie, D.: Osteosarcoma Arising in a Solitary Osteochondroma. S Afr Med J, 45:810–811.

1972 Hershey, S. L. and Lansden, F. T.: Osteochondromas as a Cause of False Popliteal Aneurysms: Review of the Literature and Report of Two Cases. J Bone Joint Surg, 54A:1765–1768.

1979 El-Khoury, G. Y. and Bassett, G. S.: Symptomatic Bursa Formation With Osteochondromas. Am J Roentgenol, 133:895–898.

1979 Landon, G. C., Johnson, K. A., and Dahlin, D. C.: Subungual Exostoses. J Bone Joint Surg, 61A:256–259.

1979 Shapiro, F., Simon S., and Glimcher, M. J.: Hereditary Multiple Exostoses: Anthropometric, Roentgenographic, and Clinical Aspects. J Bone Joint Surg, 61A:815–824.

1981 Borges, A. M., Huvos, A. G., and Smith, J.: Bursa Formation and Synovial Chondrometaplasia Associated With Osteochondromas. Am J Clin Pathol, 75:648–653.

1982 Garrison, R. C., Unni, K. K., McLeod, R. A., Pritchard, D. J., and Dahlin, D. C.: Chondrosarcoma Arising in Osteochondroma. Cancer, 49:1890–1897.

1982 Libshitz, H. I. and Cohen, M. A.: Radiation-Induced Osteochondromas. Radiology, 142:643–647.

1983 Nora, F. E., Dahlin, D. C., and Beabout, J. W.: Bizarre Parosteal Osteochondromatous Proliferations of the Hands and Feet. Am J Surg Pathol, 7:245–250.

1985 Copeland, R. L., Meehan, P. L., and Morrissy, R. T.: Spontaneous Regression of Osteochondromas: Two Case Reports. J Bone Joint Surg, 67A:971–973.

1985 Josefczyk, M. A., Huvos, A. G., Smith, J., and Urmacher, C.: Bursa Formation in Secondary Chondrosarcoma With Intrabursal Chondrosarcomatosis. Am J Surg Pathol, 9:309–314.

1989 Peterson, H. A.: Multiple Hereditary Osteochondromata. Clin Orthop, 239:222–230.

1993 Lucas, D. R., Tazelaar, H. D., Unni, K. K., Wold, L. E., Okada, K., Dimarzio, D. R., Jr., and Rolfe, B.: Osteogenic Melanoma: A Rare Variant of Malignant Melanoma. Am J Surg Pathol, 17:400–409.

1993 Meneses, M. F., Unni, K. K., and Swee, R. G.: Bizarre Parosteal Osteochondromatous Proliferation of Bone (Nora's Lesion). Am J Surg Pathol, 17:691–697.

2001 Choi, J. H., Gu, M. J., Kim, M. J., Choi, W. H., Shin, D. S., and Cho, K. H.: Fibrosarcoma in Bizarre Parosteal Osteochondromatous Proliferation. Skeletal Radiol, 30:44–47.

2003 Ahmed, A. R., Tan, T. S., Unni, K. K., Collins, M. S., Wenger, D. E., and Sim, F. H.: Secondary Chondrosarcoma in Osteochondroma: Report of 107 Patients. Clin Orthop Relat Res, 411:193–206.

2004 Zambrano, E., Nose, V., Perez-Atayde, A. R., Gebhardt, M., Heresko, M. T., Kleinman, P., Richkind, K. E., and Kozakewich, H. P.: Distinct Chromosomal Rearrangements in Subungual (Dupuytren) Exostosis and Bizarre Parosteal Osteochondromatous Proliferation (Nora Lesion). Am J Surg Pathol, 28:1033–1039.

2007 Hameetman, L., Szuhai, K., Yavas, A., Knijnenburg, J., van Duin, M., van Dekken, H., Taminiau, A.H., Cleton-Jansen, A.M., Bovée, J.V., and Hogendoorn, P.C.: The Role of *EXT1* in Nonhereditary Osteochondroma: Identification of Homozygous Deletions. J Natl Cancer Inst, 99:396–406.

# 第三章

# 3

# 软 骨 瘤

软骨瘤是由成熟的透明软骨构成的良性肿瘤。软骨瘤多数位于骨骼中央，称为内生软骨瘤。有时呈明显的偏心性生长，引起局部骨膜凸起，该类型的软骨瘤称为骨膜软骨瘤。如果软骨瘤原发在扁骨中（如肋骨、肩胛骨、髂骨等），由于肿瘤破坏了解剖标志，常难以确定是内生或骨膜下软骨瘤。有时肋软骨的膨胀性非肿瘤性增生与软骨瘤相似，甚至还可能被误诊为软骨肉瘤，但X线没有特异征象。

多发软骨瘤主要表现为骨结构不良，正常软骨内骨化失败，呈膨胀性增生的软骨组织聚集生长于干骺端及其邻近部位。全身大多数骨骼均可发病。如果病变广泛，并趋于单侧，此时通常称其为奥利埃（Ollier）病。除了肿胀，它还常导致骨骼弯曲和短缩。事实上，多发软骨瘤和骨性纤维结构不良均由成骨机能紊乱引起，从组织病理学特点来看，二者有相关性。此外，多发软骨瘤还应当注意和骨软骨瘤病（多发骨软骨瘤）相鉴别。当软骨瘤病与软组织的血管瘤同时存在时，我们称其为马富西（*Maffucci*）综合征。还有其他一些较为罕见的与软骨瘤伴随发生的综合征也逐渐被发现。虽然没有完全可靠的数据，但我们估计有25%的Ollier病患者在40岁之前发展为软骨肉瘤。虽然Lewis等人回顾分析大量病例后认为*Maffucci*综合征的恶变概率为23%，但往往认为其真正的恶变率要高于这个数值。

Mayo医院的病例中，排除了发生在如喉头和滑膜等少见部位的软骨瘤。这些病例的特点是：在组织学上表现为高度异型性，而临床上表现为低侵袭性。发生于手和足的骨外软骨瘤并不

少见，它们也有同样的特点，大多数非常小，可能多来源于滑膜组织。明确为软骨样的恶性骨外肿瘤很少见。软骨瘤偶发于硬膜，多位于大脑镰。

## 发病率

在Mayo医院的病例中，软骨瘤的发病率占良性肿瘤的15.6%，占所有骨肿瘤的4.7%。但软骨瘤通常是无症状的，所以这些数据并不能真实反映软骨瘤的发病率。

## 性别

在所有的软骨瘤病例中，女性占大多数；然而在多发软骨瘤病例中，男性占大多数。

## 年龄

各年龄段发病率几乎均等；20~50岁的软骨瘤患者约占总人数的50%。但需要手术的多发病变患者平均年龄较年轻，其中10~30岁的患者约为71%。

## 发病部位

多于41%的软骨瘤发生于手足的短骨，主要是指（趾）骨，其中约91%发生在手部，软骨瘤是手部短骨肿瘤中最常见的类型。在Mayo医院的病例中有4例髂骨病变，其中耻骨病变1例和髂骨

病变3例；有2例胸骨软骨瘤，但发生于胸骨的软骨肿瘤大多数是恶性的，软骨肉瘤好发部位也很少发生软骨瘤；2例脑膜来源的颅内软骨瘤未做统计；无颅底良性软骨肿瘤病例，有些关于颅底良性软骨肿瘤罕见病例的报道实际上可能是脊索瘤或相关疾病（图3.1、图3.2）。

本组有18例股骨骨膜软骨瘤，14例肱骨骨膜软骨瘤。肱骨的近侧干骺端为骨膜软骨瘤的好发部位（图3.3）。

在Mayo医院的病例中仅有1例软骨瘤患者明确病变发生于骨骺。

## 症状

长管状骨和扁骨软骨瘤通常是没有症状的。由于软骨瘤在核素骨扫描上表现为浓集信号，所以患者多在核素扫描检查转移癌时发现软骨瘤。如果影像学检查提示内生软骨瘤，也可以不进行病理活检。软骨瘤有时与其他3种肿瘤伴随出现：一种是骨髓瘤，一种是转移性鳞状细胞癌，一种是釉质瘤。本组中有1例股骨内生软骨瘤患者伴有骨软化症，后者是由于第一颈椎发生了典型的尿磷性间叶肿瘤所致。短骨软骨瘤常有疼痛，因

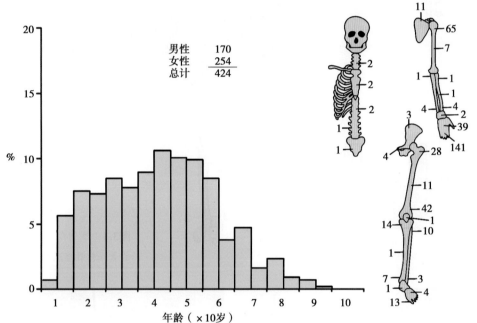

**图3.1** 不同性别、年龄和发病部位软骨瘤患者分布图

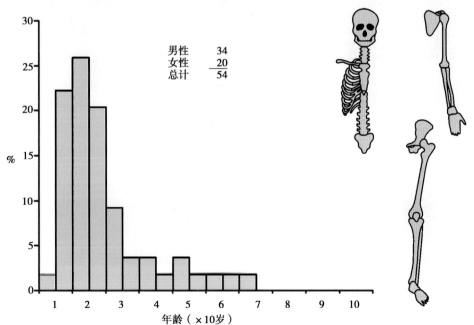

**图3.2** 不同年龄、性别的多发软骨瘤患者分布图

为病变部位易发生病理性骨折，而较大骨骼的软骨瘤则很少发生病理性骨折。

较少发生钙化，钙化常表现为爆米花样或指环样。钙化通常均匀地分布于整个病变区域，如果钙化不均匀则一般怀疑为软骨肉瘤。软骨瘤一般不破坏长骨周围的骨皮质，皮质骨内侧面的扇形骨质是骨质增生的表现，但这不表示恶变（图3.4~图3.6）。

## 影像学特征

软骨瘤多表现为局限的透亮区。软骨瘤可发生于骨骼的任何部位，但其常发生于长骨干骺端和短骨中间部位。钙化程度由轻微到显著各有不同，长骨软骨瘤好发生钙化，然而短骨软骨瘤则

在内生软骨瘤的诊断中，比起X线片，磁共振和CT并没有更明显的优势。但是CT可以显示在平片上不易被识别的钙化；而在磁共振中，内生软骨瘤在T1像表现为低信号，T2像表现为高信

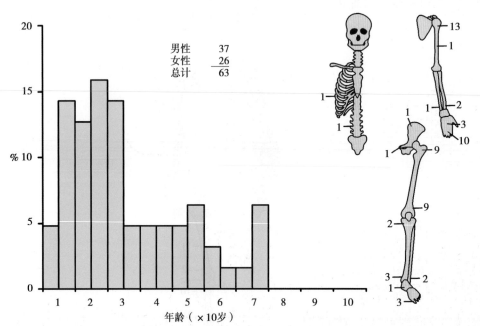

图3.3 不同年龄、性别的骨膜软骨瘤患者分布图

男性　37
女性　26
总计　63

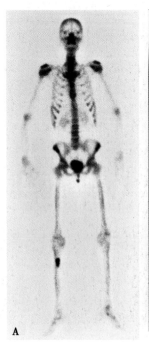
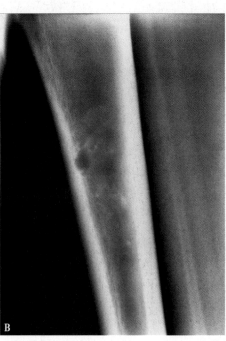
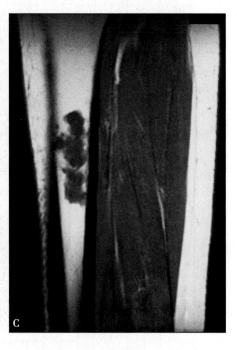

**图3.4** 39岁，女，胫骨近段内生软骨瘤。A：ECT全身骨扫描病变呈阳性表现。B：平片示，在胫骨中段有一个密度不均匀的区域，透亮区域代表骨皮质破坏。除此之外的病变均局限，未累及骨皮质。C：磁共振显示病变呈分叶状，边界清楚。

号，并且呈特征性分叶状表现。另外，在X线穿透困难的部位和骨皮质受累的病变中，磁共振和CT可以帮助确诊（图3.7、图3.8）。

短骨内生软骨瘤的骨皮质常常变薄，但是这种短骨骨皮质被侵犯变薄的现象不是恶变的表现。短骨软骨肉瘤也很少穿透骨皮质侵犯软组织。

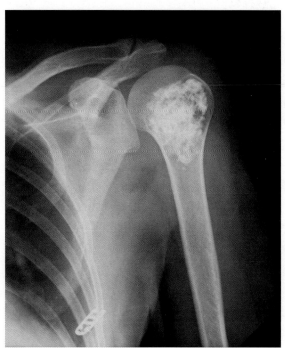

**图3.5** 肱骨近端严重钙化的软骨瘤。病变边界清楚，钙化均匀分布于整个病变区域，这种病变常被误诊为骨坏死，但骨坏死的钙化通常是分布于病变的周边。

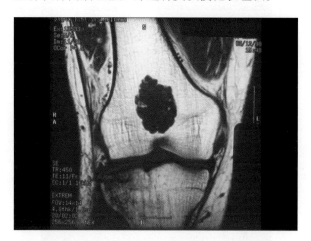

**图3.7** 50岁，男，股骨远端内生软骨瘤。磁共振T1像呈典型的分叶状表现（此病例由David Aldrich、Lafayette提供）。

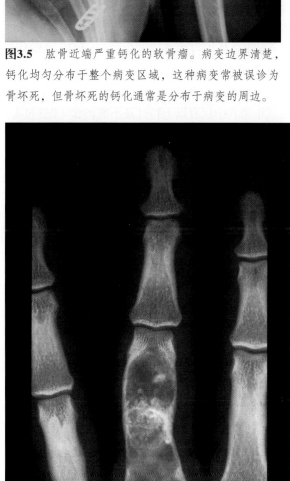

**图3.6** 近节指骨的内生软骨瘤。病变部位骨皮质变薄，但病变没有突破骨皮质进入软组织。骨皮质变薄常导致短骨的病理性骨折。

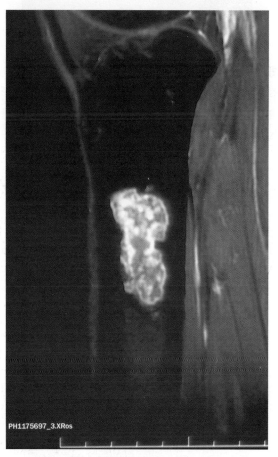

**图3.8** 42岁，女，胫骨近端内生软骨瘤。既往有乳腺癌病史，磁共振T2像病变显示为高信号，并呈典型的分叶状。

骨膜软骨瘤通常较小，最大的约2~3cm。病变常位于骨表面，底面的皮质骨呈扇形，边缘锐利，周围有硬化带。皮质骨向病变上方突起，而起到支持稳定的作用（图3.9、图3.10）。

发生在骨骼中的多发软骨病变，一些可确诊为软骨样肿瘤，我们称其为多发性软骨瘤。Ollier病和Maffucci综合征可能是由于发育不良引起，所以他们应该被诊断为软骨发育不全。然而，多发软骨瘤和软骨发育不全有时很难鉴别。Ollier病和Maffucci综合征累及骨骼的数量不一定。在许多病例中，骨骼广泛受累；然而，在另一些病例中，可能仅一半躯体甚至是一条肢体受累。Ollier病也可能仅侵犯单一骨骼。

软骨发育不全影像学表现为长骨干骺端大量钙化的软骨样病变。扁骨也可能发病，病变骨常膨胀变形，伴有钙化，呈类似软骨瘤的爆米花样改变，或者是特征性的线样钙化。病变除了表现为髓腔内膨胀性包块外，也可发生在骨表面，给人以溶骨性肿瘤的错误印象。在Maffucci综合征的患者中，除了骨的病变，还伴有软组织血管瘤，并且在X线平片中可能看到钙化的静脉石；连续X线片显示病变似乎有"痊愈"的迹象。骨的病变表现为膨胀变形，但是很少有特征性的钙化，所以在成年患者中仅有以上特征还不能确诊（图3.11）。

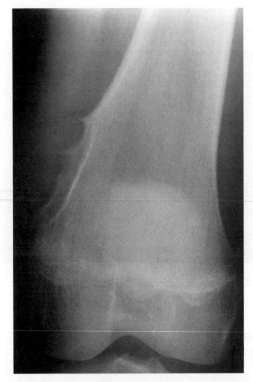

**图3.9** 骨膜软骨瘤的典型发病部位，即股骨远端干骺端的骨皮质表面，病变侵犯骨皮质，呈透亮区，并在其发病部位表现为碟形的压迹，病变周围有硬化边缘，并且病变不侵犯骨髓腔。

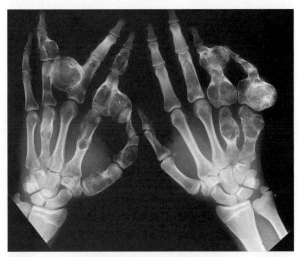

**图3.11** 18岁，男，双手多发软骨瘤。患者其他骨骼没有明显发育不全的表现，双手的病变使骨骼极度膨大。

钙化的软骨肿瘤表现与骨梗死相似，但典型的骨梗死中心是透亮区，与正常骨组织以钙化（或骨化）区域分隔开来，而内生软骨瘤通常在中心区域有钙化。

## 大体病理学特征

软骨瘤由大块淡蓝色半透明玻璃样软骨融

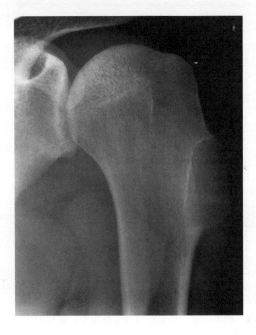

**图3.10** 骨膜软骨瘤也常发生在肱骨近端，影像学上病变的边缘呈拱形隆起。

合组成，呈明显的分叶状，小叶的直径由几毫米到1cm以上不等。因为软骨肿瘤的分叶可能进入相邻的骨髓腔，所以有时病变边界不清。有些肿瘤组织内散在钙化，X线上表现为斑点样钙化的区域，有时病变也可出现重度钙化和骨化。尽管单发肿瘤和多发肿瘤的大体病理学特征基本相似，但后者常伴有边界清楚、被看似正常的骨髓腔分隔开来的多发结节，这种现象常给人肿瘤浸润的假象，但实际上是多灶肿瘤的表现（图3.12）。

骨膜软骨瘤常在下方皮质骨形成一个边界清楚的骨缺损，并在骨表面形成突起。肿瘤组织位于骨质凹陷区内，内侧面存在一薄层硬化带，外表面光滑，有纤维膜覆盖。骨膜软骨瘤通常较小，最大直径很少超过5cm（图3.13）。

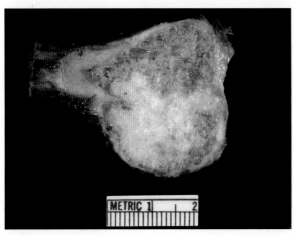

**图3.12** 腓骨近端内生软骨瘤。此病变有广泛的骨皮质破坏，但是腓骨可被视作短骨，这种破坏不作为恶变的表现。

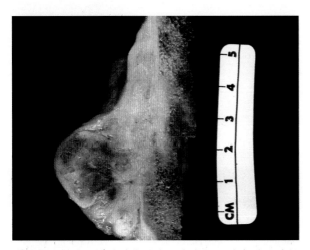

**图3.13** 股骨远端骨膜软骨瘤。病变侵犯骨皮质，并侵入软组织，但病变微小，边界清楚，不侵犯骨髓腔。

软骨瘤的特征是病变体积小，当一个透明软骨肿瘤肉眼可见的最大直径达数厘米时，应当仔细检查此病变并寻找恶变的迹象。影像学表现为骨皮质表面骨质破坏或骨皮质增厚，肿瘤基质黏液样改变，尤其发生囊性变，这些都是恶变的征象。而在短骨中情况则有所不同，骨皮质可能变得像纸一样薄。在骨膜软骨瘤和短骨的软骨瘤中也可见到基质中度黏液样变性。

## 组织病理学特征

软骨瘤在不同的发病部位有不同的组织学特征。因此，在明确诊断之前了解有关发病部位、临床表现和影像学特征的具体信息是至关重要的，需要具体患者具体分析（图3.14~图3.26）。

软骨瘤（发生在手、足短骨的软骨瘤、骨膜软骨瘤、多发软骨瘤除外）一般具有以下特征：软骨细胞位于陷窝内，体积小，细胞核圆形规则，在低倍镜下难以观察到。软骨细胞数量相对较少，成簇分布，其间布满蓝染的软骨样基质。多个细胞可位于一个陷窝内，但真正的双核细胞不常见，坏死灶也不常见。病变边界清楚，软骨小叶可被薄层骨性小梁包绕，呈环形，这就是影像学上所见的指环征。单发软骨瘤可被骨性小梁分隔成多个病灶，但这不表示病变有侵袭性。骨髓腔内的病变小叶一般不破坏侵犯髓质骨。可见到紫染的细小颗粒样或块状钙化灶，也可见到软骨内骨化（图3.14~图3.20）。

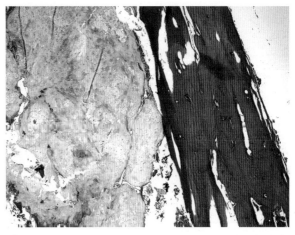

**图3.14** 腓骨内生软骨瘤低倍镜下表现。肿瘤紧邻骨皮质，但是没有破坏性浸润。

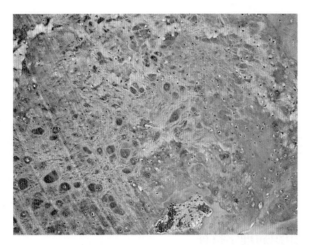

**图3.15** 少细胞的内生软骨瘤。可见位于软骨陷窝内大小一致的软骨细胞。

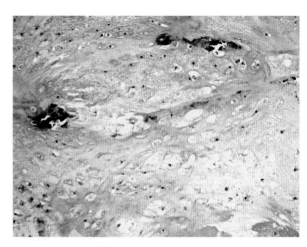

**图3.18** 有深蓝色点状钙化灶的内生软骨瘤。

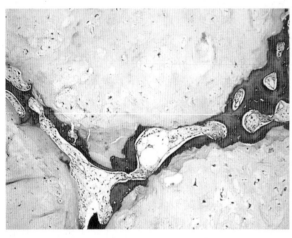

**图3.16** 内生软骨瘤的软骨小叶的部分边缘被板层骨包绕。

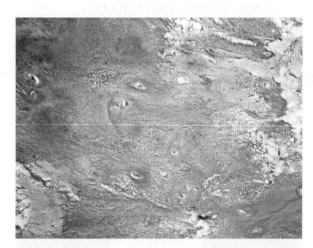

**图3.19** 有退变性黏液样变的内生软骨瘤。肿瘤细胞数少，无异形性。黏液样变区域不是内生软骨瘤的主要成分。

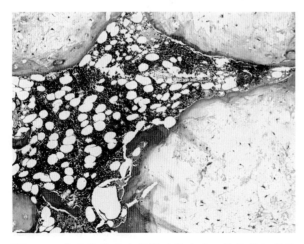

**图3.17** 内生软骨瘤在骨髓腔的分叶，局部被红骨髓分隔。

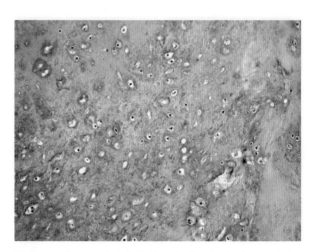

**图3.20** 内生软骨瘤高倍镜下表现。细胞核小、深染、规则。

手足短骨软骨瘤的肿瘤细胞比长骨软骨瘤丰富，基质黏液样变较轻，呈局灶性，广泛的黏液变在短骨软骨瘤中很少见。软骨细胞一般成簇分布，有时呈片状分布。软骨细胞核增大，常见双核细胞。短骨软骨瘤呈膨胀性生长，因此不包绕髓质骨；如果出现肿瘤包绕骨组织或浸润骨皮质，应考虑诊断为软骨肉瘤。影像学检查能够确诊短骨软骨恶性肿瘤，所以当影像学表现为良性病变时，很少有病理学诊断为软骨肉瘤。诊断恶性病变必须肿瘤细胞极为丰富，细胞核呈明显多形性，或伴有明显的黏液样改变（图3.21~图3.23）。

骨膜软骨瘤常表现为细胞非典型性和基质黏液样变性。肿瘤的边界清楚，没有浸润趋势，但细胞核呈非典型性。肿瘤下方髓腔内出现边界清楚的软骨结节不代表其具有侵袭性（图3.24~图3.26）。

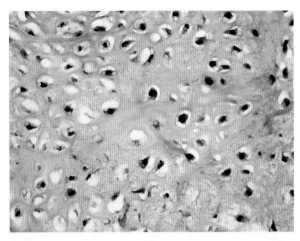

**图3.23** 指骨内生软骨瘤高倍镜下表现。软骨细胞增大、核深染。如果影像学表现提示为良性病变，则这些细胞学特征可以忽略。

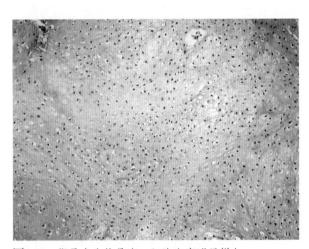

**图3.21** 指骨内生软骨瘤。细胞密度明显增加。

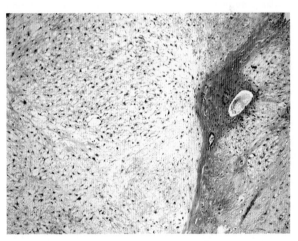

**图3.24** 骨膜软骨瘤。软骨细胞数量中等，大小一致。

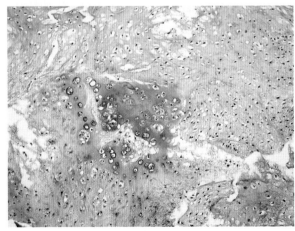

**图3.22** 短骨的内生软骨瘤。病变呈多细胞性，在基质中有局灶的黏液样变，细胞核深染。如果此类表现出现在长骨的软骨肿瘤中，将考虑诊断为软骨肉瘤。

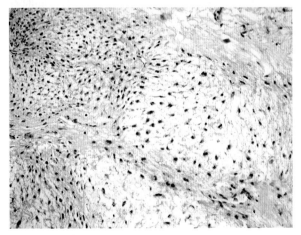

**图3.25** 骨膜软骨瘤高倍镜下表现。细胞数量增多，轻到中度细胞核深染，间质有少量黏液样变。

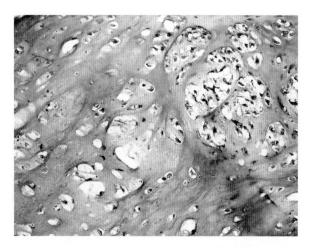

**图3.26** 骨膜软骨瘤，有些区域细胞成簇分布，表现类似滑膜软骨瘤病。

多发软骨瘤病变通常具有丰富的软骨细胞，病变呈明显的分叶状结构及多灶性的表现。肿瘤细胞呈特征性的卵圆形，尽管病变常富于细胞，但软骨细胞通常无明显异型性，可伴有轻度的基质黏液样变。

任何较大的软骨肿瘤都需仔细检查排除恶变。是否浸润周围组织是区别良恶性病变最有力的证据。低级别软骨肉瘤可能存在大片组织学表现为良性的区域，然而这种表现不能表明软骨肉瘤为内生软骨瘤恶变而来，很难证明低级别软骨肉瘤和之前的良性软骨瘤是有关联的。内生软骨瘤和低级别软骨肉瘤的区别主要在于影像学表现。

软骨性病变中明确的纤维结构不良区域，提示存在纤维软骨性结构不良。这种良性病变直径可达数厘米，病变好发于骨干近端和股骨颈。在极少情况下，多发软骨瘤与纤维结构不良同时存在。这种情况提示大多数多发软骨瘤也代表某种异常增殖过程。

骨折或近期的损伤，例如外科手术，可能引起活跃的纤维软骨性增生，形态可类似去分化软骨肉瘤，但这是一种良性增生，不应被误诊为恶性病变。

## 治疗

长骨和扁骨的单发软骨瘤，多数是偶然被发现，一般不需要治疗。这些软骨瘤一般不侵犯骨皮质，没有病理性骨折，所以可行单纯性的刮除术。如果软骨瘤病变在影像学上难以确定良性还是低度恶性，除了进行活检外，还需要行病变的彻底切除。因为多数短骨软骨瘤都伴有病理性骨折，所以需要治疗，可行单纯刮除植骨术。

## 预后

软骨瘤（包括行刮除术后的病例）预后良好、复发率低。然而，少数良性肿瘤病例偶尔也会复发，这些肿瘤细胞间变增加，有明显恶变趋势。这种细胞活性的明显增强往往是由于标本切片的不足造成的对原始样品的错误判定。

### 多发性软骨瘤

图3.1所示发病部位的数据中不包括54例良性多发软骨瘤患者的数据。因为各种原因这些患者都进行了外科手术干预治疗。肿瘤常引起长骨和短骨变形。本组患者中，有1例患者因为肱骨的巨大肿瘤行肩关节离断术，所以没有得到病理组织。1例患者由于严重的胫骨畸形行股部截肢术。另外1例患者因为合并软组织血管肉瘤（伴有慢性淋巴水肿，并可导致患者1年内死亡）行感染肢体的截肢术，本例血管肉瘤与Maffucci综合征无关（图3.27~图3.32）。

在这组病例中，软骨瘤严重程度差异很大。13例患者仅有手部短骨的病变，3例患者仅有趾骨病变，其余患者的病变不同程度地累及其他骨骼。根据病变不同的影像学表现，我们常主观地把其区分为多发软骨瘤或软骨发育不全。有3例患者软骨瘤病合并软组织血管瘤，它们被归类为Maffucci综合征；28例患者表现为Ollier病的特征；其余23例患者表现为多发性软骨瘤，但没有软骨发育不全的特征，这种分类是否具有临床意义尚不明确。54例病变均未发生恶变，但剔除了1例发生了鼻部软骨肉瘤的Maffucci综合征患者。

### 肉瘤和多发性软骨瘤

除了前述的54例软骨瘤病患者，还有24例软骨瘤病合并肉瘤的患者，这些患者被归类于恶性肿瘤组。其中19例为软骨肉瘤，3例为低分化软骨肉瘤，1例为骨肉瘤，1例为软骨样脊索瘤。其中2例患者同时有两个不同部位的软骨肉瘤。在这24例恶性病变中，10例表现为Ollier病的特征，5例表现为Maffucci综合征的特征，其余病例表

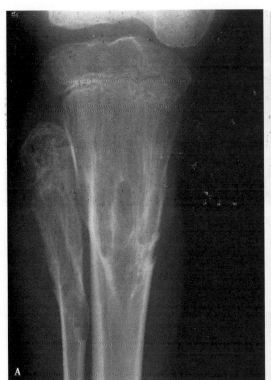

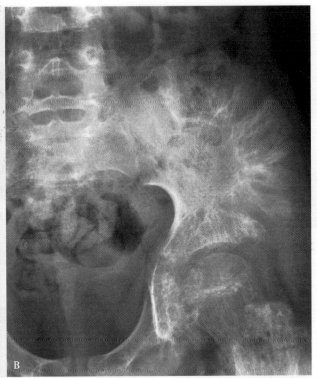

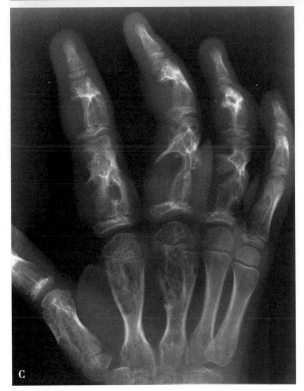

**图3.27** 6岁，女，累及多处骨骼的Ollier病。A：胫腓骨近端从骺板到骨干的长条状软骨病变。B：骨盆病变的影像学表现，髂骨和股骨近端广泛受累。C：手部骨骼病变的影像学表现，病变累及多处短骨，并可见特征性的线状钙化，尽管软骨团块表面没有骨皮质覆盖，但这并不提示恶变。

现为多发软骨瘤的特征。2例患者的病变局限于股骨，其他患者有散在分布的软骨肿块。

## 手足软组织的软骨肿瘤

典型的软骨肉瘤极少发生在各种软组织，包括乳房。除了明确的透明软骨恶性肿瘤外，Lichtenstein和Bernstein还发现了许多"软骨样"肿瘤，它没有典型的软骨组织。"软骨样"肿瘤在组织类型和临床表现上存在争议。大多数软组织的原发性软骨肉瘤为黏液性的，即所谓的脊索样肉瘤。

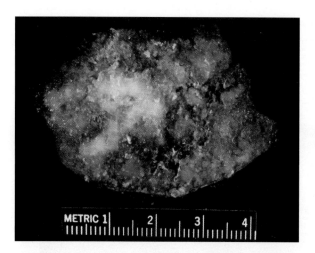

**图3.28** 29岁，男，Ollier病髂骨软骨瘤病变。此患者伴有坐骨软骨肉瘤，软骨包块表现为多中心的，并且其基质中没有黏液样物质。

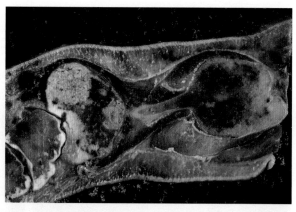

**图3.30** Maffucci综合征累及拇指的大体标本。软组织中的黑色区域代表血管瘤。软骨病变表现为多叶性，小叶间被正常的骨髓组织分隔（病例由Tim Morgan提供）。

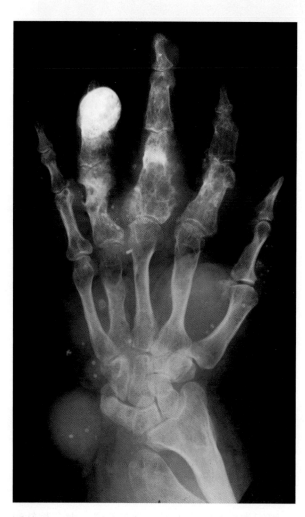

**图3.29** Maffucci综合征手部骨骼的多发软骨病变。在软组织中的钙化点表示软组织血管瘤中的静脉石。

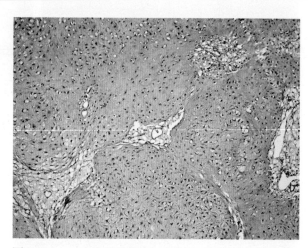

**图3.31** Ollier病软骨病变。病变呈分叶状、多细胞性，细胞核呈中度多型性。这些改变在Ollier病的软骨包块中常见。

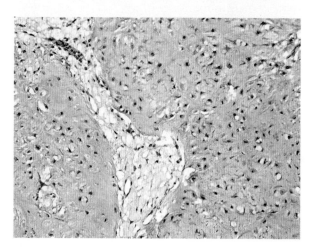

**图3.32** Ollier病中内生软骨瘤的高倍镜下表现。软骨陷窝中许多细胞核变得细长。

大多数发生于手足软组织的软骨肿瘤是良性的。影像学可表现为未钙化或已钙化的软组织块。大体标本表现为病变边界清楚，有非典型的亮蓝色软骨样外观，有时病变呈多结节样改变（图3.33~图3.35）。

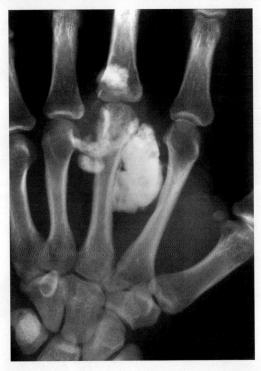

**图3.33** 19岁，男，手部巨大软组织软骨瘤。病变呈多结节状并广泛钙化（病例由Mark Pollock提供）。

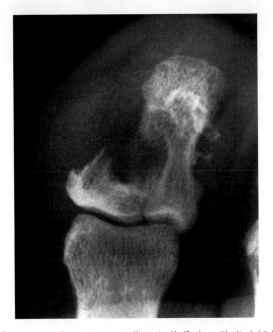

**图3.34** 31岁，男，蹄趾软组织软骨瘤。肿瘤破坏骨质，病变周围有硬化边缘，并且有病理性骨折（病例由Leonard Robinson提供）。

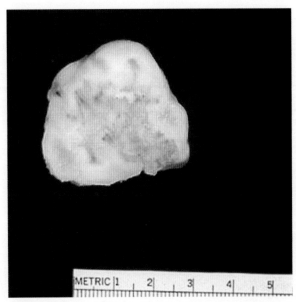

**图3.35** 软组织软骨瘤。病变包含外周的分叶状的蓝白色软骨组织和中心的黄色钙化区。

在显微镜下，软组织软骨瘤呈分叶状，周围有扁平细胞组成的滑膜。具有长梭形、有凹陷的细胞核的软组织软骨瘤为软骨母细胞瘤。大约15%的肿瘤有单核细胞及巨细胞，这种巨细胞常见于腱鞘巨细胞瘤。钙化的病变常呈规则点状。在软骨样结节中，软骨细胞位于陷窝内成簇分布，其间夹杂大量软骨样基质。这种成簇分布是软组织软骨瘤和滑膜软骨瘤病的典型表现，但不是它们的特有表现（图3.36~图3.38）。典型的软组织软骨瘤中的软骨细胞有增大、深染、不规则的细胞核，双核细胞也很常见。这些特点很像软骨肉瘤，但是我们能够依据发病部位和肿瘤细胞成簇分布的特点来做出正确诊断。软组织软骨瘤的复发较常见，但恶变较少见，我们只见到2例恶变为软骨肉瘤的病例报道。

## 滑膜软骨瘤病

滑膜软骨瘤病是一种发生于关节的非肿瘤病变，在关节滑膜中可以见到软骨化生形成的结节。病变一般侵犯单一关节，好发于膝、髋等大关节，但也可侵犯像颞下颌关节和脊柱小关节等部位。患者多为年轻人，主诉为受累关节疼痛或活动受限。影像学检查可仅表现为关节的软组织的广泛肿胀或者可显示散在的钙化结节，放射科医生根据后者可以考虑为滑膜软骨瘤病（图3.39）。

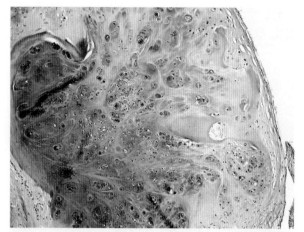

**图3.36** 软组织软骨瘤。软骨包块呈分叶状，其中的软骨细胞成簇分布，其组织学特点与滑膜软骨瘤病相似。

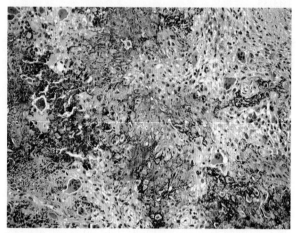

**图3.37** 软组织软骨瘤。团块样和（或）点状钙化是软组织软骨瘤的典型表现，钙化在病变中可能呈局灶性或弥散性分布。

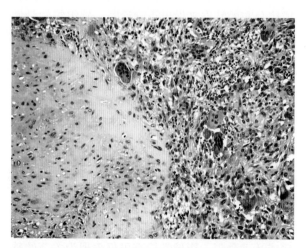

**图3.38** 软组织软骨瘤的软骨结节周围有部分圆形的嗜酸性细胞，此特征与软骨母细胞瘤相似，多核巨细胞也经常出现在此区域。

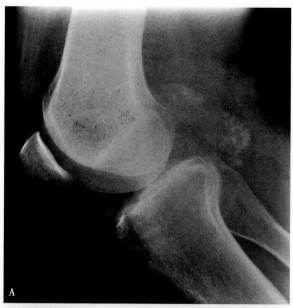

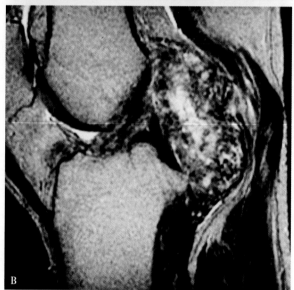

**图3.39** 35岁，男，滑膜软骨瘤病。A：关节腔内的多发钙化团块，B：膝关节的磁共振表现（病例由Michael A. McNutt提供）。

　　滑膜软骨瘤病的大体结节表现为边界清楚的多发软骨结节，可游离存在于关节腔内或被滑膜组织包裹，有时导致明显的滑膜增厚。病变有时侵蚀破坏骨质，有时扩展到关节囊外，但这些都不是恶变的表现。滑膜软骨瘤病的显微镜下表现为由一层扁平细胞组成的滑膜包膜包裹着软骨结节。软骨结节呈特征性的簇状表现：即软骨细胞簇状聚集，其间填充着大量固态软骨基质，其基质不发生明显的黏液样变。有时病变软骨细胞有明显的异型性，双核细胞多见，这时如果不考虑其临床特点，可能误诊为软骨肉瘤（图3.40～图3.44）。

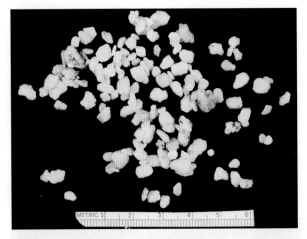

**图3.40** 滑膜软骨瘤病。从膝关节内取出的多发散在的软骨钙化团块。

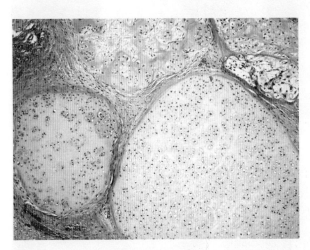

**图3.41** 滑膜软骨瘤病。低倍镜下表现为多结节病灶，结节内基质中透明软骨细胞成簇排列。

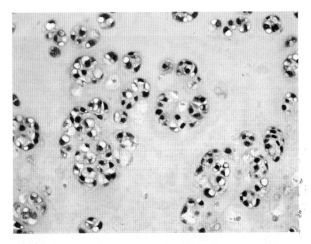

**图3.42** 滑膜软骨瘤病。高倍镜下可见软骨细胞有增大深染的细胞核。

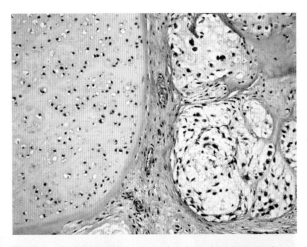

**图3.43** 滑膜软骨瘤病。发生黏液样退变的软骨基质。

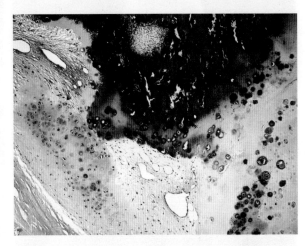

**图3.44** 膝关节滑膜软骨瘤病。病变中包含粗颗粒样钙化区。钙化灶可更细小或呈点状。

滑膜软骨瘤病需与骨软骨游离体相鉴别。骨软骨游离体常继发于关节退变等原发病变，其大体标本表现为白色坚硬的游离体，可被滑膜组织包裹，但它们最常在关节腔内游离存在。镜下表现软骨组织呈非瘤样改变，少见滑膜软骨瘤病中所表现的细胞成簇聚集和细胞核改变。软骨组织层状排列交叉部分呈树皮样改变。关节游离体没有原发性滑膜软骨瘤病所具有的侵袭性特点。滑膜软骨瘤病可能引起关节退变，关节退变可进一步形成骨软骨游离体，因此，一个关节可能同时包含两种不同类型的软骨结节。

滑膜软骨瘤病常易复发。病变一般散在于整个关节，有时复发可能是手术时遗留病变的再生长。

关节旁软骨瘤边界清楚，好发于膝关节，接近关节处常发生大块的钙化。影像学显示为边界清楚的均匀钙化块，通常出现在髌骨周围。镜下表现为同滑膜软骨瘤病一样成簇的软骨细胞局灶性增殖。病变其他区域，软骨细胞呈非瘤性改变，类似于骨软骨游离体的表现，同时有广泛的骨小梁形成，所以其组织学改变表现为滑膜软骨瘤病、骨软骨游离体和骨软骨瘤的混合表现。有时病变可能是反应性的（图3.45、图3.46）。

滑膜软骨瘤病的恶变已有报道。在Mayo医院的资料中，有3例软骨肉瘤继发于滑膜软骨瘤病。其细胞学特征与先发的滑膜软骨瘤病是明显不同的。其特征如下：1）显著的基质黏液样变，这常引起软骨结节变为黏液样物质，甚至囊性变；2）病变细胞不像滑膜软骨瘤病那样以典型成簇聚集的方式生长，在滑膜软骨瘤病的病变样本中，发现层状分布的软骨细胞，即提示为软骨肉瘤；3）在病变小叶周围聚集有纺锤状细胞核，滑膜软骨瘤病可能表现为细胞非典型性，但

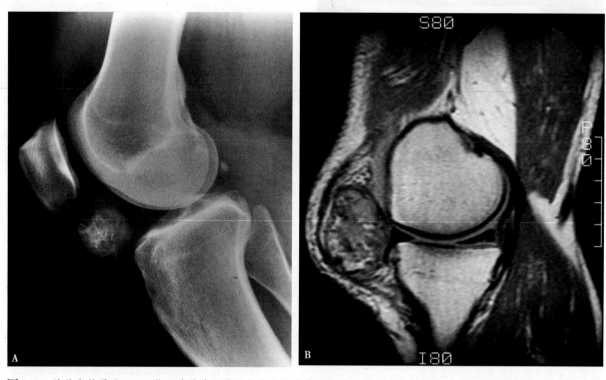

**图3.45**　关节旁软骨瘤。A：位于膝关节髌骨下方的边界清楚的钙化团块，这是反应性病变最常发病的部位。B：磁共振示包块边界清楚（病例由Stephen G. Ruby提供）。

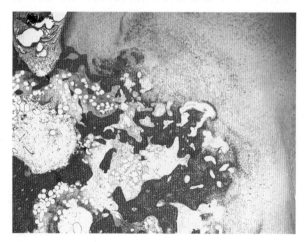

**图3.46**　关节旁软骨瘤。分布于骨小梁之间的成熟软骨板。

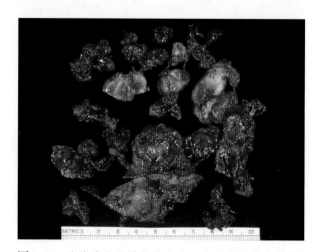

**图3.47**　髋关节的滑膜软骨肉瘤，由于基质黏液样变，软骨团块大体标本发亮。

是在小叶周围没有纺锤样细胞增殖（图3.47、图3.48）。滑膜的原发性软骨肉瘤很罕见，它可能是继发于滑膜软骨瘤病。

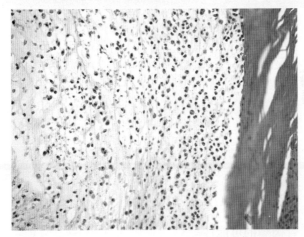

**图3.48** 滑膜软骨肉瘤。软骨细胞不像滑膜软骨瘤病中的成簇分布，这些细胞的分布更像是在普通软骨肉瘤中的分布。

（司萌 译 李建民 徐立斌 校）

## 参考文献

1951 Pugh, D. G.: Roentgenologic Diagnosis of Diseases of Bones. New York, Thomas Nelson & Sons, 316 pp.

1952 Lichtenstein, L. and Hall, J. E.: Periosteal Chondroma: A Distinctive Benign Cartilage Tumor. J Bone Joint Surg, 34A:691–697.

1958 Bean, W. B.: Dyschondroplasia and Hemangiomata (Maffucci's Syndrome). II. Arch Intern Med, 102:544–550.

1959 Lichtenstein, L. and Bernstein, D.: Unusual Benign and Malignant Chondroid Tumors of Bone: A Survey of Some Mesenchymal Cartilage Tumors and Malignant Chondroblastic Tumors, Including a Few Multicentric Ones, as Well as Many Atypical Benign Chondroblastomas and Chondromyxoid Fibromas. Cancer, 12:1142–1157.

1962 Murphy, F. P., Dahlin, D. C., and Sullivan, C. R.: Articular Synovial Chondromatosis. J Bone Joint Surg, 44A:77–86.

1963 Gilmer, W. S., Jr., Kilgore, W., and Smith, H.: Central Cartilage Tumors of Bone. Clin Orthop, 26:81–103.

1963 Goethals, P. L., Dahlin, D. C., and Devine, K. D.: Cartilaginous Tumors of the Larynx. Surg Gynecol Obstet, 117:77–82.

1971 Takigawa, K.: Chondroma of the Bones of the Hand: A Review of 110 Cases. J Bone Joint Surg, 53A:1591–1600.

1972 Rockwell, M. A., Saiter, E. T., and Enneking, W. F.: Periosteal Chondroma. J Bone Joint Surg, 54A:102–108.

1973 Lewis, R. J. and Ketcham, A. S.: Maffucci's Syndrome: Functional and Neoplastic Significance; Case Report and Review of the Literature. J Bone Joint Surg, 55A:1465–1479.

1974 Dahlin, D. C. and Salvador, A. H.: Cartilaginous Tumors of the Soft Tissues of the Hands and Feet. Mayo Clin Proc, 49:721–726.

1974 Dunn, E. J., McGavran, M. H., Nelson, P., and Greer, R. B. III: Synovial Chondrosarcoma: Report of a Case. J Bone Joint Surg, 56A:811–813.

1978 Chung, E. B. and Enzinger, F. M.: Chondroma of Soft Parts. Cancer, 41:1414–1424.

1978 Ronald, J. B., Keller, E. E., and Weiland, L. H.: Synovial Chondromatosis of the Temporomandibular Joint. J Oral Surg, 36:13–19.

1979 DeBenedetti, M. J. and Schwinn, C. P.: Tenosynovial Chondromatosis in the Hand. J Bone Joint Surg, 61A:898–903.

1980 Kaiser, T. E., Ivins, J. C., and Unni, K. K.: Malignant Transformation of Extra-Articular Synovial Chondromatosis: Report of a Case. Skeletal Radiol, 5:223–226.

1981 DeSantos, L. A. and Spjut, H. J.: Periosteal Chondroma: A Radiographic Spectrum. Skeletal Radiol, 6:15–20.

1982 Bauer, T. W., Dorfman, H. D., and Latham, J. T., Jr.: Periosteal Chondroma: A Clinicopathologic Study of 23 Cases. Am J Surg Pathol, 6:631–637.

1983 Boriani, S., Bacchini, P., Bertoni, F., and Campanacci, M.: Periosteal Chondroma: A Review of Twenty Cases. J Bone Joint Surg, 65A:205–212.

1985 Blankestijn, J., Panders, A. K., Vermey, A., and Scherpbier, A. J.: Synovial Chondromatosis of the Temporo-Mandibular Joint: Report of Three Cases and a Review of the Literature. Cancer, 55:479–485.

1985 Nojima, T., Unni, K. K., McLeod, R. A., and Pritchard, D. J.: Periosteal Chondroma and Periosteal Chondrosarcoma. Am J Surg Pathol, 9:666–677.

1985 Sun, T.-C., Swee, R. G., Shives, T. C., and Unni, K. K.: Chondrosarcoma in Maffucci's Syndrome. J Bone Joint Surg, 67A:1214–1219.

1987 Liu, J., Hudkins, P. G., Swee, R. G., and Unni, K. K.: Bone Sarcomas Associated With Ollier's Disease. Cancer, 59: 1376–1385.

1987 Mitchell, M. L. and Ackerman, L. V.: Case Report 405: Ollier Disease (Enchondromatosis). Skeletal Radiol, 16: 61–66.

1987 Schwartz, H. S., Zimmerman, N. B., Wroble, R. R., Millar, E. A., and Bonfiglio, M.: The Malignant Potential of Enchondromatosis. J Bone Joint Surg, 69A:269–274.

1988 Perry, B. E., McQueen, D. A., and Lin, J. J.: Synovial Chondromatosis With Malignant Degeneration to Chondrosarcoma: Report of a Case. J Bone Joint Surg, 70A:1259–1261.

1989 Coolican, M. R. and Dandy, D. J.: Arthroscopic Management of Synovial Chondromatosis of the Knee: Findings and Results in 18 Cases. J Bone Joint Surg, 71B:498–500.

1990 Lewis, M. M., Kenan, S., Yabut, S. M., Norman, A., and Steiner, G.: Periosteal Chondroma: A Report of Ten Cases and Review of the Literature. Clin Orthop, 256:185–192.

1991 Bertoni, F., Unni, K. K., Beabout, J. W., and Sim, F. H.: Chondrosarcomas of the Synovium. Cancer, 67:155–162.

1995 Fanburg, J. C., Meis-Kindblom, J. M., and Rosenburg, A. E.: Multiple Enchondromas Associated with Spindle-Cell Hemangioendotheliomas: An Overlooked Variant of Maffucci's Syndrome. Am J Surg Pathol, 19:1029–1038.

1995 Yamada, T., Irisa, T., Nakano, S., and Tokunaga, O.: Extra-skeletal Chondroma with Chondroblastic and Granuloma-Like Elements. Clin Orthop Relat Res, 315:257–261.

2001 Cates, J. M., Rosenberg, A. E., O'Connell, J. X., and Nielsen, G. P.: Chondroblastoma-Like Chondroma of Soft Tissue: An Underrecognized Variant and Its Differential Diagnosis. Am J Surg Pathol, 25:661–666.

# 良性软骨母细胞瘤

良性软骨母细胞瘤由于其产生软骨基质，目前已从骨巨细胞瘤中区分出来。该肿瘤与骨巨细胞瘤的增殖细胞高度相似，但是这些肿瘤细胞具有分泌软骨基质的特性，因此将软骨母细胞瘤归于软骨源性肿瘤。由于肿瘤内的单核细胞具有特异性的细胞学特征，软骨母细胞瘤认为是起源于网状组织细胞。电镜和免疫过氧化物酶染色已经证实良性软骨母细胞瘤由软骨细胞分化而来。

尽管很早就发现了此类肿瘤的某些特征，但直到1942年才确定了良性软骨母细胞瘤的概念，并详细描述了其临床病理特性。一些肿瘤细胞通常呈核分裂象，再加上软骨成分，此类肿瘤常误诊为恶性巨细胞瘤。实际上出现误诊的原因之一是此类肿瘤在临床上相对无侵袭性而且预后较好，甚至比通常的巨细胞瘤的预后还要好。

大多数研究已经表明良性软骨母细胞瘤和软骨黏液样纤维瘤关系密切。有学者认为软骨母细胞瘤有恶变可能，但在Mayo医院的资料中并无相关记录。一些软骨母细胞瘤出现良性转移，一些则出现巨大的偶尔是致命的局部复发，因此"侵袭性软骨母细胞瘤"的用语已经被某些作者采用。而从细胞学角度看，这些所谓的侵袭性和转移性，软骨母细胞瘤和常见的良性肿瘤没有显著的差异。因此"侵袭性"和"恶性"可以用于描述此类肿瘤临床特性，但不能说明其病理特征。某些骨肉瘤细胞学特性和软骨母细胞瘤极其相似，因此当肿瘤表现出侵袭性以后，我们就要考虑罕见肿瘤和透明细胞软骨肉瘤的可能性。

## 流行病学

Mayo医院的资料中包括147例软骨母细胞瘤，占良性肿瘤中的4.79%，骨肿瘤的1.45%（图4.1）。软骨母细胞瘤发病率大约为巨细胞瘤的五分之一。

## 性别

在Mayo医院的资料中，男性患者发病率略高于60%。而在包括随访患者在内的更多的资料中，男女患者的比例是2∶1。

## 年龄

超过60%的患者是20岁左右的青年患者。所有患者当中年龄最小的是8岁，最大的是60岁。

## 发病部位

软骨母细胞瘤通常集中在骨骺部（图4.1）。肿瘤好发于管状骨的末端，但它们也可以出现在任何部位的骨化中心，如大转子。位于膝关节的肿瘤占34%，胫骨近端稍多于股骨远端。4例患者的肿瘤位于髌骨，占到该部位良性肿瘤的50%，全部肿瘤的28.6%。肱骨近端是最常见的发病部位，在所有发病部位中略低于20%。20例

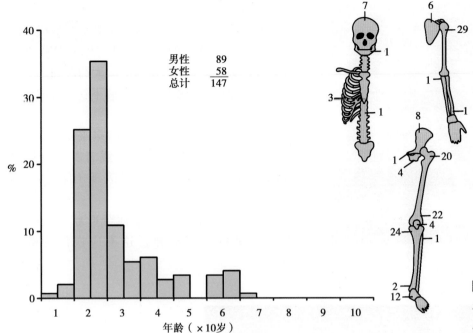

男性　　89
女性　　58
总计　　147

**图4.1**　软骨母细胞瘤的分布图（根据患者的年龄、性别及肿瘤发生部位）。

位于股骨近端，6例出现在股骨大转子。17例患者大于40岁，其中5例累及颞骨（Kurt等发现累及颅骨的患者年龄要大于累及长骨的）。1例典型的软骨母细胞瘤累及干骺端。当肿瘤发生在非典型部位时，必须排除软骨母细胞瘤样骨肉瘤。此前有文献报道一例患者有两处肿瘤出现，本研究无此类情况。

## 症状

最常见的症状是局部疼痛。Turcotte等报道86%的患者出现疼痛症状，平均发病时间为20个月（5周~16年不等）。其他症状包括肿胀、跛行及关节僵硬，累及颞骨的患者还可出现进行性听力下降和耳痛。

## 体征

大约45%的患者有触痛，其次是肿瘤邻近关节活动受限、肌肉萎缩、局部肿块、软组织肿胀等。

## 影像学特征

典型的影像学表现为病灶局限，中心区

域透亮。根据Kurt等的研究，37%的肿瘤完全局限在骨骺，60%累及骨骺并穿破骺板至邻近的干骺端，累及长骨的患者中97%要么局限在骨骺，要么累及骨骺及其邻近骨组织。所以位于骺板两侧的肿瘤组织是软骨母细胞瘤的特异诊断依据。本组只有1例肿瘤组织局限在干骺端。软骨母细胞瘤少累及骨皮质，多累及髓腔，本研究无累及骨膜或软组织的病例（图4.2~图4.7）。Kurt等报道大约25%的肿瘤累及长骨隆突处，如股骨大转子或者肱骨大结节。

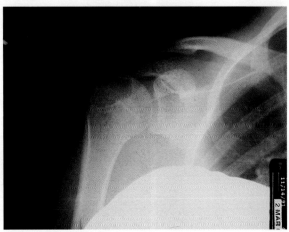

**图4.2**　14岁，女，肱骨近端软骨母细胞瘤。正位片示位于骨骺的透亮病灶，伴有骨膜反应。

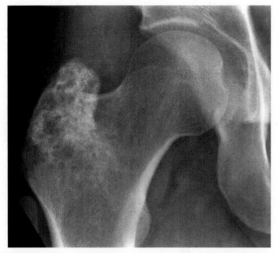

**图4.3** 28岁，男，股骨大转子硬化型软骨母细胞瘤（由
St. Bernard's的David H.Houn提供）。

软骨母细胞瘤常在病变部位形成圆形或者
椭圆形的骨缺损。接近半数的病灶周围形成薄的
硬化层。三分之二的肿瘤未见钙化。CT检查可
以显现X线片未见的钙化情况。大约四分之三的
肿瘤累及邻近的骨皮质，但骨膜下新骨形成少见
（图4.2~图4.5）。

位于骨盆的软骨母细胞瘤多来源于髋臼Y
形软骨。位于扁骨、面颅骨或者其他少见部
位的肿瘤缺乏特异的影像学表现（图4.6、图
4.7）。

磁共振示病灶边缘呈薄分叶状。肿瘤周
围组织呈特征性水肿，这不应误诊为肿瘤
浸润。

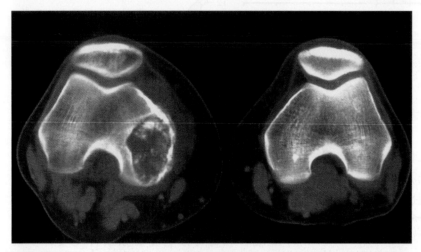

**图4.4** 19岁，男，软骨母细胞瘤。
CT示：病灶边缘清晰，内含硬化组
织（由St. Paul's的J.Adolph提供）。

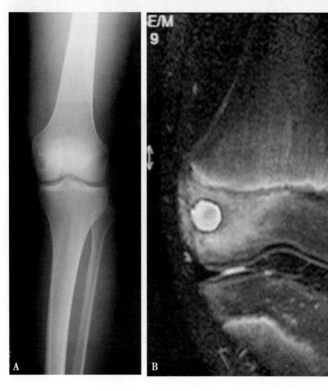

**图4.5** A：X线正位片示左侧股骨
远端病灶外周清晰，有较厚的硬化
边缘。B：磁共振T2像示病灶位于骨
骺，肿瘤周围组织反应性水肿明显。

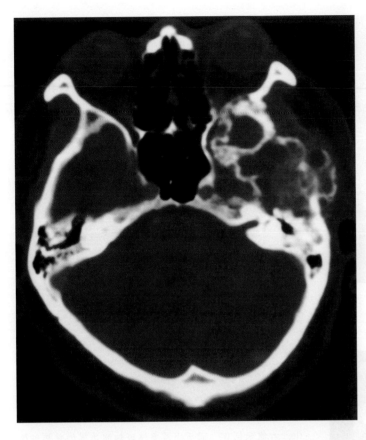

**图4.6** 47岁，男，颞骨软骨母细胞瘤。CT示：病变伴有的继发性动脉瘤样骨囊肿使其累及范围扩大（由Peter Robbins提供）。

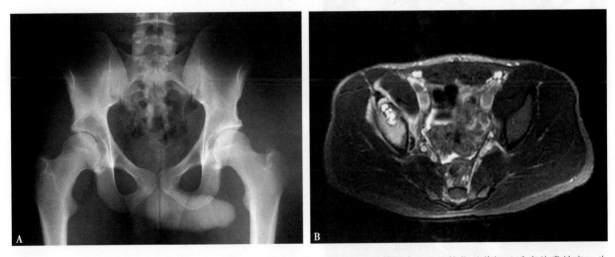

**图4.7** A：X线示邻近右侧髋臼Y形软骨的髂骨上部的肿瘤组织，呈溶骨性征象。B：轴位磁共振示透亮的囊性变，为继发性动脉瘤样骨囊肿。

## 大体病理学特征

肿瘤组织通常较小，在我们的病例中，肿瘤最大直径从1cm到7cm不等。病灶缺乏可以辅助诊断的特殊病理学表现，呈现灰红色，可出现出血和钙化。少数病例中，软骨样基质的特点很明显。如果肿瘤组织被完整取出，可见薄的硬化边缘。肿瘤可以发生囊性变，有时还很明显。有时肿瘤类似继发动脉瘤样骨囊肿的表现。复发于软组织内的肿瘤组织边缘清晰，包膜硬化，呈蛋壳样变。在梅奥诊所的记录中，仅见2例出现软组织复发（图4.8、图4.9）。

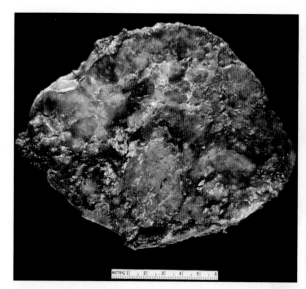

图4.8　软骨母细胞瘤的大体标本。灰褐色软组织和坚硬的结节状钙化灶相混合。

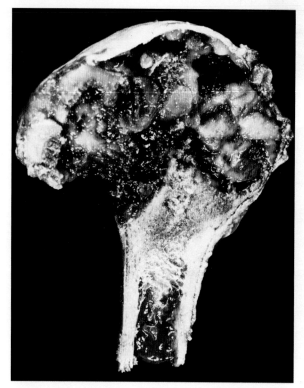

图4.9　10岁，男，肱骨近端"侵袭性"软骨母细胞瘤。肿瘤已复发两次，肱骨头完全破坏，瘤组织侵入软组织，然而其组织学与普通软骨母细胞瘤却别无二致。

## 组织病理学特征

顾名思义，这种肿瘤是由软骨母细胞增生而成。典型的细胞呈卵圆形，胞膜完整，胞浆模糊或局部透明，染色呈粉红色。特异性征象

为：胞核为卵圆形，中央有纵行核沟，呈咖啡豆样的外形。在某些肿瘤中细胞呈上皮样，具有泡状核和丰富的粉红色胞浆。良性巨细胞可散在分布于整个病变，这些细胞包含5~40个胞核。尽管这类肿瘤具有特征性的细胞学表现，但是明确诊断必须依赖于软骨样病灶或者钙化灶的存在（图4.10）。

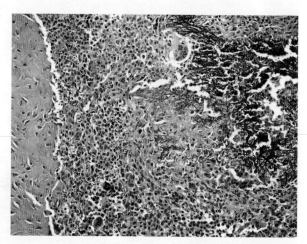

图4.10　软骨母细胞瘤的典型病理特征：左侧示软骨分化，右侧示钙化。间质由具有清晰细胞边界的单核细胞和散布的良性巨细胞组成。

根据Kurt等的报道，95%病灶可见软骨分化，软骨样区域可能较小，也可能为肿瘤组织的主要成分。病灶内的软骨染成粉红色而不是蓝色（图4.11）。可见骨化，但通常很少而不足以诊断骨母细胞瘤。钙化灶见于大约三分之一的肿瘤组织内。钙盐常沉积于退变的肿瘤细胞之间，而形成格子花边状（图4.12）。

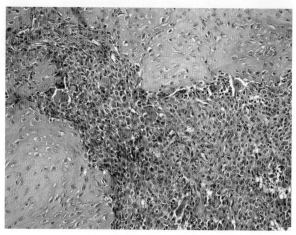

图4.11　结节样软骨基质染成特异性的粉红色而不是蓝色。

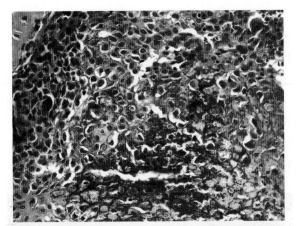

**图4.12** 钙化灶位于肿瘤细胞之间。可见伴或不伴有软骨基质的钙化结节。

核分裂象通常出现在单核细胞，但并不常见，而且异常的核分裂象极少见。肿瘤细胞偶见异常细胞学表现，例如核增大、核型不规则以及核深染。然而这些表现通常是局限的，并不提示肿瘤具有恶性特征（图4.13~图4.16）。

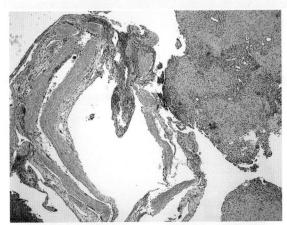

**图4.13** 软骨母细胞瘤（右）伴继发性动脉瘤样骨囊肿（左）。偶见较大的动脉瘤样骨囊肿遮盖软骨母细胞瘤。

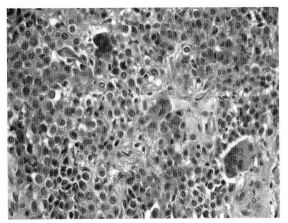

**图4.14** 高倍镜下肿瘤组织中的单核细胞，胞浆界限清楚，某些胞核有核沟。可见特异性的多核巨细胞。

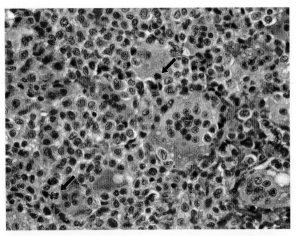

**图4.15** 核分裂象并不少见。本图可见两个核分裂象。

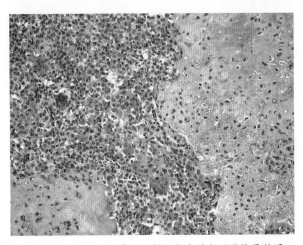

**图4.16** 软骨母细胞瘤中混合粉红色和蓝色两种软骨基质。

约1/4的肿瘤组织的胞浆含有铁染色阳性的棕黄色颗粒。这些棕黄色颗粒见于肿瘤细胞和部分巨噬细胞的胞浆内。来自颅骨的肿瘤组织常见此类细胞，并且数量可以相当多（图4.17、图4.18）。

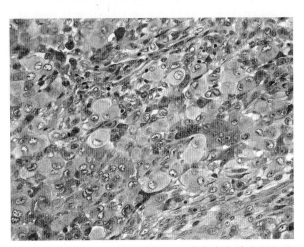

**图4.17** 取自颞骨的肿瘤组织。细胞含有大量嗜伊红的胞浆，胞核偏向一侧。这些上皮样细胞最常见于颞骨的软骨母细胞瘤。

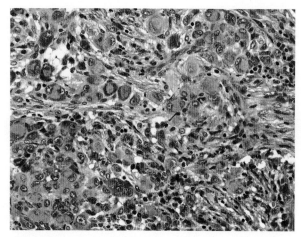

**图4.18**　颞骨的软骨母细胞瘤。胞浆含有大量棕黄色含铁血黄素沉积。

1/4的肿瘤组织可见与巨细胞肿瘤类似的小的坏死灶，血管侵犯少见，但在扁骨和颅骨的肿瘤组织中较常见。

超过1/3的肿瘤组织可见继发的动脉瘤样骨囊肿。囊肿通常较小而不能掩盖原发肿瘤。少数肿瘤的主要表现为动脉瘤样骨囊肿，软骨母细胞瘤因受挤压仅表现为结节样。一些研究者认为出现动脉瘤样骨囊肿的患者复发率较高，但本研究没有得出这种结论。

## 治疗

一般采取病灶刮除植骨术。根据Turcotte等的报道，64例患者采用了病灶刮除术，9例术后复发，扁骨的复发率高于长骨。大多数复发患者可再次施行病灶刮除术，而无需肿瘤切除术。当肿瘤组织复发，呈侵袭性生长，并破坏骨质时，应采用肿瘤切除术。本组2例出现软组织复发。

放疗较少采用，因为可能导致放疗后肉瘤的出现。1例胫骨近端的软骨母细胞瘤患者，29年后出现股骨远端的放疗后肉瘤。另1例死于转移瘤，考虑可能为放疗后肉瘤。

## 预后

几乎所有的软骨母细胞瘤通过病灶刮除术可以根除。即使是术后复发或者软组织转移的患者，通过切除术仍能治愈。本研究仅见2例软组织复发（图4.19）。

有几例良性软骨母细胞瘤转移到肺部，仍为良性肿瘤。从这方面看，良性软骨母细胞瘤与少见的良性骨巨细胞瘤的转移类似，都属于类恶性肿瘤，转移灶通常不呈进行性。Kyriakos等报道了1例广泛转移的良性软骨母细胞瘤，患者死于软骨母细胞瘤。我们仅发现4例肺部转移。1例出现转移症状，另一例伴发获得性免疫缺陷综合征。没有充分的证据表明化疗有助于治疗进行性转移的软骨母细胞瘤（图4.20）。

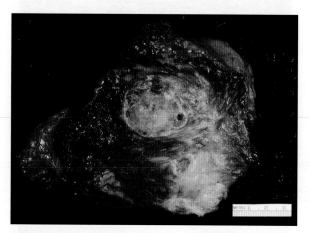

**图4.19**　55岁，男，软组织内软骨母细胞瘤复发。原发灶位于肩胛骨，软组织内复发的巨细胞瘤可见钙化外壳。

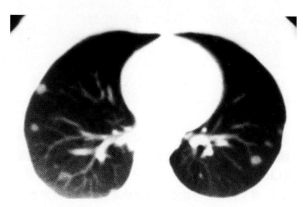

**图4.20**　24岁，女，软骨母细胞瘤。胸部CT示双侧肺转移，原发于距骨（由Subimal Roy提供）。

文献已报道了数例侵袭性软骨母细胞瘤，尽管组织学检查结果与其他软骨母细胞瘤相似，但是这些肿瘤更大而且通常出现局部侵袭，我们发现1例位于骨盆的软骨母细胞瘤，经过半骨盆切除术后，肿瘤复发，患者死于转移灶的伴发疾病。另1例初诊认为是原发于肩胛骨的软骨母细胞瘤，但表现为恶性肿瘤的病程，最终修正诊断为骨肉瘤。

（司萌　译　李建民　徐立斌　校）

# 参考文献

1931 Codman, E. A.: Epiphyseal Chondromatous Giant Cell Tumors of the Upper End of the Humerus. Surg Gynecol Obstet, 52:543–548.

1942 Jaffe, H. L. and Lichtenstein, L.: Benign Chondroblastoma of Bone: A Reinterpretation of the So-Called Calcifying or Chondromatous Giant Cell Tumor. Am J Pathol, 18:969–991.

1949 Copeland, M. M. and Geschickter, C. F.: Chondroblastic Tumors of Bone: Benign and Malignant. Ann Surg, 129:724–733.

1951 Hatcher, C. H. and Campbell, J. C.: Benign Chondroblastoma of Bone: Its Histologic Variations and a Report of Late Sarcoma in the Site of One. Bull Hosp Jt Dis, 12:411–430.

1956 Kunkel, M. G., Dahlin, D. C., and Young, H. H.: Benign Chondroblastoma. J Bone Joint Surg, 38A:817–826.

1958 Plum, G. E. and Pugh, D. G.: Roentgenologic Aspects of Benign Chondroblastoma of Bone. Am J Roentgenol, 79:584–591.

1965 Steiner, G. C.: Postradiation Sarcoma of Bone. Cancer, 18:603–612.

1969 Kahn, L. B., Wood, F. M., and Ackerman, L. V.: Malignant Chondroblastoma: Report of Two Cases and Review of the Literature. Arch Pathol, 88:371–376.

1970 Schajowicz, F. and Gallardo, H.: Epiphysial Chondroblastoma of Bone: A Clinico-Pathological Study of Sixty-Nine Cases. J Bone Joint Surg, 52B:205–226.

1970 Sirsat, M. V. and Doctor, V. M.: Benign Chondroblastoma of Bone: Report of a Case of Malignant Transformation. J Bone Joint Surg, 52B:741–745.

1973 McLeod, R. A. and Beabout, J. W.: The Roentgenographic Features of Chondroblastoma. Am J Roentgenol, 118:464–471.

1975 Green, P. and Whittaker, R. P.: Benign Chondroblastoma: Case Report With Pulmonary Metastasis. J Bone Joint Surg, 57A:418–420.

1976 Aronsohn, R. S., Hart, W. R., and Martel, W.: Metaphyseal Chondroblastoma of Bone. Am J Roentgenol, 127:686–688.

1979 Harner, S. G., Cody, D. T. R., and Dahlin, D. C.: Benign Chondroblastoma of the Temporal Bone. Otolaryngol Head Neck Surg, 87:229–236.

1979 Reyes, C. V. and Kathuria, S.: Recurrent and Aggressive Chondroblastoma of the Pelvis With Late Malignant Neoplastic Changes. Am J Surg Pathol, 3:449–455.

1979 Wirman, J. A., Crissman, J. D., and Aron, B. F.: Metastatic Chondroblastoma: Report of an Unusual Case Treated With Radiotherapy. Cancer, 44:87–93.

1980 Roberts, P. F. and Taylor, J. G.: Multifocal Benign Chondroblastomas: Report of a Case. Hum Pathol, 11:296–298.

1982 Spahr, J., Elzay, R. P., Kay, S., and Frable, W. J.: Chondroblastoma of the Temporomandibular Joint Arising From Articular Cartilage: A Previously Unreported Presentation of an Uncommon Neoplasm. Oral Surg Oral Med Oral Pathol, 54:430–435.

1984 Feely, M. and Keohane, C.: Chondroblastoma of the Skull. J Neurol Neurosurg Psychiatry, 47:1348–1350.

1984 Quint, L. E., Gross, B. H., Glazer, G. M., Braunstein, E. M., and White, S. J.: CT Evaluation of Chondroblastoma. J Comput Assist Tomogr, 8:907–910.

1985 Kyriakos, M., Land, V. J., Penning, H. L., and Parker, S. G.: Metastatic Chondroblastoma: Report of a Fatal Case With a Review of the Literature on Atypical, Aggressive, and Malignant Chondroblastoma. Cancer, 55:1770–1789.

1987 Matsuno, T., Hasegawa, I., and Masuda, T.: Chondroblastoma Arising in the Triradiate Cartilage: Report of Two Cases With Review of the Literature. Skeletal Radiol, 16:216–222.

1989 Kurt, A. M., Unni, K. K., Sim, F. H., and McLeod, R. A.: Chondroblastoma of Bone. Hum Pathol, 20:965–976.

1990 Fanning, C. V., Sneige, N. S., Carrasco, C. H., Ayala, A. G., Murray, J. A., and Raymond, A. K.: Fine Needle Aspiration Cytology of Chondroblastoma of Bone. Cancer, 65:1847–1863.

1993 Turcotte, R. E., Kurt, A. M., Sim, F. H., Unni, K. K., and McLeod, R. A.: Chondroblastoma. Hum Pathol, 24:944–949.

1994 Weatherall, P. T., Maale, G. E., Mendelsohn, D. B., Sherry, C. S., Erdman, W. E., and Pascoe, H. R.: Chondroblastoma: Classic and Confusing Appearance at MR Imaging. Radiology, 190:467–474.

# 软骨黏液样纤维瘤

软骨黏液样纤维瘤是一种罕见的良性肿瘤，它来源于软骨形成的结缔组织。虽然肿瘤名称繁琐，但恰当描述了其特点，并且这个特殊的名称已被人们所接受。这种肿瘤最早在1948年被Jaffee和Lichteenstein首先报道，他们报道了8例，并且强调了将这种良性肿瘤误诊为恶性的危险，尤其是被误诊为软骨肉瘤。软骨黏液样纤维瘤的特性是包含不同数量的软骨样、纤维样、黏液样成分。在一些肿瘤中有某些类似于透明软骨的成分，因此将其归为软骨来源的肿瘤是合理的。软骨黏液样纤维瘤和良性软骨母细胞瘤在组织学上的相似性也印证了这种分类的合理性。

在文献中，许多被描述为黏液瘤和纤维黏液瘤的可能就是软骨黏液样纤维瘤。特征性的下颌骨黏液瘤（纤维黏液瘤），缺乏分叶和软骨黏液样纤维瘤多变的组织学特性，并且有明显的牙源性特征，其他骨骼中没有与其类似的情况。早期避免将软骨黏液样纤维瘤误诊为软骨肉瘤的警告被一些病理学家过分强调，而在几个病例中，恰恰发生了相反的错误，结果对软骨肉瘤进行了不恰当的治疗。

除了一些极其罕见的病例发生恶变外，软骨黏液样纤维瘤一般呈现良性的临床特性。放疗会稍增加恶变的风险。

## 发病率

软骨黏液样纤维瘤是一种少见的骨肿瘤。在Mayo医院的病例中，它仅占到良性肿瘤的1.6%（图5.1）。在所有骨肿瘤中，它的发病率不足0.5%。软骨母细胞瘤的发病率是它的3倍。

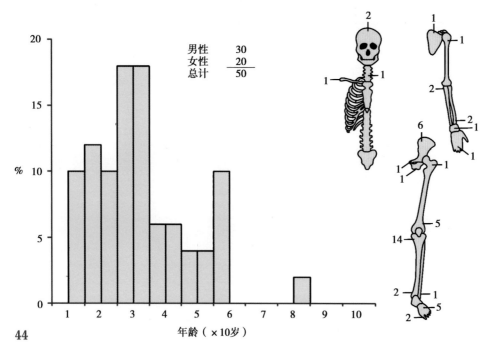

|  |  |
|---|---|
| 男性 | 30 |
| 女性 | 20 |
| 总计 | 50 |

图5.1 不同年龄、性别和发病部位软骨黏液样纤维瘤患者分布图。

年龄（×10岁）

## 性别

在本组病例中有明显的男性发病优势。但以往的文献报道是轻度的男性发病优势。

## 年龄

约58%的软骨黏液样纤维瘤患者在20~40岁之间。最年轻的患者6岁，年龄最大的患者75岁。

## 发病部位

典型的软骨黏液样纤维瘤好发于长骨的干骺端，可能紧邻骺线或者距离骺线远近不等。很少一部分肿瘤同时侵犯干骺端和骨骺。好发部位提示良性的软骨母细胞瘤和软骨黏液样纤维瘤可能都来源于骺软骨板。在Wu等人的大宗病例研究中，位于骨干的软骨黏液样纤维瘤有11例，而位于骨骺的仅1例。在报道的病例中，大约2/3的肿瘤位于长管状骨，其中约1/3发生在胫骨，所以胫骨近端干骺端是最常见的发病部位。足部的短骨也常发病。软骨黏液样纤维瘤还偶尔也发生在椎体、肋骨、肩胛骨、颅骨和下颌骨。

在本组病例中，有10例患者年龄超过40岁，3例发病于长管状骨，剩余的7例病变涉及骨盆、足的短骨和鼻中隔。

## 症状

疼痛是软骨黏液样纤维瘤最常见的症状，有时候疼痛能够持续几年。肿瘤局部没有较厚的软组织覆盖的患者主要表现为局部肿胀。在本组病例中有6例可以见到局部肿胀。在短骨的肿瘤中，肿胀较为常见。有时肿瘤也可没有临床症状，仅是在影像学检查中偶然发现。1例患者在肿瘤切除后，显现出佝偻病的影像学表现。虽然这种病变已被归类为软骨黏液样纤维瘤，但是它也有一些异常的组织学特性。

## 体征

查体对肿瘤的诊断几乎没有太大的帮助。肿瘤区域的压痛或者有触痛或无触痛的包块可以帮助确定发病部位。

## 影像学特征

软骨黏液样纤维瘤在影像学上的特征性表现是一个偏心的、边界清楚的局限透亮区，有时候引起骨骼膨胀变形，可使整个短骨呈梭形膨胀（图5.2~图5.4）。

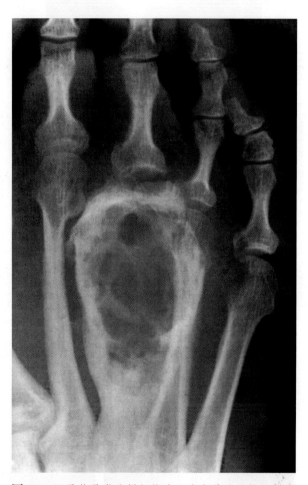

**图5.2**　距骨软骨黏液样纤维瘤。病变骨骼呈纺锤样膨大，病变周围有硬化骨包绕，呈良性表现。

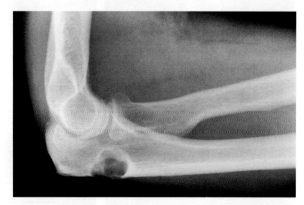

**图5.3**　75岁，男，尺骨近端软骨黏液样纤维瘤。病变呈溶骨性，边界清楚。此病例发病年龄和发病部位均较少见。

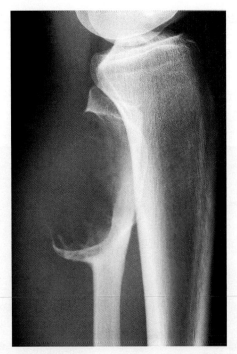

**图5.4** 22岁，男，腓骨近端软骨黏液样纤维瘤。一侧骨皮质被破坏，另一侧呈溶骨性、边界光滑清楚（此病例由Gordon P. Flake提供）。

在大多数病例中常表现出骨小梁横跨病变区，但是这些表现仅是容纳肿瘤的骨质腔内表面的皱褶在影像学的反映。骨缺损为圆形或椭圆形，有时病变呈现类似于干骺端纤维缺损的扇形外观（图5.5）。磁共振最常见为分叶状表现。有

时在周围的骨质中存在一条硬化线，但钙化在软骨黏液样纤维瘤中较少见。在Rahimi等人的研究中，报道76例患者中仅有1例出现钙化。他们报道的30例患者中有4例发生病理性骨折。虽然病变可能破坏骨皮质（尤其见于短骨）、侵入软组织，但是这些影像学特征仍被认为是良性表现（图5.6~图5.9）。

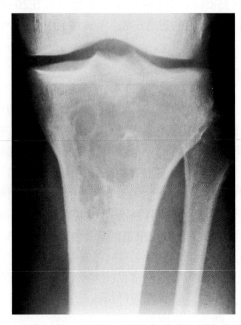

**图5.5** 47岁，男，胫骨近干骺端软骨黏液样纤维瘤。病变不规则，呈扇形，与干骺端纤维缺损相似（病例由Phillip T. Stoffel提供）。

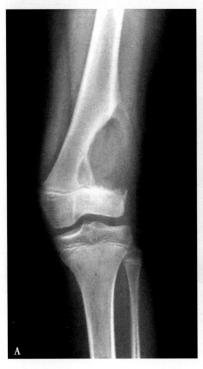

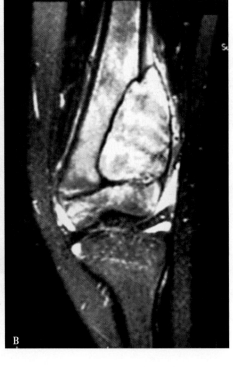

**图5.6** A：膝关节正位片显示股骨远端干骺端光滑的溶骨性病变，病变紧邻但不穿过骺板，骨膜下有拱形的良性新骨形成。虽然一侧股骨皮质遭到部分破坏，但病变仍为良性征象。B：磁共振T2加权压脂冠状位成像显示病变呈膨胀性，周围有完整的皮质骨包壳，并引起周围骨髓和软组织的广泛水肿。

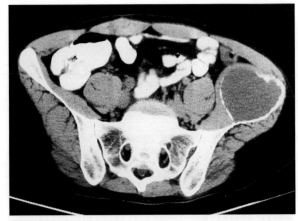

**图5.7**　27岁，男，髂骨巨大软骨黏液样纤维瘤。CT显示病变呈膨胀性生长，周围有基本完整的硬化边缘。软骨黏液样纤维瘤这种良性肿瘤可能由于膨胀性生长而破坏皮质骨（此病例由Donald J. Manz提供）。

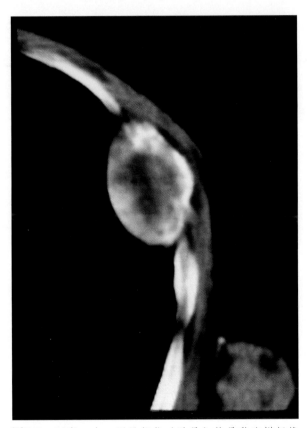

**图5.8**　71岁，女，罕见部位（肋骨）软骨黏液样纤维瘤。此患者没有临床症状，CT显示病变呈膨胀性生长，穿透骨皮质并形成软组织肿块（此病例由Anthony M. Pireillo提供）。

Robinson等人报道14例侵犯骨质表面的软骨黏液样纤维瘤患者，好发于股骨和胫骨。除了异常部位的病变，其他病变常显示为广泛的钙化（图5.10）。

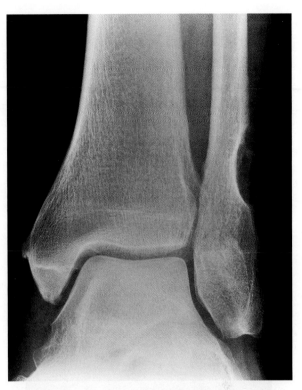

**图5.9**　64岁，男，腓骨远端软骨黏液样纤维瘤。病变侵犯骨皮质，呈光滑的溶骨样改变，周围有硬化边缘，像许多其他的骨肿瘤一样，软骨黏液样纤维瘤主要侵犯皮质骨（病例由Gary F. Neitzel提供）。

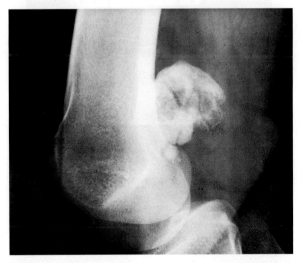

**图5.10**　27岁，男，股骨表面软骨黏液样纤维瘤。病变严重钙化，钙化在这种骨质表面的病变中常见（病例由Stan McCarythy提供）。

## 大体病理学特征

软骨黏液样纤维瘤平均体积较小，虽然较大的肿瘤也有报道，但在Mayo医院的资料显示，肿瘤的最大直径为5cm。在大体表现上，刮匙刮除的病变碎块表现为坚硬的、少许纤维样的、半透明的组织，很少有透明软骨样的外观。如果病变被完整地切除，它表现为呈分叶状，与周围骨质边界清楚。尽管病变表现为透明状，但黏液样外观在大体上并不明显（图5.11~图5.13）。

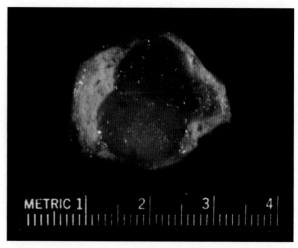

**图5.13**　软骨黏液样纤维瘤软组织复发。原发肿瘤位于胫骨近端，于1年前切除，两次病变均表面有光泽、呈分叶状，边界清楚。

## 组织病理学特征

肿瘤的命名已经反映了同一肿瘤的不同区域或不同肿瘤之间显微镜下表现的差异。这些表现包括黏液样区域、纤维样区域和软骨样区域。肿瘤细胞的细胞核可以为圆形、卵圆形、不规则形、纺锤形和星形。细胞质经常延伸呈多极性，在软骨黏液样纤维瘤中，典型的透明软骨病灶并不常见。在Mayo医院的一项研究中，Wu等人发现仅有19%的病例中能够发现透明软骨。软骨黏液样纤维瘤有特征性的分叶生长模式，这些分叶的直径大小不一，有的在低倍镜下即可被轻易观察到，有的却只能在中等倍数的镜下才可被观察到。通常小叶的中央细胞较少，外周细胞较多。几乎所有的分叶状肿瘤都表现为这种生长方式。但是分叶状的软骨肉瘤作为软骨黏液样纤维瘤的鉴别诊断之一，其病变呈均匀一致的细胞丰富形态，尽管小叶边缘的细胞密度稍大。大约有50%的肿瘤在小叶边缘散在分布着良性巨细胞，在小叶间常有片状肿瘤细胞，在这些病变区域中，肿瘤细胞经常有软骨母细胞瘤的细胞显微特性。核分裂象可见，但并不常见。微小的钙化灶大约存在于1/3的病变中。钙化灶可能类似于软骨母细胞瘤中的格子花边样沉积，但多数情况下，呈斑块样。在极少数发生于骨表面的软骨黏液样纤维瘤中，钙化灶可以很显著，在影像学上呈现出

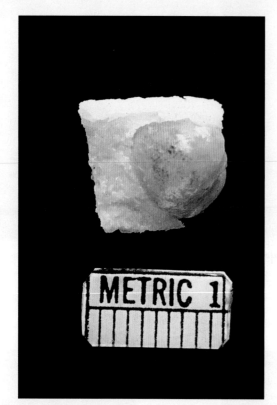

**图5.11**　胫骨软骨黏液样纤维瘤。病变边界非常清楚，像一枚弹珠嵌在骨质中。

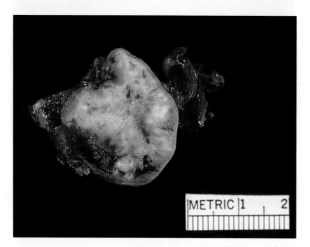

**图5.12**　54岁，女，右筛窦软骨黏液样纤维瘤。颅面骨不是软骨黏液样纤维瘤的好发部位。此病变边界清楚，呈现黄、灰、红褐色的多彩状外观。

不寻常的矿化表现（图5.14~图5.21）。

　　正如影像学所表现的，软骨黏液样纤维瘤与周围的骨质边界清楚。在组织切片中，的确可以看到小叶的边缘似乎与周围骨质分开。然而，很少一部分病例也可以在周围的骨质中看到孤立的肿瘤小叶。甚至在很少的病例中，尤其是发生在扁骨和短骨的病例中，可以清楚地见到病变向髓腔浸润生长。

　　软骨黏液样纤维瘤的黏液样间质与软骨肉瘤的黏液样病灶是不同的。软骨肉瘤的基质着色均匀，不出现液化的表现。然而约1/3的软骨黏液样纤维瘤可以发生小灶的液化改变。12%的软骨黏液样纤维瘤可能出现坏死灶。罕见继发动脉瘤样骨囊肿。

　　软骨黏液样纤维瘤最重要的组织学特性之一是肿瘤的部分区域瘤细胞较大，并且有大小不一

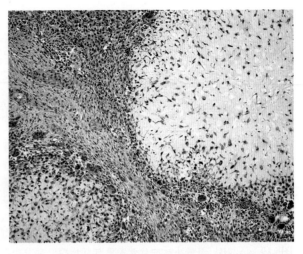

图5.16　卵圆形或梭形细胞围绕着细胞稀少的黏液样小叶，小叶周边可以见到良性的巨细胞。

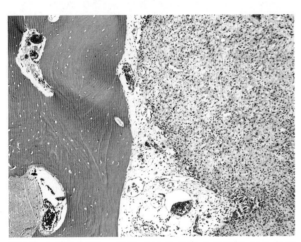

图5.14　30岁，男，胫骨近端软骨黏液样纤维瘤。病变呈分叶状，边界与周围骨质界限清晰。

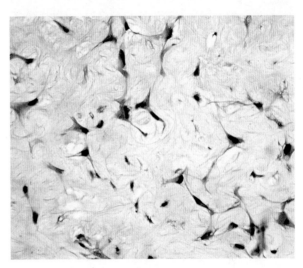

图5.17　高倍镜下显示少细胞小叶内星形肿瘤细胞，这种细胞具有圆形或卵圆形的细胞核和嗜酸性的胞浆突起。

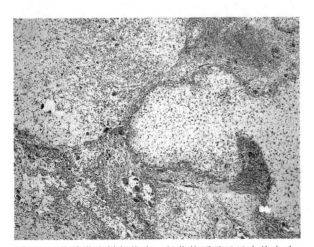

图5.15　软骨黏液样纤维瘤，低倍镜下显示巨大的小叶。小叶的外形和大小不一，其中心细胞较少，外周肿瘤细胞密集。

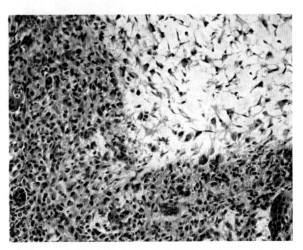

图5.18　部分软骨黏液样纤维瘤小叶周围的细胞与软骨母细胞瘤中的细胞形态相似。

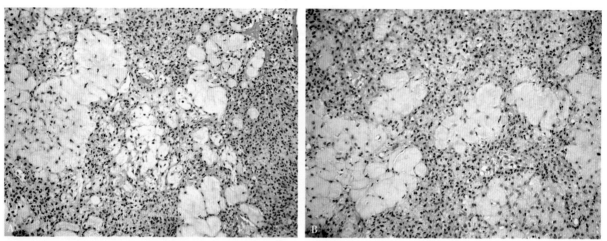

**图5.19** A和B：有微小叶的软骨黏液样纤维瘤，部分小叶呈嗜酸性改变，其他小叶富含黏液。

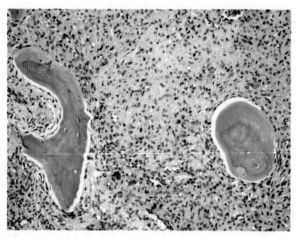

**图5.20** 仅有极少数软骨黏液样纤维瘤会包绕板状骨片。

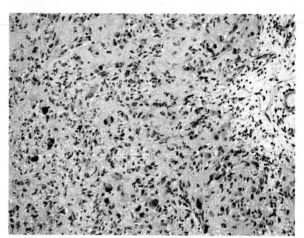

**图5.22** 软骨黏液样纤维瘤细胞有时出现异型性，病变小叶周边区域的细胞有多形性细胞核；并且细胞质增多，核质比无增大。

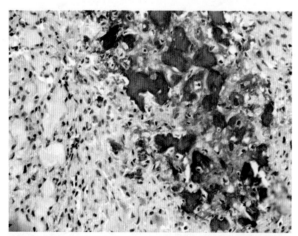

**图5.21** 软骨黏液样纤维瘤的块状钙化，与软骨母细胞瘤的花边样钙化不同。

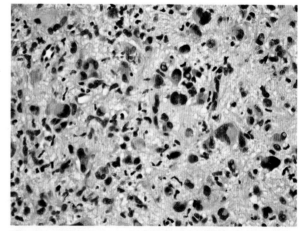

**图5.23** 高倍镜下显示软骨黏液样纤维瘤的多形性细胞，一部分细胞核显示空泡样改变，这与一部分有退变性或假恶变性特征的良性肿瘤的异形细胞核中所见的相似。

和外形不规则的细胞核，甚至有些多核细胞。在Wu等人的研究中，发现大约有18%的病例存在细胞异型性。在这些区域内的细胞胞核与其他良性肿瘤中可见到的假恶性的细胞核相似，并且具有模糊的染色质（图5.22、图5.23）。

最重要的鉴别诊断包括一些可能有梭形细胞和分叶状生长方式的黏液样软骨肉瘤。大多数与软骨黏液样纤维瘤相似的软骨肉瘤都是相对高级别的，它们表现为基质液化改变、向周围骨质的明显浸润性生长、恶性影像学表现，最重要的是广泛的细胞密度增高。影像学特征在鉴别诊断中具有重要意义。

很少的一部分肿瘤可能既有软骨母细胞瘤的特征，又有软骨黏液样纤维瘤的特征。这些病例的诊断可能主要依靠病变部位，即肿瘤是发生在干骺端还是发生在骨骺。

## 治疗

整块切除病变区域是最好的治疗方法。首次采取病灶刮除术是有效的，但是有25%的复发率。在少部分病例中可能存在软组织种植转移问题。刮除术后常行骨移植。有研究表明植骨可以减少复发的概率。少数不能行手术治疗的病例可应用放疗。

Mayo医院的病例中有3例实行了截肢术：1例是因为肿瘤巨大，1例是因为诊断为肉瘤，1例在外院治疗的复发病例可能存在误诊。此外，2例患有距骨肿瘤的患者行趾列切除术。

## 预后

Mayo医院的软骨黏液样纤维瘤病例中有11例复发。1例腓骨远端的病例在软组织内复发2次，但是10年内没有并发其他问题。1例骶骨肿瘤患者死于软骨黏液样纤维瘤具侵袭性的复发。

Rahimi等报道，软骨黏液样纤维瘤患者中，尤其是15岁以下的患者中，如果肿瘤包含增大的和不规则的细胞核及明显的黏液样的区域，那么此肿瘤复发的概率增加。然而，Gherlinzoni等人持不同的观点。

尽管文献中多次提示恶变可能，但罕有软骨黏液样纤维瘤发生恶变的报道。有1例放疗6年后

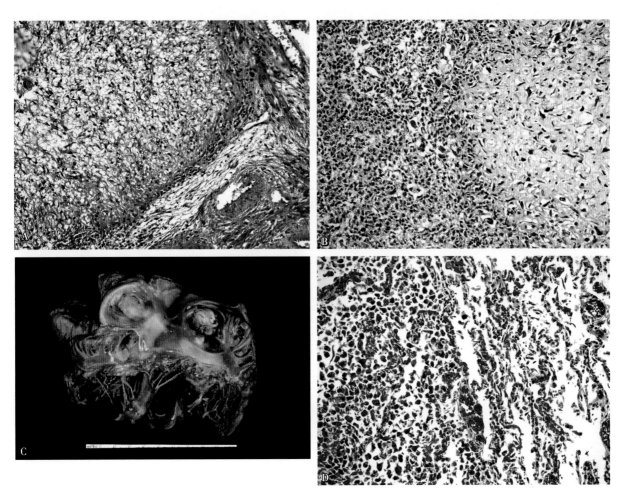

**图5.24** 髂骨软骨黏液样纤维瘤。A：病变有典型的软骨母细胞瘤特征，包括细胞生物学特性和分叶特性，B：在组织活检中，可看到一个高级别的肉瘤紧邻软骨黏液样纤维瘤。尸检还可见右心房（C）和肺部（D）的转移性高级别肉瘤。

在原有软骨黏液样纤维瘤瘤部位发生肉瘤。Mayo
医院的病例中有1例典型的软骨黏液样纤维瘤未行
放疗，还是发生了致命性肉瘤，这例患者死于肿
瘤的扩散和转移。尸体解剖后，其耻骨中既包含
软骨黏液样纤维瘤区域，又包含高级别肉瘤区域。
但是肉瘤变在病理学中还是很罕见的（图5.24）。

（司萌　译　李建民　徐立斌　校）

## 参考文献

1948　Jaffe, H. L. and Lichtenstein, L.: Chondromyxoid Fibroma of Bone: A Distinctive Benign Tumor Likely to be Mistaken Especially for Chondrosarcoma. Arch Pathol, 45:541–551.
1953　Dahlin, D. C., Wells, A. H., and Henderson, E. D.: Chondromyxoid Fibroma of Bone: Report of Two Cases. J Bone Joint Surg, 35A:831–834.
1956　Dahlin, D. C.: Chondromyxoid Fibroma of Bone, With Emphasis on Its Morphological Relationship to Benign Chondroblastoma. Cancer, 9:195–203.
1962　Turcotte, B., Pugh, D. G., and Dahlin, D. C.: The Roentgenologic Aspects of Chondromyxoid Fibroma of Bone. Am J Roentgenol, 87:1085–1095.
1971　Schajowicz, F. and Gallardo, H.: Chondromyxoid Fibroma (Fibromyxoid Chondroma) of Bone: A Clinico-Pathological Study of Thirty-Two Cases. J Bone Joint Surg, 53B:198–216.
1972　Rahimi, A., Beabout, J. W., Ivins, J. C., and Dahlin, D. C.: Chondromyxoid Fibroma: A Clinicopathologic Study of 76 Cases. Cancer, 30:726–736.
1979　Kyriakos, M.: Soft Tissue Implantation of Chondromyxoid Fibroma. Am J Surg Pathol, 3:363–372.
1983　Gherlinzoni, F., Rock, M., and Picci, P.: Chondromyxoid Fibroma: The Experience at the Istituto Ortopedico Rizzoli. J Bone Joint Surg, 65A:198–204.
1989　Zillmer, D. A. and Dorfman, H. D.: Chondromyxoid Fibroma of Bone: Thirty-Six Cases With Clinicopathologic Correlation. Hum Pathol, 20:952–964.
1994　Robinson, L. H., Unni, K. K., O'Laughlin, S., Beabout, J. W., and Siegal, G. P.: Surface Chondromyxoid Fibroma of Bone (abstract). Mod Pathol, 7:10A.
1998　Wu, C. T., Inwards, C. Y., O'Laughlin, S., Rock, M. G., Beabout, J. W., and Unni, K. K.: Chondromyxoid Fibroma of Bone. A Clinicopathologic Review of 278 Cases. Hum Pathol, 29:438–446.
2007　Baker, A. C., Rezeanu, L., Unni, K., Klein, M. J., and Siegal, G. P.: Juxtacortical Chondromyxoid Fibroma of Bone: A Unique Variant: A Case Study of 20 Patients. Am J Surg Pathol, 31:1662–1668.

# 软骨肉瘤（原发、继发、去分化及透明细胞型）

## 软骨肉瘤

软骨肉瘤与骨肉瘤在临床、治疗及预后的基本特征及病理学变化差异较大，两者应当区别开来。软骨肉瘤的确切起源尚不清楚，典型的病理学特征是基本增殖组织均为软骨性的。该肿瘤多数会发生黏液样变性、钙化，甚至骨化。有时，高级别软骨肉瘤小叶的周边还会出现一些纤维肉瘤样纺锤形肿瘤细胞。如果出现骨小梁，则通常在小叶的周边部，周围分布有成骨细胞。但是，一旦恶性细胞直接形成花边样类骨质或类骨小梁，即使病灶很小，该肿瘤就具有了骨肉瘤的特征，应属于骨肉瘤范畴（表6.1）。

软骨肉瘤临床发展缓慢，转移相对罕见且发生较晚，因此治疗目的是局部控制。而骨肉瘤早期即可出现血源性播散，必须强调对全身转移的控制。为达到以上对软骨肉瘤的治疗目标，需要恰当的、彻底的治疗，特别是早期手术治疗，一般不进行化疗。

软骨肉瘤还可以发生在骨外组织或畸胎瘤及其他混合型肿瘤中，由透明软骨组成的软骨肉瘤极少发生在身休软组织中。

继发性软骨肉瘤多数发生于骨软骨瘤（骨软骨外生骨疣），尤其是在多发家族遗传型中。单发的内生软骨瘤是否会转化为软骨肉瘤，目前仍不明确。

内生软骨瘤和高分化软骨肉瘤的鉴别需结合影像学，单纯依靠病理组织学就做出诊断容易误诊。内生软骨瘤有可能会转变为软骨肉瘤，但很难证明。Mayo医院统计分析158例继发性软骨肉瘤（来自155例患者），82例发生在单发性外生骨疣的患者中，44例发生在多发遗传性外生骨疣的患者中，19例发生在多发性软骨瘤的患者中（其中8例是Ollier病，5例是Maffucci综合征，另6例是多发软骨瘤），其余10例发生于其他情况，如纤维结构不良及接受放疗的病例中。继发性软骨肉瘤的内容参见第二章、第三章。

1228例患者中，除了1223例原发性和继发性软骨肉瘤，还有145例属于高度恶性——骨肉瘤型、纤维肉瘤型或未分化多形性肉瘤型，这些均称为去分化软骨肉瘤。

原发性软骨肉瘤中有26例为透明细胞型。本章不包括46例间叶型软骨肉瘤，将在第七章讨论。

| 表 6.1 | 软骨肉瘤分类 |
| --- | --- |
| 类型 | 病例数 |
| 传统型 | 829 |
| 继发性 | 158 |
| 呼吸道型 | 27 |
| 短骨型 | 36 |
| 周围型 | 24 |
| 关节型 | 2 |
| 透明细胞型 | 26 |
| 去分化型 | 145 |
| 间叶型 | 46 |
| | 1293 |

## 发病率

Mayo医院研究中，软骨肉瘤占骨恶性肿瘤20.4%以上，约75%为原发性。去分化型既有原发性也有继发性。骨肉瘤的发生率约为软骨肉瘤的1.5倍。

## 性别

约57%患者为男性。

## 年龄

原发性软骨肉瘤多见于成年和老年。约60%患者年龄在30~60岁之间。只有7位患者年龄低于10岁。年龄最小的是一例3岁男孩，发生于右侧肱骨中段；年龄最大的是一位91岁女性，发生于第10胸椎。继发性软骨肉瘤患者年龄要稍小一些，约52%患者年龄在20~40岁之间。全部患者中只有5.21%在10~20岁之间。其他研究报道的小于20岁软骨肉瘤患者多数可能是软骨母细胞型骨肉瘤，该肿瘤生物学行为与骨肉瘤基本相似。

## 发病部位

2/3以上肿瘤发生在躯干部（包括肩胛带）和肱骨、股骨近端（图6.1）。上颌骨区域的病变多位于鼻腔的软骨壁。有23例发生在鼻区，只有6例被认为原发于上颌骨，2例原发于下颌骨。3例发生在舌骨，1例同时患有Gardner综合征。5例软骨肉瘤侵犯滑膜，其中2例被认为是滑膜的原发性软骨肉瘤：1例在臀部，1例在膝关节；另3例被认为继发于滑膜软骨瘤病：膝、踝、肘部各1例。除此之外，5例继发于放疗后，其中1例患有纤维结构不良，1例放射后软骨肉瘤为透明细胞型；另3例发生在先前的纤维结构不良处，其中1例患者先前接受过放疗，归在继发于放疗后的5例病例中。另2例中的1例是透明细胞型软骨肉瘤。值得注意的是，发生在四肢末端的软骨肉瘤极其罕见，只有36例发生在踝、腕关节以远。文献报道的一些皮质旁软骨肉瘤被划分为软骨母细胞性骨肉瘤，因为其恶性细胞能产生类骨质；后面的章节中将其作为骨膜骨肉瘤进行详述。24例为周围型，其中17例被命名为骨膜软骨肉瘤，其影像学特征提示与骨膜软骨瘤有关，而剩下的7例周围型软骨肉瘤既没有显示出类似于骨膜软骨瘤的特征，也不存在骨软骨瘤病史。

继发于外生骨疣和多发性软骨瘤的158例软骨肉瘤发病部位数据详见图6.2。如前所述，184例因多发性外生骨疣而要求手术的患者中，继发性软骨肉瘤的患者为44例。966例因单发性外生骨疣要求手术的患者中，有82例并发软骨肉瘤。73例因骨骼的多发性软骨瘤而手术的患者中有19例伴有继发性软骨肉瘤。这些数据并不能代表这3种疾病肉瘤样变的真正发生率。因为对整个群体样本持续的随访会使数据资料发生变化，而且肉瘤患者会前往大型医疗中心求治，因而纳入标准可能会相应提高。图6.1显示，继发性软骨肉瘤患者的平均年龄低于原发性患者的平均年龄。

关于软骨肉瘤亚型详见表6.1。

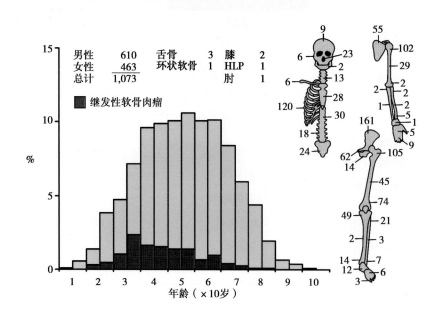

**图6.1** 软骨肉瘤患者的发病年龄、性别及部位

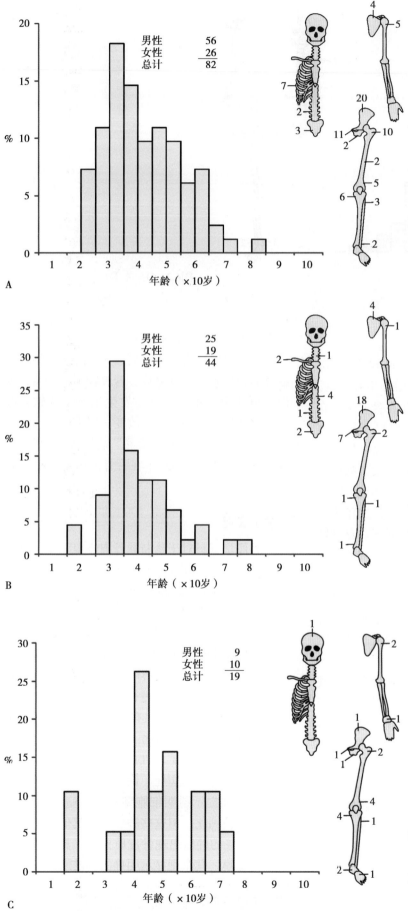

图6.2　继发性软骨肉瘤患者的发病年龄、性别及部位A：单发性外生骨疣。B：多发性外生骨疣。C：软骨发育不全。

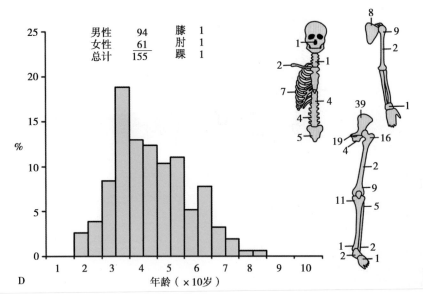

图6.2　D：总体。

## 症状

最明显的临床症状是单独或同时出现的局部肿胀和疼痛。疼痛提示软骨肿瘤中心生长活跃。这类肿瘤容易定位，除了一些发生在骨盆带或脊柱的肿瘤，因为其引发的牵涉痛要早于局部疼痛、体征及影像学发现。与其他骨肿瘤一样，疼痛或肿胀的特点在鉴别诊断中用处不大。病理性骨折可能是本病的表现。较长的临床病程可能提示本病。骨软骨瘤患者发现肿瘤在10~20年（甚至更长）逐渐增大，提示可能发生恶变。这种转变常常会引起疼痛，并且较长时间内出现肿瘤的体积迅速增加。原发性软骨肉瘤患者可能在求治前的几年就已经出现症状。未经充分治疗的肿瘤有典型的多次复发病史，最后因无法手术或转移而导致死亡。少数软骨肉瘤因恶性程度高或频繁复发而临床进展较快。

Mayo医院的病例中，近10%的软骨肉瘤出现复发，治疗与复发的间隔为5~10年，提示软骨肉瘤的临床进展缓慢。复发甚至出现在治疗10多年后。复发间隔时间较长，因此评价治疗方案的有效性不仅要基于大样本病例，还要随访10年或更长时间。基于Mayo医院的患者资料，Bjornson等发现复发率大约为20%，5年局部复发的累积概率为20.1%，10年为22.4%，20年为26.5%。该研究强调了20年复发的可能性。

## 体征

多数软骨肉瘤临床查体可触及。但是，多数发生在躯干、甚至四肢长骨的肿瘤如果尚未突破骨皮质，仅仅会表现为疼痛，无法触及肿物。可触及的肿物质硬，有疼痛。若肿物不能触及，则诊断可能会困难，尤其是发生于髋骨的软骨肉瘤，常缺少明确的影像学改变。很多软骨肉瘤发生于髋臼，是有名的"窝藏"恶性肿瘤的部位。我们的病例中，1例发生在舌骨的软骨肉瘤患者出现Gardner征。

## 影像学表现

影像学资料对于诊断软骨肉瘤很重要，可提供特异性的诊断依据（图6.3~图6.7）。软骨肉瘤普遍较大。Bjornsson等的研究中，有影像学资料的180例患者，平均肿瘤大小为9.5cm。小病变多呈圆形或椭圆形。较大病变一旦累及周围骨皮质，有明显的与骨外形相似的倾向。该研究中，约79%的肿瘤边界不清晰，17%边界中等清晰，4%边界清晰。对很多髓内肿瘤的边界进行划定比较困难，因为只有钙化的基质可见。只有2例肿瘤有清晰的硬化轮廓。约3/4病变显示钙化，其中39%为轻度，47%为中度，14%为重度。CT扫描能清晰显示其他检查无法发现的钙化病灶。钙化的肿瘤中如出现透明区域，则提示透明细胞型软骨肉瘤。约1/4的肿瘤不出现钙化，但这些肿瘤具有其他的恶性特征。约84%的肿瘤出现骨皮质异常，其中超过半数侵犯骨膜，其余则显示明确的骨皮质破坏。骨膜扇形缺损是肿瘤生长的征象，但不是软骨肉瘤必需的影像学特征（图6.8~图6.10）。

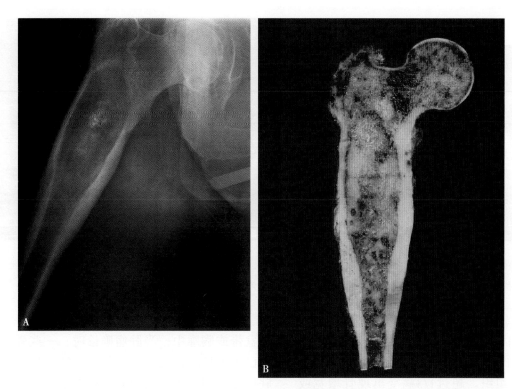

**图6.3** 77岁，女性，股骨近端软骨肉瘤。A：平片显示病变的局灶性钙化。同时出现骨皮质膨胀与增厚可明确诊断。B：相应大体标本。骨皮质明显增厚，多处骨皮质受损（图6.3A由Unni，K. K.与Inwards提供）。

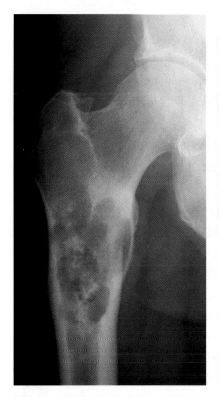

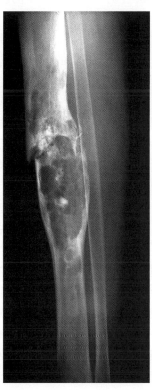

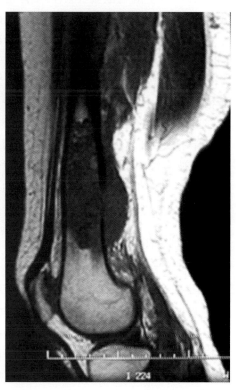

**图6.4** 股骨近端软骨肉瘤。平片可见骨破坏、钙化形成、骨皮质增厚及扇形溶骨病灶。

**图6.5** 71岁，女性，胫骨中段软骨肉瘤。平片可见伴有局灶性钙化及病理性骨折的膨胀性病变（由Vandana Kumar医生提供，London，Kentucky）。

**图6.6** 股骨远端1级软骨肉瘤的MRI显示软组织肿物。MRI有助于评估髓内病变的范围和特征以及软组织扩张情况。

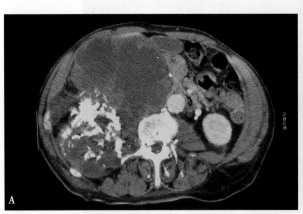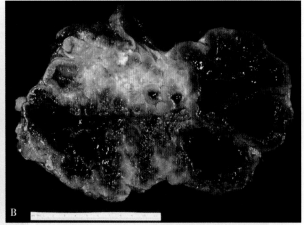

**图6.7** 74岁，男性，脊柱巨大软骨肉瘤，腹膜后可见巨大肿物。A：CT显示大片钙化。B：大体标本可见钙化灶及基质黏液样变性所致的囊性变。病变大小和囊性变就足以诊断软骨肉瘤。

短骨的内生软骨瘤通常会侵犯骨皮质。诊断短骨软骨肉瘤之前必须明确肿瘤是否穿透骨皮质侵犯软组织。超过1/3病变出现骨增宽或膨胀，其中约一半出现骨皮质变薄。约20%的肿瘤同时出现骨膨胀和骨皮质增厚。骨膜成骨不常见，即使出现也很少。40%病变有软组织肿物形成。相比传统影像学手段，MRI和CT可以更准确地发现软组织肿物并显示其边界（图6.8~图6.10）。

骨软骨瘤恶变的影像学特征与原发良性病灶相似，但边界一般较模糊，呈绒毛样，且缺少与邻近软组织的清晰分界。特征性改变是软组织肿块伴不规则骨沉积或钙化。骨软骨瘤中均匀的钙化灶被溶骨性区域所替代，也是继发性软骨肉瘤的表现。CT和MRI可以显示软骨帽的真实厚度（图6.11、图6.12）。

**大体病理学特征**

软骨肉瘤分为中央型和周围型。长骨中这种分型通常更为明显。周围型软骨肉瘤少见，一般来源于骨软骨瘤，或直接发生于骨表面。后者即骨膜软骨肉瘤，极为少见，Mayo医院资料中只有17例。其他7例虽位于骨膜旁，但不具骨膜软骨肉瘤的特征，可能源于外生骨疣，但并未得到证实。病灶大小有助于鉴别骨膜软骨瘤与软骨肉瘤。前者的最大径一般小于3cm，后者则很少小于5cm。如果外生骨疣中发现软骨帽，不规则增厚超过1cm，则应考虑恶性；软骨帽增生至3~4cm，通常提示软骨肉瘤。在扁平骨如

骨盆带或胸廓中，当肿瘤确诊时，一些骨性标志已被破坏，确切的起源位置只能推测，多数肿瘤是在中央区形成的。如影像学所示，长骨的中央型软骨肉瘤通常膨胀生长伴骨皮质增厚。这些病例中，受累骨髓通常界限清楚。肿瘤会侵犯增厚的骨皮质，最后突破骨皮质（图6.13、图6.14）。

典型的软骨肉瘤由最大径从几毫米到几厘米的小叶组成。除了在肿瘤的周边部，这些小叶通常是融合在一起的。小叶的中央经常会出现坏死、液化和囊性变。液化和囊性变继发于明显的基质黏液样变。黏液样变也能造成肿瘤的胶冻状外观。坏死灶常伴有不规则钙化，一些肉眼观察到的钙化区实际上是骨性增生物（图6.15~图6.20）。

软骨肉瘤产生的基质样物稠度不一，介于透明软骨与黏液之间。黏液样的质地通常提示恶性病变。有时，复发的周围型软骨肿瘤是不透明的，外观纤维化，大体和镜下类似纤维肉瘤、甚至骨肉瘤（图6.21）。

多发性软骨肉瘤极少见。Mayo医院病例中只有8例。1例肋骨软骨肉瘤，2年后又出现蝶骨软骨肉瘤。1例股骨远端软骨肉瘤，5年后出现腓骨远端软骨肉瘤。2例患有Ollier病：1例出现在坐骨，13年后在胫骨近端出现软骨肉瘤；另1例因胫骨近端软骨肉瘤行膝上截肢的患者，7年后又出现肱骨软骨肉瘤。1例患有多发性外生骨疣的患者，因耻骨软骨肉瘤接受内侧半骨盆切除后4年又出现骶骨软骨肉瘤。1例在股骨出现2处软

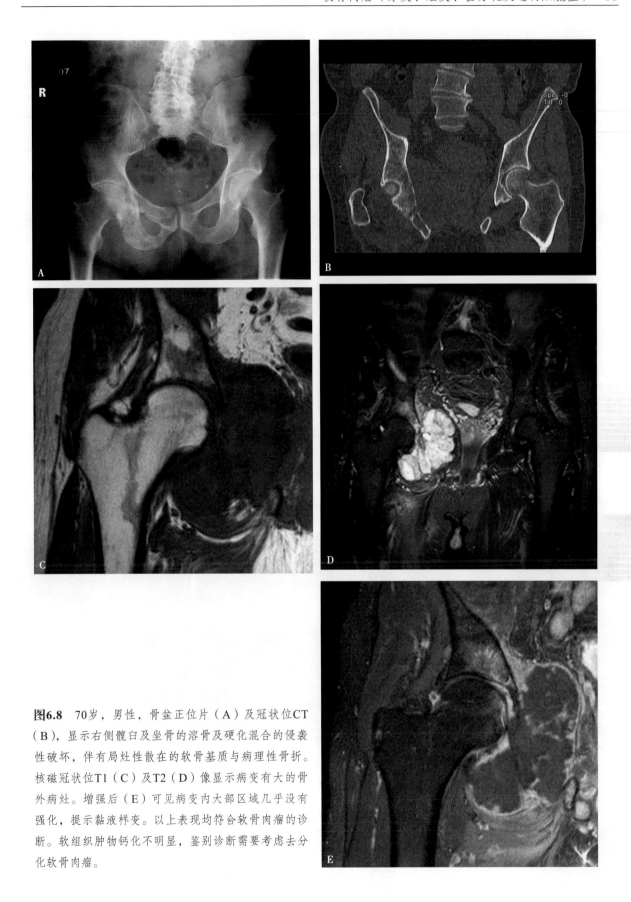

图6.8 70岁，男性，骨盆正位片（A）及冠状位CT（B），显示右侧髋臼及坐骨的溶骨及硬化混合的侵袭性破坏，伴有局灶性散在的软骨基质与病理性骨折。核磁冠状位T1（C）及T2（D）像显示病变有大的骨外病灶。增强后（E）可见病变内大部区域几乎没有强化，提示黏液样变。以上表现均符合软骨肉瘤的诊断。软组织肿物钙化不明显，鉴别诊断需要考虑去分化软骨肉瘤。

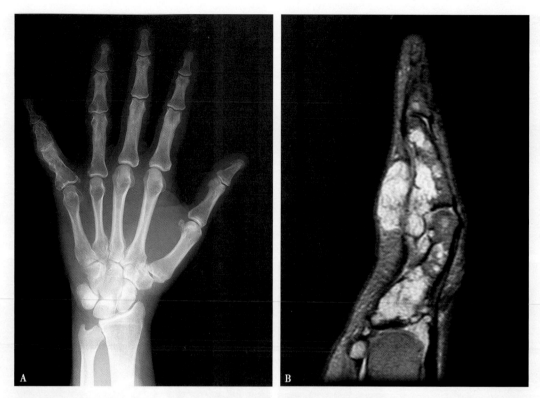

**图6.9**　继发于Ollier病的软骨肉瘤。A：左手正位片显示指骨多发溶骨性破坏和不同程度扩张，是Ollier病患者多发内生软骨瘤的典型表现。B：核磁矢状位T2加权抑脂像显示骨皮质破坏、第五中节指骨软骨破坏并大的软组织肿块形成，提示内生软骨瘤恶变为软骨肉瘤。X片无法显示软组织肿块扩张。

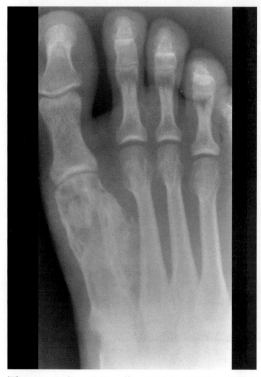

**图6.10**　32岁，男性，第一跖骨软骨肉瘤，肿瘤侵及软组织。

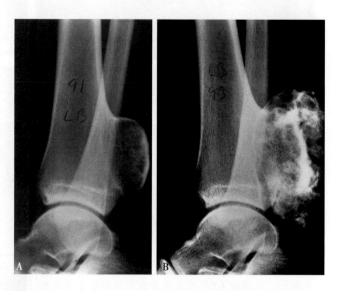

**图6.11**　18岁，女性，胫骨远端骨软骨瘤。A：表面光滑、软骨帽薄，B：3年后，软骨帽不规则增厚且伴有小结节，这一改变支持继发性软骨肉瘤的诊断（由Cynthia Flessner提供，Memorial Medical Center, Springfield, Illinois）。

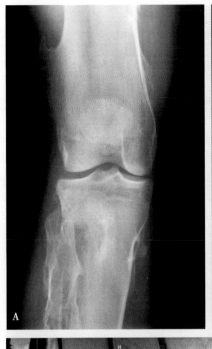
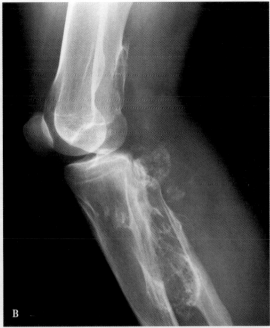
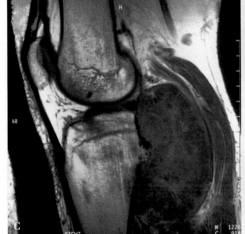
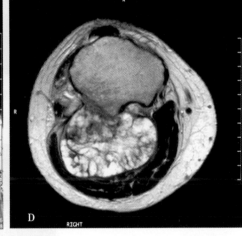

**图6.12** 骨软骨瘤恶变为软骨肉瘤。A：正位片显示膝关节周围多发骨软骨瘤，患者伴有与多发性遗传性骨软骨瘤一致的发育畸形。B：侧位片显示胫骨近端后侧病变出现恶性破坏，形成大的软组织肿物，其中可见斑点状软骨基质形成。矢状位T1（C）和轴位T2（D）核磁扫描显示骨软骨瘤残余瘤蒂周围形成大的软组织肿物。这些影像学特点提示骨软骨瘤恶变为软骨肉瘤。

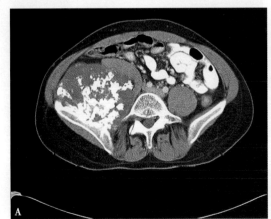
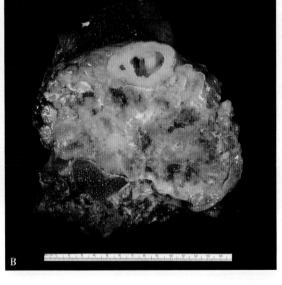

**图6.13** 21岁，男性，右髂骨继发性软骨肉瘤，来源于髂骨无基底的骨软骨瘤。A：CT显示肿物内钙化。B：病变几乎全部由软骨组成，有大的囊性变，腔内可见基质黏液样变性形成的胶冻状物质。

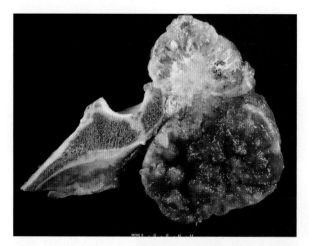

**图6.14**　髂骨继发性软骨肉瘤。病变上部可见骨软骨瘤的特征，下部可见单纯软骨样生长伴明显黏液样变性。

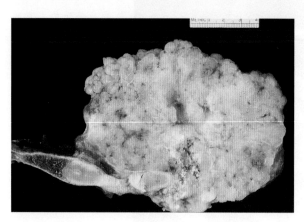

**图6.15**　48岁，男性，1级软骨肉瘤，病变位于右前下第7肋。他表现为右上腹痛，可能与右胸壁巨大肿物与右结肠粘连相关。

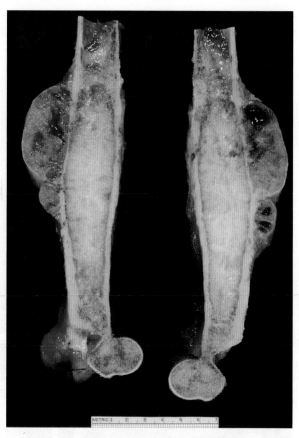

**图6.17**　肱骨远端软骨肉瘤。影像学可见巨大软组织肿物，提示去分化可能。镜下分级为软骨肉瘤2级。

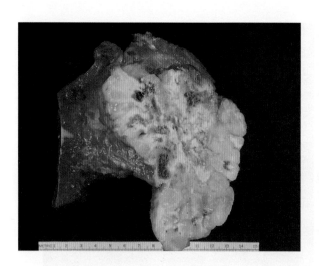

**图6.16**　骨盆1级软骨肉瘤。病变呈分叶状，可见代表软骨分化的灰白色分叶状区域，以及黄色的坏死与退变的黏液样变区域。

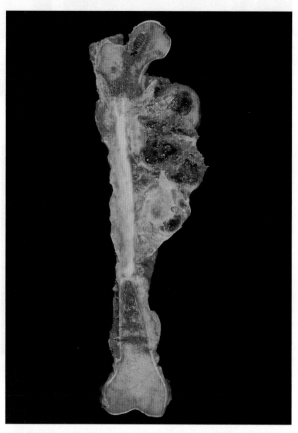

**图6.18**　大腿2级软骨肉瘤术后广泛复发，最终截肢。

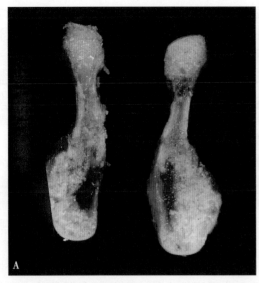

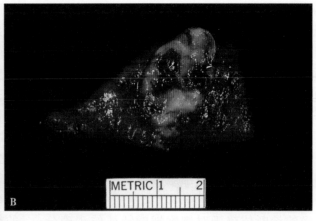

**图6.19** A：65岁，女性，掌骨1级软骨肉瘤，累及软组织。
B：软骨肉瘤转移至肺的标本。2年内出现肺转移。

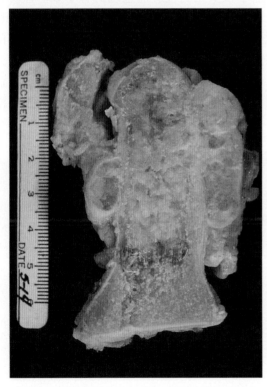

**图6.20** 广泛累及软组织的第1跖骨软骨肉瘤
（由Paul R. Wilson医生提供，Hackley Hospital，
Muskegon，Michigan）。

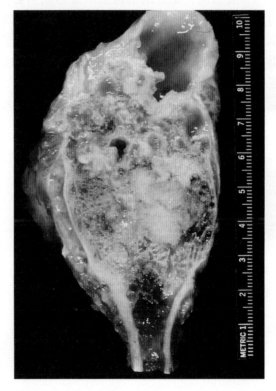

**图6.21** 37岁，女性，Maffucci综合征，腓骨近端
软骨肉瘤。病灶中心可见分化良好的灰白色结节，
边缘可见范围较大的囊性黏液样变性突破骨质。

骨肉瘤，另1例在胫骨近端和远端各出现1处软骨
肉瘤。

区域淋巴结转移很少见。软骨肉瘤发生血
源性播散至肺的情况要明显少于骨肉瘤或纤维
肉瘤。

软骨肉瘤有明显的局部复发倾向，甚至是手

术已完全切除肿瘤的情况下。

### 组织病理学特征

仅仅依据组织学特征诊断软骨肉瘤比较困
难。低级别软骨肉瘤与软骨瘤之间的差异比
较小。以往经验表明，针对具有不同临床表

现的病例需要采用不同的标准进行诊断。胸骨软骨性肿瘤无论其组织学特征如何，几乎无一例外地均为恶性。但是，有些病变依传统标准来说是"恶性"的，事实上是良性的，如手足短骨的软骨瘤、骨膜软骨瘤、Ollier病与Maffucci综合征的软骨瘤、滑膜软骨瘤病、手足软组织的软骨瘤等。Lichtenstein和Jaffe提出的肿瘤特征对于诊断很有帮助，包括细胞核肥胖、多于一个细胞出现双核、尤其是出现含有单核、多核或块状染色质的巨细胞。正确的诊断依赖于对细胞细微特征的正确分析。另外，恶性病灶常被坏死区域或恶性细胞学特征不充分的区域所掩盖，更加大了病理学家的诊断工作的难度。

一般来说，充足的活检组织是诊断所必需的。临床特征和影像学检查也有助于诊断。病理学诊断虽然不能基于临床特征和影像学检查做出，但后者却可为病理学者在镜下找到特异的指征提供有力的指导。

如上所述，低级别软骨肉瘤和内生软骨瘤仅依赖组织学特征是很难鉴别的。为鉴别它们，Mirra等提出了一些组织学鉴别标准。内生软骨瘤由边界清晰的结节组成，结节周围常有骨小梁环绕；软骨肉瘤则呈浸润性生长，充满骨髓腔，并可包绕骨小梁。是否浸润性生长对于区分软骨肉瘤和内生性软骨瘤非常重要。这里要说明两点：首先，软骨肉瘤呈分叶状生长，一些分叶周围可见环形反应骨。其次，缺乏浸润性特征并不意味着其一定是良性的，有限的活检样本中可能观察不到浸润现象。内生软骨瘤的细胞相对不那么丰富，尤其是在长骨中细胞更少。而短骨的内生软骨瘤中，细胞则较为丰富。但即使在短骨中，内生软骨瘤也呈膨胀性生长而非浸润性生长。因此，在短骨的内生软骨瘤中很少见到被肿瘤包绕的骨小梁。短骨软骨肉瘤常穿透皮质层的间隙侵犯周围软组织。软组织肿物可作为发生于骨髓腔的软骨肿瘤的恶性指征（图6.22）。

软骨瘤具有实性的软骨基质，低倍镜下蓝染、光滑且完整。软骨肉瘤的基质易发生黏液

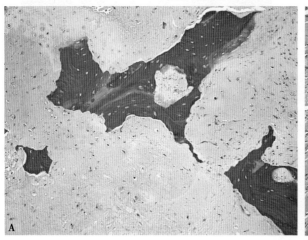

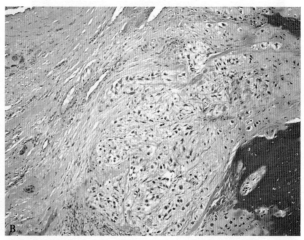

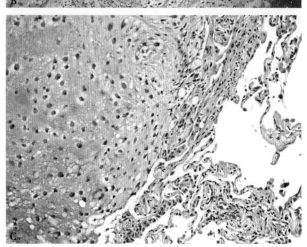

图6.22　掌骨2级软骨肉瘤。肿瘤侵犯骨（A）及周围软组织（B），2年后出现肺转移（C）。

样变（图6.23）。基质常部分溶解成线状或弦状。显著的黏液样变表现为细胞核减少，有时基质缺失以至于镜下视野显得空旷。当临床证据符合时，无细胞的黏液可作为软骨肉瘤的判定指标。短骨软骨瘤和骨膜软骨瘤亦可见大量黏液样改变。

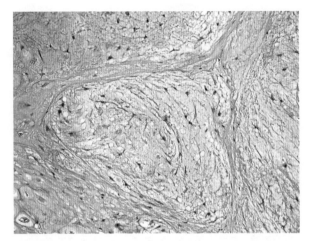

**图6.23** 1级软骨肉瘤典型镜下表现，可见基质出现广泛的黏液变性。

坏死灶也是软骨肿瘤可疑恶性的指征。坏死区由包含粉染细胞的陷窝组成，但缺乏蓝染的细胞核。大多数软骨肉瘤含有成片分布的软骨细胞，它们在低倍镜下呈分叶状生长。但是一些软骨肉瘤中细胞成簇分布，类似滑膜软骨瘤病的典型表现。由于软骨肉瘤中的软骨细胞分布在陷窝内，所以并不呈现梭形，但可偶见卵圆形的细胞核（图6.24）。

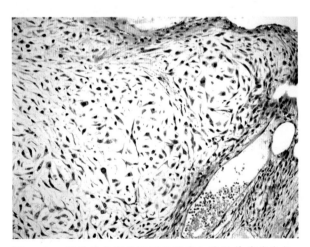

**图6.24** 1级软骨肉瘤镜下可见肿瘤细胞呈结节状生长，核深染，胞质伸长。细胞学特点类似软骨黏液样纤维瘤，但核异型支持软骨肉瘤的诊断。

影像学特征与大体表现对于骨软骨瘤和继发于骨软骨瘤的软骨肉瘤的鉴别诊断非常重要。这类继发性软骨肉瘤大多分化良好，因而想要明确软骨肉瘤的组织学诊断往往不太可能。通过镜下切片中软骨的数量可以了解软骨帽的厚度。在骨软骨瘤中，软骨细胞呈柱状排列，朝向基底部。但是一旦发生软骨肉瘤，这种排列方式则会消失。软骨结节侵入软组织，并与肿瘤的主体分离也是软骨肉瘤的表现（图6.25）。

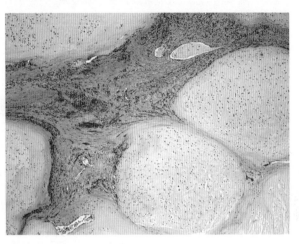

**图6.25** 继发于骨软骨瘤的1级软骨肉瘤。镜下可见分化良好，仅凭细胞学诊断较困难。低倍镜下病灶浸润性生长有助于诊断。

核分裂象在软骨肉瘤中少见。Bjornsson等的研究显示，约6%病变偶尔可见核分裂象，仅有7例表现为较多的核分裂象。其余均未发现任何核分裂表现。

诸多研究都阐述了软骨肉瘤分级的重要性，其分级依据大致为肿瘤的细胞密度与细胞异型性。由于软骨肉瘤并不表现出较高的核分裂活性，因而其不可作为肿瘤分级的依据。相对于内生软骨瘤，1级软骨肉瘤在镜下细胞密度更大，细胞具有中度异型性（图6.26~图6.28）。2级软骨肉瘤比1级具有更高的细胞密度，细胞异型性也更加明显。3级软骨肉瘤很少见。它们的共同特点是细胞极为丰富；可见大而怪异的细胞核；在小叶的周围可见小灶梭形细胞，但并不成片。Bjornsson等的研究表明，1级软骨肉瘤占61%、2级占36%、3级仅占3%（图6.23、图6.26、图6.29、图6.30）。

软骨肉瘤还有一个组织病理学特点需要说明。约10%肿瘤复发后其恶性程度会增加。它可作为更为活跃的单纯软骨肉瘤复发，也可以

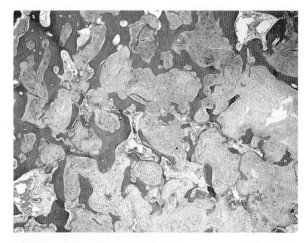

**图6.26** 1级软骨肉瘤低倍镜下可见病灶在髓内弥散分布。

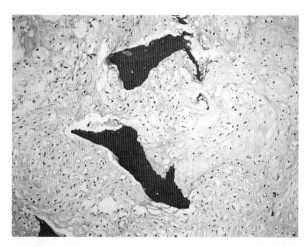

**图6.27** 1级软骨肉瘤，侵及松质骨，邻近骨质生长。

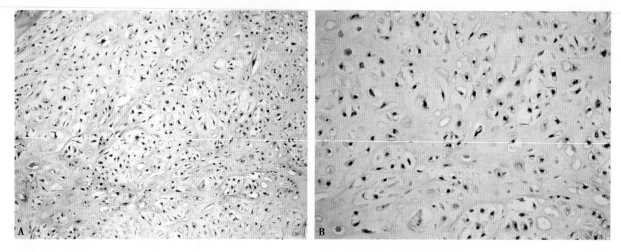

**图6.28** 1级软骨肉瘤。A：镜下可见细胞密度增高，核中度深染。B：高倍镜下可见胞核细节。

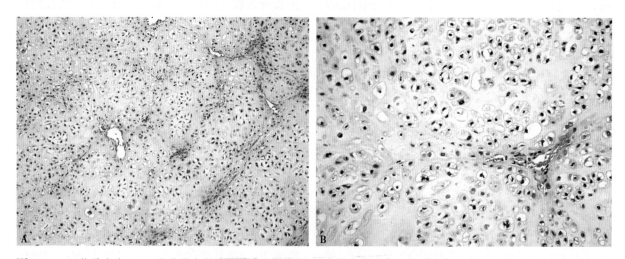

**图6.29** 2级软骨肉瘤。A：低倍镜表现。可见细胞密度较1级软骨肉瘤更高，核体积增大及深染更明显（与图6.28A比较）。B：高倍镜表现。视野中可见双核细胞。细胞异型性较1级软骨肉瘤更为明显（与图6.28B比较）。

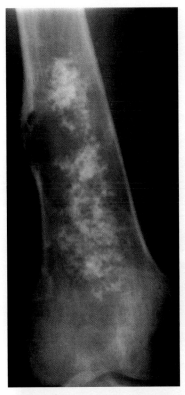

图6.34 69岁，女性，股骨远端去分化软骨肉瘤。肿瘤的多数钙化区与内生软骨瘤或低级别软骨肉瘤中的钙化相似。矿化不足和骨皮质受损的透亮带，提示去分化表现（由David Hicks医生提供，University of Rochester, Rochester, New York）。

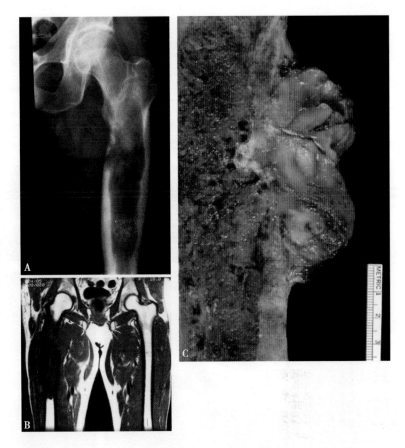

图6.35 44岁，男性，股骨近端去分化软骨肉瘤。A：X线平片类似普通软骨肉瘤。B：MRI除显示巨大的骨内病变外，还可见巨大软组织肿物，提示去分化软骨肉瘤的诊断。C：大体标本中心部位可见肿瘤黏液样变性，周围鱼肉样软组织肿块为去分化区域，两者兼具提示去分化软骨肉瘤的诊断（B与C由Unni, K. K.与Inwards, C. Y.提供）。

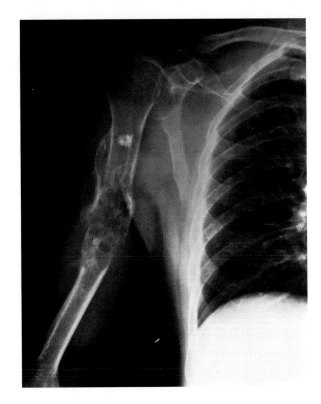

图6.36 肱骨干去分化软骨肉瘤，之前该部位已进行了2次普通软骨肉瘤的手术治疗。去分化发现于第二次复发时（由Frassica, F. J., Unni, K. K., Beabout, J. W.与Sim, F. H.提供）。

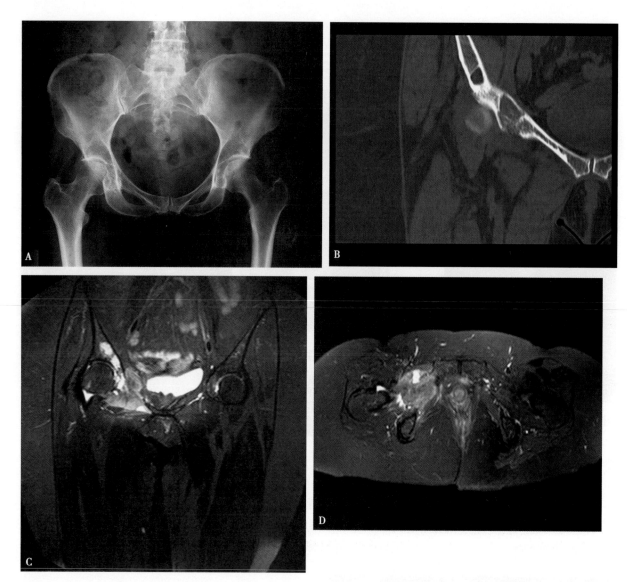

**图6.37**　72岁，女性，右半骨盆去分化软骨肉瘤。A：骨盆正位片显示右髋臼中部骨破坏，伴有基质钙化，并可见软组织肿物突出骨盆侧壁、闭孔和坐骨。B：CT冠状位可见溶骨性破坏，伴有骨膨隆和典型软骨基质。C和D：MRI冠状位及轴位T2加权抑脂像可见髋臼顶端和内侧壁有典型的软骨肉瘤表现，并显示耻骨上支有大范围软组织肿物。这些表现高度提示去分化软骨肉瘤。

的79例患者中57例的影像学表现，大约50%的肿瘤可见钙化，骨外肿物大概占55%。病变区域呈现典型的双向分化，即低级别肿瘤病变与高侵袭性破坏病变并存。双向分化通常支持去分化软骨肉瘤的诊断，但是这种特征仅有3/4的患者出现。其余的影像学表现均为分化良好的软骨肉瘤。很少有内生软骨瘤的影像学表现。近来，CT与MRI的应用越来越广泛。CT与MRI往往能清楚显示X线片不能发现的软组织肿块，这有助于去分化软骨肉瘤的诊断。

**大体病理学特征**

典型的去分化软骨肉瘤高级别部分位于中心，有时病灶较小而被忽视。去分化程度较高的肿瘤部分呈鱼肉状，常破坏软骨样组织。特征性的半透明的、有时可见钙化及分叶状的软骨样肿瘤常毗邻灰白色、鱼肉状的间变性肿瘤，后者常破坏骨皮质并浸润骨外组织。尽管肉瘤样成分通常大体上很明显，但一些去分化软骨肉瘤仅可见小灶的鱼肉状瘤组织。少数去分化软骨肉瘤的影像学和大体表现与普通软骨肉瘤一致，其去分化特征只有在显微镜下才可见（图6.39、图6.40）。

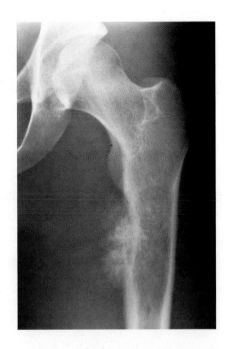

图6.38 肱骨近端去分化软骨肉瘤。髓内部分为低级别软骨肉瘤，骨外软组织肿物为去分化部分。

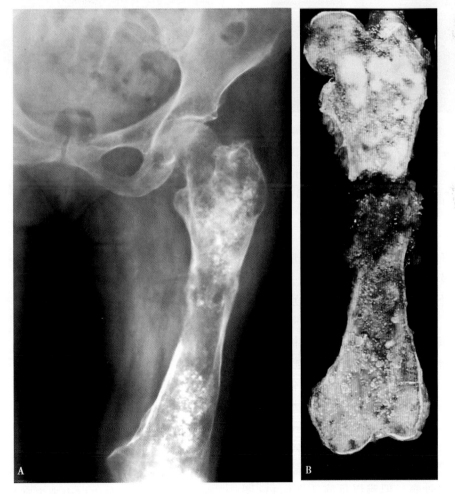

图6.39 64岁，男性，股骨去分化软骨肉瘤，既往有Ollier病史。A：X线平片显示在钙化区的中间部分有一透亮区域，提示去分化可能。B：大体标本的肿瘤中心部位可见红棕色鱼肉样肿物，为肿物的去分化区域，很明显不同于近端和远端的灰白色软骨样成分。

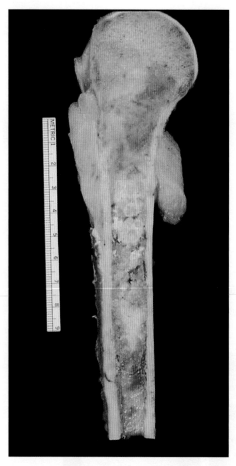

图6.40 肱骨近端去分化软骨肉瘤。肿瘤远端部分可见典型的灰蓝色透明软骨。肿瘤近端的白褐色固体部分为高级别区域。大多数高级别区域位于骨外软组织，然而偶然也会与中心的原发低级别区域混杂。

## 组织病理学特征

一般而言，典型的病变特征可见肿瘤某些区域内从低级别部分突然转变为高度去分化状态。低倍镜下可见低度恶性和高级别肉瘤成分边界明显。偶尔可见高分化的分叶状软骨肉瘤成分与间变性肉瘤成分混合生长。通常认为软骨肉瘤样成分都分化极好，但Frassica等的研究表明，只有大约3/4的去分化软骨肉瘤同时可见1级软骨肉瘤和高级别梭形细胞肉瘤的成分。其余病例可见2级软骨肉瘤的区域及高级别梭形细胞肉瘤的成分。至少3例考虑为交界性软骨性肿瘤。1例去分化软骨肉瘤可能继发于软骨瘤，但难以证实（图6.41~图6.46）。

如上所述，肿瘤的去分化部分几乎全部表现为高度恶性特征。它可以表现为骨肉瘤、纤维肉瘤或者恶性纤维组织细胞瘤的特点。有1例被归

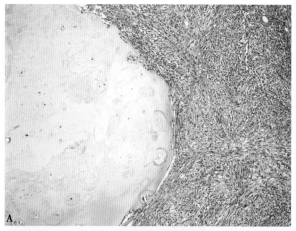

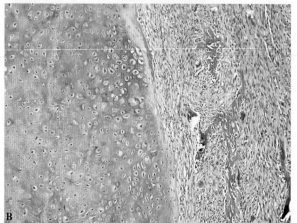

图6.41 A和B：去分化软骨肉瘤。镜下可见低级别区域和高级别部分之间分界明显。

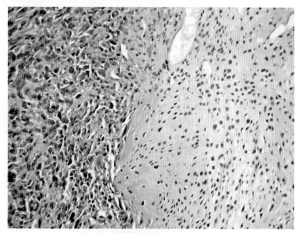

图6.42 骨盆去分化软骨肉瘤。软骨成分通常为低级别，而该肿瘤低级别区为2级软骨肉瘤。

为纤维肉瘤，同时还表现出血管肉瘤的特征。有时可见梭形细胞肉瘤出现丰富的粉染的胞浆，此时提示病变可能为横纹肌肉瘤。这些细胞的体积往往较大，并可见泡状核，核仁明显。若细胞呈簇状聚集生长，则提示转移癌的可能。高龄患者的上皮样肿瘤尤其要考虑转移癌。但

如果影像资料可见钙化，则应考虑去分化软骨肉瘤的诊断。

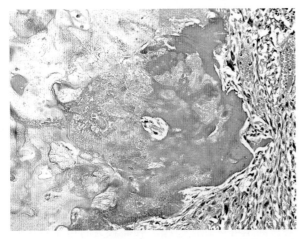

图6.43　发生退变的去分化软骨肉瘤。低级别软骨肉瘤区域可见坏死，细胞核缺失，以至于这一部分在高级别梭形细胞肉瘤背景很容易被忽视。

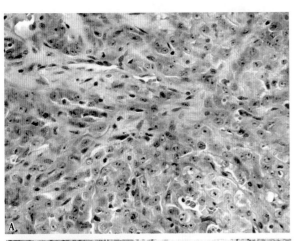

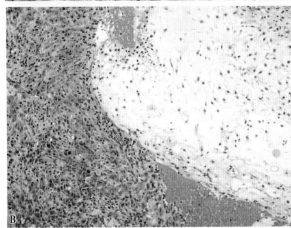

图6.44　去分化软骨肉瘤。A：高倍镜下，上皮样的肿瘤细胞与转移癌类似。B：低倍镜下，活检标本的其他部分包括低级别软骨肉瘤成分。

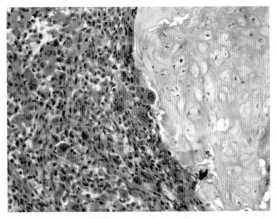

图6.45　去分化软骨肉瘤的高级别区域可见多核巨细胞，易误诊为巨细胞瘤。然而其他非软骨成分的区域显示细胞异型性更为明显。

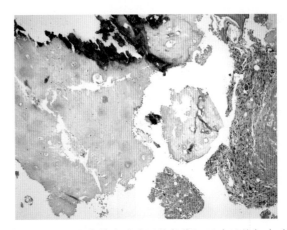

图6.46　去分化软骨肉瘤的活检标本。因为活检标本破碎，低级别软骨肉瘤成分和高级别恶性成分没有紧密相连。因此必须仔细检查怀疑软骨肉瘤的活检标本中所有的组织碎片，以免遗漏去分化部分。

## 治疗

治疗必须彻底且主要针对去分化部分。Mayo医院的术前新辅助化疗病例表明，疗效并不乐观。肿瘤对化疗不敏感。

## 预后

去分化软骨肉瘤的预后较差。Frassica等的研究表明，5年生存率为10.5%。

## 透明细胞型软骨肉瘤

透明细胞型软骨肉瘤有特殊的临床和病理特征。由于该病少见的病理组织学特征和好发于长骨骺端的趋势，经常被误诊为软骨母细胞瘤甚至是骨母细胞瘤。

### 发病率

透明细胞型软骨肉瘤发病率低，Mayo医院的1290例软骨肉瘤中，仅有26例（图6.47）。

### 性别

Mayo医院资料显示男性占多数，26例患者中包括18例男性和8例女性。

### 年龄

26例年龄为18~65岁，超过一半的发生于30~50岁。

### 发病部位

透明细胞型软骨肉瘤好发于长骨末端，常延伸至关节软骨组织。10例发生在股骨近端，5例在肱骨近端，1例在尺骨近端。6例发生于特殊部位：3例在脊柱，2例在耻骨，1例在鼻中隔。

### 症状

临床上，肿瘤生长缓慢。患者通常病程较长，Bjornson等报道，18%患者的症状超过5年。

### 影像学特征

透明细胞型软骨肉瘤通常可在长骨末端观察到溶骨性膨胀改变。病变多见于骺端，少见于干骺端及骨干。影像学上，肿瘤较小时与软骨母细胞瘤相似。病变趋于单纯的骨密度减低，范围局限，甚至可见硬化边缘。肿瘤较大时可见骨皮质破坏、软组织肿物形成。病灶内可见与软骨瘤类似的斑点状钙化区（图6.48~图6.50）。

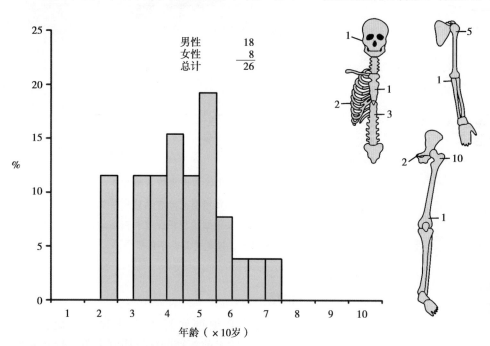

图6.47 透明细胞型软骨肉瘤患者的年龄、性别及发病部位分布。

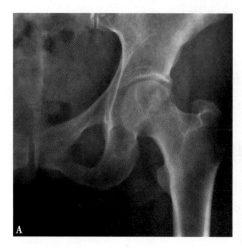

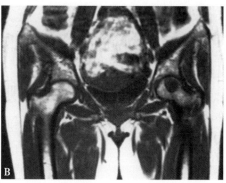

图6.48 59岁，女性，股骨头透明细胞型软骨肉瘤。A：病灶界限清楚，可见灶状矿化。虽然患者年龄较大，仍需考虑软骨母细胞瘤的鉴别诊断。B：MRI也不能除外良性。

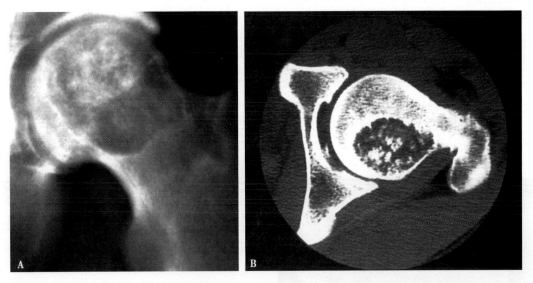

**图6.49** 28岁，男性，股骨近端透明细胞型软骨肉瘤。A：髋关节正位片可见部分分化良好的病灶，伴点状钙化。B：轴位CT扫描清晰显示肿瘤内钙化及髓内扩散程度。

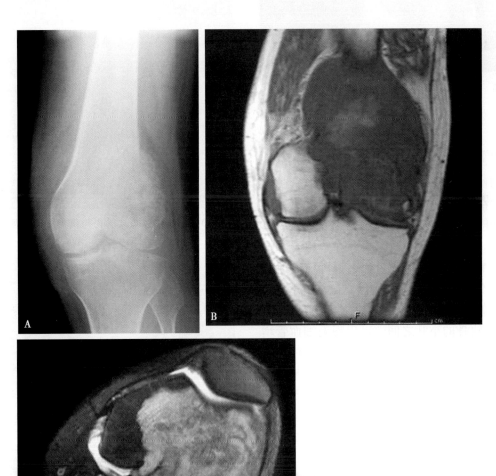

**图6.50** 透明细胞型软骨肉瘤侵袭性的影像学表现。A：平片可见肿瘤侵及骨端。B和C：MRI清晰显示病变侵犯至骨外软组织（由David Bylund提供，Scripps Mercy Hospital，San Diego，California）。

## 大体病理学特征

肿瘤软骨成分较少，可见微小的囊腔。我们曾见过1例肿瘤呈显著的囊性变，类似动脉瘤样骨囊肿，而肿瘤实质则压缩为附壁结节。大约一半的病变含有类似普通软骨肉瘤的区域，为典型的淡蓝色区，其他的则为灰白色鱼肉样区。大范围钙化少见（图6.51）。

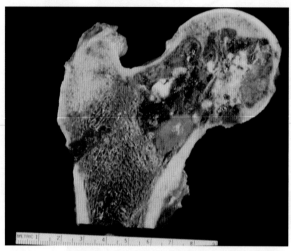

**图6.51** 股骨近端透明细胞型软骨肉瘤。向上侵及关节软骨，灰白色部分为钙化区，可见囊性变。

## 组织病理学特征

透明细胞型软骨肉瘤不同于一般的软骨肉瘤，除了在毗邻于肿瘤的活性区域外，一般不能见到良性巨细胞。在透明细胞型软骨肉瘤中，良性巨细胞通常会呈单个或簇状存在于整个肿瘤中，这个特征有助于解释为什么该肿瘤有时被认为是"不典型"软骨母细胞瘤。低倍镜下，透明细胞型软骨肉瘤多呈分叶状生长（图6.52~图6.57）。在软骨的小叶之间，可出现毛细血管增生以及大量的良性巨细胞聚集。典型病变中，小叶中央可见新生骨形成，在低倍镜下很容易让人联想到成骨性肿瘤。肿瘤细胞胞浆界限清楚，细胞核呈泡状，可能具有明显的核仁。细胞质透明或粉染。大约有一半的肿瘤包含有普通低级别软骨肉瘤的区域，良性巨细胞在这些区域不可见。去分化透明细胞软骨肉瘤的病例在文献中已有报道。

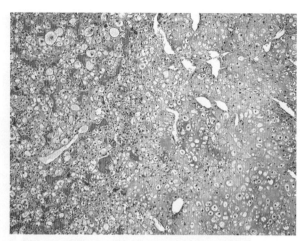

**图6.52** 低倍镜下透明细胞型软骨肉瘤。视野右侧可见普通软骨肉瘤特征。周围可见透明细胞。编织骨的骨小梁在透明细胞间散在分布。

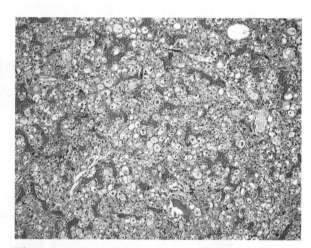

**图6.53** 透明细胞型软骨肉瘤低倍镜下可见大量编织骨的骨小梁，需与骨肉瘤鉴别。

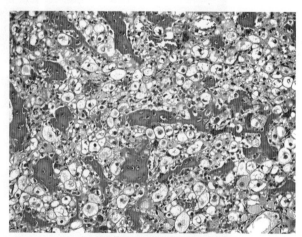

**图6.54** 透明细胞型软骨肉瘤中，编织骨的骨小梁被透明细胞包围。

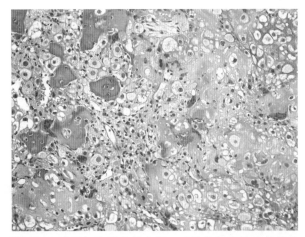

**图6.55** 透明细胞型软骨肉瘤。可见软骨基质及多核巨细胞。

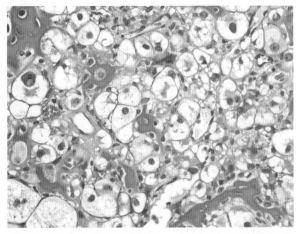

**图6.56** 透明细胞型软骨肉瘤。高倍镜下可见胞浆透明或呈颗粒状、边界清楚，核仁明显。

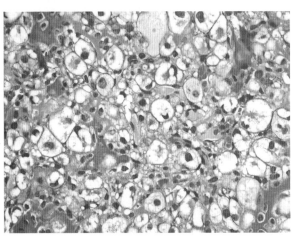

**图6.57** 透明细胞型软骨肉瘤，部分细胞胞浆内可见空泡。

## 治疗

　　由于常被误诊为良性，治疗过于保守。只有完全切除才有治愈的希望，放疗无效。

## 预后

　　预后比想象的要差，因为许多肿瘤在早期没有进行彻底切除。透明细胞型软骨肉瘤会在首次手术后的10~15年复发。透明细胞型软骨肉瘤也会转移至其他骨和肺。Bjornsson等报道的48例患者中，7例因肿瘤死亡（图6.58~图6.60）。

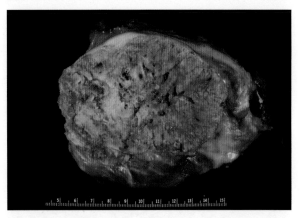

**图6.58** 股骨原发病灶切除术后12年，软组织复发巨大透明细胞型软骨肉瘤。

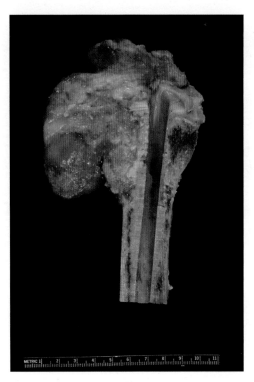

**图6.59** 42岁，男性，股骨近端去分化透明细胞型软骨肉瘤。原发灶4年前手术切除。标本可见鱼肉状去分化部分。患者4年后死于广泛转移。

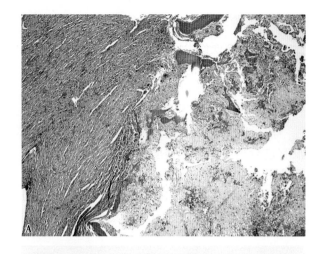

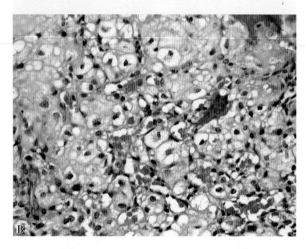

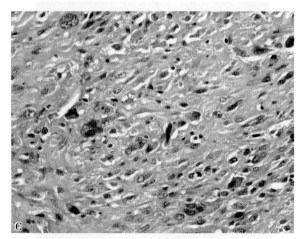

**图6.60**　去分化透明细胞型软骨肉瘤（对应图6.59）。A：低倍镜下可见高级别梭形细胞肉瘤位于视野左边，而低级别普通透明细胞型软骨肉瘤部分位于右侧。高倍镜下高级别肉瘤部分（B）与普通透明细胞型软骨肉瘤区域（C）。

### 普通软骨肉瘤的治疗

　　手术是此类放疗不敏感肿瘤的主要治疗方法。放疗是对无法手术切除肿瘤的姑息措施。化疗在软骨肉瘤治疗中的作用也不大。有经验的骨肿瘤外科大夫已经意识到，早期包含尽可能多正常组织的彻底手术切除是治疗软骨肉瘤最理想的方法。正确的手术计划要考虑到肿瘤部位、病变程度以及肿瘤级别。术语"交界性软骨肉瘤"曾盛行一时，如影像学显示长骨骨内存在扇形病变则可做出该诊断，但是组织病理学证据尚不充分。这一概念多年已不采用。目前，只有出现可靠的细胞学特征或影像学显示多处扇形病变时，我们才做出1级软骨肉瘤的诊断。对于"交界性软骨肉瘤"的治疗，当时采用的方法多为病灶刮除术，少数采用根治术。然而令人担忧的是，对于1级软骨肉瘤，肿瘤外科医生依然采用这种治疗原则。这可能会导致"交界性软骨肉瘤"这一诊断的滥用。虽然病灶刮除术治疗1级软骨肉瘤效果满意，但只有长期随访的结果才能证明其是否正确。

　　随着外科技术的发展，某些巨大的肿瘤目前也能行保肢手术。但是，由于部位和大小所限，有些肿瘤只能接受截肢手术。经验表明，对于继发于外生骨疣的软骨肉瘤，广泛局部切除即可治愈。病理及影像学表现不明确时，则更多采用保守治疗。与其他类型可手术治疗的恶性骨肿瘤一样，组织活检明确病理类型后才能制定治疗方案。相对于低分化肉瘤来说，这种治疗上的延迟对于软骨肉瘤的影响并不是那么重要。影像学检查可以指导术者在肿瘤侵袭性和浸润性最强的部位进行活检取材。由于软骨肉瘤可通过种植转移而致复发，故活检切口应位于最终手术计划区域内且能够被完全切除。肿瘤应当彻底切除，应包括周围组织一并完全切除，术者在任何时候都不应进入或看到肿瘤。

### 软骨肉瘤的预后

　　由于软骨肉瘤在术后5年甚至10年才偶尔出现复发，因此5年生存率并不足以作为判定疗效的标准。实际上，对于本系列中的早期病例，由于误诊及不恰当的后续治疗，造成当时的软骨肉瘤的总体治愈率不及骨肉瘤。几十年前，胸外科医师就清楚知道，要治愈胸廓的恶性软骨肿瘤，只能采用广泛切除，所以本系列中该部位的软骨肉瘤患者长期生存率较高。过去几年，骨盆及肩胂带软骨肉瘤的根治术渐渐普及，使这些区域软骨肉瘤患者的治愈率增加。

很多因素影响软骨肉瘤的预后。发生于中轴骨的恶性肿瘤预后较差。Prithard等研究280例患者后指出，病变大小及组织学分级是影响预后的最主要因素。Bjornsson等近期的研究明确了组织学分级对软骨肉瘤预后的重要性。5年总体生存率为77%。该研究中，局部复发约占20%，远处转移约占14%。高级别肿瘤更可能出现转移，有统计学差异。近期研究表明，肿瘤细胞DNA浓度越高提示预后越差。

Mayo医院经验表明，少见的儿童软骨肉瘤的预后与成人基本相同。报道中预后较差可能与纳入软骨母细胞性骨肉瘤有关。

一些不常见部位软骨肉瘤（如喉、鼻腔）的生物学行为与典型的骨的软骨肉瘤不同。喉部肿瘤很少发生转移；鼻腔软骨肉瘤可能来源于上呼吸道软骨，其临床进展一般较慢。

（廖智超　译　周勇　许宋锋　校）

## 参考文献

1927 Harrington, S. W.: Surgical Treatment of Intrathoracic Tumors and Tumors of the Chest Wall. Arch Surg, 14:406–429.

1943 Lichtenstein, L. and Jaffe, H. L.: Chondrosarcoma of Bone. Am J Pathol, 19:553–589.

1952 O'Neal, L. W. and Ackerman, L. V.: Chondrosarcoma of Bone. Cancer, 5:551–577.

1957 Pascuzzi, C. A., Dahlin, D. C., and Clagett, O. T.: Primary Tumors of the Ribs and Sternum. Surg Gynecol Obstet, 104:390–400.

1960 Kragh, L. V., Dahlin, D. C., and Erich, J. B.: Cartilaginous Tumors of the Jaws and Facial Regions. Am J Surg, 99:852–856.

1961 Lindbom, Å, Söderberg, G., and Spjut, H. J.: Primary Chondrosarcoma of Bone. Acta Radiol, 55:81–96.

1962 Murphy, F. P., Dahlin, D. C., and Sullivan, C. R.: Articular Synovial Chondromatosis. J Bone Joint Surg, 44A:77–86.

1963 Goethals, P. L., Dahlin, D. C., and Devine, K. D.: Cartilaginous Tumors of the Larynx. Surg Gynecol Obstet, 117:77–82.

1963 Henderson, E. D. and Dahlin, D. C.: Chondrosarcoma of Bone: A Study of Two Hundred and Eighty-Eight Cases. J Bone Joint Surg, 45A:1450–1458.

1966 Barnes, R. and Catto, M.: Chondrosarcoma of Bone. J Bone Joint Surg, 48B:729–764.

1971 Dahlin, D. C. and Beabout, J. W.: Dedifferentiation of Low-Grade Chondrosarcomas. Cancer, 28:461–466.

1972 Spjut, H. J.: Cartilaginous Malignant Tumors Arising in the Skeleton. Proc Natl Cancer Conf, 7:921–924.

1974 Dahlin, D. C. and Salvador, A. H.: Chondrosarcomas of Bones of the Hands and Feet: A Study of 30 Cases. Cancer, 34:755–760.

1974 Fu, Y.-S. and Perzin, K. H.: Non-epithelial Tumors of the Nasal Cavity, Paranasal Sinuses, and Nasopharynx: A Clinicopathologic Study. III. Cartilaginous Tumors (Chondroma, Chondrosarcoma). Cancer, 34:453–463.

1974 Mirra, J. M. and Marcove, R. C.: Fibrosarcomatous Dedifferentiation of Primary and Secondary Chondrosarcoma: Review of Five Cases. J Bone Joint Surg, 56A:285–296.

1975 Campanacci, M., Guernelli, N., Leonessa, C., and Boni, A.: Chondrosarcoma: A Study of 133 Cases, 80 With Long Term Follow Up. Ital J Orthop Traumatol, 1:387–414.

1976 Dahlin, D. C.: Chondrosarcoma and Its "Variants." Monogr Pathol, Bones and Joints, No. 17:300–311.

1976 Unni, K. K., Dahlin, D. C., Beabout, J. W., and Sim, F. H.: Condrosarcoma: Clear-Cell Variant: A Report of Sixteen Cases. J Bone Joint Surg, 58A:676–683.

1977 Coates, H. L., Pearson, B. W., Devine, K. D., and Unni, K. K.: Chondrosarcoma of the Nasal Cavity, Paranasal Sinuses, and Nasopharynx. Trans Am Acad Ophthalmol Otolaryngol, 84: 919–926.

1977 Roberts, P. H. and Price, C. H. G.: Chondrosarcoma of the Bones of the Hand. J Bone Joint Surg, 59B:213–221.

1979 Beltaos, E. and Banergee T. K.: Chondrosarcoma of the Breast: Report of Two Cases. Am J Clin Pathol, 71:345–349.

1979 Charpentier, Y. L., Forest, M., Postel, M., Tomeno, B., and Abelanet, R.: Clear Cell Chondrosarcoma: A Report of Five Cases Including Ultrastructural Study. Cancer, 44:622–629.

1979 Larsson, S. E., Borssen, R., and Boquist, L.: Chondrosarcoma: Multifactorial Clinical and Histopathological Study With Particular Regard to Therapy and Survival. Int Orthop, 2:333–341.

1980 Angervall, L. and Kindblom, L.-G.: Clear-Cell Chondrosarcoma: A Light- and Electron-Microscopic and Histochemical Study of Two Cases. Virchows Arch [A], 389:27–41.

1980 Mankin, H. J., Cantley, K. P., Lippiello, L., Schiller, A. L., and Campbell, C. J.: The Biology of Human Chondrosarcoma. I. Description of the Cases, Grading, and Biochemical Analyses. J Bone Joint Surg, 62A:160–176.

1980 Mankin, H. J., Cantley, K. P., Schiller, A. L., and Lippiello, L.: The Biology of Human Chondrosarcoma. II. Variation in Chemical Composition Among Types and Subtypes of Benign and Malignant Cartilage Tumors. J Bone Joint Surg, 62A: 176–188.

1980 Pritchard, D. J., Lunke, R. J., Taylor, W. F., Dahlin, D. C., and Medley, B. E.: Chondrosarcoma: A Clinicopathologic and Statistical Analysis. Cancer 45:149–157.

1980 Wu, K. K., Collon, D. J., and Guise, E. R.: Extra-osseous Chondrosarcoma: Report of Five Cases and Review of the Literature. J Bone Joint Surg, 62A:189–194.

1981 Faraggiana, T., Sender, B., and Glicksman, P.: Light- and Electron-Microscopic Study of Clear Cell Chondrosarcoma. Am J Clin Pathol, 75:117–121.

1981 Gitelis, S., Bertoni, F., Picci, P., and Campanacci, M.: Chondrosarcoma of Bone: The Experience at the Istituto Orthopedico Rizzoli. J Bone Joint Surg, 63A:1248–1257.

1981 Talerman, A., Auerbach, W. M., and Van Meurs, A. J.: Primary Chondrosarcoma of the Ovary. Histopathology, 5:319–324.

1982 Aprin, H., Riseborough, E. J., and Hall, J. E.: Chondrosarcoma in Children and Adolescents. Clin Orthop, 166:226–232.

1982 Garrison, R. C., Unni, K. K., McLeod, R. A., Pritchard, D. J., and Dahlin, D. C.: Chondrosarcoma Arising in Osteochondroma. Cancer, 49:1890–1897.

1982 Kreicbergs, A., Boquist, L., Borssén, B., and Larsson, S.-E.: Prognostic Factors in Chondrosarcoma: A Comparative Study of Cellular DNA Content and Clinicopathologic Features. Cancer, 50:577–583.

1982 McCarthy, E. F. and Dorfman, H. D.: Chondrosarcoma of Bone With Dedifferentiation: A Study of Eighteen Cases. Hum Pathol, 13:36–40.

1982 Neel, H. B. III and Unni, K. K.: Cartilaginous Tumors of the Larynx: A Series of 33 Patients. Otolaryngol Head Neck Surg, 90:201–207.

1983 Alho, A., Connor, J. F., Mankin, H. J., Schiller, A. L., and Campbell, C. J.: Assessment of Malignancy of Cartilage Tumors Using Flow Cytometry: A Preliminary Report. J Bone Joint Surg, 65A:779–785.

1984 Bjornsson, J., Unni, K. K., Dahlin, D. C., Beabout, J. W., and Sim, F. H.: Clear Cell Chondrosarcoma of Bone: Observations in 47 Cases. Am J Surg Pathol, 8:223–230.

1984 Finn, D. G., Goepfert, H., and Batsakis, J. G.: Chondrosarcoma of the Head and Neck. Laryngoscope, 94:1539–1544.

1984　Norman, A. and Sissons, H. A.: Radiographic Hallmarks of Peripheral Chondrosarcoma. Radiology, 151:589–596.

1984　Rosenthal, D. I., Schiller, A. L., and Mankin, H. J.: Chondrosarcoma: Correlation of Radiological and Histological Grade. Radiology, 150:21–26.

1985　Mirra, J. M., Gold, R., Downs, J., Eckardt, J. J.: A New Histologic Approach to the Differentiation of Enchondroma and Chondrosarcoma of the Bones: A Clinicopathologic Analysis of 51 Cases. Clin Orthop, 201:214–237.

1985　Nojima, T., Unni, K. K., McLeod, R. A., and Pritchard, D. J.: Periosteal Chondroma and Periosteal Chondrosarcoma. Am J Surg Pathol, 9:666–677.

1986　Coltera, M. D., Googe, P. B., Harrist, T. J., Hyams, V. J., Schiller, A. L., and Goodman, M. L.: Chondrosarcoma of the Temporal Bone: Diagnosis and Treatment of 13 Cases and Review of the Literature. Cancer, 58:2689–2696.

1986　Frassica, F. J., Unni, K. K., Beabout, J. W., and Sim, F. H.: Dedifferentiated Chondrosarcoma: A Report of the Clinicopathological Features and Treatment of Seventy-Eight Cases. J Bone Joint Surg, 68A:1197–1205.

1986　Johnson, S., Têtu, B., Ayala, A. G., and Chawla, S. P.: Chondrosarcoma With Additional Mesenchymal Component (Dedifferentiated Chondrosarcoma). I. A Clinicopathologic Study of 26 Cases. Cancer, 58:278–286.

1986　Smith, G. D., Chalmers, J., and McQueen, M. M.: Osteosarcoma Arising in Relation to an Enchondroma: A Report of Three Cases. J Bone Joint Surg, 68B:315–319.

1986　Têtu, B., Ordóñez, N. G., Ayala, A. G., and Mackay, B.: Chondrosarcoma With Additional Mesenchymal Component (Dedifferentiated Chondrosarcoma). II. An Immuno-histochemical and Electron Microscopic Study. Cancer, 58: 287–298.

1987　Huvos, A. G. and Marcove, R. C.: Chondrosarcoma in the Young: A Clinicopathologic Analysis of 79 Patients Younger Than 21 Years of Age. Am J Surg Pathol, 11:930–942.

1987　Wick, M. R., Siegal, G. P., Mills, S. E., Thompson, R. C., Sawhney, D., and Fechner, R. E.: Dedifferentiated Chondrosarcoma of Bone: An Immunohistochemical and Lectin-Histochemical Study. Virchows Arch [A] Pathol Anat Histopathol, 411:23–32.

1988　Bleiweiss, I. J. and Kaneko, M.: Chondrosarcoma of the Larynx With Additional Malignant Mesenchymal Component (Dedifferentiated Chondrosarcoma). Am J Surg Pathol, 12:314–320.

1988　Capanna, R., Bertoni, F., Bettelli, G., Picci, P., Bacchini, P., Present, D., Giunti, A., and Campanacci, M.: Dedifferenitated Chondrosarcoma. J Bone Joint Surg, 70A:60–69.

1988　Dervan, P. A., O'Loughlin, J., and Hurson, B. J.: Dedifferentiated Chondrosarcoma With Muscle and Cytokeratin Differentiation in the Anaplastic Component. Histopathology, 12:517–526.

1988　Matsuno, T., Ichioka, Y., Yagi, T., and Ishii, S.: Spindle-Cell Sarcoma in Patients Who Have Osteochondromatosis: A Report of Two Cases. J Bone Joint Surg, 70A:137–141.

1989　Bertoni, F., Present, D., Bacchini, P., Picci, P., Pignatti, G., Gherlinzoni, F., and Campanacci, M.: Dedifferentiated Peripheral Chondrosarcomas: A Report of Seven Cases. Cancer, 63:2054–2059.

1989　Young, C. L., Sim, F. H., Unni, K. K., and McLeod, R. A.: Case Report 559: Condrosarcoma of Proximal Humeral Epiphysis. Skeletal Radiol, 18:403–405.

1990　Benoit, J., Arnaud, E., Moulucou, A., Hardy, Ph., Got, Cl., and Judet, O.: Synovial Chondromatosis of the Knee and Synovial Chondrosarcoma: A Report of Two Cases. French J Orthop Surg, 4:214–219.

1990　Young, C. L., Sim, F. H., Unni, K. K., and McLeod, R. A.: Chondrosarcoma of Bone in Children. Cancer, 66:1641–1648.

1991　Asirvatham, R., Rooney, R. J., and Watts, H. G.: Ollier's Disease With Secondary Chondrosarcoma Associated With Ovarian Tumour: A Case Report. Int Orthop, 15:393–395.

1991　Bertoni, F., Unni, K. K., Beabout, J. W., and Sim, F. H.: Chondrosarcomas of the Synovium. Cancer, 67:155–162.

1991　Bosse, A., Ueda, Y., Wuisman, P., Jones, D. B., Vollmer, E., and Roessner, A.: Histogenesis of Clear Cell Chondrosarcoma: An Immunohistochemical Study With Osteonectin, A Non-Collagenous Structure Protein. J Cancer Res Clin Oncol, 117:43–49.

1993　Nakayama, M., Brandenburg, J. H., and Hafez, G. R.: Dedifferentiated Chondrosarcoma of the Larynx With Regional and Distant Metastases. Ann Otol Rhinol Laryngol, 102:785–791.

1995　Saito, K., Unni, K. K., Wollan, P. C., Lund, B. A.: Chondrosarcoma of the Jaw and Facial Bones. Cancer, 76:1550–1558.

1997　Ogose, A., Unni, K. K., Swee, R. G., May, G. K., Rowland, C. M., Sim, F. H.: Chondrosarcoma of Small Bones of the Hands and Feet. Cancer, 80:50–59.

1998　Bjornsson, J., McLeod, R. A., Unni, K. K., Ilstrup, D. M., Pritchard, D. J.: Primary Chondrosarcoma of Long Bones and Limb Girdles. Cancer, 83:2105–2119.

1999　Lee, F. Y., Mankin, H. J., Fondren, G., Gebhardt, M. C., Springfield, D. S., Rosenberg, A. E., and Jennings, L. C.: Chondrosarcoma of Bone: An Assessment of Outcome. J Bone Joint Surg Am, 81:326–338.

2000　Kalil, R. K., Inwards, C. Y., Unni, K. K., Bertoni, F., Bacchini, P., Wenger, D. E., and Sim, F. H.: Dedifferentiated Clear Cell Chondrosarcoma. Am J Surg Pathol, 24:1079–1086. Erratum in Am J Surg Pathol, 2000;24:1579.

2003　Ahmed, A. R., Tan, T. S., Unni, K. K., Collins, M. S., Wenger, D. E., and Sim, F. H.: Secondary Chondrosarcoma in Osteochondroma: Report of 107 Patients. Clin Orthop Relat Res, 411:193–206.

2003　Collins, M. S., Koyama, T., Swee, R. G., and Inwards, C. Y.: Clear Cell Chondrosarcoma: Radiographic, Computed Tomographic, and Magnetic Resonance Findings in 34 Patients With Pathologic Correlation. Skeletal Radiol, 32:687–694.

2004　Dickey, I. D., Rose, P. S., Fuchs, B., Wold, L. E., Okuno, S. H., Sim, F. H., and Scully, S. P.: Dedifferentiated Chondrosarcoma: The Role of Chemotherapy With Updated Outcomes. J Bone Joint Surg Am, 86-A:2412–2418.

2004　Littrell, L. A., Wenger, D. E., Wold, L. E., Bertoni, F., Unni, K. K., White, L. M, Kandel, R., and Sundaram, M.: Radiographic, C T, and MR Imaging Features of Dedifferentiated Chondrosarcomas: A Retrospective Review of 174 De Novo Cases. Radiographics, 24:1397–1409.

2005　Itälä, A., Leerapun, T., Inwards, C., Collins, M., and Scully, S. P.: An Institutional Review of Clear Cell Chondrosarcoma. Clin Orthop Relat Res, 440:209–212.

2006　Staals, E. L., Bacchini, P., and Bertoni, F.: Dedifferentiated Central Chondrosarcoma. Cancer, 106:2682–2691.

2007　Staals, E. L., Bacchini, P., Mercuri, M., and Bertoni, F.: Dedifferentiated Chondrosarcomas Arising in Preexisting Osteochondromas. J Bone Joint Surg Am, 89:987–993.

# 间叶性软骨肉瘤

间叶性软骨肉瘤是一种罕见的软骨肿瘤，最早在1959年由Lichtenstein和Bernstein报道。所报道的其他罕见软骨肿瘤在我们所研究的资料中没有发现对应的病例。即便是有相似病例存在，也已经被归类于软骨肉瘤、软骨黏液样纤维瘤或者软骨母细胞瘤。

原发原始多分化骨骼肉瘤于1966年被报道，它包括间叶性软骨肉瘤。骨和软组织的多组织瘤是对小圆（椭圆）细胞恶性肿瘤的最新命名。在这些病变区域，肿瘤呈现出与尤文肉瘤惊人的相似；但它们又有别于尤文肉瘤：其他区域表现出不同类型的分化（软骨样的、骨样或纤维瘤样）及相应的基质。因此，间叶性软骨肉瘤可以与其他相关肿瘤相区别。遗憾的是，尚未划分其他各种所谓多组织瘤的明确界线。

## 发病率

Mayo医院的病例中仅有48例（46名患者）间叶性软骨肉瘤，表明了此病的罕见性（图7.1）。它们约占恶性肿瘤的0.7%。在这些病例中，包括11例软组织原发病变和1例脑膜原发病变。

## 性别

本组中男性患者占多数。但Nakashima等人的病例（其中包括Mayo医院会诊的病例）报道显

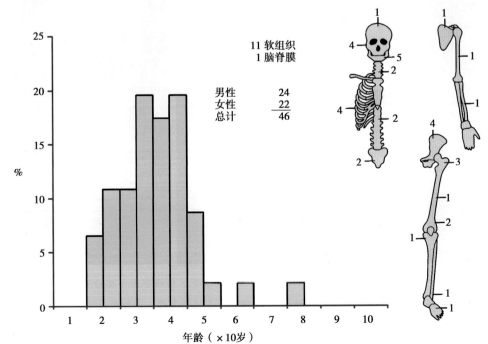

11 软组织
1 脑脊膜

| 男性 | 24 |
| 女性 | 22 |
| 总计 | 46 |

年龄（×10岁）

图7.1 不同年龄、性别和发病部位间叶性软骨肉瘤患者的分布图。

示，女性发病稍多。

## 年龄

间叶性软骨肉瘤多见于青壮年。大约2/3的患者在30~50岁之间。最年轻的患者12岁，最老的74岁。Nakashima等人的111例报道中，最年轻的5岁，最年长的74岁。大约1/2的患者在20~40岁之间。

## 发病部位

如上所述，48例患者中，其中有11例发生于软组织，1例发生于脑膜，其余36例发生于多处骨骼。其中有1例患者病变累及3处不同的骨骼。1例患者首发于纵隔软组织，几年后再发于骶骨。9例患者发病于下颌骨，6例发病于脊柱，4例发病于髂骨，4例发病于肋骨。Nakashima等人报道，病变最常累及下颌骨、肋骨、椎体、骨盆、股骨。大约1/4的病变发生于软组织。有些病例还累及眼眶。还有1例原发性间叶性软骨肉瘤累及肺和肾的报道。

## 症状

与其他恶性肿瘤不同，疼痛和肿胀是间叶性软骨肉瘤的常见症状。Nakashima等人报道，患者症状持续由4天到7年不等，16例的症状持续超过2年。7例患者偶然在影像学检查中发现此病。

## 影像学特征

影像学上表现为骨质溶解和破坏。少部分病变是单纯溶解性的，大部分病变还包含无机矿物质形成。许多病例有普通软骨肉瘤的影像学特征：钙化的髓内肿瘤、骨膨胀、骨皮质增厚、肿瘤边界不清，这是恶性肿瘤的表现。发生于软组织的典型的间叶性软骨肉瘤存在点状的钙化（图7.2、图7.3）。间叶性软骨肉瘤的影像学征象并无特异性，它们表现为软骨来源的恶性肿瘤。

## 大体病理学特征

典型间叶性软骨肉瘤的大体标本呈灰白色到粉色的组织，质地软硬不一，常界限清楚。在极少的病例中，肿瘤呈分叶状。肿瘤大小不等，最大径可达14cm。大多数病例可见质硬的矿物质沉积，从散在灶状分布到明显的矿化区。一些病例大体呈软骨样，或部分呈软骨样。可见出血、坏死区域。发生于软组织的肿瘤常边界清楚。部分病变像多数肉瘤一样，表现为柔软鱼肉样的组织；而大多数肿瘤包含质硬的钙化灶（图7.4）。

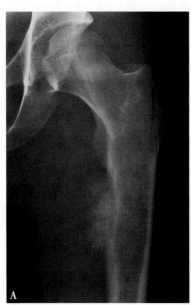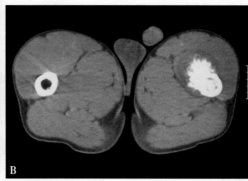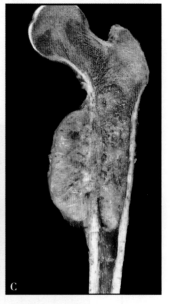

**图7.2** 19岁，男，股骨干近端间叶性软骨肉瘤。A：病变骨内部分呈溶骨性改变，而病变表面部分有严重的钙化。B：CT显示肿瘤充满骨髓腔，并形成部分钙化的巨大软组织肿块。C：患者正在进行化疗，并行髋关节离断手术。肿瘤的骨内外部分均可见明显的钙化区。患者在18个月后死于转移性疾病。

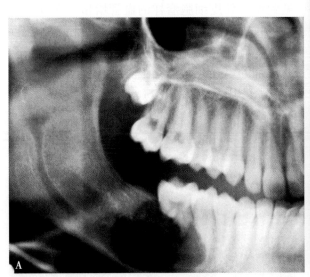

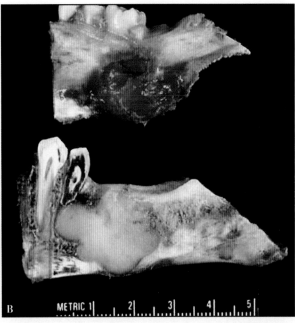

**图7.3** 12岁，女，下颌骨间叶性软骨肉瘤。A：病变呈溶骨性改变，边界清楚，在影像学检查之前病变至少存在5年。B：在大体标本上，病变显示柔软分叶状，有多处骨皮质破坏，病变较小、边界清楚。在手术切除后，患者生存7年，未发现复发。

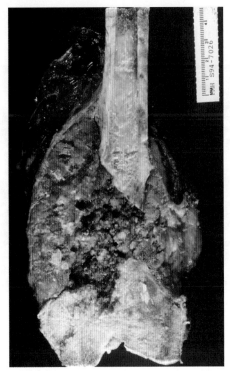

**图7.4** 27岁，男，股骨远端间叶性软骨肉瘤。病变将骨质完全破坏，并形成巨大软组织包块，结节状软骨灶清晰可见（病例由Sarah Milchgrub提供）。

## 组织病理学特征

间叶性软骨肉瘤常表现为两种组织学特点

的组合：一种是由间变的小细胞组成的多细胞区域；另一种是岛状的少细胞软骨样区域，此区域可能发生钙化甚至骨化。软骨岛的大小从小结节到较大的岛状，变化不一，不同肿瘤中软骨基质和小细胞的相对数量也各有不同。有些肿瘤含有较大的软骨岛，并与大片状的恶性小细胞相邻；其他一些肿瘤仅有小灶软骨分化，散在分布于弥漫的小细胞恶性病变中；少数情况下肿瘤以软骨成分为主，软骨呈分叶状，小叶间有恶性小细胞聚集，这种情况很容易被误诊为普通软骨肉瘤（图7.5~图7.8）。

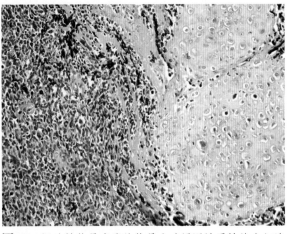

**图7.5** 间叶性软骨肉瘤的软骨小叶周围被恶性的小细胞包绕。

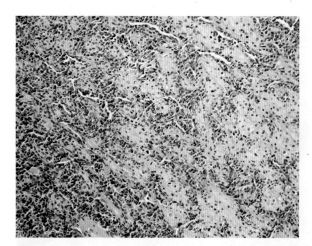

**图7.6**　这例间叶性软骨肉瘤的软骨基质小叶比图7.5中分化差,并且部分呈嗜酸性染色。

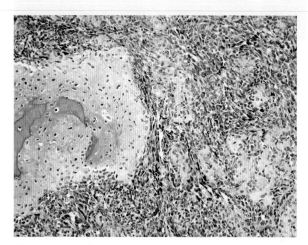

**图7.7**　间叶性软骨肉瘤的软骨小叶骨化。

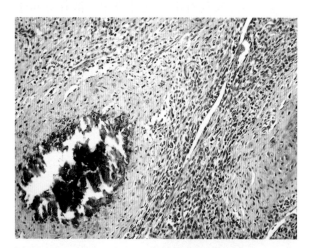

**图7.8**　间叶性软骨肉瘤的软骨小叶中的钙化。

极深,细胞质较少。在一些梭形细胞的区域中,可以看到鲱鱼骨样的结构。典型的病例中可以见到血管外皮细胞瘤样的血管增殖。在其他的区域,小圆细胞可有腺泡状的排列趋势。梭形细胞、血管外皮细胞瘤样结构以及腺泡状排列方式常混合存在,因此很难进行亚型分类(图7.9、图7.10)。

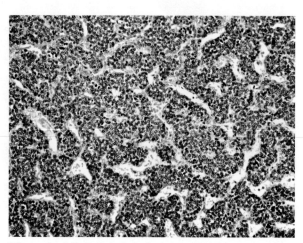

**图7.9**　间叶性软骨肉瘤中典型的血管形态。血管被小恶性细胞包绕,受压变形,呈典型的鹿角样改变。在视野中未发现软骨分化的细胞。

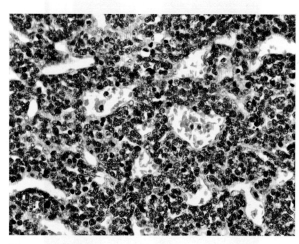

**图7.10**　高倍镜下的间叶性软骨肉瘤的肿瘤细胞。细胞呈均一的圆形或椭圆形,沿血管间隙分布。

　　软骨样基质常表现为细胞稀少,甚至在低倍镜下像是一个良性的肿瘤。然而在高倍镜下我们可以看到在陷窝内的肿瘤细胞有小而深染的胞核,类似于富于细胞区内的肿瘤细胞。小细胞可能是圆形、卵圆形或梭形,细胞核染色

　　软骨岛经常发生钙化甚至骨化,恶性小细胞间可发现骨小梁。在小细胞之间有时可以看到纤细的粉染类骨质,这可能与小细胞骨肉瘤相混淆。然而,特征性的低级别软骨样病灶和典型的细胞核形态有助于明确诊断。去分化软骨肉瘤也同时具有低级别软骨和高级别的恶性成分。但在后者,高级别恶性成分通常由大细胞而不是小细胞组成。

## 治疗

　　根治性手术可能是治疗间叶性软骨肉瘤的最佳手段。纽约Memorial医院的工作表明，具有尤文样细胞的肿瘤相比具有血管外皮细胞瘤样区域的肿瘤，对联合化疗更敏感。

## 预后

　　能够长期随访的病例太少，以至于不能对预后提供可靠的数据。间叶性软骨肉瘤的预后完全不可预料。部分患者肿瘤广泛转移并很快死亡；其他患者临床病程较长，尽管他们中的大多数最终死于肿瘤。Huvos等报道10年存活率为28%。Nakashima等通过对Mayo临床医院的23例患者研究，发现5年和10年的存活率分别为54.6%、27.3%。其中有1例患者病程记录很值得注意。该患者16岁时，于1972年因为间叶性软骨肉瘤行半下颌切除术；在1981年，头皮的孤立的转移结节被切除。她一直无瘤存活到1999年，即首次手术后27年，头皮转移后18年。另外一个小女孩诊断下颌骨肿瘤至少5年后才行切除术，术后她无瘤存活了7年。Vencio等在对19例间叶性软骨肉瘤的研究中发现，5年及10年的存活率分别为82%和56%。无论病变过程急缓，肿瘤的组织学特性无明显差异。

（司萌　译　李建民　徐立斌　校）

## 参考文献

1959 Lichtenstein, L. and Bernstein, D.: Unusual Benign and Malignant Chondroid Tumors of Bone: A Survey of Some Mesenchymal Cartilage Tumors and Malignant Chondroblastic Tumors, Including a Few Multicentric Ones, as Well as Many Atypical Benign Chondroblastomas and Chondromyxoid Fibromas. Cancer, 12:1142–1157.

1962 Dahlin, D. C. and Henderson, E. D.: Mesenchymal Chondrosarcoma: Further Observations on a New Entity. Cancer, 15:410–417.

1966 Hutter, R. V. P., Foote, F. W., Jr., Francis, K. C., and Sherman, R. S.: Primitive Multipotential Primary Sarcoma of Bone. Cancer, 19:1–25.

1967 Goldman, R. L.: "Mesenchymal" Chondrosarcoma, a Rare Malignant Chondroid Tumor Usually Primary in Bone: Report of a Case Arising in Extraskeletal Soft Tissue. Cancer, 20:1494–1498.

1971 Salvador, A. H., Beabout, J. W., and Dahlin, D. C.: Mesenchymal Chondrosarcoma: Observations on 30 New Cases. Cancer, 28:605–615.

1973 Guccion, J. G., Font, R. L., Enzinger, F. M., and Zimmerman, L. E.: Extraskeletal Mesenchymal Chondrosarcoma. Arch Pathol, 95:336–340.

1977 Jacobson, S. A.: Polyhistioma: A Malignant Tumor of Bone and Extraskeletal Tissues. Cancer, 40:2116–2130.

1978 Scheithauer, B. W. and Rubinstein, L. J.: Meningeal Mesenchymal Chondrosarcoma: Report of 8 Cases With Review of the Literature. Cancer, 42:2744–2752.

1979 Rollo, J. L., Green, W. R., and Kahn, L. B.: Primary Meningeal Mesenchymal Chondrosarcoma. Arch Pathol Lab Med, 103:239–243.

1981 Harwood, A. R., Krajbich, J. I., and Fornasier, V. L.: Mesenchymal Chondrosarcoma: A Report of 17 Cases. Clin Orthop, 158:144–148.

1983 Bertoni, F., Picci, P., Bacchini, P., Capanna, R., Innao, V., Bacci, G., and Campanacci, M.: Mesenchymal Chondrosarcoma of Bone and Soft Tissue. Cancer, 52:533–541.

1983 Dabska, M. and Huvos, A. G.: Mesenchymal Chondrosarcoma in the Young. Virchows Arch [A] Pathol Anat Histopathol, 399:89–104.

1983 Huvos, A. G., Rosen, G., Dabska, M., and Marcove, R. C.: Mesenchymal Chondrosarcoma: A Clinicopathologic Analysis of 35 Patients With Emphasis on Treatment. Cancer, 51:1230–1237.

1984 Harsh, G. R. IV and Wilson, C. B.: Central Nervous System Mesenchymal Chondrosarcoma: Case Report. J Neurosurg, 61:375–381.

1984 Malhotra, C. M., Doolittle, C. H., Rodil, J. V., and Verzeridis, M. P.: Mesenchymal Chondrosarcoma of the Kidney. Cancer, 54:2495–2499.

1986 Nakashima, Y., Unni, K. K., Shives, T. C., Swee, R. G., and Dahlin, D. C.: Mesenchymal Chondrosarcoma of Bone and Soft Tissue: A Review of 111 Cases. Cancer, 57:2444–2453.

1992 Kurotaki, H., Takeoka, H., Takeuchi, M., Yagihashi, S., Kamata, Y., and Nagai, K.: Primary Mesenchymal Chondrosarcoma of the Lung: A Case Report With Immunohistochemical and Ultrastructural Studies. Acta Pathol Jpn, 42:364–371.

1993 Bagchi, M., Husain, N., Goel, M. M., Agrawal, P. K., and Bhatt, S.: Extraskeletal Mesenchymal Chondrosarcoma of the Orbit. Cancer, 72:2224–2226.

1993 Shapeero, L. G., Vanel, D., Couanet, D., Contesso, G., and Ackerman, L. V.: Extraskeletal Mesenchymal Chondrosarcoma. Radiology, 186:819–826.

1994 Jacobs, J. L., Merriam, J. C., Chadburn, A., Garvin, J., Houspian, E., and Hilal, S. K.: Mesenchymal Chondrosarcoma of the Orbit: Report of Three New Cases and Review of the Literature. Cancer, 73:399–405.

1998 Vencio, E. F., Reeve, C. M., Unni, K. K., and Nascimento, A. G.: Mesenchymal Chondrosarcoma of the Jaw Bones: Clinicopathologic Study of 19 Cases. Cancer, 82:2350–2355.

# 第八章

# 8

# 骨　瘤

骨瘤的确切发生率存在争议，因此并没有将其纳入本研究的统计数据中。创伤的反应性改变、感染或诸如脑膜瘤之类的侵袭性肿瘤都可以引起骨质的过度生长。有些骨的外生性生长可能是退变的骨软骨瘤，它的软骨帽已完全退化。这些膨大的包块产生肿瘤样的临床表现，因此经常被误诊为骨瘤。

偶发的颅骨肿瘤，尤其是那些侵犯到鼻旁窦的病变，几乎都是真正的骨瘤，但仍存在一些争议。累及这些部位骨质的骨纤维结构不良包含柔软的纤维病变，也包含严重骨化的质硬的病变；有些"象牙"密度的骨瘤也包含骨纤维结构不良的柔软区域，因此并没有明显的界限来区别典型的骨结构不良和真正的骨瘤（图8.1~图8.4）。

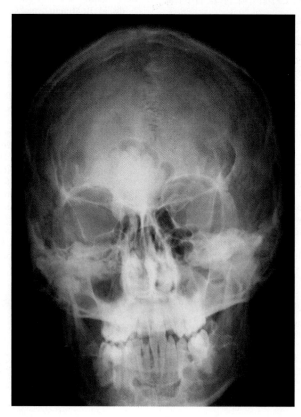

**图8.1**　19岁，男，额窦骨瘤。表现为局部肿大，这种病变可阻碍窦体的引流或侵犯邻近组织甚至颅腔。

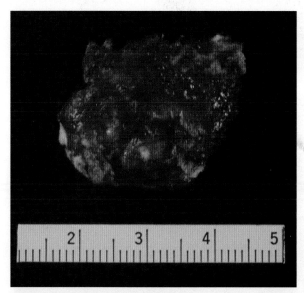

**图8.2**　图8.1患者病变组织大体标本。

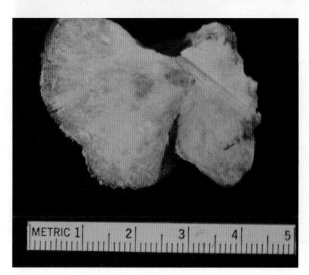

**图8.3**　位于筛窦的骨瘤标本，为质硬边界清楚的肿块。白色为"象牙"骨瘤的表现。

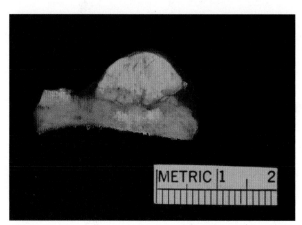

**图8.4**　48岁，女，复发性左额骨骨瘤标本。25年前在相同部位切除了骨瘤，之后头痛症状再次出现。

很少一部分发生在骨骼表面的无蒂成骨性肿

瘤在影像学和组织学上接近骨旁骨肉瘤的表现，其对应的良性肿瘤称为骨旁骨瘤。

在Gardner综合征中，发生在各种骨骼（尤其是发生在颅骨和颌骨）的骨瘤，通常与肠息肉、纤维瘤、结缔组织的其他病损、表皮样囊肿相关联。

某些病变的表现被看作是"坚硬的"牙瘤，这种病变也可能是骨瘤，因为不能证实它形成的是不是牙齿的成分，而牙本质本身也可发生骨化。也不应把原因不明的腭隆凸、下颌隆凸过度增生和颅骨肥大作为肿瘤，因为这些病变的过度生长都是极其有限的。

Mayo医院的资料中骨瘤记载不完全。然而，自2003年来有147例患者被诊断为骨瘤。其中，仅4例累及长骨。其余病例累及颅骨、下颌骨、骨窦。发生在头部的病变可能因骨骼变形或隆起产生不适症状，或者是仅在影像学检查中被偶然发现突起。上述某些病变可能与纤维结构不良有关。

长骨的骨旁骨瘤尤其少见（图8.5）。Bertoni等回顾了Mayo医院的资料，在40 000例骨骼病变中仅有14例发生于性腺外的骨旁骨瘤。10例最初被诊断为骨旁骨瘤的病例被重新诊断：3例诊断为骨旁骨肉瘤；2例诊断为与软组织血管瘤有关的反应性新骨；5例诊断为如骨化性肌炎等的终末期反应性病变。长骨的骨旁骨瘤可以是没有症状的，仅在查体时偶然发现；或者患者注意到有逐渐增大的包块。Bertoni等报道的14例中有2例有疼痛症状。病变X线显示：骨皮质下方高度骨化，没有透亮区，不侵犯下方的骨质，没有非钙化的软组织肿块。在组织学上，骨瘤由像皮质骨一样致密的硬化板层骨组成，未见纺锤样细胞增殖（图8.6）。

随访信息表明这些病变的确是良性的。鉴别诊断包括最重要的骨旁骨肉瘤。片子上出现任何透亮或非骨化的软组织肿块都应当排除骨旁骨瘤的诊断。骨旁骨瘤只有致密的皮质骨，而骨旁骨肉瘤则产生平行排列的骨质和少纺锤细胞的间质。出现纺锤样细胞的增殖就应当排除骨旁骨瘤的诊断。尽管有以上的规律，有时仍很难鉴别。

有些靠近骨骼的软组织病变（如软组织中的血管瘤、脂肪瘤及侵犯颅骨的硬脑膜瘤）均可产生骨瘤样反应。在影像学上典型的长骨骨瘤实际

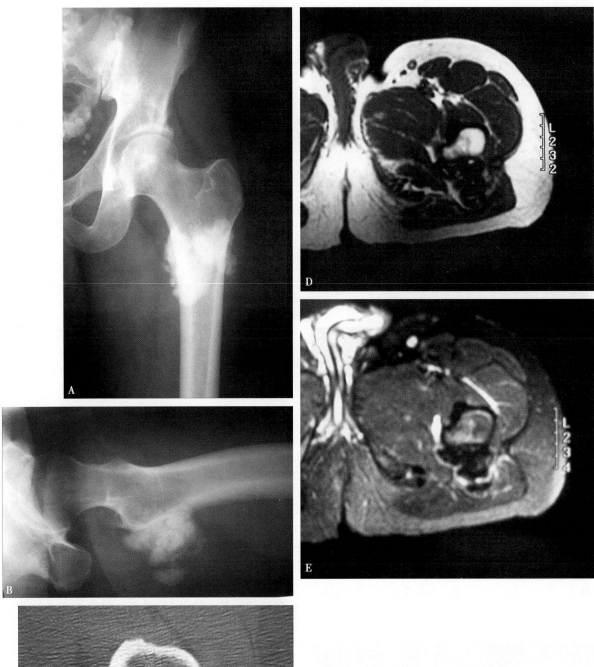

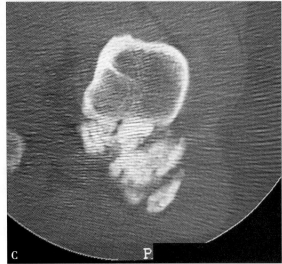

**图8.5** 45岁，男，股骨近端骨旁骨瘤。患者有髋部的麻木和疼痛，正位（A）和侧位（B）X线片检查显示明显的钙化团块紧邻股骨干近端后方。CT和磁共振证实病变是骨膜来源的，没有侵犯骨髓腔。CT（C）显示钙化的形式为特征性的高密度钙化。磁共振T1像（D）和T2像（E）上显示整个病变呈明显而均一的低信号，这证明整个病变都由钙化的基质组成，没有软组织成分。

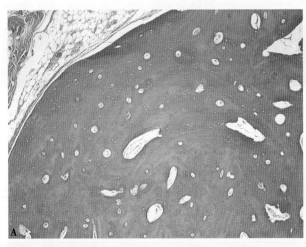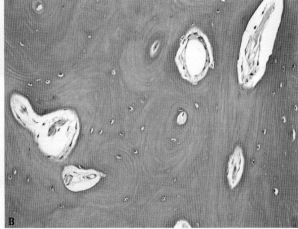

**图8.6**　骨瘤。低倍镜下（A）和高倍镜下（B）的表现。肿瘤完全由高密度的骨密质构成。

上可能是骨样骨瘤的反应骨，而骨样骨瘤在影像学上的表现又不明显。

（司萌　译　李建民　徐立斌　校）

## 参考文献

1950　Hallberg, O. E. and Begley, J. W., Jr.: Origin and Treatment of Osteomas of the Paranasal Sinuses. Arch Otolaryngol, 51: 750–760.

1958　Caughey, J. E.: The Etiology of Hyperostosis Cranii (Metabolic Craniopathy): A Clinical Study. J Bone Joint Surg, 40B:701–721.

1962　Gardner, E. J.: Follow-up Study of a Family Group Exhibiting Dominant Inheritance for a Syndrome Including Intestinal Polyps, Osteomas, Fibromas and Epidermal Cysts. Am J Hum Genet, 14:376–390.

1965　Bullough, P. G.: Ivory Exostosis of the Skull. Postgrad Med J, 41:277–281.

1966　Colcock, B. P. and Zomorodian, A. A.: Gardner's Syndrome: Multiple Polyposis of Colon, Bone Tumors and Soft-Tissue Tumors. Postgrad Med, 40:29–34.

1993　O'Connell, J. X., Rosenthal, D. I., Mankin, H. J., and Rosenberg, A. E.: Solitary Osteoma of a Long Bone: A Case Report. J Bone Joint Surg, 75A:1830–1834.

1995　Bertoni, F., Unni, K. K., Beabout, J. W., and Sim, F. H.: Parosteal Osteoma of Bones Other Than of Skull and Face. Cancer, 75:2466–2473.

# 第九章

# 9

# 骨 样 骨 瘤

一般认为骨样骨瘤是一种肿瘤，而不是不明感染或其他特异病原菌所致。它是由圆形或卵圆形、通常称之为"巢"的病灶所构成的良性成骨性病变。巢的周围常包绕着硬化的骨组织，尤其病灶位于皮质层时更为明显。巢是肿瘤的实质部分，在巢去除后周围的硬化骨可逆转消失。肿瘤的主要组成是不同程度矿化的骨样小梁构成的网织结构，通常位于富含血管的纤维结缔组织中。

有时局灶性亚急性或慢性骨髓炎（Brodie脓肿）所产生的临床症状及影像学表现易于与骨样骨瘤混淆，尤其炎性病灶较小、呈孤立及中心低密度时更难以区分。从组织学上观察，只要切片位置正确，炎性病变与骨样骨瘤易于鉴别。位于关节软骨下的骨样骨瘤在影像学上可误诊为剥脱性骨软骨炎。特发性骨髓硬化的岛状病灶可与骨样骨瘤的瘤巢大小相似，但前者并不出现临床症状。

作为肿瘤的一种，奇妙地是骨样骨瘤生长潜能有限，大小很少超过1.5cm。它与骨母细胞瘤有非常相似的组织学特征，第十章将详述。McLeod等将最大径小于1cm的病灶称为骨样骨瘤，将直径大于2cm的病灶称为骨母细胞瘤，他们用1.5cm作为分界线来区分其他标准不能辨别的病灶。

## 发病率

Mayo医院报道396例骨样骨瘤，占所有良性骨肿瘤的12.9%（图9.1）。在1940年以前很少认识到这种肿瘤，因此实际发病率要更高。

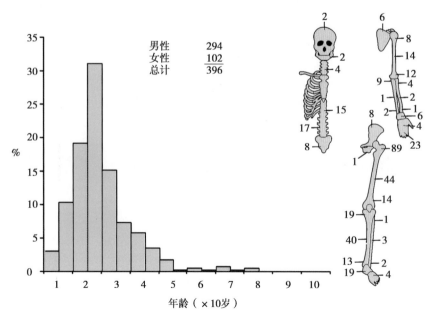

**图9.1** 骨样骨瘤发病年龄、性别及部位分布

## 性别

男性多见，男女比约为3∶1，男女患者年龄及病变部位无明显区别。

## 年龄

在Mayo医院所报道的病例中，76%的患者年龄为5~24岁，小于5岁者12例，最小者21个月，年龄最大者72岁。

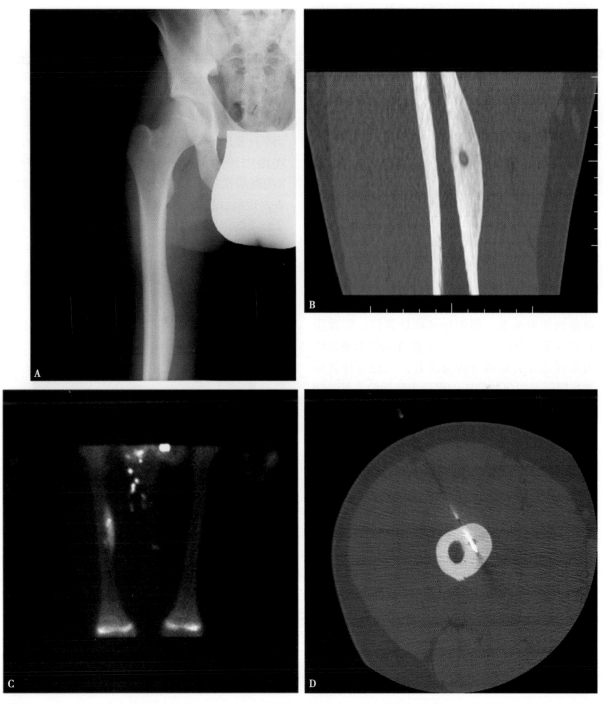

**图9.2** 18岁、男性，骨样骨瘤伴膝关节疼痛。A：正位像示股骨干内侧显著的皮质增厚伴良性的骨膜下新骨形成，增厚皮质内可见偏心性轻度圆形透亮区。B：CT可清晰的显示皮质内的溶骨性病灶，病灶内有微小的中心骨化，符合骨样骨瘤的典型表现。C：骨样骨瘤在骨扫描的表现，高摄取的细小瘤巢周围为大片低摄取的肿瘤反应区。D：CT引导下射频消融术中的横断面影像，可见消融针横穿肿瘤。在大部分长管状骨的骨样骨瘤治疗中，CT引导下射频消融术已成为治疗首选。

## 发病部位

半数以上骨样骨瘤发生于股骨和胫骨，股骨近端（包括股骨颈在内）是最多见的发病部位。在长骨病灶通常位于骨干的两端或骨干中部，在椎骨则常见于椎弓。文献中有些椎骨和非椎骨的病灶往往是良性的骨母细胞瘤。在Mayo医院的病例中，只有2例发生于颅骨，未见发生于锁骨及胸骨者。指骨为第五常见发病部位，但无发生于趾骨者，而跗骨却较常见。只有1例出现多发病灶，该患者1967年发现示指远节指骨骨样骨瘤并行手术切除，1981年又发现股骨颈病灶。2例患者出现同部位多中心的病灶，3例患者疑似在同一骨内出现多处瘤巢。

## 症状

最主要的症状是逐渐加重的疼痛。患者自疼痛出现至就诊的时间可能从数周至数年。典型的骨样骨瘤所致疼痛经乙酰水杨酸治疗可得到明显缓解。疼痛夜间为著，可影响睡眠。疼痛常常牵涉到邻近关节，偶尔远离病灶部位，以致影响影像学检查的定位。Sim等报道38例术前诊断为腰间盘综合征的骨肿瘤患者，发现骨样骨瘤是与腰间盘脱出的临床表现最为接近的常见骨肿瘤。有些病例尤其是受累骨邻近皮肤时，局部可出现明显的疼痛性肿胀。骨样骨瘤可影响骨的生长，如骨长度的增加。还可导致脊柱侧凸及屈曲挛缩。近关节的骨样骨瘤可与关节炎表现相似，Kattapuram等指出这些患者常由于误诊为关节炎而得不到正确的诊治。

Mayo医院报道中仅6例不伴疼痛。部分纤维结构不良，尤其是位于肋骨或颌骨的纤维结构不良，有类似骨样骨瘤的表现。因此对无痛性骨样骨瘤的诊断应提高警惕。典型的骨样骨瘤的疼痛原因仍未明确，由于瘤巢内可见轴突染色，因此可能有神经的参与。病灶内高水平的前列腺素亦可能与疼痛有关，这可解释为何阿司匹林能够缓解疼痛。

## 体征

骨样骨瘤可导致肢体功能障碍，主要为跛行。患肢肌肉萎缩亦较常见。结合疼痛性质及肌肉牵张反射减弱，肌肉萎缩可能与神经功能障碍有关。因此，Mayo医院病例中7例患者临床诊断考虑为腰间盘脱出，其中3例进行了椎板减压。另1例患者则怀疑为软组织血管球瘤进行了手术。

## 影像学特征

典型的骨样骨瘤的瘤巢为一小而相对透亮的区域。巢内可有多少不一的硬化，从而形成一个圆形硬化灶周边环绕透亮带的典型表现。但有时周边的大量硬化带可能使瘤巢显示不清，此时需进行其他影像学检查。Swee等报道在100例经病理组织学证实的骨样骨瘤中，X线平片确诊75例。17例平片显示不清，其中14例经X线断层摄影后，发现其中11例有瘤巢。另8例平片无异常，其中7例经X线断层摄影，3例发现瘤巢。因此对于平片检查发现病灶的患者，X线断层摄影更大的价值在于瘤巢的定位而不是诊断的确立（图9.2~图9.5）。

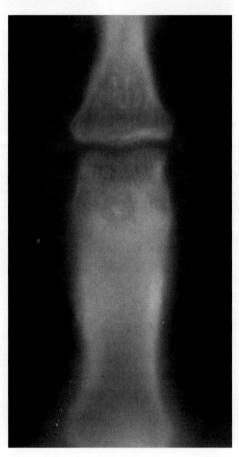

**图9.3**　示指近节指骨的骨样骨瘤。病灶表现为无痛性肿胀，X线断层摄影显示透亮的病灶伴中央矿化，病灶周边为致密硬化带（由Texas州St. Paul医学中心Dr. Michael Waldron提供）。

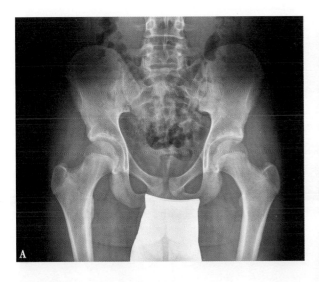
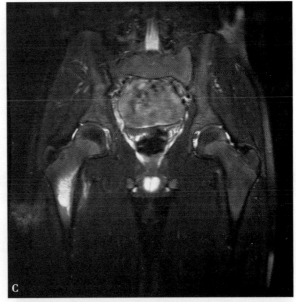
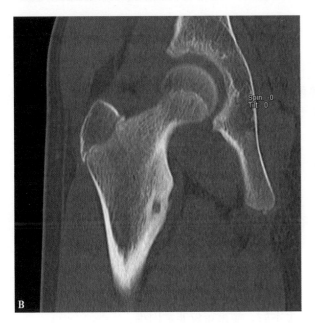
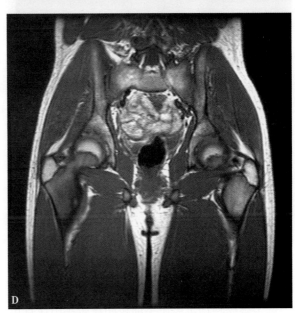

**图9.4** 16岁、男性，骨样骨瘤。骨盆正位像（A）及右股骨近端CT（B）显示右股骨近端内侧小粗隆水平皮质内小的溶骨性病灶，伴有皮质增厚及慢性的良性骨膜下新骨形成，这种表现为骨样骨瘤所特有。C：T1加权磁共振冠状面上皮质内瘤巢清晰可见。D：T2加权磁共振伴抑脂像可见骨样骨瘤特征性的广泛软组织及骨髓内水肿。

由于位于特殊解剖部位如脊柱，或周围广泛的新生骨形成，骨样骨瘤的精确定位往往比较困难。在骨扫描上骨样骨瘤常为阳性表现，周围硬化带虽也有浓聚，但瘤巢信号更高。利用这些征象可帮助骨样骨瘤的定位。CT平扫是定位瘤巢的最佳办法，当病灶位于脊柱时尤其如此。

有时可见骨膜反应性新骨形成分层结构，类似尤文肉瘤的表现。Swee的报道中1例患者因为影像学表现导致误诊并在外院接受了放疗。但更多时候骨膜新生骨厚，呈良性表现，易于误诊为

骨瘤。

有些患者在出现可识别的影像学变化之前有典型的临床症状。某些骨样骨瘤，尤其位于松质骨内，病灶周围硬化带可较少甚至缺失，这种影像学表现有时使得骨样骨瘤与骨母细胞瘤难以鉴别。

位于长骨末端的骨样骨瘤通常伴有硬化带缺失，尤其是病灶邻近关节软骨或位于骨膜下表浅骨质内时。近关节的骨样骨瘤可能仅表现为骨质疏松，位于肘关节附近的病灶往往定位非常困

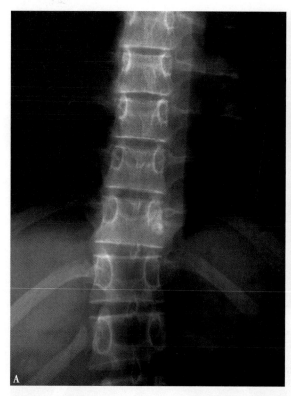
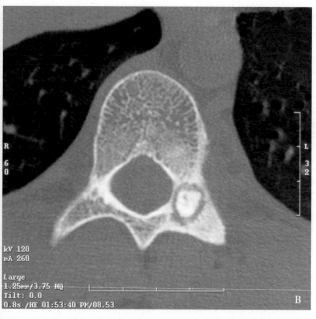

**图9.5**　骨样骨瘤。A：下胸段脊柱正位像。B：第10胸椎椎体水平脊柱选择性轴位CT。图中影像显示该节段椎体左侧椎弓根内直径小于1cm溶骨性病灶，其内含一较大的中央钙化。该病灶为典型的骨样骨瘤，周围伴明显髓内硬化。

难，此时CT平扫可有助于病灶的定位。

如果局部有手术史或为多灶性瘤巢，病变表现不典型。

## 大体病理学特征

不管病灶位于周边无硬化的松质骨内还是皮质广泛硬化增厚的区域，瘤巢暴露后，通常表现为一孤立的圆形或卵圆形肿块。肉眼下瘤巢为红色，周边硬化骨为白色，易于从瘤床分离。瘤巢质地不一，可为质软肉芽组织，亦可为致密硬化组织。但硬化程度与临床表现无明显相关性。而瘤巢内的硬化通常位于瘤巢中央。如前所述，骨样骨瘤生长潜能有限，这在真性肿瘤中比较少见。即使症状出现并持续多年，瘤巢直径亦很少超过1cm（图9.6~图9.9）。

如果硬化区，包括肿瘤灶，从受累骨质中呈碎块状挖除，病理医师往往难以找到肿瘤组织最重要的中心区域，从而无法做出明确的诊断。因此，为取得满意的病理诊断，外科医师应该将瘤巢完整的取出。病理科收到大段皮质骨后，应仔

细检查标本中的红色肉芽组织，以发现瘤巢，对标本行放射学检查可能有助于定位。如未发现标本中的瘤巢，应行标本薄层切检。如果仍未能获得诊断，应通知外科医师，此时应对术区行放射学检查以确定病灶确实已切除。尽管多灶性瘤巢罕见，但仍可能存在，特别是既往经受不成功的手术后，瘤巢定位非常困难。

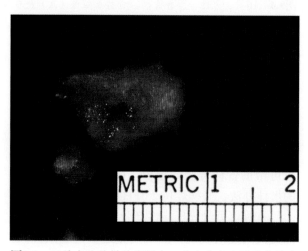

**图9.6**　跟骨内的骨样骨瘤标本，其内含有边界清楚的瘤巢，就像一颗弹珠，易与周围骨质区分。

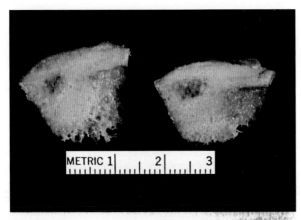

**图9.7**　此处骨样骨瘤的瘤巢位于皮质内。

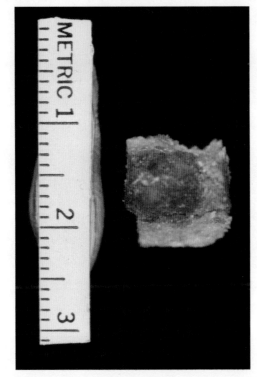

**图9.8**　此处骨样骨瘤瘤巢形成边界清晰的淡红色结节，周围为增厚的骨壳。该标本取自股骨。

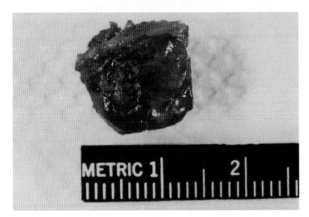

**图9.9**　典型骨样骨瘤的瘤巢，病灶质软，呈鲜肉样。该标本取自一位39岁女性骶骨。

## 组织病理学特征

镜下可见瘤巢与周围骨质间有明显的分界，周围骨质可表现为致密硬化，除此之外，无其他特征（图9.10 9.11）。

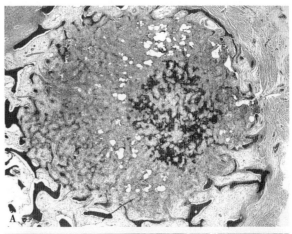

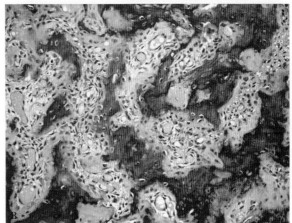

**图9.10**　A：低倍镜下骨样骨瘤为边界清楚的中央瘤巢，周围为反应骨，部分硬化。瘤巢内骨小梁中可见程度不一的矿化。B：高倍镜下瘤巢表现为融合的骨小梁，周围为疏松的纤维血管组织增生。

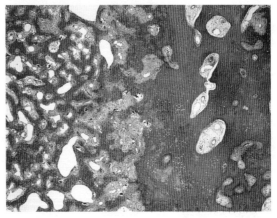

**图9.11**　图像右侧可见该骨样骨瘤病灶周围的一层较厚的硬化骨。

瘤巢由交织成网的骨样组织及不同矿化程度的骨小梁组成。骨小梁较薄，常无序排列并多处融合。通常瘤巢的中央部分是矿化最多的部位，可转化为骨组织。与骨小梁中骨髓成分不同的是，瘤巢内的血管纤维组织中含大量良性巨细胞。除极少情况之外，在增殖区域骨小梁表面的成骨细胞分化如此良好，很难误诊为骨肉瘤；根据骨样骨瘤的总体特征，以及较小的瘤巢，都表明细胞性质为良性。病变中骨小梁大小不一，较大的骨小梁中可见明显的黏合线。骨样骨瘤中少见软骨成分（图9.12~图9.16）。

相对骨样骨瘤而言，典型的骨母细胞瘤中的骨小梁结构更宽、更长，而且更富于血管。骨母细胞瘤瘤巢编织结构不如骨样骨瘤紧密。但二者之间并无明显的区别，某些交界性病灶可归为二者中任何一种。

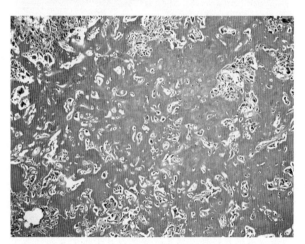

**图9.12** 偶尔于骨样骨瘤瘤巢中可见到与骨肉瘤相似的环形类骨质。

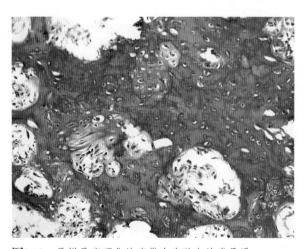

**图9.13** 骨样骨瘤硬化的瘤巢中为融合的类骨质。

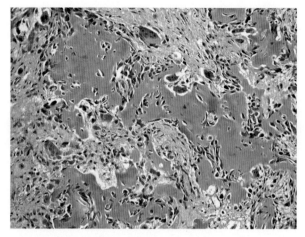

**图9.14** 该骨样骨瘤可见编织骨中骨小梁周围为大量的成骨细胞，其周围纤维组织中散在分布多核巨细胞。

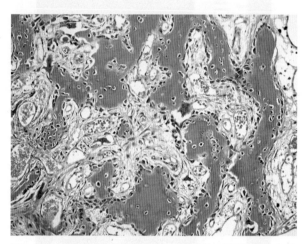

**图9.15** 该骨样骨瘤中骨小梁间隙内为细胞数量较少的疏松纤维血管组织。

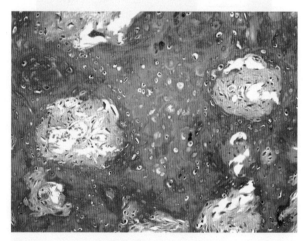

**图9.16** 有时骨样骨瘤瘤巢的骨性小梁宽大，黏合线明显，类似Paget病的结构。

瘤巢周围骨质可散在分布淋巴细胞和浆细胞。有时瘤巢邻近的滑膜组织可增厚并形成明显的炎性浸润，类似于风湿性滑膜炎或其他慢性炎性的表现。

## 治疗

骨样骨瘤的治疗在过去十年内发生了很大的变化，手术切除瘤巢为最初标准治疗，但现在很少实施。

大部分患者可行CT引导下的热消融，穿刺针到达瘤巢后，先行穿刺活检。消融前对病灶进行涂片和组织学检查。在Mayo医院最近的30例中，组织学检查能确定50%的骨样骨瘤，大部分患者能获得临床症状的缓解。

然而，有些病例由于病灶紧邻神经等技术因素不适合热消融者，仍需考虑手术切除。手术时瘤巢可能定位困难，病灶位于股骨颈或脊柱时尤其如此。Sim等报道54例未发现瘤巢但有骨样骨瘤特征的患者，31例手术切除后症状缓解，其中2例为Brodie脓肿。18例患者接受了再次手术，其中13例疼痛缓解，7例再次手术时发现瘤巢。1例患者确诊为骨旁骨肉瘤，术后症状未缓解。3例患者经受第三次手术治疗，症状均得到缓解，其中2例发现瘤巢。共36例患者虽未发现瘤巢但症状得到缓解。可能由于瘤巢较小，术中或化验时难以发现。但是，至少一些具有骨样骨瘤症状的病例可能没有相应的病理变化。

众所周知，骨样骨瘤的瘤巢定位困难，有多种方法定位瘤巢。Vigorita和Ghelman提出可于术前注射$^{99m}$Tc-MDP，术中探测定位瘤巢。Ayala等建议术前注射四环素，然后对标本进行紫外线检查，他们发现反应骨和正常骨均无荧光。Marcove等术前在CT引导下局麻用穿刺针定位瘤巢。

瘤巢一旦被切除，术后疼痛立即缓解，患者也会于术后即刻意识到症状的改善。并非瘤巢周围增厚的骨质均需切除，瘤巢去除后增厚骨质会自发消退。

Mazoyer等在CT引导下经皮破坏病灶或行钻孔切除，随访所有病例，症状均消失，但该技术可能无法得到组织学诊断。Kniel和Simon使用NSAIDs（非甾体抗炎药）治疗骨样骨瘤，患者疼痛完全缓解，因此提出在位置特殊手术困难时，这种治疗亦是可选方法之一。

## 预后

完整切除病灶可治愈，切除不彻底可能导致症状复发需行二次手术。Mayo医院报道396例患者，10例出现复发，复发病例也易于再次切除。这些病例中未发现骨样骨瘤出现恶变。

（陈勇 译

周勇 张鑫鑫 赵振国 于胜吉 校）

## 参考文献

1935 Jaffe, H. L.: "Osteoid-Osteoma": A Benign Osteoblastic Tumor Composed of Osteoid and Atypical Bone. Arch Surg, 31:709–728.

1940 Jaffe, H. L. and Lichtenstein, L.: Osteoid-Osteoma: Further Experience With This Benign Tumor of Bone; With Special Reference to Cases Showing the Lesion in Relation to Shaft Cortices and Commonly Misclassified as Instances of Sclerosing Non-suppurative Osteomyelitis or Cortical-Bone Abscess. J Bone Joint Surg, n.s. 22:645–682.

1955 Rushton, J. G., Mulder, D. W., and Lipscomb, P. R.: Neurologic Symptoms With Osteoid Osteoma. Neurology (Minneap), 5:794–797.

1956 Flaherty, R. A., Pugh, D. G., and Dockerty, M. B.: Osteoid Osteoma. Am J Roentgenol, 76:1041–1051.

1959 Freiberger, R. H., Loitman, B. S., Helpern, M., and Thompson, T. C.: Osteoid Osteoma: A Report on 80 Cases. Am J Roentgenol, 82:194–205.

1960 Lindbom, A., Lindvall, N., Söderberg, G., and Spjut, H.: Angiography in Osteoid Osteoma. Acta Radiol (Stockh), 54:327–333.

1970 Giustra, P. E. and Freiberger, R. H.: Severe Growth Disturbance With Osteoid Osteoma: A Report of Two Cases Involving the Femoral Neck. Radiology, 96:285–288.

1970 Lawrie, T. R., Aterman, K., and Sinclair, A. M.: Painless Osteoid Osteoma: A Report of Two Cases. J Bone Joint Surg, 52A:1357–1363.

1970 Schulman, L. and Dorfman, H. D.: Nerve Fibers in Osteoid Osteoma. J Bone Joint Surg, 52A:1351–1356.

1973 Snarr, J. W., Abell, M. R., and Martel, W.: Lymphofollicular Synovitis With Osteoid Osteoma. Radiology, 106:557–560.

1974 Corbett, J. M., Wilde, A. H., McCormack, L. J., and Evarts, C. M.: Intra-Articular Osteoid Osteoma: A Diagnostic Problem. Clin Orthop, 98:225–230.

1974 Greenspan, A., Elguezabel, A., and Bryk, D.: Multifocal Osteoid Osteoma: A Case Report and Review of the Literature. Am J Roentgenol, 121:103–106.

1975 Keim, H. A. and Reina, E. G.: Osteoid-Osteoma as a Cause of Scoliosis. J Bone Joint Surg, 57A:159–163.

1975 Norman, A. and Dorfman, H. D.: Osteoid-Osteoma Inducing Pronounced Overgrowth and Deformity of Bone. Clin Orthop, 110:233–238.

1975 Sim, F. H., Dahlin, D. C., and Beabout, J. W.: Osteoid-Osteoma: Diagnostic Problems. J Bone Joint Surg, 57A:154–159.

1976 McLeod, R. A., Dahlin, D. C., and Beabout, J. W.: The Spectrum of Osteoblastoma. Am J Roentgenol, 126:321–335.

1977 Sim, F. H., Dahlin, D. C., Stauffer, R. N., and Laws, E. R., Jr.: Primary Bone Tumors Simulating Lumbar Disc Syndrome. Spine, 2:65–74.

1979 Swee, R. G., McLeod, R. A., and Beabout, J. W.: Osteoid Osteoma: Detection, Diagnosis, and Localization. Radiology, 130:117–123.

1982 Makley, J. T. and Dunn, M. J.: Prostaglandin Synthesis by Osteoid Osteoma (letter). Lancet, 2:42.

1983 Kattapuram, S. V., Kushner, D. C., Phillips, W. C., and Rosenthal, D. I.: Osteoid Osteoma: An Unusual Cause of Articular Pain. Radiology, 147:383–387.

1983  Vigorita, V. J. and Ghelman, B.: Localization of Osteoid Osteomas—Use of Radionuclide Scanning and Autoimaging in Identifying the Nidus. Am J Clin Pathol, 79:223–225.

1986  Ayala, A. G., Murray, J. A., Erling, M. A., and Raymond, A. K.: Osteoid-Osteoma: Intraoperative Tetracycline-Fluorescence Demonstration of the Nidus. J Bone Joint Surg, 68A:747–751.

1986  Brabants, K., Geens, S., and van Damme, B.: Subperiosteal Juxta-Articular Osteoid Osteoma. J Bone Joint Surg, 68B: 320–324.

1987  Helms, C. A.: Osteoid Osteoma: The Double Density Sign. Clin Orthop, 222:167–173.

1991  Marcove, R. C., Heelan, R. T., Huvos, A. G., Healey, J., and Lindeque, B. G.: Osteoid Osteoma: Diagnosis, Localization, and Treatment. Clin Orthop, 267:197–201.

1991  Mazoyer, J. F., Kohler, R., and Bossard, D.: Osteoid Osteoma: CT-Guided Percutaneous Treatment. Radiology, 181:269–271.

1992  Klein, M. H. and Shankman, S.: Osteoid Osteoma: Radiologic and Pathologic Correlation. Skeletal Radiol, 21:23–31.

1992  Kneisl, J. S. and Simon, M. A.: Medical Management Compared With Operative Treatment for Osteoid-Osteoma. J Bone Joint Surg, 74A:179–185.

1993  Kaweblum, M., Lehman, W. B., Bash, J., Strongwater, A., and Grant, A. D.: Osteoid Osteoma Under the Age of Five Years: The Difficulty of Diagnosis. Clin Orthop, 296:218–224.

1995  Rosenthal, D. I., Springfield, D. S., Gebhardt, M. C., Rosenberg, A. E., and Manken, H. J.: Osteoid Osteoma: Percutaneous Radio-Frequency Ablation. Radiology, 197:451–454.

1998  O'Connell, J. X., Nanthakumar, S. S., Nielsen, G. P., and Rosenberg, A. E.: Osteoid Osteoma: The Uniquely Innervated Bone Tumor. Mod Pathol, 11:175–180.

2006  Rosenthal, D. I.: Radiofrequency Treatment. Orthop Clin North Am, 37:475–484.

# 骨母细胞瘤（巨大骨样骨瘤）

文献对于这种少见良性肿瘤的叙述不太相同。该肿瘤的成骨性使某些区域和骨样骨瘤很相似，二者具有不可忽视的组织学相似性。但骨母细胞瘤又不同于常见的骨样骨瘤，不具备后者自限性生长的特点，也不具备骨样骨瘤特征性的疼痛和硬化缘。即便如此，偶有病变具备双重特征，难以鉴别。为此，McLeod等将病变最大径超过1.5cm的定义为骨母细胞瘤。

以前，有人提出"巨大骨样骨瘤"的名称，是因为认识到骨母细胞瘤与骨样骨瘤在病理上有相似性，但同时又有所不同，尤其是病灶大小。现在，"良性骨母细胞瘤"已成为被广泛接受的名称。

在有关肿瘤的文献中，对骨母细胞瘤诊断多样，包括巨细胞瘤、骨样骨瘤、骨源性（骨化性）纤维瘤和肉瘤。由于常被误诊为更具侵袭性的巨细胞瘤甚至骨肉瘤，因此，正确认识骨母细胞瘤非常重要。

由于部分骨母细胞瘤可自行退化，或经不彻底的手术切除后出现生长停滞，人们有理由质疑骨母细胞瘤是否为真性肿瘤。有些肿瘤中含有类似于动脉瘤样骨囊肿的区域，且临床表现相似，提示这两种肿瘤可能是某种未知因素作用下的两种不同表现。

但是，某些骨母细胞瘤具有局部侵袭性。某些部位如脊柱的骨母细胞瘤甚至导致患者死亡。文献中出现的"侵袭性骨母细胞瘤"和"恶性骨母细胞瘤"的名称，也强调了这个问题。有关骨母细胞瘤恶变为骨肉瘤的报道罕见。但是，使问题变得复杂化的是，某些骨肉瘤的局部镜下表现与骨母细胞瘤难以区分。因此，至少某些诊断为骨母细胞瘤恶变为骨肉瘤的，可能就是未明确诊断的骨肉瘤。这些特点均提示骨母细胞瘤应是肿瘤而非反应性增生。考虑到这种少见肿瘤的侵袭性，或许应当称之为骨母细胞瘤而非良性骨母细胞瘤。

位于牙根或其周围的"成牙骨质细胞瘤"与骨母细胞瘤很相似，也归为其中。

## 发病率

根据Mayo医院的统计数据，骨母细胞瘤约占所有良性原发骨肿瘤的3.5%，占所有骨肿瘤的1%（图10.1）。

## 性别

男性约占所有病例的72%。Lucas等在一项肿瘤研究中也指出，男性明显多于女性。

## 年龄

年轻人更易患病，80%以上患者小于30岁。最年轻者4岁，最年长者75岁。

## 发病部位

与其他多数骨肿瘤不同，骨母细胞瘤好发于脊柱，超过40%发生于脊柱及骶骨。除了下颌骨

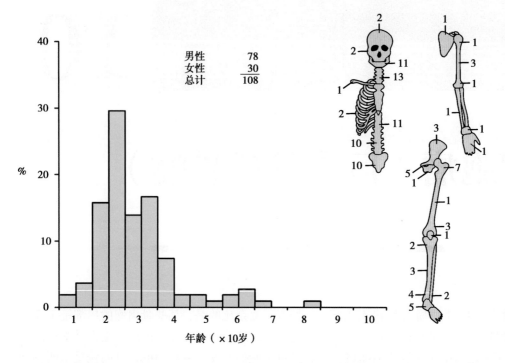

**图10.1**　骨母细胞瘤患者年龄、性别及部位分布

11例（部分为成牙骨质细胞瘤）、髂骨9例、肋骨及上颌骨各2例、跗骨5例、腕骨和指骨及锁骨各1例，其余均发生于长骨。

脊柱的骨母细胞瘤常侵犯后柱。Lucas等报道，55%的脊柱病变完全位于后柱内，42%累及后柱及相邻椎体。局限于椎体内的骨母细胞瘤少见。

## 症状

逐渐加重的疼痛是最常见的症状，出现于87%的患者。还可以出现局部肿胀、压痛、发热及步态变化。10例脊柱骨母细胞瘤患者伴有神经功能障碍，症状表现为肢端麻木、针刺感甚至轻瘫、截瘫。症状持续时间平均为2年。Mirra等报道了1例伴严重全身毒性的骨母细胞瘤，其症状包括体重大幅下降、慢性发热、贫血及全身性骨膜炎。上述症状于截肢后消失。Yoshikawa等报道了2例骨母细胞瘤伴骨软化症。

## 体征

查体对于该病的诊断价值不大，但可能发现肿瘤部位的肿块。有时可出现邻近肌肉萎缩。肿瘤累及脊髓或神经根程度不同，可引起不同的神经功能障碍。

## 影像学特征

骨母细胞瘤的影像学特征往往是非特异性的，影像学难以确诊。回顾116例四肢骨母细胞瘤的X片，Lucas等发现65%的肿瘤位于骨皮质内，其余35%位于髓腔。6例位于骨皮质内的肿瘤起源于骨表面。116例中，42%位于干骺端，36%位于骨干，22%位于骨骺。肿瘤最大径从1cm到11cm不等，平均为3.18cm。只有8例具有特征性的中央钙化，在瘤巢周围有环形透亮带。50%以上可见反应性硬化，骨膜新骨形成亦较常见。病灶内有较大的骨破坏和程度不等的硬化区，边界可清晰、模糊或无边界。72%病灶影像学诊断为良性，10%为恶性，其余无法确定（图10.2~图10.9）。

该研究中有66例脊柱肿瘤，病灶大小从1cm到15cm不等，平均为3.55cm。边界清晰或不清晰，或介于二者之间，这三种类型的比例基本相同。位于颌骨的骨母细胞瘤常表现为牙床内界限清晰的高度矿化灶。

总之，骨母细胞瘤的影像学特征有时会很典型，有时却无法判定，甚至可能被误诊为恶性肿瘤。

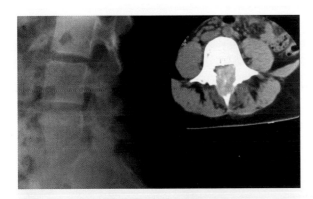

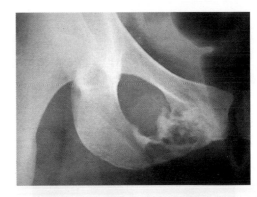

**图10.2** 10岁，女性，第4腰椎骨母细胞瘤。该病变在X线平片上显示不清，但CT可清楚显示病变位于后柱。

**图10.3** 右侧耻骨正位像显示位于耻骨体及耻骨下支的溶骨与成骨混合性病变，伴局部膨胀，散在基质矿化及邻近闭孔内的软组织肿块。

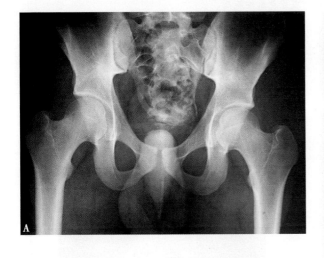

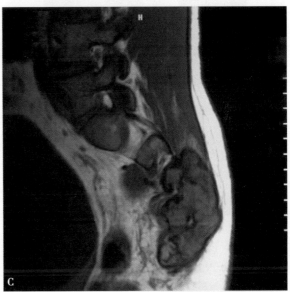

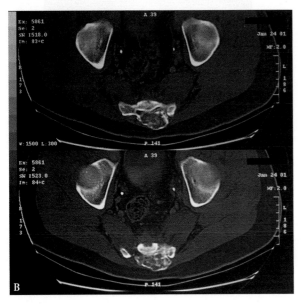

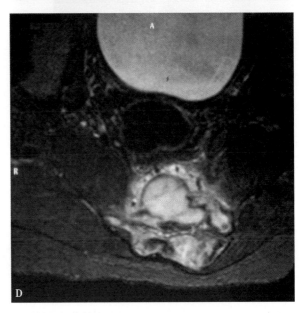

**图10.4** 骨盆X线片（A）及骨盆下部CT影像（B）显示低位骶骨膨胀性肿块伴基质矿化。矢状位T1-（C）及轴位T2-（D）加权磁共振伴抑脂像显示出该病变的解剖学范围。病灶内部分区域在T1和T2加权像均呈低信号，这与平片及CT上所见矿化相关。该病变的影像学特点提示为含骨样基质的良性矿化病灶，结合解剖部位，符合骨母细胞瘤。

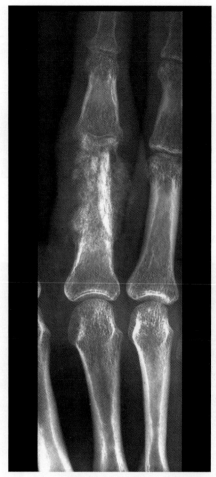

**图10.5** 位于近节指骨的骨母细胞瘤，具有侵袭性影像学表现。

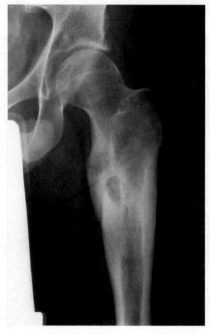

**图10.6** 左髋关节X线正位像显示位于左股骨粗隆下溶骨性病变，伴周围髓质广泛硬化，骨皮质增厚及慢性骨膜新骨形成。鉴别诊断应包括骨母细胞瘤和Brodie脓肿。

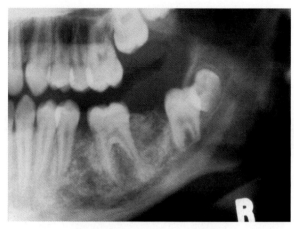

**图10.7** 牙根周围高度矿化的骨母细胞瘤，该病被称为成牙骨质细胞瘤。

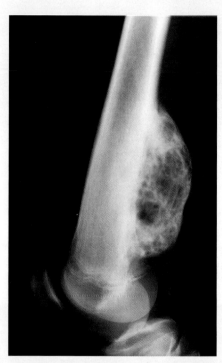

**图10.8** 股骨远端类似骨肉瘤的多中心骨母细胞瘤（来自Mcleod，R.A.，Dahlin，D.C.，and Beabout，J.W.：The spectrum of Osteoblastoma. Am JRoentgenol，126:321~335 1976.获得美国放射学会许可）。

## 大体病理学特征

由于病灶通常采用刮除术，因此完整的标本很难见到。该病变界限清楚。由于富于血管及含有不同程度钙化的骨样成分，该病变易出血，呈颗粒状且易碎。对于一些陈旧性病变，其致密性接近于松质骨，因而在做组织切片之前应进行脱钙。当肿瘤凸出受累骨表面时，肿瘤边界可非常清晰（图10.10~图10.12）。

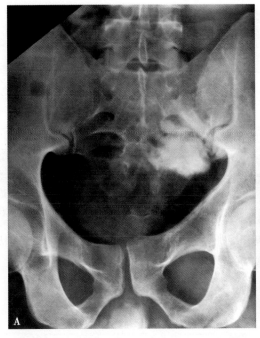

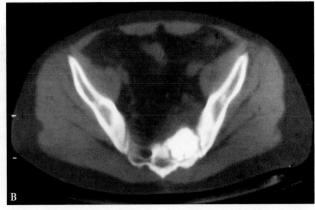

**图10.9** 41岁，男性，骶骨骨母细胞瘤。A：高度矿化的病变累及软组织，提示可能为骨肉瘤。B：该CT片上，病灶高度矿化，边界清楚，侵入软组织。病变切除后9年后随访，患者存活良好。

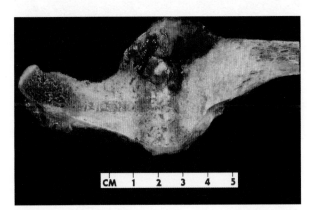

**图10.10** 位于锁骨的骨母细胞瘤，该病被误诊为骨肉瘤并被切除。

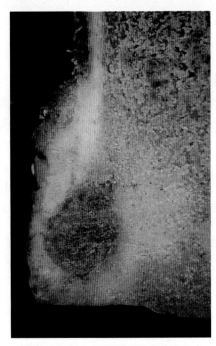

**图10.12** 13岁，男性，股骨远端的骨母细胞瘤。该病变累及骨皮质，膨胀。病变周围有反应性硬化（该病例由Alabama州Birmingham市Alabama大学的J.L.Myers提供）。

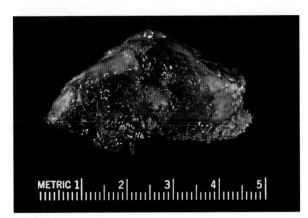

**图10.11** 股骨近端的骨母细胞瘤，该病变具有骨母细胞瘤常见的易碎及出血等特征。

如前所述，与良性骨母细胞瘤相邻的骨通常不发生硬化。有些仅在其边缘具有很薄的硬化缘。而其他肿瘤，尤其是发生在四肢长骨的肿瘤，具有与普通骨样骨瘤一样明显的密度增高区。

有些肿瘤的最大径可达10cm。有时骨母细胞瘤血运丰富，造成术中止血困难。

## 组织病理学特征

骨母细胞瘤主要由在疏松纤维血管间质中互相融合的骨小梁构成。该病变边界非常清晰，并且在肿瘤的边缘，肿瘤的骨小梁逐渐与宿主骨融合，呈现成熟化的表现（图10.13）。

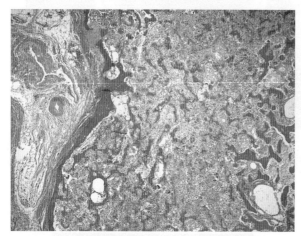

**图10.13** 骨母细胞瘤与周围骨质明显不同，显示出鲜明的界限。

骨母细胞瘤基质钙化程度不一，有些含有大量的骨样基质，粉染且无矿化。另一些骨母细胞瘤则有较多的骨小梁样钙化。骨样基质和骨小梁周围都围绕有单层骨母细胞，这些骨母细胞有的细胞核细小，胞浆丰富，有的则具有大的泡状核，核仁明显。小梁间基质由增生的毛细血管及疏松排列无异型性的梭形细胞构成（图10.14~图10.21）。

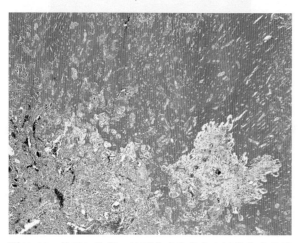

**图10.14** 骨母细胞瘤。该图上半部高密度区域的类骨质增生与下半部的编织骨小梁融合在一起。

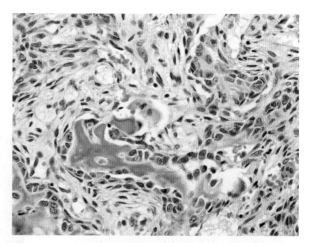

**图10.15** 骨母细胞瘤部分矿化的骨小梁被单层骨母细胞和疏松的纤维组织所包绕。

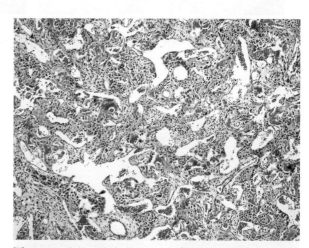

**图10.16** 骨母细胞瘤小梁组织间扩张的血管腔。

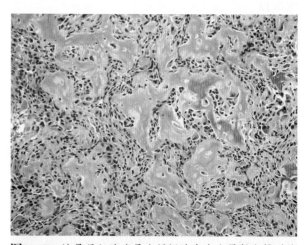

**图10.17** 该骨母细胞瘤骨小梁间隙内有大量紧密排列的骨母细胞。

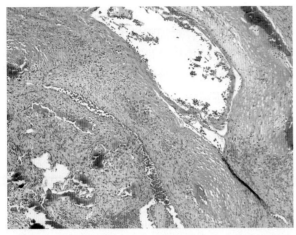

**图10.18** 继发性动脉瘤样骨囊肿的形成与骨母细胞瘤相关。

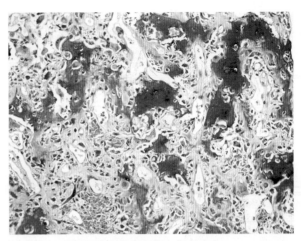

**图10.21** 骨母细胞瘤中央部位不均匀矿化。

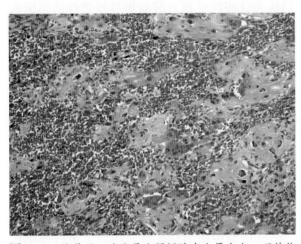

**图10.19** 该骨母细胞瘤骨小梁间隙内大量出血，而其他部位则代之以大片紧密排列的骨母细胞。

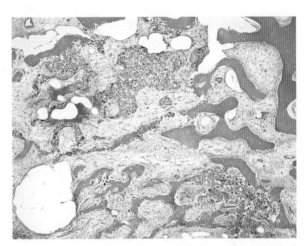

**图10.22** 多中心骨母细胞瘤，存在多个（3个）新骨形成及骨母细胞增生的小病灶，病灶被疏松的纤维血管样组织分隔开。

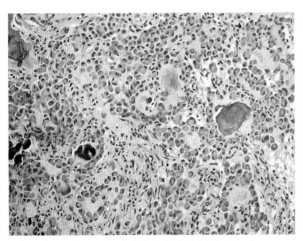

**图10.20** 该骨母细胞瘤内有多层上皮样骨母细胞。

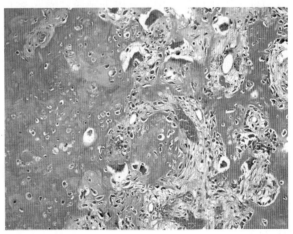

**图10.23** 非典型骨母细胞瘤内见到灶性软骨分化，较为罕见。

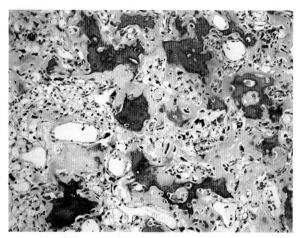

**图10.24** 假恶性骨母细胞瘤。有许多增大的浓染细胞核，但核的形态不清晰，核质比也未增加。基质背景呈纤维化。这些表现可能是退行性改变。

骨母细胞瘤中的骨母细胞可见核分裂，但是并不显著，而且不存在病理性核分裂象。约10%的病例中可见到类似继发性动脉瘤样骨囊肿的区域，偶尔于典型动脉瘤样骨囊肿中亦可见到骨母细胞瘤样的区域，二者往往难以区别。尽管典型的病例中骨小梁较厚且结构良好，但有时局灶也可见到类似于典型骨肉瘤的细小花边状类骨质形成，这种结构在Lucas等人的报道中见于20%的病例。如无病理性骨折，骨母细胞瘤很少出现坏死。

以往认为骨母细胞瘤不会出现软骨分化。然而，大约6%的骨母细胞瘤中可见到清晰的软骨区域或软骨岛，向成熟骨过渡，形成软骨-骨样表现。但它们并不具有临床意义。Mayo医院病例中有5例为多灶性生长。这些病变显示，增生的骨与纤维组织可将典型的骨母细胞瘤分隔成多个小病灶。这种表现应与真性浸润相区别，后者会有骨破坏。在一些多灶性骨母细胞瘤中具有明显的上皮样细胞的增生，有些小结节可能全部由上皮样细胞构成，因而有可能会被误诊为转移癌。Mirra等人指出在其他方面典型的骨母细胞瘤中可存在怪异的多形核。这些细胞核表现为体积增大、浓染，但并没有清晰的核特征，因而它们类似于神经鞘瘤或放射治疗后退变的细胞，也可能与小梁间的纤维化有关。Lucas等在他们的报道中发现11%的病例具有这种核特征（图10.22~图10.24）。

如前所述，普通型骨肉瘤具有与骨母细胞瘤相同的区域。我们认为，有限的标本几乎难以区

分骨母细胞瘤和骨肉瘤。支持骨母细胞瘤的特征包括：边界清楚，对周围骨无浸润；疏松结缔组织内的骨小梁结构松散排列；骨小梁包绕一层骨母细胞。我们认为，诊断骨肉瘤最重要的一点是肿瘤浸润周围组织并包绕宿主骨，而无成骨的多层骨母细胞的存在也支持骨肉瘤的诊断（除少见的多灶性上皮样骨母细胞瘤外）。

骨肉瘤与骨母细胞瘤难以区别，为此，Schajowicz和Lemos提出了恶性骨母细胞瘤的概念，Dorfman和Weiss也提出了侵袭性骨母细胞瘤的概念。Schajowicz和Lemos在他们的8例患者中未发现转移的证据。Dorfman和Weiss提出，上皮样骨母细胞、梁状或层状骨样组织，以及破骨细胞重吸收现象均提示侵袭性骨母细胞瘤。他们认为这些特征预示肿瘤更具侵袭性的临床表现。意大利的Bertoni等指出，上皮样骨母细胞提示病变更具侵袭性，因此他们认同侵袭性骨母细胞瘤的概念。纽约Memorial Sloan-kettering癌症中心的Della Rocca和Huvos等，并未发现任何骨母细胞瘤的形态学外观与其临床表现具有相关性。Lucas等也未能单独分出一类独立的侵袭性骨母细胞瘤病变。

## 治疗

骨母细胞瘤的良性特点决定了可以使用传统手术治疗。通常应尽可能刮除病灶，必要时植骨。放疗有效与否仍存争议。我们报道的病例中有部分刮除不彻底的患者，仍然得到治愈。肿瘤的临床进程提示在外科手术干预之前，肿瘤是不断生长的。但一例右骶骨骨母细胞瘤的14岁女孩，接受活检后未行任何治疗，在其后15年内无任何症状。该部位手术难以进行，对骨盆区域的放疗也不合适。

## 预后

对骨母细胞瘤这一少见肿瘤的总体认识在于它不是恶性的，而且对治疗的反应良好。偶有切除不完全的肿瘤需要再次手术治疗。最主要的问题在于位于脊柱的病变，治疗时应考虑到保护脊髓和神经根的功能。在Mayo医院的资料中，有5例出现复发。

确诊良性的骨母细胞瘤极少会出现恶变。在

Mayo医院的报道中，有一例16岁男孩，胫骨近端病变考虑为骨母细胞瘤，40个月后肿瘤复发，确诊为骨肉瘤。经多次复核，我们认为最初的诊断是正确的。这是在Mayo医院病例资料里发现的唯一一例明显转化的病例。另一例相似的病例报道于1987年，一位59岁女性被发现第3胸椎病变，组织学考虑为骨母细胞瘤。经多次复发，7年后确诊为骨肉瘤。但我们并不认为这一例是恶性转化，而宁愿相信最初的诊断是错误的。

我们的报道中还有一例提示放疗是具有潜在危险的。这例第5颈椎骨母细胞瘤患者接受放疗10年后，放疗部位出现了致命的纤维肉瘤。

尽管组织学诊断偶尔会出问题，骨母细胞瘤仍然是一个实用的诊断术语，并且几乎都可以用相对传统的手术方法治愈。

（赵军　译　周勇　许宋锋　校）

## 参考文献

1924 Lewis, D.: Primary Giant Cell Tumors of the Vertebrae: Analysis of a Group of Cases, With Report of Case in Which Patient is Well Two Years and Nine Months After Operation. JAMA, 83:1224–1229.

1954 Dahlin, D. C. and Johnson, E. W., Jr.: Giant Osteoid Osteoma. J Bone Joint Surg, 36A:559–572.

1956 Jaffe, H. L.: Benign Osteoblastoma. Bull Hosp Joint Dis, 17:141–151.

1963 Marcove, R. C. and Alpert, M.: A Pathologic Study of Benign Osteoblastoma. Clin Orthop, 30:175–181.

1967 Mayer, L.: Malignant Degeneration of So-called Benign Osteoblastoma. Bull Hosp Joint Dis, 28:4–13.

1970 Schajowicz, F. and Lemos, C.: Osteoid Osteoma and Osteoblastoma: Closely Related Entities of Osteoblastic Derivation. Acta Orthop Scand, 41:272–291.

1974 Abrams, A. M., Kirby, J. W., and Melrose, R. J.: Cementoblastoma: A Clinical-Pathologic Study of Seven New Cases. Oral Surg, 38:394–403.

1974 Dias, L. S. and Frost, H. M.: Osteoid Osteoma—Osteoblastoma. Cancer, 33:1075–1081.

1974 Yip, W.-K. and Lee, H. T. L.: Benign Osteoblastoma of the Maxilla. Oral Surg, 38:259–263.

1975 Seki, T., Fukuda, H., Ishii, Y., Hanaoka, H., Yatabe, S., Takano, M., and Koide, O.: Malignant Transformation of Benign Osteoblastoma: A Case Report. J Bone Joint Surg, 57A:424–426.

1976 McLeod, R. A., Dahlin, D. C., and Beabout, J. W.: The Spectrum of Osteoblastoma. Am J Roentgenol, 126:321–335.

1976 Mirra, J. M., Kendrick, R. A., and Kendrick, R. E.: Pseudomalignant Osteoblastoma Versus Arrested Osteosarcoma: A Case Report. Cancer, 37:2005–2014.

1976 Schajowicz, F. and Lemos, C.: Malignant Osteoblastoma. J Bone Joint Surg, 58B:202–211.

1977 Jackson, R. P., Reckling, F. W., and Mants, F. A.: Osteoid Osteoma and Osteoblastoma: Similar Histologic Lesions With Different Natural Histories. Clin Orthop, 128:303–313.

1977 Yoshikawa, S., Nakamura, T., Takagi, M., Imamura, T., Okano, K., and Sasaki, S.: Benign Osteoblastoma as a Cause of Osteomalacia: A Report of Two Cases. J Bone Joint Surg, 59B:279–286.

1979 Mirra, J. M., Theros, E., Smasson, J., Cove, K., and Paladugu, R.: A Case of Osteoblastoma Associated With Severe Systemic Toxicity. Am J Surg Pathol, 3:463–471.

1979 Sung, H. W. and Liu, C. C.: Can Osteoid Osteoma Become Osteoblastoma? A Case Report. Arch Orthop Trauma Surg, 95:217–219.

1980 Merryweather, R., Middlemiss, J. H., and Sanerkin, N. G.: Malignant Transformation of Osteoblastoma. J Bone Joint Surg, 62B:381–384.

1982 Tonai, M., Campbell, C. J., Ahn, G. H., Schiller, A. L., and Mankin, H. J.: Osteoblastoma: Classification and Report of 16 Patients. Clin Orthop, 167:222–235.

1983 Pieterse, A. S., Vernon-Roberts, B., Paterson, D. C., Cornish, B. L., and Lewis, P. R.: Osteoid Osteoma Transforming to Aggressive (Low Grade Malignant) Osteoblastoma: A Case Report and Literature Review. Histopathology, 7:789–800.

1984 Dorfman, H. D., and Weiss, S. W.: Borderline Osteoblastic Tumors: Problems in the Differential Diagnosis of Aggressive Osteoblastoma and Low-Grade Osteosarcoma. Semin Diagn Pathol, 1:215–234.

1985 Bertoni, F., Unni, K. K., McLeod, R. A., and Dahlin, D. C.: Osteosarcoma Resembling Osteoblastoma. Cancer, 55:416–426.

1985 Beyer, W. F. and Kühn, H.: Can an Osteoblastoma Become Malignant? Virchows Arch A Pathol Anat Histopathol, 408:297–305.

1990 Kroon, H. M. and Schurmans, J.: Osteoblastoma: Clinical and Radiologic Findings in 98 New Cases. Radiology, 175:783–790.

1993 Bertoni, F., Donati, D., Bacchini, P., Martini, A., Picci, P., and Campanacci, M.: The Morphologic Spectrum of Osteoblastoma (OBL): Is Its "Aggressive" Nature Predictable (abstract)? Mod Pathol, 6:3A.

1994 Della Rocca, C. and Huvos, A. G.: Osteoblastoma: Do Histologic Features Predict Clinical Behavior? A Study of 55 Patients (abstract). Mod Pathol, 7:6A.

1994 Lucas, D. R., Unni, K. K., McLeod, R. A., O'Connor, M. I., and Sim, F. H.: Osteoblastoma: Clinicopathologic Study of 306 Cases. Hum Pathol, 25:117–134.

1994 Ulmansky, M., Hjørting-Hansen, E., Praetorius, F., and Haque, M. F.: Benign Cementoblastoma: A Review and Five New Cases. Oral Surg Oral Med Oral Pathol, 77:48–55.

2007 Filippi, R. Z., Swee, R. G., and Unni, K. K.: Epithelioid Multinodular Osteoblastoma: A Clinicopathologic Analysis of 26 Cases. Am J Surg Pathol, 31:1265–1268.

# 骨 肉 瘤

骨肉瘤，必须是增殖的恶性细胞产生骨样基质，或至少局灶性的形成组织学上类似于骨样基质的物质。形成骨样基质是诊断骨肉瘤所必需的，但这种产物可能会很少，当组织标本有限时可能会漏诊。因此，如果肿瘤各方面都表现为典型的骨肉瘤，即使没有发现确切的骨样基质，骨肉瘤的诊断也是合理的。对骨肉瘤标本进行全面分析，会发现其中主要包含有骨样分化、软骨样分化或纤维样分化。由此，将骨肉瘤按照主要成分分为成骨型、成软骨型和成纤维型三种类型。这就提示，活检是成软骨型骨肉瘤的肿瘤，会在获得更多样本后改变诊断为成骨型骨肉瘤。这种分类只是为了强调骨肉瘤在组织病理学上的变化广泛，对判断预后几乎没有任何意义。但是，这些肿瘤在以下方面具有相似的特征：骨的好发部位、患者年龄、容易早期发生血行转移、需及时手术治疗。若不考虑肿瘤的间变等级，在肿瘤细胞没有形成明确类骨质时，成纤维型恶性肿瘤被归类为纤维肉瘤或未分化多形性肉瘤。同样，若没有形成明确的梭形细胞成分或类骨质时，成软骨型恶性肿瘤被命名为软骨肉瘤。有时候会因为没有发现明确的类骨质染色，或类骨质与胶原和软骨基质融合在一起而很难准确诊断。

将骨肉瘤分为*成骨性*和*溶骨性*没有实际意义。但是，特殊类型骨肉瘤各有其特点，如*骨膜型*、*毛细血管扩张型*和*低度恶性中心型*等，后面详述。虽然多数骨肉瘤病因不明，但一些肉瘤会继发于Paget病，尤其是老年患者。在Mayo医院的1952例骨肉瘤患者中，61例继发于Paget病，同样情况还见于7例纤维肉瘤、3例未分化多形性肉瘤、1例骨巨细胞瘤和1例恶性淋巴瘤。

越来越多的骨肉瘤发生于接受放疗以后。本组病例中有110例放疗后骨肉瘤。放疗后骨病变还包括48例纤维肉瘤、12例未分化多形性肉瘤、5例软骨肉瘤、2例血管肉瘤、1例恶性淋巴瘤和1例尤文肉瘤。

含有骨肉瘤成分的去分化软骨肉瘤在第六章中已有阐述。在145例去分化软骨肉瘤中，80例含有骨肉瘤的去分化成分。颌骨骨肉瘤有其单独的特点，后面详述。

*骨旁骨肉瘤*是特殊类型的骨肉瘤，生长缓慢、转移较晚（如果发生）、位于皮质旁或骨旁，将在第十二章详述。

骨外骨肉瘤见于老年人，几乎都是高度恶性，预后差，不在本章讨论。

骨肉瘤病因不明。如前所述，Paget病和先前接受放疗者，骨肉瘤发生率较高。有人提出，以往创伤可能导致骨肿瘤的发生。在Mayo医院病例中，只有1例有明确创伤史的患者，后来发生骨肉瘤。该患者为37岁男性，11年前腿部受过枪伤，在同一部位出现了骨肉瘤。创伤或铅片与之后骨肉瘤的发生是否相关还不清楚。Brien等曾报道1例行全髋关节置换的患者在手术部位出现了骨肉瘤，该病例同样提示，接触金属离子后易发生骨肉瘤。

越来越多的证据表明，至少部分骨肉瘤可能与基因异常有关。众所周知，遗传性双侧视网膜母细胞瘤患者发生骨肉瘤的危险性较高。在Mayo医院病例中，有2例此类患者。Benedict等发现同时发生视网膜母细胞瘤与骨肉瘤的患者出现同一抑癌基因（位于13号染色体）的缺失。Beigel等研究了骨肉瘤患者的染色体组型，发现存在多种

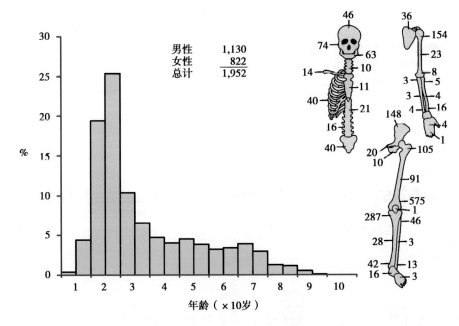

年龄（×10岁）

**图11.1** 骨肉瘤患者的年龄、性别和发病部位分布。

变异，但所有研究病例中都存在正常的13号同源染色体缺失。这同样提示骨肉瘤与视网膜母细胞瘤基因的相关性。在Mayo医院病例中，2名患有Bloom综合征的兄弟发生多发性骨肉瘤。另有2例Rothmund–Thomson综合征的同家族患者发生了骨肉瘤，其中一例是多发性，另一例为单发性；同家族中还有1例骨肉瘤患者疑似伴有该综合征。有1例患者曾患有Li–Fraumeni综合征。还有1例曾患有异时性多发性骨肉瘤，虽然当时存活了，但后来死于双侧乳腺癌，其女儿患有颞部横纹肌肉瘤，提示该患者可能也存在某种遗传综合征。有1例多发性骨肉瘤患者本身还患有骨斑点症。1例骨肉瘤患者6年前同一部位发生尤文肉瘤并仅接受化疗。

## 发病率

1952例骨肉瘤病例（除骨旁骨肉瘤）占所有恶性骨肿瘤的27.5%，占所有骨肿瘤的19.2%。目前为止，骨肉瘤是最常见的恶性骨肿瘤（骨髓活检确诊的骨髓瘤除外）。

## 性别

约58%的骨肉瘤患者为男性。137例颌骨骨肉瘤患者中，55%为男性。

## 年龄

骨肉瘤患者发病高峰年龄为10~20岁

（44.77%），少数患者年龄小于10岁，之后发病率逐渐降低（图11.1、图11.2）。8例患者年龄小于5岁，最小的仅2岁11个月。8例患儿中6例为女性。192例患者年龄大于60岁（图11.3），其中男性99例，女性93例。192例老年患者中，59例有既往病史：Paget病（32例）、放射治疗史（24例）、骨梗死（1例）、慢性骨髓炎（1例）以及骨关节退行性囊肿（1例）。最后1例可能仅仅是骨肉瘤与囊肿同时发生。纽约Memorial Sloan–Kettering癌症中心的数据也表明，老年人患继发性骨肉瘤的可能性更高。

## 发病部位

好发于长骨的干骺端，Mayo医院病例中近一半骨肉瘤发生于膝关节周围。

所有的骨肉瘤病例中，只有24例发生于踝关节和腕关节以远。1例发生于指骨；未见发生于趾骨的病例。Mirra等在4214例经典型骨肉瘤中只发现1例发生于趾骨。肉瘤若没有侵及距长骨关节面5cm以内，即认为发生于长骨的中段。发生于长骨的1430例骨肉瘤中有152例（10.62%）位于骨干。

除颌骨骨肉瘤，77.4%骨肉瘤发生于长管状骨。但是，在60岁以上的患者中，仅39%发生于长管状骨。Huvos也指出，在Memorial Sloan–Kettering癌症中心的老年骨肉瘤患者中，中轴骨是最常见部位。

## 症状

疼痛（早期可能呈间歇性）和肿胀是主要症

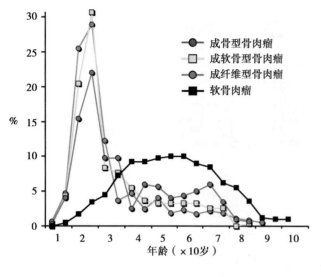

图11.2 软骨肉瘤患者与成骨型、成软骨型、成纤维型骨肉瘤患者的年龄分布。注意：所有类型骨肉瘤多于20岁之前发病，而软骨肉瘤主要发生于成年人。

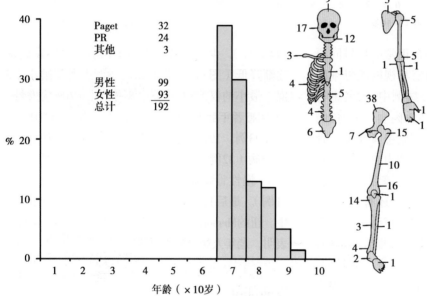

图11.3 60岁以上骨肉瘤患者的年龄、性别、发病部位分布。PR：放射治疗后

状。因为这些症状没有特异性，所以当儿童、青少年或青年人主诉这些症状时，医生不应忽视其中潜在的危险。无症状的骨肉瘤极少见。有1例股骨骨肉瘤是在足球赛受伤后才被发现的，伤前没有任何症状。病理性骨折少见。在Mayo医院的病例中，2例股骨骨肉瘤伴有陈旧性骨梗死；2例继发于慢性骨髓炎，其中1例发生于股骨，另1例发生于胫骨。1例骨肉瘤患者合并重症肌无力，1例胫骨骨肉瘤患者有佝偻病的影像学表现（肿瘤性骨软化症）。Cheng等同样报道了1例伴有肿瘤性骨软化症的骨肉瘤。从出现症状到接受最终治疗，会持续数周至数月不等。在传统型骨肉瘤患者中，症状持续超过1年者很少见。Paget病若出现肿胀或疼痛加重提示恶变可能。类似的是，骨良性病变患者接受过放疗后，若出现上述症状，也应引起警惕。同样，确诊或怀疑为软骨源性肿瘤的患者，病情快速进展是不良征兆。

近一半骨肉瘤患者出现碱性磷酸酶升高，提示成骨活跃。

## 体征

通常可见到局部疼痛性肿物。肿块较大时，皮肤表面可出现静脉怒张，甚至病变远端水肿。部位深在的肿瘤，查体不甚满意。病理性骨折少见。

部分骨肉瘤呈家族性，部分伴有全身骨骼疾病，如成骨不全症。

## 影像学特征

骨肉瘤的影像学表现因肿瘤骨化和钙化不同而差异较大。肿瘤可呈完全溶骨性或以硬化性为主，但二者常混合存在。破坏可以局限于髓内，但常侵及骨皮质，呈穿凿样改变。由于明显溶骨区和正常骨之间是逐渐过渡的，所以病变的边界并不清楚。当肿瘤穿透骨皮质将骨外膜掀起时，非肿瘤性骨可沉积成层（Codman三角）。若肿瘤继续生长，常可在骨旁形成大的软组织肿块（图11.4~图11.12）。

由于骨肉瘤能产生钙化或骨化性类骨质，骨的病变部位密度不均，这种表现常可延续到邻近的软组织。肿瘤细胞形成的增生骨有典型的"云絮状"外观，且边界不清。通常，结合骨破坏和新生骨增生并存的表现容易明确影像学诊断，但在活检证实之前不应进行针对性治疗。有的骨肉瘤可能被误诊为良性病变，甚至有骨囊肿表现。

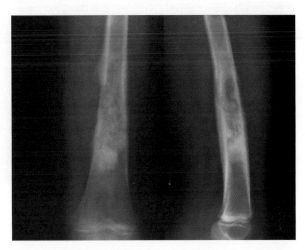

**图11.5** 股骨干骨肉瘤的正位（左）和侧位（右）X线平片。约10%骨肉瘤发生于骨干。骨皮质骨破坏和具有Codman三角的骨膜反应是该肿瘤侵袭性的影像学表现。

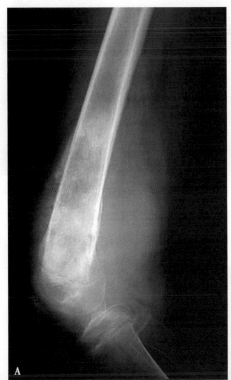

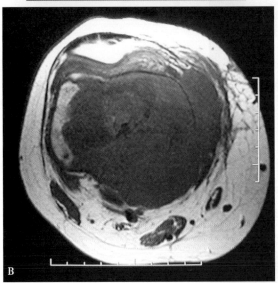

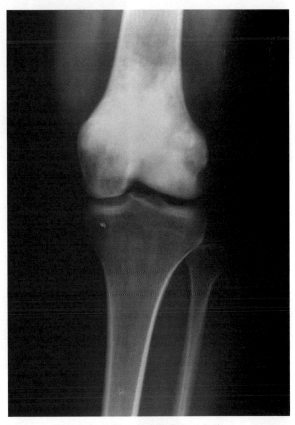

**图11.4** 原发高度恶性骨肉瘤。股骨远端侧位X线平片（A）和MRI的轴位T1加权像（B）显示原发高度恶性骨肉瘤的典型特征：股骨干远端干骺端大的溶骨和硬化混合性破坏灶、骨皮质破坏、广泛的恶性骨膜新生骨和巨大软组织肿物形成。图（B）可见肿瘤挤压腘动静脉移位，未包绕。

**图11.6** 骨肉瘤在股骨远端形成致密硬化灶。

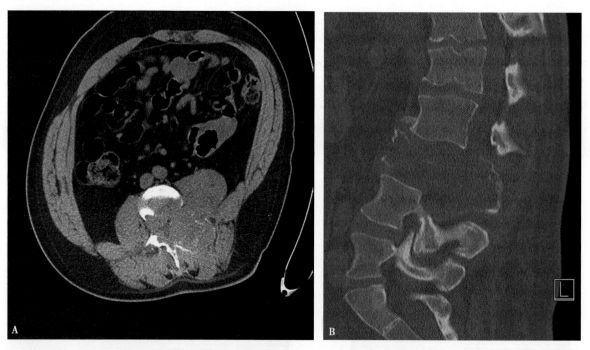

**图11.7** 腰椎的轴位（A）和二维矢状位（B）CT显示腰3椎体和附件的广泛溶骨性病变，有骨皮质破坏和软组织肿块形成。虽然病变以溶骨性为主，轴位像仍显示病灶后方少量模糊的基质形成。病灶后方呈膨胀性改变。

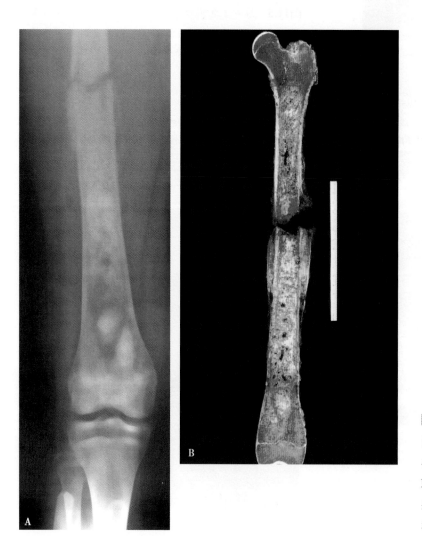

**图11.8** 14岁，女性，股骨骨肉瘤，病变广泛，几乎侵及整个股骨。A：患者在发生病理性骨折之前完全没有症状。B：髋关节离断后的大体标本显示肿瘤从接近大转子处向下延伸至股骨远端近关节软骨处。

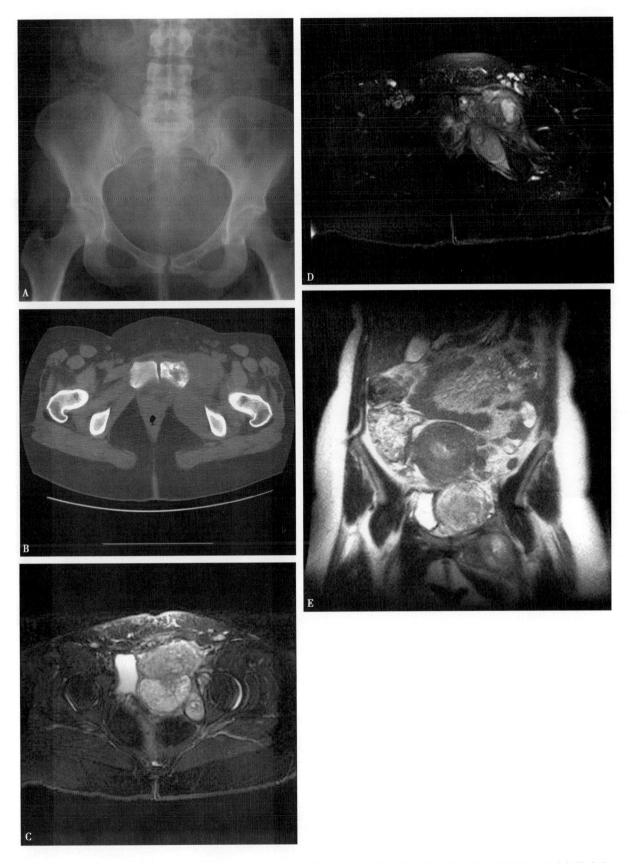

**图11.9** 33岁，女性，骨肉瘤。骨盆正位X片（A）和轴位CT（B），显示左耻骨溶骨性和硬化性混合的破坏性病变，周围可见巨大的无钙化的软组织肿块。MRI轴位（C和D）和冠状位（E）T2加权像显示软组织肿块的解剖学范围，由骨盆内、外两部分组成。软组织肿块占居左半骨盆，向内明显挤压膀胱，向外沿着骨盆侧壁穿过闭孔到达大腿近端内收肌附近。

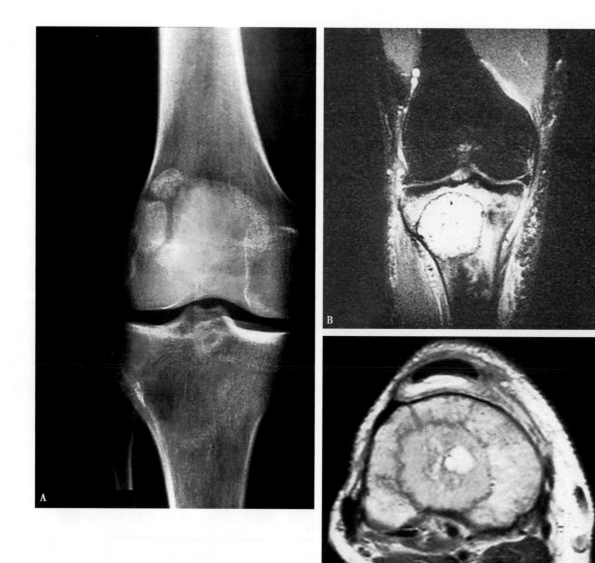

**图11.10** 胫骨近端4级成骨型骨肉瘤。A：正位X片显示性质不明肿物。B和C：MRI更清楚显示了侵袭性特征，提示恶性。

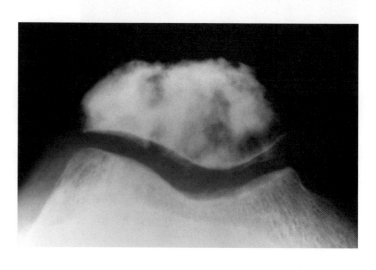

**图11.11** 髌骨骨肉瘤形成硬化灶，此部位很少见。

前分期中的优越性。

有些患者第一次就诊时就发现有肺转移。CT有助于判断肺转移。在少部分患者中，CT能发现普通X线漏诊的肺转移灶，能发现比平片更多的病灶。

## 大体病理学特征

当患者接受治疗时，通常骨肉瘤已破坏骨皮质，骨外肿块甚至将骨组织完全包绕。骨膜作为一道屏障在被穿透之前常膨胀明显。与之相似的是，骺板也是骨肉瘤生长的相对屏障。在骨组织被肿瘤穿透的部位可见到由轻微到完全的骨皮质破坏（图11.13、图11.14）。

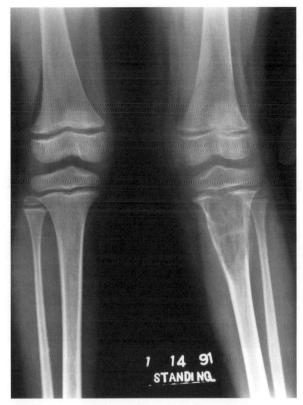

**图11.12** 年轻女性，胫骨近端骨肉瘤。增宽的骺板提示病变与高磷酸盐性骨软化症相关。化疗后这种表现发生了改变。

成骨型骨肉瘤形成的类骨质如果没有彻底钙化，即便量大也不会形成放射密度。但一般来讲，高度硬化的骨肉瘤常常（但不绝对）为成骨型。

普通X线检查是定位和诊断骨肉瘤的最有效方法。放射性同位素骨扫描有助于发现多发性骨肉瘤。CT和MRI等现代影像学技术，已经常规用于骨肉瘤的术前分期。随着保肢手术的普及，对这些肿瘤进行准确的治疗前分期显得非常重要。McLeod和Berquist强调，虽然普通X线检查是诊断骨肉瘤的标准方法，但CT和MRI对描述肿瘤范围的优势更明显。CT在横断位显像上有优势，MRI在四肢显像上有优势。用MRI不同序列来准确评价骨肉瘤髓内和骨外范围时，T1和T2加权序列都是必不可少的。正常骨髓在T1加权像上呈高信号，而在T2加权像上呈低信号。与之相反，骨肉瘤在T1加权像上呈低信号，而在T2加权像上呈高信号。这种对比信号有助于准确评估肿瘤范围，也有助于判断是否有神经血管束包绕其中。Redmond等和Gillespy等都强调了MRI在骨肉瘤术

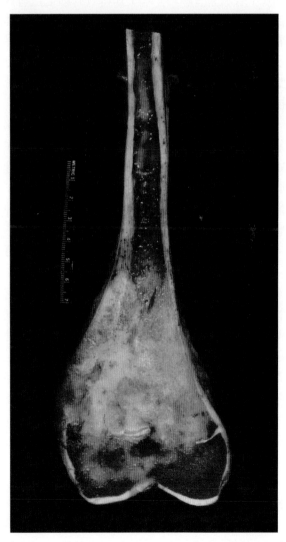

**图11.13** 股骨远端干骺端骨肉瘤的典型大体表现。肿瘤已经破坏骺板，侵及近关节软骨处。可见软组织肿块。

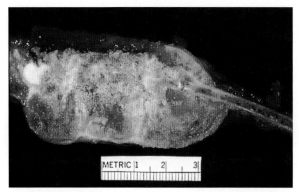

**图11.14** 21岁，女性，第二肋骨骨肉瘤，胸痛症状3年。肿瘤破坏骨并形成巨大的软组织肿块。

部分骨肉瘤在髓腔内侵及的范围出人意料，有时会超出X线片显示的范围，这种情况在治疗过程中必须要考虑到。几乎在所有病例中，当骨被纵向剖开后，肿瘤在髓内累及的范围大体上都清晰可辨，并且大部分不会超出其骨外病变的界限。虽然Enneking和Kagan强调髓内跳跃灶的重要性，但这种情况极罕见。通过应用现代影像学技术，医生对于少见的跳跃转移灶很少会漏诊。

几乎所有的骨肉瘤都有一个突出的中央部分，逻辑上可以认为骨肉瘤是中心起源的。在Mayo医院的病例中，似乎没有一例骨肉瘤起自骨皮质内。然而，极少数高度恶性肿瘤主要生长在骨外侧，仅侵及骨皮质外侧部，这些表现提示肿瘤起源于骨膜。

正如影像学所见，骨肉瘤质地变化不一，可从极软的鱼肉样肿块，到包含少量不规则骨化和不等量软骨样物质的实性纤维性肿块，再到致密的硬化性肿块（图11.15~图11.17）。硬化灶一旦出现，几乎总是在中心区域最明显。无论如何骨化，几乎所有骨肉瘤周围都存在质软的区域，无需预先脱钙就可制片。大部分骨肉瘤在诊断时都存在软组织内的成分，因而外科医生无需通过破坏骨皮质获取髓腔内组织以明确诊断。质软的肿瘤成分中多可出现坏死、囊性变、毛细血管扩张和出血等表现。

骨肉瘤以血行转移为主，常见的转移部位为肺。向其他骨的转移可能会发生在早期且范围广泛，使人误认为肿瘤为多灶起源；或者发生于晚期且范围局限使人误认为第二原发肿瘤。在Mayo医院的病例中，有42例患者有多处骨受累，其中的26例为异时性骨肉瘤，两次肉瘤发生的间隔期从9个月到14年不等。其中5例患者的间隔

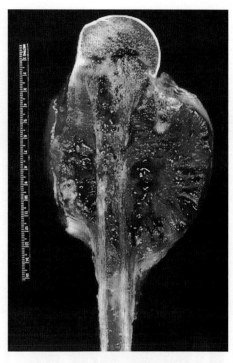

**图11.15** 13岁，男孩，肱骨近端4级成纤维型骨肉瘤。肿瘤形成巨大的软组织肿块，局部出血坏死。治疗方法包括截肢术，没有给予辅助治疗。骨肉瘤被治愈；但17年后发生少突神经胶质瘤。最终在胶质瘤复发7年后死亡。

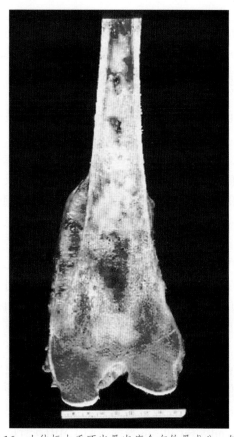

**图11.16** 大体标本看不出骨肉瘤含有软骨成分。但其镜下特征显示为成软骨型3级骨肉瘤。

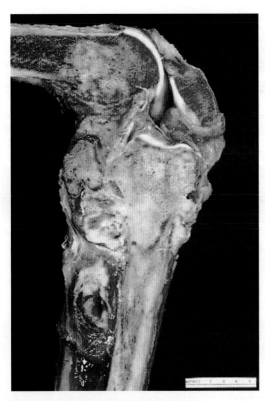

**图11.17** 胫骨近端巨大骨肉瘤化疗后的截肢标本。肿瘤侵及股骨远端和胫骨近端,并有巨大软组织肿块。整个肿瘤呈坏死表现。

期少于1年,7例在1~2年间,9例在2~5年间,3例在5~10年间,超过10年的有2例。一例患者曾诊断为Paget病,另有一例很可能患有Rothmund-Thomson综合征,但证据不充分。有5例患者的肿瘤被治愈,其中1例15年后死于双侧乳癌,该患者的女儿发生颞部胚胎性横纹肌肉瘤。

16例患者发生同时性骨肉瘤,其中4例出现多处骨骼受侵。16例患者中5例有下列病史:Rothmund-Thomson综合征(1),Bloom综合征(1),Li-Fraumeni综合征(1),Paget病(1)以及全身脆性骨硬化(osteopoikilosis,骨斑症)(1)。只有1例长期存活,但10年后死于另一处骨肉瘤。

大部分骨肉瘤患者都接受了术前化疗。实验室接收到的标本多为切除标本而非截肢标本,但对这些标本的处理基本相同。在Mayo医院,外科医生通常送检一块切除边缘的骨髓标本,以便进行冰冻切片检查。后取的大体标本要除去所有的骨外软组织,只剩下瘤骨和骨组织。Raymond和Ayala阐述了化疗后标本的大体检查方法,他们提倡尽量在术前血管造影检查显示肿瘤生长最活跃处切开标本,但究竟应该将标本切成多少个截面还没有定论。在Mayo医院,我们会将标本从中央

纵向剖开,然后使用带锯将整个标本切成薄片,将薄片放入一个塑料袋中使用静电复印机进行"拍照"。这样的复印件可作为模板来绘制标本图。所有切片都进行脱钙,因为皮质骨的存在,这一过程要持续几天。等到脱钙完成,将整个标本切块取材,依据大体标本的静电复印图形进行标记。

## 组织病理学特征

如前所述,骨肉瘤的组织病理学特征变化极大。Lichtenstein将其基本标准简述为:"(1)可见到明确的肉瘤样间质和(2)这种恶性结缔组织直接形成肿瘤类骨质和骨。"

传统上根据主要组织学类型将骨肉瘤分为成骨型、成软骨型和成纤维型骨肉瘤,对一些病例进行分类时必然有主观性。偶尔可见高度间变性肿瘤中没有包含类骨质,但组织学表现却很像可生成类骨质的肿瘤,那么就理应将它归为成骨型骨肉瘤。一些这类肿瘤具有未分化多形性肉瘤的特征,但部分会在局部或偶尔在转移瘤中产生基质。Balance等特别强调了这一问题,将其称之为*骨源性肉瘤,未分化多形性肉瘤亚型*。另一些肿瘤看起来很像纤维肉瘤,但局部包含均匀、无纤维的嗜酸性物质,类似透明胶原。如果这种病灶不能明确地与骨样组织区别开,那么该肿瘤最好被归为成纤维型骨肉瘤。在罕见的情况下,一个含有可疑类骨质的成纤维性肿瘤可产生高度硬化性的转移灶。但一般来讲,这种类型的肿瘤都含有明显的骨样物质(图11.18~图11.34)。

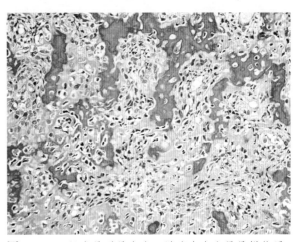

**图11.18** 4级成骨型骨肉瘤。肿瘤含有大量骨样物质,与间变的肿瘤细胞混合存在。

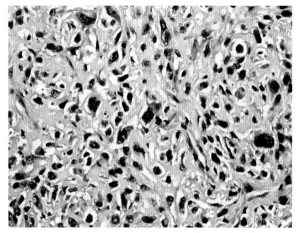

**图11.19**    含有高度异型的梭形细胞的骨肉瘤。肿瘤细胞间有基质存在。

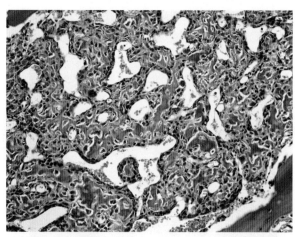

**图11.21**    含有血管外皮细胞瘤样血管结构的成骨型骨肉瘤。

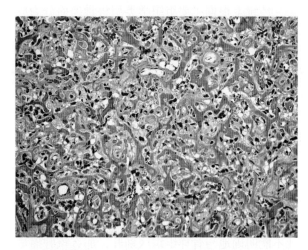

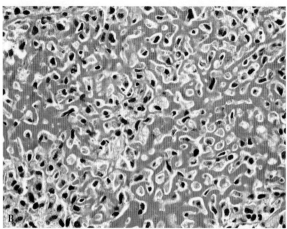

**图11.20**    低倍镜（A）和高倍镜（B）下的4级成骨型骨肉瘤，可见花边状的类骨质产生。

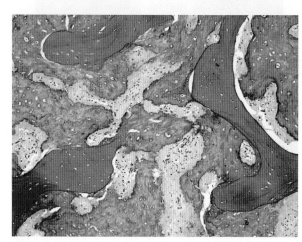

**图11.22**    硬化性骨肉瘤。肿瘤的大量基质使肿瘤细胞明显压缩。恶性的诊断特征为肿瘤细胞在正常的骨髓骨小梁间浸润性生长。

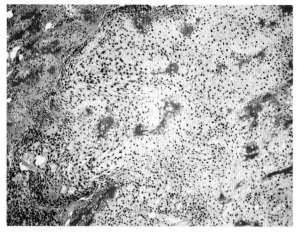

**图11.23**    典型的成软骨型骨肉瘤。在软骨陷窝中可见到恶性细胞，小叶周边细胞密集，可见成片的梭形细胞形成。软骨中存在岛状类骨质。

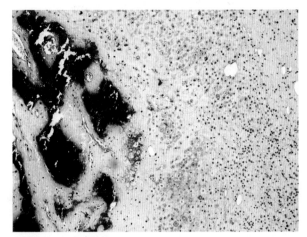

**图11.24** 成软骨型骨肉瘤中含有成片的3级软骨，与大范围的矿化类骨质融合在一起。

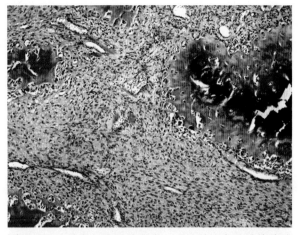

**图11.26** 3级成纤维型骨肉瘤。不规则的类骨质结节被恶性梭形细胞所包绕。

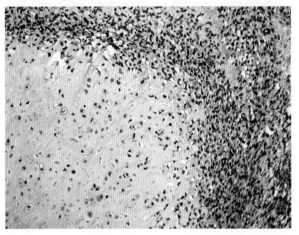

**图11.25** 4级成软骨型骨肉瘤，可见恶性软骨、骨和高级别梭形细胞。

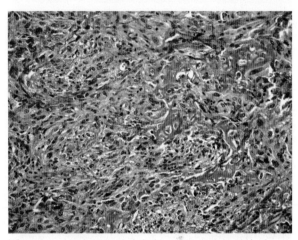

**图11.27** 4级成纤维型骨肉瘤。可见束状异型梭形细胞间有恶性类骨质形成。

在Mayo医院的病例中，接近56%的骨肉瘤为成骨型。在这一类型中，通常可见到肿瘤细胞之间的类骨质呈花边状的类骨质网形成。肿瘤细胞具有明显的恶性特征，例如核浓染和大量核分裂，包括病理性核分裂象。基质可有局部钙化（图11.18~图11.21）。有时基质会形成骨小梁的外观，而不是类骨质。这种骨小梁一般较纤细，相互吻合。在极罕见的情况下，高级别骨肉瘤中可见到较厚而结构良好的骨小梁。一些成骨型骨肉瘤可极度硬化，硬化区域可能相当广泛以致看不到肿瘤细胞。在这种情况下，肿瘤基质可完全充满骨髓腔并包围正常骨小梁。要诊断此类极度硬化性骨肉瘤，可能只能通过其浸润性特征及缺乏明确的恶性细胞来判断（图11.22）。

本组骨肉瘤病例中约20%为成软骨型骨肉瘤。肿瘤细胞位于陷窝内并形成小叶。陷窝中肿瘤细胞的细胞学特征与该肿瘤其他部位所见到的梭形肿瘤细胞的细胞学特征相似。软骨样小叶中央常有羽毛状骨小梁形成。靠近小叶周边，肿瘤细胞变得密集，出现成片的梭形细胞。骨样基质通常出现在梭形区域的肿瘤细胞之间（图11.23~图11.25）。有时成软骨型肿瘤有广泛的梭形细胞区域，而见不到明确的类骨质形成。这类肿瘤理应被归类为成软骨型骨肉瘤，缺乏类骨质被认为与样本有关。

约24%的骨肉瘤为*成纤维型骨肉瘤*。肿瘤细胞呈梭形，可排列成"人"字形。仅在局部可见基质形成。成纤维型骨肉瘤中的一些肿瘤拥有丰富的血管结构，类似于血管外皮细胞瘤（图11.26、图11.27）。

上述是对经典高级别恶性骨肉瘤的常规描

述。但是，即使在经典型骨肉瘤中，也存在着组织学变异。

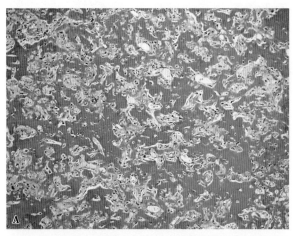

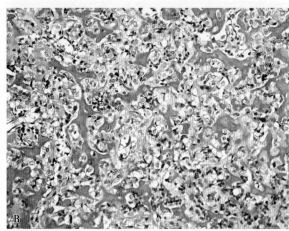

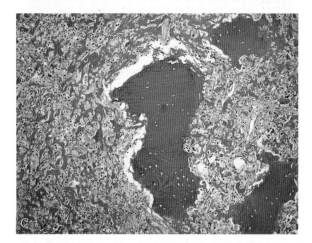

**图11.28** A：第一胸椎横突成骨型骨肉瘤，部分区域很像骨母细胞瘤。影像学也显示为典型的骨母细胞瘤特征。B：但是，另外的显微镜视野中出现明显的异型性细胞。C：还可见到对正常骨小梁的破坏性浸润。

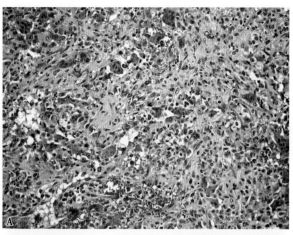

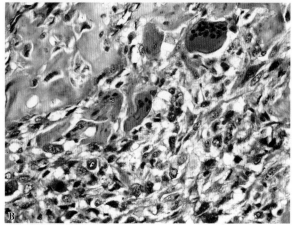

**图11.29** A：低倍镜下，由于出现数个多核巨细胞，此例骨肉瘤类似巨细胞瘤。B：高倍镜下可更明确地显示细胞的异型性，从而支持骨肉瘤的诊断。

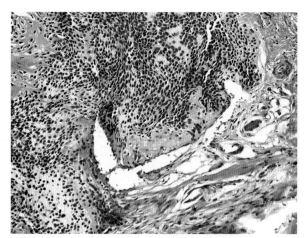

**图11.30** 53岁，女性，坐骨骨肉瘤形成破坏性肿块。组织学上，该肿瘤有类似软骨母细胞瘤的特征并侵入周围软组织。

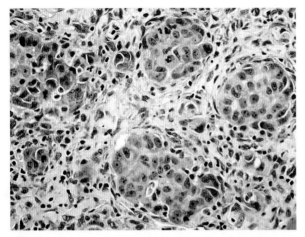

图11.31　11岁，男孩，股骨骨肉瘤。其上皮样细胞学特征和巢状肿瘤细胞类似转移癌。如果这种组织学特征出现于成年患者则极易混淆。

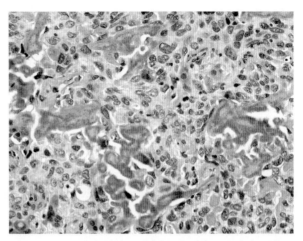

图11.34　小细胞骨肉瘤。相对于典型的尤文肉瘤，肿瘤细胞的细胞核大小和形状显示出更多的变异。

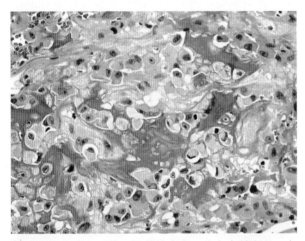

图11.32　56岁，男性，胫骨骨肉瘤，呈上皮样表现。免疫组织化学染色法可能有助于排除转移癌。

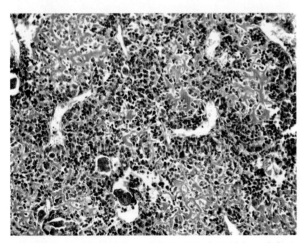

图11.33　小细胞骨肉瘤。有花边样类骨质形成，其中的小细胞类似淋巴瘤或尤文肉瘤。

　　许多骨肉瘤含有类似破骨细胞的良性巨细胞。但是，这种相似之处通常不会干扰诊断，除非骨肉瘤含有大量巨细胞，以至于肿瘤的恶性特征被忽略（图11.29）。这种巨细胞可能有典型巨细胞瘤的细胞结构，而且单核细胞可能只显示轻微的细胞异型性。将含有丰富破骨细胞的骨肉瘤和真正的骨巨细胞瘤区分开来是骨肿瘤病理的难题之一。如果肿瘤具有骨巨细胞瘤的所有特征，但是发生于不常见的部位，如发育期儿童的干骺端，就要慎重考虑会不会是骨肉瘤。但不幸的是，这种骨肉瘤也可以发生于骨端，甚至可能具有骨巨细胞瘤的影像学特征。在Mayo医院的病例中，只有12例肿瘤考虑是含有丰富巨细胞的骨肉瘤。如前所述，部分成骨型骨肉瘤可形成骨小梁，这些骨小梁可能被成骨细胞包绕，类似骨母细胞瘤。"*骨母细胞瘤样骨肉瘤*"的名称即用于描述此类病变。侵犯正常骨小梁以及片状无基质形成的肿瘤细胞是有助于鉴别骨肉瘤和骨母细胞瘤的两个最重要特征（图11.28）。

　　本组骨肉瘤病例中有4例的肿瘤细胞含有软骨母细胞瘤的细胞学特征（图11.30）。事实上，1例放疗后的肉瘤先前被当作恶性软骨母细胞瘤，但现在归为骨肉瘤。另外1例老年患者的跖骨肿瘤，先前影像学特征显示良性，最初被误诊为软骨母细胞瘤，直到肿瘤复发才认识到其恶性特征。第三例肿瘤发生于一例老年女性患者的脊柱，并侵犯到肺。软骨母细胞瘤通常肿瘤细胞排列松散，当细胞呈密集片状，就应该考虑骨肉瘤的诊断。明显侵犯正常骨组织也是恶性表现。细胞的异型性不明显，不能作为诊断依据。

一些骨肉瘤有上皮样细胞（图11.32、图11.33）。众所周知，成骨细胞本身可以表现为上皮样，因此见到上皮样骨肉瘤并不奇怪。Kramer等以及Hasegawa等报道上皮样骨肉瘤的免疫组织化学表型同样显示为上皮样分化。骨肉瘤很少有腺体形成，但是成骨细胞可形成菊形团样结构，中央产生基质，与腺体相似。一般情况下，肿瘤可见成片的上皮样细胞，具有粉红色胞浆、泡状细胞核以及突出的中央核仁。类骨质形成可能仅见于局部。如果从年轻患者身上所获得的骨肿瘤活检标本显示出癌的组织学特征，那么就要考虑骨肉瘤的诊断。但是，这种上皮样骨肉瘤也可出现在老年患者，特别是合并有去分化软骨肉瘤时。

极少数情况下，骨肉瘤会有很小的细胞，类似于尤文肉瘤或恶性淋巴瘤中的细胞（图11.33、图11.34）。这种细胞可能呈圆形、卵圆形或梭形。鉴别可能较为困难，因为尤文肉瘤中可出现纤维素样物质。一个易于把握的原则是，只有看到矿化的骨样基质，才能诊断为小细胞骨肉瘤。肿瘤细胞要小到什么程度才能被诊断为小细胞骨

肉瘤没有确定的标准。因此，对于小细胞骨肉瘤的发病情况很难获得准确的数据。通常当肿瘤的组织学特征类似于尤文肉瘤或恶性淋巴瘤时才可使用这一名称。本组病例中只有9例肿瘤被归类为小细胞骨肉瘤。

生长旺盛的骨痂可被误诊为骨肉瘤，尤其是在继发于成骨不全症的骨折患者中。如果注意仔细寻找恶性细胞学证据，就可以避免此类错误。骨肉瘤缺乏骨折后新生骨痂从软骨到骨的顺序成熟过程。另外，Codman三角中反应性骨膜下新生骨为非肿瘤性，活检没有意义。假肿瘤样骨化性肌炎中的细胞缺乏间变性，即使在核分裂象丰富的区域也是如此；这些病变中如果存在相对有序的骨成熟过程（尤其在外围），同样有助于良性病变的诊断。

骨肉瘤常会被视为一种模式化和标准化的疾病，认为其具有相对可预见的临床特点。相反，任何具有相当数量的病例都包含有种类繁多的亚型，每种亚型都有其独特的临床特点和预后，而且常常差异显著。表11.1给出了各种需要鉴别的类型，其中每种类型的部分特点在接下来的讨论中将会论述。

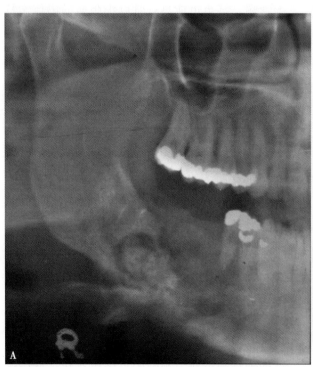
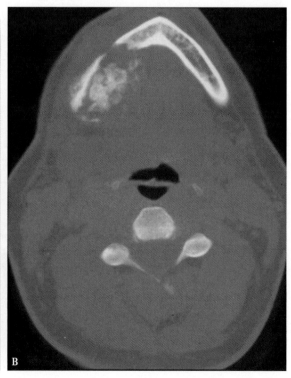

**图11.35** A：下颌骨X片显示边界不清的病变，有骨皮质破坏。存在硬化和溶骨混合性改变。B：CT显示矿化性肿物延伸至软组织。

| 表 11.1 | 骨肉瘤类型 |
| --- | --- |
| 类型 | 病例数量 |
| 经典型骨肉瘤 | 1449 |
| 其他 | 503 |
| 颌骨骨肉瘤 | 137 |
| 骨肉瘤合并Paget病 | 61 |
| 放疗后骨肉瘤 | 110 |
| 骨肉瘤合并良性病变 | 20 |
| 毛细血管扩张型骨肉瘤 | 67 |
| 低度恶性中心型骨肉瘤 | 21 |
| 多发性骨肉瘤 | 42 |
| 骨膜骨肉瘤 | 31 |
| 高度恶性表面骨肉瘤 | 14 |
| 骨旁骨肉瘤 | 75 |
| 骨肉瘤合并去分化软骨肉瘤 | 78 |
| 总计 | 2105 |

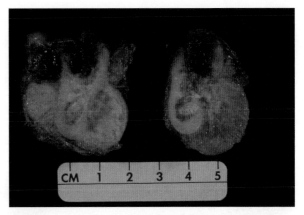

**图11.36** 下颌骨成软骨型骨肉瘤。大体观可见软骨形成。

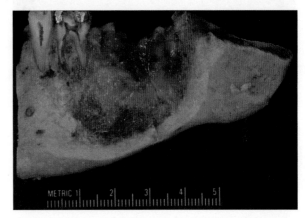

**图11.37** 下颌骨成纤维型骨肉瘤。一颗牙齿的齿根处可见组织破坏。

## 颌骨骨肉瘤

颌骨骨肉瘤的一些特性值得特别关注。患者的平均年龄明显高于常见部位的骨肉瘤患者。在Mayo医院的病例中，137例骨肉瘤发生于颌骨，其中上颌骨74例，下颌骨63例（图11.35~图11.37）。相对于经典型骨肉瘤主要发生于10~20岁，颌骨骨肉瘤主要发生于10~40岁。近50%颌骨骨肉瘤显示出成软骨细胞分化（图11.38、图11.39）。类骨质形成可能会很少而且难以辨认。事实上，有些学者认为本组病例中的一些软骨母细胞肿瘤应被归类为"软骨肉瘤"。这种区别可能不只是因为学术原因。近期，Saito等的一项研究指出，在短期内，颌骨软骨肉瘤的预后优于骨肉瘤，但在20年后就不明显了。

用Broders分级发现，颌骨骨肉瘤的细胞间变性不明显。近一半肿瘤归为2级，其结果之一就是造成肿瘤和良性病变鉴别困难。尽管去分化相对不明显，但若见到颌骨病变的软骨样分化还是应引起警惕，因为这种情况几乎不会出现于颌骨的良性病变，除非是骨痂。

本组病例中，137例患者中14例具有癌前病变。10例接受过放疗，4例有Paget病；1例Paget病还合并有纤维结构不良。10例放疗后肉瘤患者中有6例之前曾因纤维结构不良接受放疗。

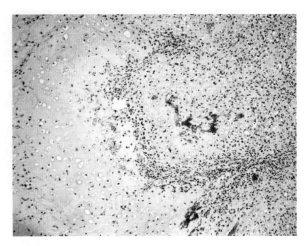

**图11.38** 下颌骨成软骨型骨肉瘤。高级别恶性软骨细胞和嗜酸性类骨质、浓染的卵圆形及梭形基质细胞混杂在一起。

回顾而言，颌骨骨肉瘤的预后非常好。Clark等报道，5年总生存率接近40%，初始即接受根治性手术则可达80%。但是，意大利Bologna的Bertoni等报道，没有发现颌骨骨肉瘤预后更好。

血源性播散很少见于颌骨骨肉瘤。Clark等报道，仅有4例出现肺转移，死亡多因未能控制的局部病变。

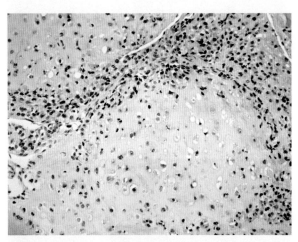

**图11.39** 有时，颌骨成软骨型骨肉瘤主要由软骨小叶组成，周围环绕高级别间质细胞，没有大量类骨质产生。一些病理医生更倾向于将其归类为软骨肉瘤。

有人倾向于将颅骨骨肉瘤和颌骨骨肉瘤归为一类。但是，颅骨骨肉瘤患者的预后极差。Nora等报道的21例患者中，只有1例长期生存。Huvos等却发现，继发性颅骨骨肉瘤患者的预后不好，而原发颅骨骨肉瘤的预后则要好一些。

## 骨肉瘤合并Paget病

1952例骨肉瘤中有61例（3.12%）合并Paget病。通常Paget病不会发生于肱骨，但继发于Paget病的肉瘤中却有10例发生于肱骨（图11.40）。髂骨最常受累，有22例。3例发生于耻骨，13例发生于股骨，6例发生于颅骨，4例发生于颌骨（图11.41）。73例合并Paget病的肿瘤患者中，有52例年龄超过60岁。此类肉瘤患者长期生存的很少，但4例患者生存时间超过了10年。

继发于Paget病的肉瘤的准确发病率还不清楚，估计小于1%。纤维肉瘤、软骨肉瘤、甚至骨巨细胞瘤都可合并有Paget病。本组病例中除了61例骨肉瘤，还包括7例纤维肉瘤、3例未分化多形性肉瘤、1例骨巨细胞瘤和1例恶性淋巴瘤（图11.42、图11.43）。

Paget病肉瘤患者的预后不佳。

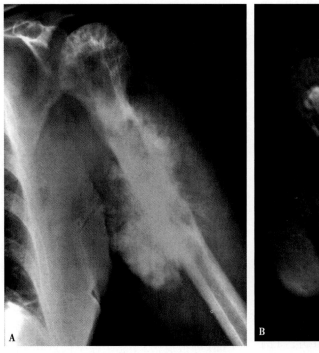
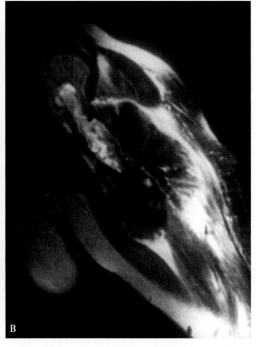

**图11.40** 左肱骨的正位X片（A）和MRI冠状位T2加权像（B）显示肱骨Paget病的病变已延伸到肱骨头的关节面。此外，肱骨干中、上段存在较大的矿化明显的破坏灶，四周环绕广泛骨样基质形成的软组织肿块。软组织肿块具有Paget病继发骨肉瘤的典型影像学特征。

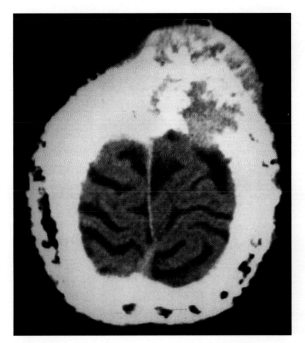

图11.41 74岁，男性，头颅CT显示骨明显增大，骨肉瘤累及额骨。

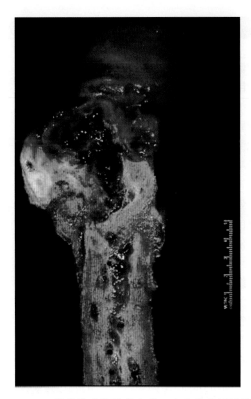

图11.42 Paget病继发成骨型骨肉瘤。含有囊状坏死的白色及暗褐色肉瘤组织穿透骨皮质并进入软组织。增厚的骨皮质和髓质骨是Paget病的特点之一（引自Unni, K.K. and Inwards, C.Y.: Tumors of the Osteoarticular System. In Fletcher, C.D.M.[ed].Diagnostic Histopathology of Tumors, ed3. Philadelphia, PA, Churchill Livingstone Elsevier, 2007, pp 1593-1652. By permission of Elsevier）。

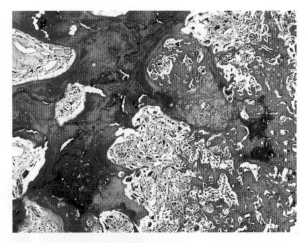

图11.43 成骨型骨肉瘤侵入到Paget病的骨组织中。Paget病的骨组织（左侧）宽阔的骨小梁和马赛克样形态与恶性类骨质（右侧）更精细复杂的形状形成对比。

## 放疗后骨肉瘤

　　本组病例中有110例骨肉瘤是骨接受放疗后发生的。总共179例放疗后肉瘤中还包括48例纤维肉瘤、12例恶性纤维组织细胞瘤、5例软骨肉瘤、2例血管肉瘤、1例尤文肉瘤和1例恶性淋巴瘤（图11.44、图11.45）。放疗到确诊肉瘤的间隔期从1年到55年不等，13例少于5年，51例超过20年。平均间隔期为12.9年。放疗和发生肉瘤的间隔期以每5年为界见表11.2。放疗原因见表11.3。

| 表 11.2 | 放疗和发生肉瘤的间隔期 | |
| --- | --- | --- |
| 间隔期（年） | 病例 | |
| | 数量 | 百分比 |
| 0~1 | 1 | 0.55 |
| 1~4 | 12 | 6.70 |
| 5~9 | 61 | 34.07 |
| 10~14 | 29 | 16.20 |
| 15~19 | 25 | 13.96 |
| 20~24 | 20 | 11.17 |
| 25~29 | 14 | 7.82 |
| 30~34 | 8 | 4.46 |
| 35~39 | 1 | 0.55 |
| 40~44 | 5 | 2.79 |
| 45~49 | 1 | 0.55 |
| 50~54 | 1 | 0.55 |
| "若干年" | 1 | 0.55 |
| 总计 | 179 | 99.92 |

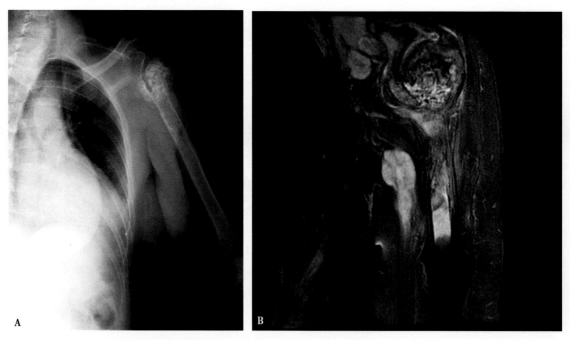

**图11.44**  88岁，女性，肱骨放疗后骨肉瘤，该部位18年前因淋巴瘤接受过放疗。A：平片显示肱骨头、颈和近端肱骨干的溶解和硬化混合性破坏灶。B：肩部MRI显示肱骨颈病理性骨折。肿瘤侵入腋下软组织。

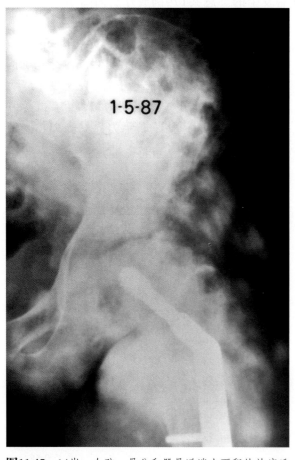

**图11.45**  14岁，女孩，骨盆和股骨近端大面积的放疗后骨肉瘤。5年前因尤文肉瘤接受治疗。

| 表 11.3 | 放疗后肉瘤：放疗原因 |
|---|---|
| **病变** | **病例数** |
| **骨骼病变** | |
| 骨巨细胞瘤 | 23 |
| 纤维结构不良 | 12 |
| 骨肿瘤，未确诊 | 11 |
| 尤文肉瘤 | 6 |
| 动脉瘤样骨囊肿 | 3 |
| 血管肉瘤 | 3 |
| 脊索瘤 | 2 |
| 淋巴瘤 | 2 |
| 其他 | 8 |
| 总计 | 70 |
| **软组织肿瘤** | |
| 横纹肌肉瘤 | 5 |
| 血管外皮细胞瘤 | 3 |
| 脂肪肉瘤 | 3 |
| 恶性纤维组织细胞瘤 | 2 |
| 硬纤维瘤 | 1 |
| 纤维黄色瘤 | 1 |
| 总计 | 15 |
| **其他器官恶性肿瘤** | |
| 乳腺癌 | 20 |
| 恶性淋巴瘤 | 17 |

续表

| 病变 | 病例数 |
|---|---|
| 宫颈癌 | 12 |
| 脑肿瘤 | 9 |
| 子宫癌（包括一例平滑肌肉瘤） | 5 |
| 其他 | 24 |
| 总计 | 87 |
| **其他良性病变** | |
| 胎痣 | 2 |
| 烧伤瘢痕 | 1 |
| "嗜酸性囊肿" | 1 |
| 湿疹 | 1 |
| 疼痛 | 1 |
| 未知 | 1 |
| 总计 | 7 |

本组179例患者中，女性占多数。大多数年龄偏大，超过2/3的患者为40岁或以上。多累及不常见部位也是发病趋势之一，如锁骨、肩胛骨、肋骨、骶骨和髋骨。

此类肿瘤多发生于无法切除的部位，如颅骨、锁骨、肩胛骨和脊柱，这也解释了其通常预后不良的原因。Inoue等对Mayo医院136例放疗后肉瘤的研究发现，只要将发生于骨外周的肿瘤包括在内，其预后就与经典型骨肉瘤没有差别。因此，对这些患者应当采取积极的治疗。

## 合并其他良性病变的骨肉瘤

相对于1952例骨肉瘤，这20例病变的重要性还不知晓，但应注意到，2例骨肉瘤起自骨软骨瘤（1例多发性外生骨疣），4例骨纤维结构不良（无放疗史），2例陈旧性骨梗死，2例骨髓炎，还有Ollier病、骨母细胞瘤、骨斑点症各1例。1例高级别骨肉瘤合并有异位骨化和皮肌炎，但因其是软组织骨肉瘤，所以没有包含在本组病例中。

## 毛细血管扩张型骨肉瘤

诊断毛细血管扩张型骨肉瘤的标准如下：第一，影像学显示单纯溶骨性病变（图11.46）。任何可见的硬化性病变均可排除毛细血管扩张型骨肉瘤的诊断。但是，不是所有溶骨性骨肉瘤都是

毛细血管扩张型；第二，大体观肿瘤如同一个含血囊腔（图11.47、图11.48），没有鱼肉样肿瘤组织或硬化性病变；第三，镜下可见到两种典型形态特征。通常，囊腔被间隔分为多房状，类似动脉瘤样骨囊肿，但排列在间隔内的细胞具有恶性细胞学特征（图11.49）。少数情况下，只有非常多形性的细胞无规则地杂乱排列于出血背景中。类骨质较少，甚至个别情况下没有类骨质。但是，但是如果肿瘤间隔内的细胞具有恶性特征，就应被归类为毛细血管扩张型骨肉瘤。这种肿瘤一旦发生转移，常可形成基质。因为良性巨细胞很常见，可能会被误诊为良性甚至恶性骨巨细胞瘤。

如果诊断采用上述标准，我们认为毛细血管扩张型骨肉瘤是一种很少见的亚型，仅占所有骨肉瘤的3.46%（图11.50）。纽约Memorial Sloan-Kettering癌症中心的研究指出，该型约为12%。数据差异可能和诊断标准不同有关。

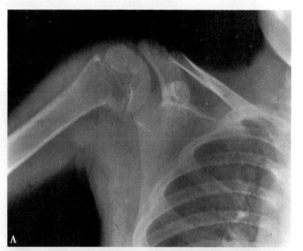

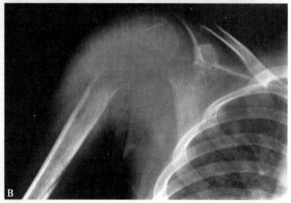

**图11.46** 7岁，女孩，肱骨近端毛细血管扩张型骨肉瘤。A：小范围溶骨性病变局限在骨折处。B：7周后，单纯溶骨性病损破坏骨质，形成较大软组织肿块（病例由California州Orange市Dr. James R. Thompson提供）

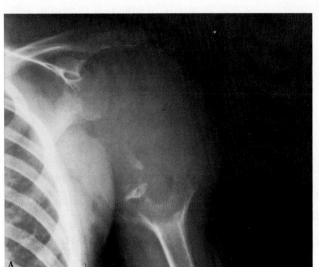

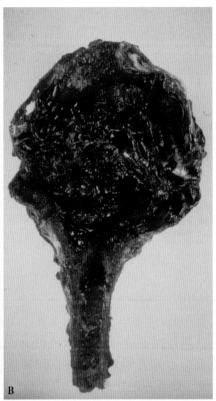

图11.47  A：平片显示为肱骨近端复发的毛细血管扩张型骨肉瘤。矿化点来源于上一次手术。B：相应的大体标本显示含血囊腔内有纤细的分隔。

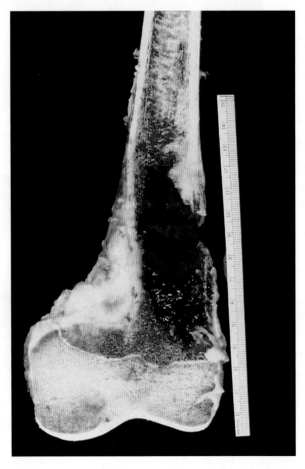

图11.48  股骨远端干骺端的毛细血管扩张型骨肉瘤，肿瘤形成囊性出血性肿物。没有证据显示肿瘤具有实性成分。

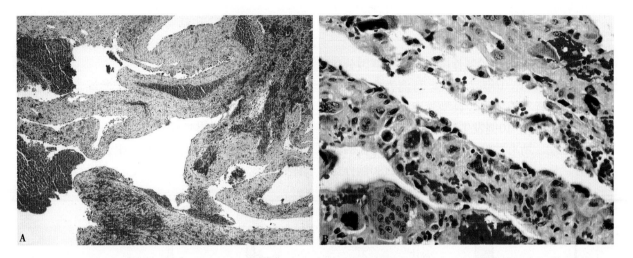

**图11.49** 毛细血管扩张型骨肉瘤。A：低倍视野下，病变与动脉瘤样骨囊肿无法区分。B：高倍视野下，间隔内的肿瘤细胞呈明显多形性。

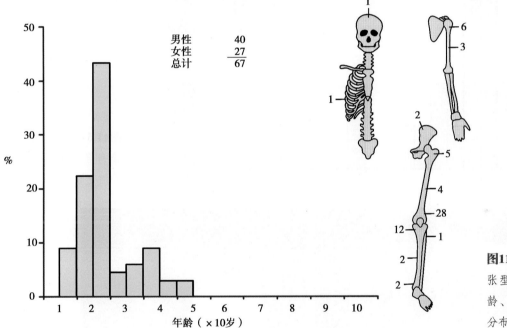

男性 40
女性 27
总计 67

**图11.50** 毛细血管扩张型骨肉瘤患者的年龄、性别和病变部位分布。

1976年，Matsuno等报道了25例Mayo医院病例中记录的毛细血管扩张型骨肉瘤患者。这25例患者中，23例死亡，1例存活者发生了肺和肋骨转移，1例在76个月后仍然存活。最后这例患者在确诊8.5年后因肺和纵隔转移而死亡。而前一例伴有转移的患者在最初确诊25年后依然生存。这些结果使我们相信，毛细血管扩张型骨肉瘤的预后比经典型骨肉瘤要差。

一项Memorial Sloan-Kettering癌症中心的包含124例毛细血管扩张型骨肉瘤患者的研究中，Huvos等发现其预后与经典型骨肉瘤患者没有明显差异。同样，Bologna的Bertoni等的包

含41例毛细血管扩张型骨肉瘤患者的研究，也没有发现二者在预后方面存在差异。1991年，Mervak等更新了Mayo医院关于毛细血管扩张型骨肉瘤的经验。他们对先前已报道过的Mayo医院的患者继续进行评估，发现其预后同经典型骨肉瘤相似。因此，毛细血管扩张型骨肉瘤的预后同经典型骨肉瘤相似。事实上，毛细血管扩张型骨肉瘤似乎对术前化疗十分敏感，采用化疗可能会预后良好。但是，仍有必要将此型肿瘤视为一种特殊的变异型，因为它具有特殊的影像学、大体和显微特征，而且往往难以正确诊断。

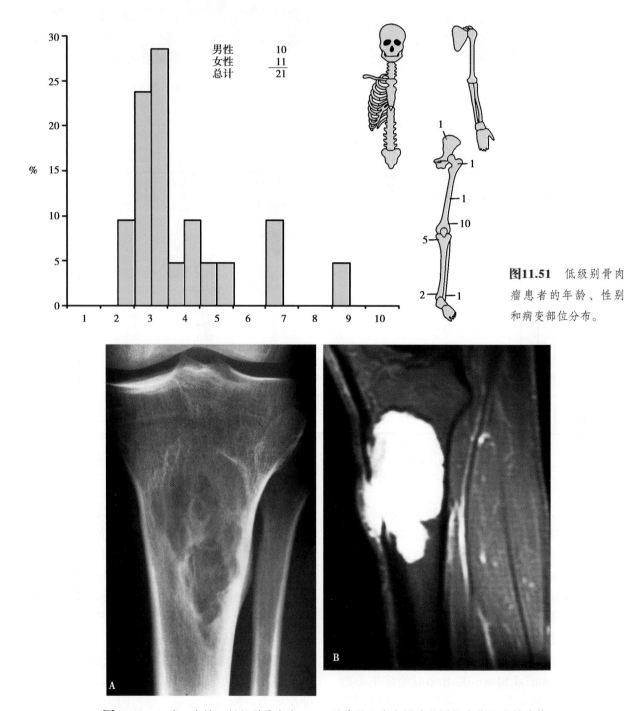

## 低级别中心型（髓内）骨肉瘤

在Mayo医院的1952例骨肉瘤中，21例因分化良好而诊断困难。10例为男性，11例为女性（图11.51），患者年龄高于经典型骨肉瘤。52%患者年龄为20~30岁。10例发生于股骨远端，5例发生于胫骨近端。所有肿瘤均发生于下肢或骨盆的较大的骨。Kurt等研究了来自Mayo医院的80例分化良好的骨肉瘤（包括会诊病例），发现81%发生于长管状骨。12例发生于扁平骨，另有3例发生于手和足部骨骼。

影像学显示病变侵及长骨干骺端。大多数病变边界不清，提示侵袭性过程。但是，部分肿瘤边界清晰，提示良性病变。超过一半的病例有明确的骨皮质破坏（图11.52）。很多病变有骨小梁样外观。

**图11.51** 低级别骨肉瘤患者的年龄、性别和病变部位分布。

**图11.52** 44岁，女性，低级别骨肉瘤。A：平片显示病变周边呈圆锯齿状且边界清楚，提示可能为软骨黏液样纤维瘤。B：MRI显示肿瘤明显突破骨皮质并形成软组织肿块（病例由挪威Oslo市Institute for Cancer Research的Dr. Anna Elisabeth Stenwig提供）。

一般来说，低级别骨肉瘤的大体观很好鉴别，它缺乏高度恶性肉瘤的鱼肉样外观。相反，它拥有一个质硬、涡旋状的纤维性外观，常提示为软组织的硬纤维瘤（图11.53）。

顾名思义，低级别骨肉瘤由轻度细胞异型性的梭形细胞组成。核分裂象少见。梭形细胞交错排列，常侵袭周围结构，如骨髓脂肪或正常骨小梁。形成的肿瘤基质常含有规则的骨小梁结构，类似骨旁骨肉瘤的表现（图11.54、图11.55）。1/3的肿瘤缺乏类骨质，呈硬纤维瘤样表现。少数病变的类骨质具有类似典型的纤维结构不良的形态。

低级别骨肉瘤的预后很好，转移罕见。但是，21例患者中有4例在复发时出现去分化改变。5例死亡，其中3例死于转移瘤。2例伴有转移瘤的患者出现去分化改变。

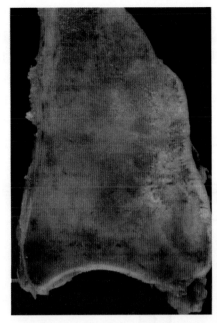

**图11.53** 低级别骨肉瘤侵及股骨远端。肿瘤突破骨皮质。

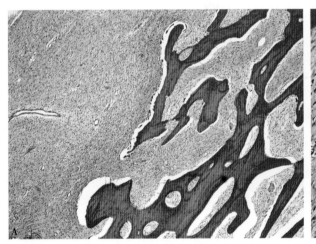
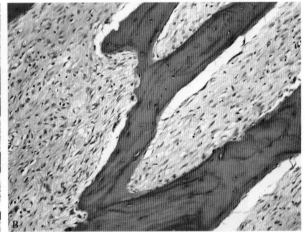

**图11.54** 1级成纤维型骨肉瘤。肿瘤侵犯股骨远端干骺端和骨骺，局部骨皮质破坏。A：低倍视野下，病变骨的形态与骨旁骨肉瘤相似。B：高倍视野下，肿瘤细胞缺乏明显的细胞异型性。

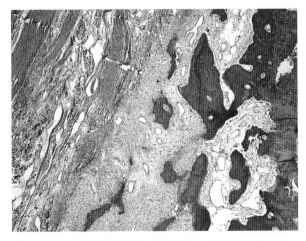

**图11.55** 1级中央型成纤维型骨肉瘤，侵及周围软组织。

## 骨膜骨肉瘤

1952例骨肉瘤中，31例完全符合*骨膜骨肉瘤*的诊断标准（图11.56）。Schajowicz称这种肿瘤为*皮质旁软骨肉瘤*，Jaffe称其为皮质骨肉瘤。Kyriakos和Vigorita等所描述的皮质骨肉瘤与此不同。虽然组织学类型主要为软骨样分化，但小叶周边的浓染细胞核和小叶中央骨小梁的形成则支持骨肉瘤的诊断。而且，近骨皮质处常可见典型的新骨骨针形成，有时数量较多。一旦肿瘤侵犯骨外肿物下的松质骨，就应排除在该诊断以外。这和成软骨型骨肉瘤的某些类型很相似，所以应该将其归入成软骨型骨肉瘤。骨膜骨肉瘤到底是起自于骨膜还是起自于骨皮质外侧部还不清楚，但它的表现提示*骨膜骨肉瘤*的名称还是很恰当的。

该病在Mayo医院病例中的发生率为稍高于1.5%，说明其少见。本组数据显示女性多见。该型肿瘤的骨和年龄的分布情况与经典型骨肉瘤类似，但不同的是，多侵犯股骨和胫骨骨干。最常见于股骨中段，其次为胫骨中段。

骨膜骨肉瘤的影像学特征有助于诊断。病变为低密度，呈日光放射样侵入周围软组织。病变似乎位于骨皮质的碟形凹陷内，但并不侵及骨内膜面（图11.57~图11.59）。

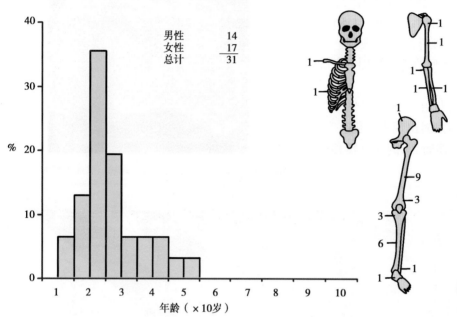

**图11.56** 骨膜骨肉瘤患者的年龄、性别和病变部位分布。

男性 14
女性 17
总计 31

%

年龄（×10岁）

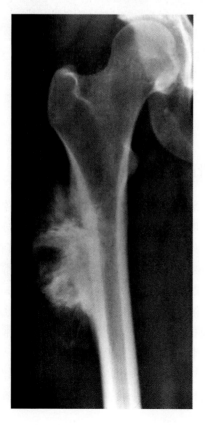

**图11.57** 股骨干近端骨膜骨肉瘤，比常见的矿化明显。可见日光照射现象。髓腔未受累。

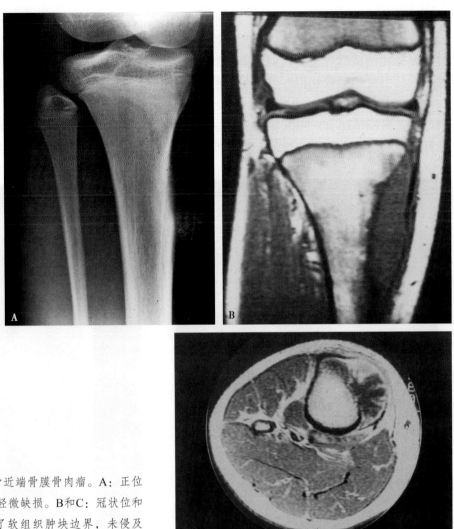

图11.58　11岁，女孩，胫骨近端骨膜骨肉瘤。A：正位
X片见胫骨近端骨膜表面的轻微缺损。B和C：冠状位和
轴位T1加权像更好地显示了软组织肿块边界，未侵及
髓内。

图11.59　A：11岁，女孩，胫
骨近端的正位X片，显示胫骨干
近端内侧的矿化性肿块，肿块下
方可见Codman三角状的恶性骨
膜新生骨。肿物在接近基底部矿
化明显，外周部可见界限模糊的
骨针状结构。B：MRI轴位T2加
权像让头病灶位于表面，髓内未
受累。这些影像学表现见于骨膜
骨肉瘤或表面高度恶性骨肉瘤。

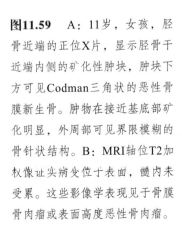
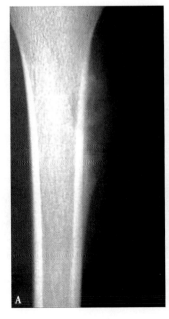
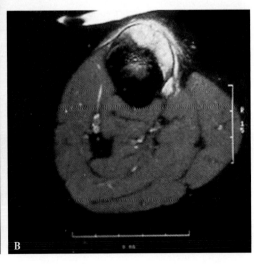

大体观肿瘤呈分叶状软骨样表现（图11.60、图11.61）。显微镜下，骨膜骨肉瘤是一类中度分化的成软骨型骨肉瘤。外观同骨的其他成软骨型骨肉瘤很相似。软骨呈分叶状，小叶周边的细胞核深染、呈梭形（图11.62、图11.63）。典型情况下，可在小叶中央见到结构良好的骨小梁，低倍镜下呈羽毛样外观。肿瘤

若为多形性（Broders分级4级），则不支持骨膜骨肉瘤的诊断。

Mayo医院的病例中记录了31例该型患者，10例死亡，其中5例死于肿瘤，另外5例由于其他原因。17例存活，存活时间4.10~32.5年（另有2例未获随访，2例刚刚就诊尚未随访）。骨膜骨肉瘤行单纯外科治疗即预后良好。

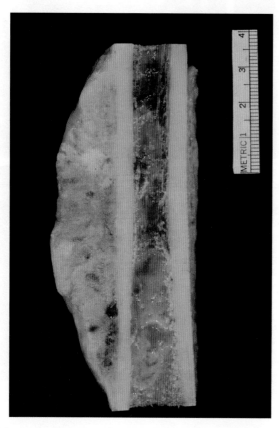

**图11.60** 30岁，女性，典型部位（股骨干近端）骨膜骨肉瘤。

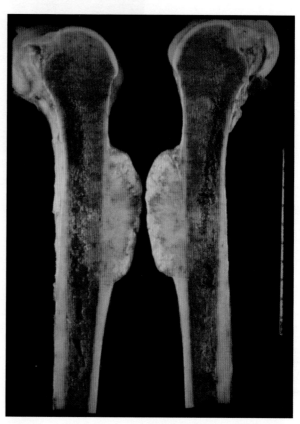

**图11.61** 骨表面基底宽广的骨膜骨肉瘤，髓内未受累。

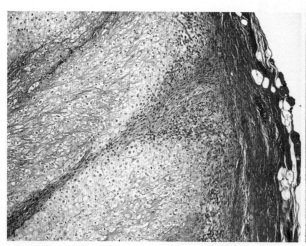
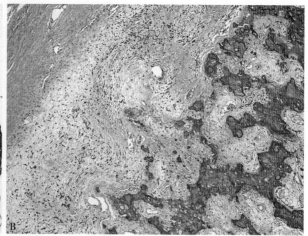

**图11.62** 骨膜骨肉瘤。A：低倍镜下呈成软骨型骨肉瘤表现，可见分叶状软骨，周围肿瘤细胞核深染，呈梭形。B：本例局部可见矿化的类骨质，周围分布有梭形细胞。

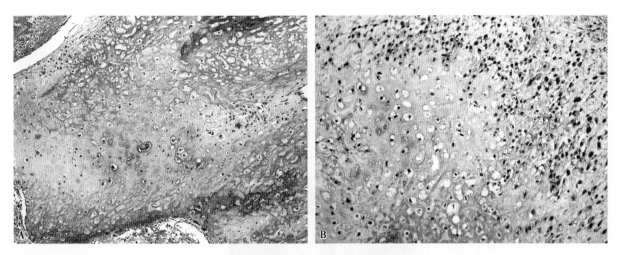

**图11.63** 骨膜骨肉瘤：A：高倍镜下3级成软骨型病变，可见软骨结构中的细胞呈明显的异型性。B：本例成软骨型骨肉瘤的梭形细胞呈黏液样变。

## 高级别表面骨肉瘤

极罕见情况下，在骨表面会出现一种高度间变的骨肉瘤。该肿瘤由分化良好的骨旁骨肉瘤和中度分化骨膜骨肉瘤去分化而来。1952例骨肉瘤中有14例考虑为此型肿瘤（图11.64）。男性更多。大部分患者发病于10~20岁。最常累及股骨远端。影像学常显示肿瘤局限于骨表面。病变边界不清，提示恶性。但肿瘤外观却常与骨膜骨肉瘤相似（图11.65~图11.67）。部分该型肿瘤在显微镜下可见局灶性的髓内浸润。如果出现大范围的髓内侵犯，则可排除表面高级别骨肉瘤的诊断。14例患者中有10例死于该病，治疗后存活10个月到3.3年不等。4例患者在治疗后已分别存活2、17、26、30年。这些数据提示骨表面高级别骨肉瘤的预后与经典型骨肉瘤相似。

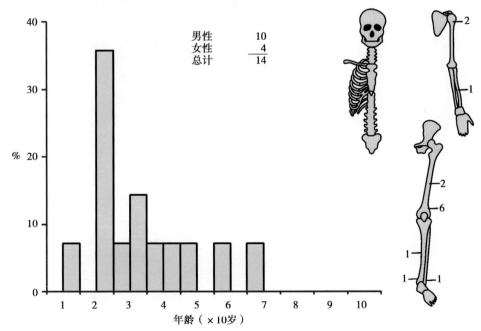

男性　　　10
女性　　　4
总计　　　14

**图11.64** 高级别表面骨肉瘤患者的年龄、性别和病变部位分布。

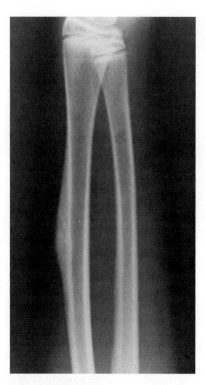

**图11.65** 14岁，男孩，桡骨干表面高级别骨肉瘤。影像学表现为过程。患者在就诊时已有肺转移（病例由纽约州纽约市Mount Sinai Hospital的Dr. Michael Kline提供）。

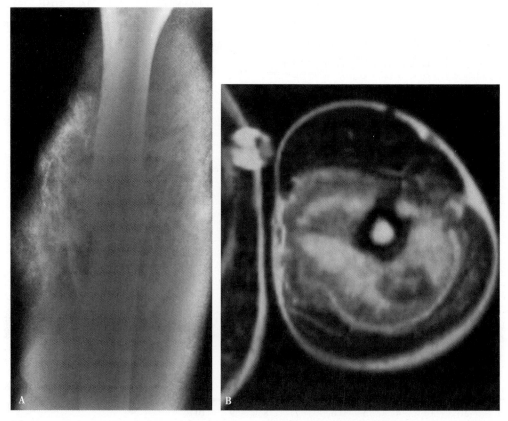

**图11.66** 20岁，男性，肱骨近端表面骨肉瘤。A：病变严重矿化并包绕受累骨。B：MRI显示肿瘤包绕肱骨但并没有侵入髓腔（病例由Florida州Gainesville市University of Florida的Dr. Suzanne Spanier提供）。

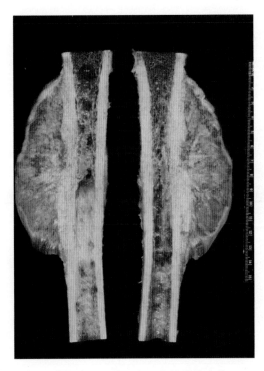

**图11.67** 16岁男孩，股骨干表面高级别骨肉瘤。

## 去分化软骨肉瘤

见第六章。

## 治疗和预后——所有类型的骨肉瘤

骨肉瘤的治疗原则在过去20年发生了很大

变化。目前，单纯外科治疗的5年生存率为20%，提示80%的患者在就诊时就已经肺转移（可能未能检测出）。因此，精细的外科治疗对于提高骨肉瘤患者的生存率即使有作用，作用也很小。化疗的出现极大地改善了预后，近75%的患者可长期生存。术前化疗的应用同样使得更多的骨肉瘤患者能接受保肢手术治疗（图11.68）。骨肿瘤科医生相信，若患者接受了术前化疗，以往认为不够充分的外科边界可能也足够。Simon等和Springfield等报道称保肢手术不会对预后产生不良影响。

现在，术前化疗使得大部分外科病理实验室收到的标本都发生了变化。准确地评估肿瘤因化疗引起的坏死情况对判断预后意义重大，因而对外科病理医生提出了更高的要求。如前所述，在显微镜下到底需要观察多少肿瘤组织没有准确的标准。但在Mayo医院，我们常规检查肿瘤的一个完整断面。化疗使得瘤骨出现明显硬化，Raymond和Ayala称其为"细胞逃逸"，整个肿瘤可能会被替换成致密骨，骨小梁间见不到肿瘤细胞。少数情况下，可能会出现肿瘤的凝固性坏死。一般来说，成软骨型骨肉瘤对化疗的敏感性要差些。肿瘤可能会完全消失并被肉芽组织替代，此时可非常准确地评估肿瘤的坏死情况。但在许多时候，评估并没有这么简单。病理医生偶尔会在基质内发现形状怪异的细胞，很难判断这

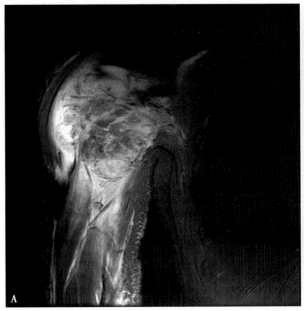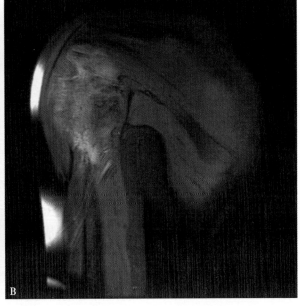

**图11.68** A：肱骨近端骨肉瘤确诊时的MRI影像。B：新辅助化疗结束后的MRI影像。可见肿瘤体积明显缩小，外科医生能够更容易地切除肿瘤。

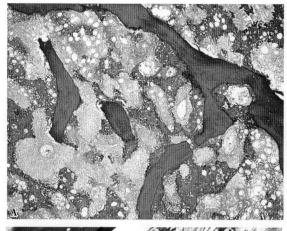
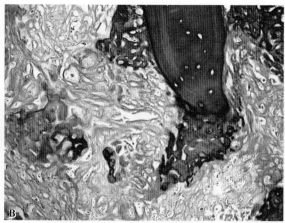

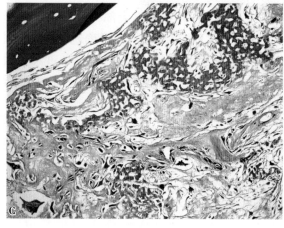

**图11.69** 低倍镜（A）和高倍镜（B）下可见化疗后100%坏死的骨肉瘤。在肿瘤类骨质或基质中未见有活性的肿瘤细胞。C：在化疗后纤维化区域可见一些有活性的多形性肿瘤细胞，没有完全坏死。

些肿瘤细胞是否存活。还有个难以判定的问题，是否发现肿瘤细胞就将整个区域定为是肿瘤存活区？还是需要逐个计数存活细胞所占体积来决定存活区？除去这些限制，力求量化坏死情况很重要，量化的结果可能会对判断预后和选择治疗具有重要意义（图11.69）。

1967年，Dahlin和Coventry报道，Mayo医院的408例骨肉瘤患者的5年生存率为20.3%，359例患者的10年生存率为17.3%。该研究中，胫骨患者的预后较股骨患者好近一倍。现在，接受新辅助化疗的四肢肿瘤患者的生存率从45%到80%不等。肿瘤侵犯中轴骨的预后较差。

一些研究试图分析骨肉瘤的预后因素。Taylor等研究了1963年至1981年间Mayo医院的336例经典型骨肉瘤患者，发现了几个不良因素，例如年龄小、肿瘤大、近心端发病、短期出现症状和男性患者。他们还发现，成骨型和成软骨型的预后更差。此外，他们发现同样治疗下，1969年以后生存率却大幅提高。但是，在一项来自Memorial Sloan–Kettering癌症中心的研究中，Meyers等发现年龄和性别不会影响预后，而碱性磷酸酶升高、发病部位、化疗反应差常提示预后

差。Bologna的Bacci等证实了碱性磷酸酶升高与预后不良之间存在相关性。在一项来自丹麦的研究中，Bentzen等发现年轻和年老、短期出现症状以及发病部位都会影响预后。Taylor等在一项多中心研究中发现发病部位、肿瘤大小、级别、形态、症状持续时间、体重减轻都会影响预后，但他们认为治疗措施并不会影响预后。Mankin等在一项包括麻省总院治疗过的648例骨肉瘤患者的研究中，发现MSTS（Muskuloskeletal Tumor Society，骨骼肌肉系统肿瘤协会）肿瘤分期、是否化疗、病变解剖位置、是否转移和新辅助化疗后肿瘤坏死率都会影响预后。Björnsson等研究了自发性肿瘤坏死对骨肉瘤预后的影响，发现坏死超过20%的患者都死于肿瘤。

如上所述，不同研究提示不同因素对骨肉瘤的预后有意义。现在达成共识的是，对化疗的反应情况是骨肉瘤最重要的单一预后因素，这一结论建立在以往研究的基础上。

（徐海荣　刘宏炜　译
牛晓辉　周勇　许宋锋　校）

# 参考文献

1955 Cade, S.: Osteogenic Sarcoma: A Study Based on 133 Patients. J R Coll Surg Edinb, 1:79–111.

1956 Fine, G. and Stout, A. P.: Osteogenic Sarcoma of the Extraskeletal Soft Tissues. Cancer, 9:1027–1043.

1957 Coventry, M. B. and Dahlin, D. C.: Osteogenic Sarcoma: A Critical Analysis of 430 Cases. J Bone Joint Surg, 39A:741–757.

1957 Porretta, C. A., Dahlin, D. C., and Janes, J. M.: Sarcoma in Paget's Disease of Bone. J Bone Joint Surg, 39A:1314–1329.

1958 Jaffe, H. L.: Tumors and Tumorous Conditions of the Bones and Joints. Philadelphia, Lea & Febiger, pp. 256–278.

1958 Kragh, L. V., Dahlin, D. C., and Erich, J. B.: Osteogenic Sarcoma of the Jaws and Facial Bones. Am J Surg, 96:496–505.

1961 Lindbom, Å., Söderberg, G., and Spjut, H. J.: Osteosarcoma: A Review of 96 Cases. Acta Radiol (Stockh), 56:1–19.

1962 Platt, H.: Survival in Bone Sarcoma. Acta Orthop Scand, 32:267–280.

1964 McKenna, R. J., Schwinn, C. P., Soong, K. Y., and Higinbotham, N. L.: Osteogenic Sarcoma Arising in Paget's Disease. Cancer, 17:42–66.

1965 Scofield, H. H. and Garrington, G. E.: Osteogenic Sarcoma and Chondrosarcoma of the Jaws. Exhibit at the Annual Meeting of the American Society of Clinical Pathologists, October.

1965 Steiner, G. C.: Postradiation Sarcoma of Bone. Cancer, 18:603–612.

1966 McKenna, R. J., Schwinn, C. P., Soong, K. Y., and Higinbotham, N. L.: Sarcomata of the Osteogenic Series (Osteosarcoma, Fibrosarcoma, Chondrosarcoma, Parosteal Osteogenic Sarcoma, and Sarcomata Arising in Abnormal Bone): An Analysis of 552 Cases. J Bone Joint Surg, 48A:1–26.

1967 Dahlin, D. C. and Coventry, M. B.: Osteogenic Sarcoma: A Study of Six Hundred Cases. J Bone Joint Surg, 49A:101–110.

1968 Lowbeer, L.: Multifocal Osteosarcomatosis, a Rare Entity. Bull Pathol, 9:52–53.

1969 Amstutz, H. C.: Multiple Osteogenic Sarcomata: Metastatic or Multicentric? Report of Two Cases and Review of Literature. Cancer, 24:923–931.

1971 Allan, C. J. and Soule, E. H.: Osteogenic Sarcoma of the Somatic Soft Tissues: Clinicopathologic Study of 26 Cases and Review of Literature. Cancer, 27:1121–1133.

1972 Lichtenstein, L.: Bone Tumors, ed. 4. St. Louis, CV Mosby Company, pp. 215–243.

1972 Sim, F. H., Cupps, R. E., Dahlin, D. C., and Ivins, J. C.: Postradiation Sarcoma of Bone. J Bone Joint Surg, 54A:1479–1489.

1973 Fitzgerald, R. H. Jr., Dahlin, D. C., and Sim, F. H.: Multiple Metachronous Osteogenic Sarcoma: Report of Twelve Cases With Two Long-Term Survivors. J Bone Joint Surg, 55A:595–605.

1974 Lewis, R. J. and Lotz, M. J.: Medullary Extension of Osteosarcoma: Implications for Rational Therapy. Cancer, 33:371–375.

1975 Campanacci, M. and Cervellati, G.: Osteosarcoma: A Review of 345 Cases. Ital J Orthop Traumatol, 1:5–22.

1975 Dahlin, D. C.: Pathology of Osteosarcoma. Clin Orthop, 111:23–32.

1975 Enneking, W. F. and Kagan, A.: "Skip" Metastases in Osteosarcoma. Cancer, 36:2192–2205.

1975 Ohno, T., Abe, M., Tateishi, A., Kako, K., Miki, H., Sekine, K., Ueyama, H., Hasegawa, O., and Obara, K: Osteogenic Sarcoma: A Study of One Hundred and Thirty Cases. J Bone Joint Surg, 57A:397–404.

1975 Pritchard, D. J., Finkel, M. P., and Reilly, C. A. Jr.: The Etiology of Osteosarcoma: A Review of Current Considerations. Clin Orthop, 111:14–22.

1976 Matsuno, T., Unni, K. K., McLeod, R. A., and Dahlin, D. C.: Telangiectatic Osteogenic Sarcoma. Cancer, 38:2538–2547.

1976 Spanos, P. K., Payne, W. S., Ivins, J. C., and Pritchard, D. J.: Pulmonary Resection for Metastatic Osteogenic Sarcoma. J Bone Joint Surg, 58A:624–628.

1976 Unni, K. K., Dahlin, D. C., and Beabout, J. W.: Periosteal Osteogenic Sarcoma. Cancer, 37:2476–2485.

1976 Williams, A. H., Schwinn, C. P., and Parker, J. W.: The Ultrastructure of Osteosarcoma: A Review of Twenty Cases. Cancer, 37:1293–1301

1977 Dahlin, D. C. and Unni, K. K.: Osteosarcoma of Bone and Its Important Recognizable Varieties. Am J Surg Pathol, 1:61–72.

1977 Dahlin, D. C., Unni, K. K., and Matsuno, T.: Malignant (Fibrous) Histiocytoma of Bone: Fact or Fancy? Cancer 39:1508–1516.

1977 Schajowicz, F.: Juxtacortical Chondrosarcoma. J Bone Joint Surg, 59B:473–480.

1977 Unni, K. K., Dahlin, D. C., McLeod, R. A., and Pritchard, D. J.: Intraosseous Well-Differentiated Osteosarcoma. Cancer, 40:1337–1347.

1978 Berg, H. L. and Weiland, A. J.: Multiple Osteogenic Sarcoma Following Bilateral Retinoblastoma: A Case Report. J Bone Joint Surg, 60A:251–253.

1978 Larsson, S. E., Lorentzon, R., Wedrén, H., and Boquist, L.: Osteosarcoma: A Multifactorial Clinical and Histopathological Study With Special Regard to Therapy and Survival. Acta Orthop Scand, 49:571–581.

1978 Rosen, G., Huvos, A. G., Mosende, C., Beattie, E. J. Jr., Exelby, P. R., Capparos, B., and Marcove, R. C.: Chemotherapy and Thoracotomy for Metastatic Osteogenic Sarcoma: A Model for Adjuvant Chemotherapy and the Rationale for the Timing of Thoracic Surgery. Cancer, 41:841–849.

1978 Taylor, W. F., Ivins, J. C., Dahlin, D. C., Edmonson, J. H., and Pritchard, D. J.: Trends and Variability in Survival From Osteosarcoma. Mayo Clin Proc, 53:695–700.

1979 Rosen, G., Marcove, R. C., Caparros, B., Nirenberg, A., Kosloff, C., and Huvos, A. G.: Primary Osteogenic Sarcoma: The Rationale for Preoperative Chemotherapy and Delayed Surgery. Cancer, 43:2163–2177.

1979 Sim, F. H., Unni, K. K., Beabout, J. W., and Dahlin, D. C.: Osteosarcoma With Small Cells Simulating Ewing's Tumor. J Bone Joint Surg, 61A:207–215.

1980 Campanacci, M., Bacci, G., Pagani, P., and Giunti, A.: Multiple-Drug Chemotherapy for the Primary Treatment of Osteosarcoma of the Extremities. J Bone Joint Surg, 62B:93–101.

1980 Kyriakos, M.: Intracortical Osteosarcoma. Cancer, 46:2525–2533.

1980 Marcove, R. C. and Rosen, G.: En Bloc Resections for Osteogenic Sarcoma. Cancer, 45:3040–3044.

1980 Sanerkin, N. G.: Definitions of Osteosarcoma, Chondrosarcoma, and Fibrosarcoma of Bone. Cancer, 46:178–185.

1980 Simon, M. A. and Bos, G. D.: Epiphyseal Extension of Metaphyseal Osteosarcoma in Skeletally Immature Individuals. J Bone Joint Surg, 62A:195–204.

1981 Campanacci, M., Bacci, G., Bertoni, F., Picci, P., Minutillo, A., and Franceschi, C.: The Treatment of Osteosarcoma of the Extremities: Twenty Years' Experience at the Istituto Ortopedico Rizzoli. Cancer, 48:1569–1581.

1981 Eckardt, J. J., Ivins, J. C., Perry, H. O., and Unni, K. K.: Osteosarcoma Arising in Heterotopic Ossification of Dermatomyositis: Case Report and Review of the Literature. Cancer, 48:1256–1261.

1981 Harvei, S. and Solheim, Ø.: The Prognosis in Osteosarcoma: Norwegian National Data. Cancer, 48:1719–1723.

1981 Weatherby, R. P., Dahlin, D. C., and Ivins, J. C.: Postradiation Sarcoma of Bone: Review of 78 Mayo Clinic Cases. Mayo Clin Proc, 56:294–306.

1981 Wick, M. R., Siegal, G. P., McLeod, R. A., Greditzer, H. C. III, and Unni, K. K.: Sarcomas of Bone Complicating Osteitis Deformans (Paget's Disease): Fifty Years' Experience. Am J Surg Pathol, 5:47–59.

1982 Bertoni, F., Boriani, S., Laus, M., and Campanacci, M.: Periosteal Chondrosarcoma and Periosteal Osteosarcoma: Two Distinct Entities. J Bone Joint Surg, 64B:370–376.

1982 Huvos, A. G., Rosen, G., Bretsky, S. S., and Butler, A.: Telangiectatic Osteogenic Sarcoma: A Clinicopathologic Study of 124 Patients. Cancer, 49:1679–1689.

1982 Martin, S. E., Dwyer, A., Kissane, J. M., and Costa, J.: Small-Cell Osteosarcoma. Cancer, 50:990–996.

1983 Clark, J. L., Unni, K. K., Dahlin, D. C., and Devine, K. D.: Osteosarcoma of the Jaw. Cancer, 51:2311–2316.

1983 Delling, G., Krumme, H., Salzer-Kuntschik, M.: Morphological Changes in Osteosarcoma After Chemotherapy: COSS 80. J Cancer Res Clin Oncol, 106 Suppl:32–37.

1983 Huvos, A. G., Butler, A., and Bretsky, S. S.: Osteogenic Sarcoma Associated With Paget's Disease of Bone: A Clinicopathologic Study of 65 Patients. Cancer, 52:1489–1495.

1983 Nora, F. E., Unni, K. K., Pritchard, D. J., and Dahlin, D. C.: Osteosarcoma of Extragnathic Craniofacial Bones. Mayo Clin Proc, 58:286–272.

1984 Edmonson, J. H., Green, S. J., Ivins, J. C., Gilchrist, G. S., Creagan, E. T., Pritchard, D. J., Smithson, W. A., Dahlin, D. C., and Taylor, W. F.: A Controlled Pilot Study of High-Dose Methotrexate as Postsurgical Adjuvant Treatment for Primary Osteosarcoma. J Clin Oncol, 2:152–156.

1984 Vigorita, V. J., Jones, J. K., Ghelman, B., and Marcove, R. C.: Intracortical Osteosarcoma. Am J Surg Pathol, 8:65–71.

1984 Wold, L. E., Unni, K. K., Beabout, J. W., and Pritchard, D. J.: High-Grade Surface Osteosarcomas. Am J Surg Pathol, 8:181–186.

1985 Bertoni, F., Unni, K. K., McLeod, R. A., and Dahlin, D. C.: Osteosarcoma Resembling Osteoblastoma. Cancer, 55:416–426.

1985 Goorin, A. M., Delorey, M., Gelber, R. D., Price, K., Vawter, G., Jaffe, N., Watts, H., Link, M., Frei, E. III, and Abelson, H. T.: Dana-Farber Cancer Institute/The Children's Hospital Adjuvant Chemotherapy Trials for Osteosarcoma: Three Sequential Studies. Cancer Treat Symp, 3:155–159.

1985 Haibach, H., Farrell, C., and Dittrich, F. J.: Neoplasms Arising in Paget's Disease of Bone: A Study of 82 Cases. Am J Clin Pathol, 83:594–600.

1985 Huvos, A. G., Butler, A., and Bretsky, S. S.: Osteogenic Sarcoma in Pregnant Women: Prognosis, Therapeutic Implications, and Literature Review. Cancer, 56:2326–2331.

1985 Picci, P., Bacci, G., Campanacci, M., Gasparini, M., Pilotti, S., Cerasoli, S., Bertoni, F., Guerra, A., Capanna, R., Albisinni, U., Galleti, S., Gherlinzoni, F., Calderoni, P., Sudanese, A., Baldini, N., Bernini, M., and Jaffe, N.: Histologic Evaluation of Necrosis in Osteosarcoma Induced by Chemotherapy: Regional Mapping of Viable and Nonviable Tumor. Cancer, 56:1515–1521.

1985 Taylor, W. F., Ivins, J. C., Pritchard, D. J., Dahlin, D. C., Gilchrist, G. S., and Edmonson, J. H.: Trends and Variability in Survival Among Patients With Osteosarcoma: A 7-Year Update. Mayo Clin Proc, 60:91–104.

1986 Bathurst, N., Sanerkin, N., and Watt, I.: Osteoclast-Rich Osteosarcoma. Br J Radiol, 59:667–673.

1986 Huvos, A. G.: Osteogenic Sarcoma of Bones and Soft Tissues in Older Persons: A Clinicopathologic Analysis of 117 Patients Older Than 60 Years. Cancer, 57:1442–1449.

1986 Link, M. P., Goorin, A. M., Miser, A. W., Green, A. A., Pratt, C. B., Belasco, J. B., Pritchard, J., Malpas, J. S., Baker, A. R., Kirkpatrick, J. A., Ayala, A. G., Shuster, J. J., Abelson, H. T., Simone, J. V., and Vietti, T. J.: The Effect of Adjuvant Chemotherapy on Relapse-Free Survival in Patients With Osteosarcoma of the Extremity. N Engl J Med, 314:1600–1606.

1986 Shives, T. C., Dahlin, D. C., Sim, F. H., Pritchard, D. J., and Earle, J. D.: Osteosarcoma of the Spine. J Bone Joint Surg, 68A:660–668.

1986 Simon, M. A., Aschliman, M. A., Thomas, N., and Mankin, H. J.: Limb-Salvage Treatment Versus Amputation for Osteosarcoma of the Distal End of the Femur. J Bone Joint Surg, 68A:1331–1337.

1986 Yunis, E. J. and Barnes, L.: The Histologic Diversity of Osteosarcoma. Pathol Annu, 21:121–141.

1987 Eilber, F., Giuliano, A., Eckardt, J., Patterson, K., Moseley, S., and Goodnight, J.: Adjuvant Chemotherapy for Osteosarcoma: A Randomized Prospective Trial. J Clin Oncol, 5:21–26.

1987 Hiddemann, W., Roessner, A., Wörmann, B., Mellin, W., Klockenkemper, B., Bösing, T., Buchner, T., and Grundmann, E.: Tumor Heterogeneity in Osteosarcoma as Identified by Flow Cytometry. Cancer, 59:324–328.

1987 Jaffe, N., Spears, R., Eftekhari, F., Robertson, R., Cangir, A., Takaue, Y., Carrasco, H., Wallace, S., Ayala, A., Raymond, K., and Wang, Y.-M.: Pathologic Fracture in Osteosarcoma: Impact of Chemotherapy on Primary Tumor and Survival. Cancer, 59:701–709.

1987 Kumar, R., David, R., Madewell, J. E., and Lindell, M. M. Jr.: Radiographic Spectrum of Osteogenic Sarcoma. AJR Am J Roentgenol, 148:767–772.

1987 Meyer, W. H., Schell, M. J., Kumar, A. P., Rao, B. N., Green, A. A., Champion, J., and Pratt, C. B.: Thoracotomy for Pulmonary Metastatic Osteosarcoma: An Analysis of Prognostic Indicators of Survival. Cancer, 59:374–379.

1988 Balance, W. A. Jr., Mendelsohn, G., Carter, J. R., Abdul-Karim, F. W., Jacobs, G., and Makley, J. T.: Osteogenic Sarcoma: Malignant Fibrous Histiocytoma Subtype. Cancer, 62:763–771.

1988 Bauer, H. C., Kreicbergs, A., Silfverswärd, C., and Tribukait B.: DNA Analysis in the Differential Diagnosis of Osteosarcoma. Cancer, 61:1430–1436.

1988 Benedict, W. F., Fung, Y. K., Murphree, A. L.: The Gene Responsible for the Development of Retinoblastoma and Osteosarcoma. Cancer, 62 Suppl:1691–1694.

1988 Bentzen, S. M., Poulsen, H. S., Kaae, S., Jensen, O. M., Johansen, H., Mouridsen, H. T., Daugaard, S., and Arnoldi, C.: Prognostic Factors in Osteosarcomas: A Regression Analysis. Cancer, 62:194–202.

1988 Burgers, J. M., van Glabbeke, M., Busson, A., Cohen, P., Mazabraud, A. R., Abbatucci, J. S., Kalifa, C., Tubiana, M., Lemerle, J. S., Voûte, P. A., van Oosterom, A., Pons, A., Wagener, T., van der Werf-Messing, B., Somers, R., and Duez, N.: Osteosarcoma of the Limbs: Report of the EORTC-SIOP 03 Trial 20781 Investigating the Value of Adjuvant Treatment With Chemotherapy and/or Prophylactic Lung Irradiation. Cancer, 61:1024–1031.

1988 French Bone Tumor Study Group: Age and Dose of Chemotherapy as Major Prognostic Factors in a Trial of Adjuvant Therapy of Osteosarcoma Combining Two Alternating Drug Combinations and Early Prophylactic Lung Irradiation. Cancer, 61:1304–1311.

1988 Gillespy, T. III., Manfrini, M., Ruggieri, P., Spanier, S. S., Pettersson, H., and Springfield, D. S.: Staging of Intraosseous Extent of Osteosarcoma: Correlation of Preoperative CT and MR Imaging With Pathologic Macroslides. Radiology, 167:765–767.

1988 Look, A. T., Douglass, E. C., and Meyer, W. H.: Clinical Importance of Near-Diploid Tumor Stem Lines in Patients With Osteosarcoma of an Extremity. N Engl J Med. 318:1567–1572.

1988 McLeod, R. A. and Berquist, T. H.: Bone Tumor Imaging: Contribution of CT and MRI. Contemp Issues Surg Pathol, 11:1–34.

1988 Mirra, J. M., Kameda, N., Rosen, G., and Eckardt, J.: Primary Osteosarcoma of Toe Phalanx: First Documented Case: Review of Osteosarcoma of Short Tubular Bones. Am J Surg Pathol, 12:300–307.

1988 Misdorp, W., Hart, G., Delemarre, J. F., Voûte, P. A., and van der Eijken, J. W.: An Analysis of Spontaneous and Chemotherapy-Associated Changes in Skeletal Osteosarcomas. J Pathol, 156: 119–128.

1988 Raymond, A. K. and Ayala, A. G.: Specimen Management After Osteosarcoma Chemotherapy. Contemp Issues Surg Pathol, 11:157–183.

1988 Springfield, D. S., Schmidt, R., Graham-Pole, J., Marcus, R. B. Jr., Spanier, S. S., and Enneking, W. F.: Surgical Treatment for Osteosarcoma. J Bone Joint Surg, 70A:1124–1130.

1988 Unni, K. K.: Osteosarcoma of Bone. Contemp Issues Surg Pathol, 11:107–133.

1989 Bertoni, F., Pignatti, G., Bacchini, P., Picci, P., Bacci, G., and Campanacci, M.: Telangiectatic or Hemorrhagic Osteosarcoma of bone: A Clinicopathologic Study of 41 Patients at the Rizzoli Institute. Prog Surg Pathol, 10:63–82.

1989 Biegel, J. A., Womer, R. B., and Emanuel, B. S.: Complex Karyotypes in a Series of Pediatric Osteosarcomas. Cancer Genet Cytogenet, 38:89–100.

1989 Carrasco, C. H., Charnsangavej, C., Raymond, A. K., Richli, W. R., Wallace, S., Chawla, S. P., Ayala, A. G., Murray, J. A., and Benjamin, R. S.: Osteosarcoma: Angiographic Assessment of Response to Preoperative Chemotherapy. Radiology, 170:839–842.

1989 Cheng, C. L., Ma, J., Wu, P. C., Mason, R. S., and Posen, S.: Osteomalacia Secondary to Osteosarcoma: A Case Report. J Bone Joint Surg, 71A:288–292.

1989 Redmond, O. M., Stack, J. P., Dervan, P. A., Hurson, B. J., Carney, D. N., Ennis, J. T.: Osteosarcoma: Use of MR Imaging and MR Spectroscopy in Clinical Decision Making. Radiology, 172:811–815.

1989 Taylor, W. F., Ivins, J. C., Unni, K. K., Beabout, J. W., Golenzer, H. J., and Black, L. E.: Prognostic Variables in Osteosarcoma: A Multi-Institutional Study. J Natl Cancer Inst, 81:21–30.

1989 Yoshida, H., Yumoto, T., Adachi, H., Minamizaki, T., Maeda, N., and Furuse, K: Osteosarcoma With Prominent Epithelioid Features. Acta Pathol Jpn, 39:439–445.

1990 Bilbao, J. I., Martin Algarra, S., Martinez de Negri, J., Lecumberri, F., Longo, J., Sierrasesumaga, L., and Canadell, J.: Osteosarcoma: Correlation Between Radiological and Histological Changes After Intra-Arterial Chemotherapy. Eur J Radiol, 11:98–103.

1990 Brien, W. W., Salvati, E. A., Healey, J. H., Bansal, M., Ghelman, B., and Betts, F.: Osteogenic Sarcoma Arising in the Area of a Total Hip Replacement: A Case Report. J Bone Joint Surg, 72A:1097–1099.

1990 Holscher, H. C., Bloem, J. L., Nooy, M. A., Taminiau, A. H., Eulderick, F., and Hermans, J.: The Value of MR Imaging in Monitoring the Effect of Chemotherapy on Bone Sarcomas. AJR Am J Roentgenol, 154: 763–769.

1990 Kurt, A. M., Unni, K. K., McLeod, R. A., and Pritchard, D. J.: Low-Grade Intraosseous Osteosarcoma. Cancer, 65: 1418–1428.

1990 Pratt, C. B., Champion, J. E., Fleming, I. D., Rao, B., Kumar, A. P., Evans, W. E., Green, A. A., and George, S.: Adjuvant Chemotherapy for Osteosarcoma of the Extremity: Long-Term Results of Two Consecutive Prospective Protocol Studies. Cancer, 65:439–445.

1990 Schajowicz, F., Donato de Próspero, J., and Cosentino, E.: Case Report 641: Chondroblastoma-Like Osteosarcoma. Skeletal Radiol, 19:603–606.

1990 Spanier, S. S., Shuster, J. J., and Vander Griend, R. A.: The Effect of Local Extent of the Tumor on Prognosis in Osteosarcoma. J Bone Joint Surg, 72A:643–653.

1991 Bertoni, F., Dallera, P., Bacchini, P., Marchetti, C., and Compobassi, A.: The Instituto Rizzoli-Beretta Experience With Osteosarcoma of the Jaw. Cancer, 68:1555–1563.

1991 Mervak, T. R., Unni, K. K., Pritchard, D. J., and McLeod, R. A.: Telangiectatic Osteosarcoma. Clin Orthop, 270:135–139.

1992 Meyers, P. A., Heller, G., Healey, J., Huvos, A., Lane, J., Marcove, R., Applewhite, A., Vlamis, V., and Rosen, G.: Chemotherapy for Nometastatic Osteogenic Sarcoma: The Memorial Sloan-Kettering Experience. J Clin Oncol, 10:5–15.

1993 Bacci, G., Picci, P., Ferrari, S., Orlandi, M., Ruggieri, P., Casadei, R., Ferraro, A., Biagini, R., and Battistini, A.: Prognostic Significance of Serum Alkanline Phosphatase Measurements in Patients With Osteosarcoma Treated With Adjuvant or Neoadjuvant Chemotherapy. Cancer, 71:1224–1230.

1993 Björnsson, J., Inwards, C. Y., Wold, L. E., Sim, F. H., and Taylor, W. F.: Prognostic Significance of Spontaneous Tumour Necrosis in Osteosarcoma. Virchows Arch A pathol Anat Histopathol, 423:195–199.

1993 Hasegawa T, Shibata, T., Hirose, T., Seki, K., and Hizawa, K.: Osteosarcoma With Epithelioid Features: An Immunohistochemical Study. Arch Pathol Lab Med, 177:295–298.

1993 Kramer, K., Hicks, D. G., Palis, J., Rosier, R. N., Oppenheimer, J., Fallon, M. D., and Cohen, H. J.: Epithelioid Osteosarcoma of Bone: Immunocytochemical Evidence Suggesting Divergent Epithelial and Mesenchymal Differentiation in a Primary Osseous Neoplasm. Cancer, 71(10):2977-2982.

1993 Okada, K., Wold, L. E., Beabout, J. W., and Shives, T. C.: Osteosarcoma of the Hand: A Clinicopathological Study of 12 Cases. Cancer, 72:719–725.

1994 Davis, A. M., Bell, R. S., and Goodwin, P. J.: Prognostic Factors in Osteosarcoma: A Critical Review. J Clin Oncol, 12: 423–431.

1994 Ruggieri, P., Sim, F. H., Bond, J. R., and Unni, K. K.: Malignancies in Fibrous Dysplasia. Cancer, 73:1411–1424.

1996 Onikul, E., Fletcher, B. D., Parham, D. M., and Chen, G.: Accuracy of MR Imaging for Estimating Intraosseous Extent of Osteosarcoma. AJR Am J Roentgenol, 167:1211–1215.

1999 Okada, K., Unni, K. K., Swee, R. G., and Sim, F. H.: High Grade Surface Osteosarcoma: A Clinicopathologic Study of 46 Cases. Cancer, 85:1044–1054.

2000 Inoue, Y. Z., Frassica, F. J., Sim, F. H., Unni, K. K., Petersen, I. A., and McLeod, R. A.: Clinicopathologic Features and Treatment of Postirradiation Sarcoma of Bone and Soft Tissue. J Surg Oncol, 75:42–50.

2002 Bielack, S. S., Kempf-Bielack, B., Delling, G., Exner, G. U., Flege, S., Helmke, K., Kotz, R., Salzer-Kuntschik, M., Werner, M., Winkelmann, W., Zoubek, A., Jurgens, H., and Winkler, K.: Prognostic Factors in High-Grade Osteosarcoma of the Extremities or Trunk: An Analysis of 1,702 Patients Treated on Neoadjuvant Cooperative Osteosarcoma Study Group Protocols. J Clin Oncol, 20:776–790.

2004 Mankin, H. J., Hornicek, F. J., Rosenberg, A. E., Harmon, D. C., and Gebhardt, M. C.: Survival Data for 648 Patients With Osteosarcoma Treated at One Institution. Clin Orthop Relat Res, 429:286–291.

2006 Rose, P. S., Dickey, I. D., Wenger, D. E., Unni, K. K., and Sim, F. H.: Periosteal Osteosarcoma: Long-term Outcome and Risk of Late Recurrence. Clin Orthop Relat Res, 453:314–317.

2007 Deyrup, A. T., Montag, A. G., Inwards, C. Y., Xu, Z., Swee, R. G., and Unni, K. K.: Sarcomas Arising in Paget Disease of Bone: A Clinicopathologic Analysis of 70 Cases. Arch Pathol Lab Med, 131:942–946.

2008 Meyers, P. A., Schwartz, C. L., Krailo, M. D., Healy, J. H., Bernstein, M. L., Betcher, D., Ferguson, W. S., Gebhardt, M. C., Goorin, A. M., Harris, M., Kleinerman, E., Link, M. P., Nadel, H., Nieder, M., Siegal, G. P., Weiner, M. A., Wells, R. J., Womer, R. B., and Grier, H. E.; Children's Oncology Group: Osteosarcoma: The Addition of Muramyl Tripeptide to Chemotherapy Improves Overall Survival—A Report From the Children's Oncology Group. J Clin Oncol, 26:633–638.

2008 Staals, E. L., Bacchini, P., and Bertoni, F.: High-grade Surface Osteosarcoma: A Review of 25 Cases From the Rizzoli Institute. Cancer, 112:1592–1599.

# 骨旁骨肉瘤（皮质旁骨肉瘤）

骨旁骨肉瘤是骨肉瘤的一个特殊亚型，与其他类型相比，它的恶性度较低，临床表现也有很多不同。正如其名，骨旁骨肉瘤发生于骨皮质外，因此有时可称之为皮质旁骨肉瘤。作为临床病理学界定的一种独特疾病，骨旁骨肉瘤要求肿瘤生长在骨表面，而且分化良好（Broders分级为低级别）。尽管之前对于骨旁骨肉瘤已经有过零星的报道，但其概念直到1951年，Geschickter和Copeland通过对临床病例的总结才正式确定。各级骨旁骨肉瘤中，有较为少见的完全良性的骨旁骨瘤，却在病变区域中可发现微小的恶变灶；也有显著恶性的骨旁肿瘤，然而分化却异常良好。如果将这些组织学上的细微变化也作为诊断肉瘤的依据，那么往往会很难明确诊断。

具有高度恶性组织学特征的骨原性肿瘤（Broders分级为高级别）在骨表面最为常见，但它们并不属于我们将要讨论的范围。将组织学上表现为普通型骨肉瘤和纤维肉瘤的肿瘤包含在骨旁骨肉瘤的概念中，将会降低骨旁骨肉瘤这一概念的针对性与实用性。这些生长于骨质表面的高度恶性肿瘤在第十一章已经进行了讨论。在第十一章描述过的骨膜型骨肉瘤在影像学和组织学上与我们将要讨论的骨旁骨肉瘤都有着很大的不同。

Ahuja以及最近的Ritschl等在研究中都倾向于把所有表面生长型骨肉瘤都称为骨旁肿瘤，并且通过组织学分级来区分它们。所有学者都认同高度恶性骨肉瘤的预后远差于典型骨旁骨肉瘤的观点。来自意大利Bologna的Campanacci等也认为所有骨表面的骨肉瘤都是骨旁骨肉瘤，

他们对其进行了分级，同时还说明了分级对于预后的意义。Schajowicz等则认同Mayo医院关于骨表面肿瘤的分类：骨旁骨肉瘤、骨膜骨肉瘤和高度恶性表面型骨肉瘤。在临床工作中，只要能够认清不同类型肿瘤的临床表现，具体如何命名相对来说则是很次要的问题。我们认为对于那些分化很好的肿瘤类型最好保留其骨旁骨肉瘤的命名。

有一些非常罕见、分化极好的骨肉瘤起源于骨内。这些低度恶性中心型（髓内浸润）骨肉瘤在第十一章中已经进行了描述，影像学和大体标本对其与骨旁骨肉瘤之间的鉴别是必需的。在一些情况下，很难分辨到底是低度恶性骨肉瘤原发于髓内，还是骨旁骨肉瘤起源的低度恶性肉瘤发生了髓内的浸润。对此问题的探究也仅仅是在理论上有意义，因为这两种情况的预后都是非常好的。

## 发病率

骨旁骨肉瘤是一种较罕见的肿瘤。在我们的研究中它只占所有恶性肿瘤的1%，在骨肉瘤中占3.7%（图12.1）。

## 性别

在我们的研究中，大约63%的骨旁骨肉瘤患者为女性，尽管在其他的一些研究中是男性占大多数。在Mayo医院的1952例包含有其他类型的骨肉瘤的研究中，男性占将近58%。

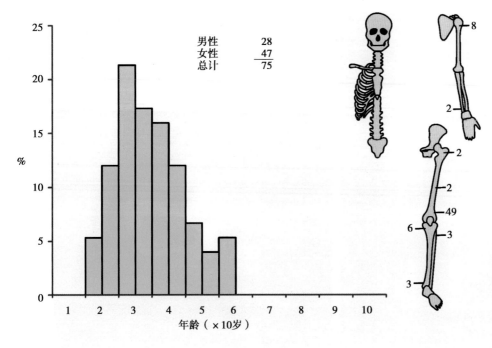

男性 28
女性 47
总计 75

%

年龄（×10岁）

图**12.1** 根据不同年龄、性别以及病变的部位，骨旁骨肉瘤患者的分布情况。

## 年龄

骨旁骨肉瘤的平均发病年龄比普通型骨肉瘤的发病年龄要大，造成这种差异的原因，至少在某些程度上可能是由于骨旁骨肉瘤的生长缓慢所致。大致有2/3的患者发病年龄在20~40岁。几乎没有10岁以下或55岁以上的患者。

## 发病部位

根据所有实际统计的骨旁骨肉瘤病例，骨旁骨肉瘤的发生部位有股骨、肱骨、胫骨，其他部位也可累及。目前认为，骨旁骨肉瘤最常见的发生部位是股骨远端后侧，在Mayo医院的病案统计中股骨远端的发生率占到将近2/3。在Okada等所进行的大宗病例研究中，有极少数骨旁骨肉瘤发生在罕见部位，比如下颌骨、锁骨、跗骨。当肿瘤发生在短骨或者扁骨时，我们很难分辨出肿瘤是否是发生在骨的表面。

## 症状

肿胀为最重要的症状。通常，骨旁骨肉瘤的肿胀为无痛性，可持续数年。发生在腘窝处的病变由于占位效应，患者可能会表现为屈膝受限。疼痛是另外一个重要的体征，患者在未注意到肿物之前可能是以疼痛为唯一表现。

常见的典型临床病史陈述如下：数年前患者因影像学发现非典型骨软骨瘤而行肿瘤局部切除术，病理学家考虑病变为少见的骨软骨瘤，并且可能将之描述为富细胞性的。其后，复发的病变可能会再次行切除术，也可能没有再行手术治疗。当患者此次就诊时，在骨旁骨肉瘤的好发部位可见一个复发的、骨化的皮质旁肿物。

## 体征

常见的唯一特征是在病变部位的单发肿物，可伴有压痛。该肿物可能非常巨大。

## 影像学特征

骨旁骨肉瘤最常见于股骨远端后侧面，并且以骺端或干骺端多见，仅有一小部分肿瘤累及长骨骨干。

骨旁骨肉瘤常有致密的骨化，且无定型，但有时可见骨小梁结构。其边缘可有分叶且骨化常较少。病灶内可见透明带。Bertoni等通过对比研究多例骨旁骨肉瘤的影像学表现与标本切片，发现病灶中透明带的所在部位与去分化区域密切相关（图12.2、图12.3）。

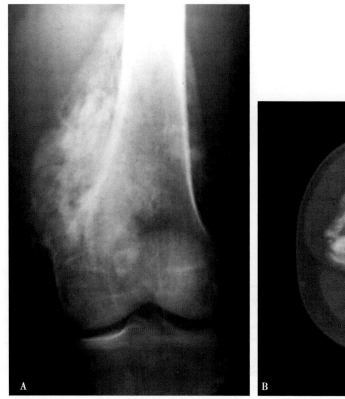
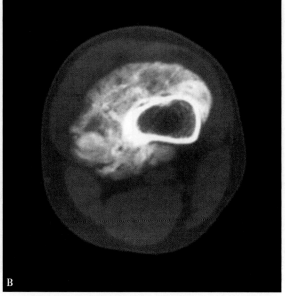

**图12.2**　43岁、男性，发生在股骨远端的去分化骨旁骨肉瘤。A：正位X线片；B：CT。

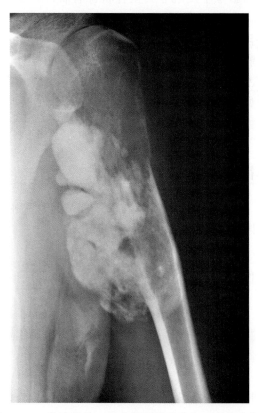

**图12.3**　24岁、男性，发生在肱骨近端的巨大去分化骨旁骨肉瘤。病变的大部分表现为典型骨旁骨肉瘤的致密骨化和分叶，然而肱骨近端的溶骨性破坏区域为典型高度恶性肉瘤的表现。

骨旁骨肉瘤病灶通过宽广基底与其下面的骨皮质相连。随着病灶的增大，病灶向外周生长而不向骨内生长，瘤体与骨皮质就不再相连，这使得在骨旁骨肉瘤与原发骨之间常有一个透明带。骨旁骨肉瘤有显著的环绕骨骼生长的趋势，对于那些骨化严重并且包绕骨生长的病变包块有时难以判断病变起源的确切位置，断层成像非常有助于对这种表层病变的判断（图12.4~图12.7）。

在Okada等的研究中，将近50%的病灶下的原位骨皮质是正常的，近25%的原位骨皮质有增厚，其余的出现了破坏。

骨旁骨肉瘤被认为是一种骨表面的肿瘤。然而随着病变的发展，骨旁骨肉瘤可以侵及髓腔。CT和MRI可以很好地显示肿瘤的髓内浸润。在Okada等的研究中，37名患者中有22%的患者在断层扫描中可见髓内浸润。这种髓内浸润通常较轻，最多不超过髓腔宽度的25%。

影像学对于鉴别诊断具有非常重要的作用。相对于骨旁骨肉瘤所见，骨化性肌炎中的异位骨化在病变的边缘具有结构规则、边缘清晰的骨小梁成骨区。尽管骨化性肌炎在X线某个方位的投影上可见病变邻近骨骼，甚至可表现为覆

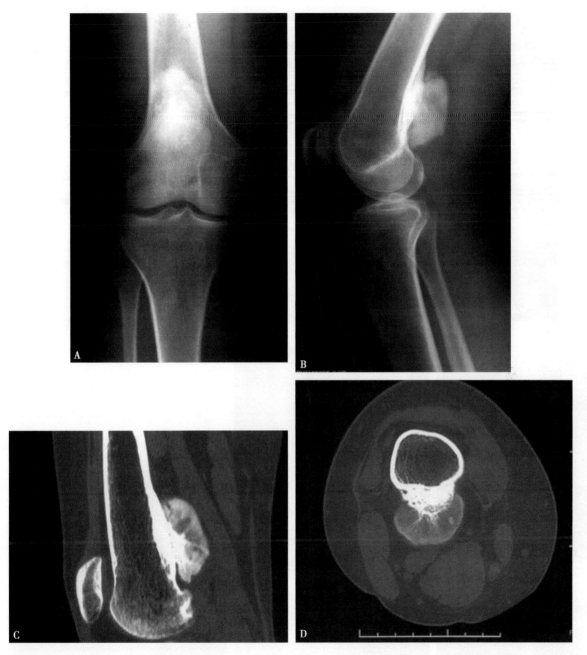

**图12.4** 41岁、男性，股骨远端骨旁骨肉瘤。正位（A）和侧位（B）X线片显示该肿瘤为骨表面肿瘤，MRI显示肿瘤没有髓内浸润（C和D）。

盖整个骨骼，但是通过仔细的对比研究，尤其是根据断层扫描就可以发现，相比于骨旁骨肉瘤，骨化性肌炎并没有与皮质相连的宽广基底。骨软骨瘤（骨软骨外生骨疣）亦可通过影像学的表现与骨旁骨肉瘤相鉴别。骨软骨瘤在影像学上与骨旁骨肉瘤的区别在于它通常与原位骨皮质相延续，可有蒂或者无蒂，而且还有连续的松质骨与肿瘤的轴心相连，这些特征在骨旁骨肉瘤都是没有的。有时，典型的高级别骨肉瘤伴有大的软组织包块时，可有类似于骨旁骨

肉瘤的表现，但它通常都会有广泛的髓内浸润、Codman三角，骨皮质的广泛破坏等典型的恶性肿瘤表现，可与骨旁骨肉瘤相鉴别。良性的骨旁骨瘤较恶性的骨旁骨肉瘤更为少见，二者很难通过影像学表现相鉴别，有时肿瘤的去分化非常轻微，即使是病理学家也难以作出正确的评价。

骨旁骨肉瘤的影像学表现非常具有典型性，尤其是在进展期，通常仅通过影像学就可以诊断。

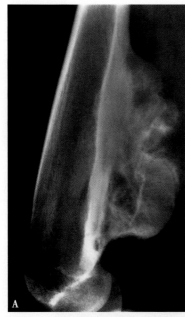
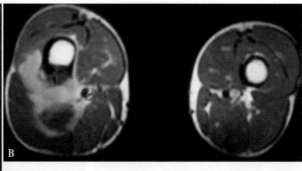

图12.5 21岁、男性，在最常见的发病部位（股骨远端）发生的巨大骨旁骨肉瘤。A：在X线片上可见肿瘤与发生部位的骨皮质有宽广的基底相连，且呈分叶状。B：MRI横断位显示肿瘤未侵及骨髓（由Illinois州Springfield Memorial医学中心的Jordan L.Mann提供）。

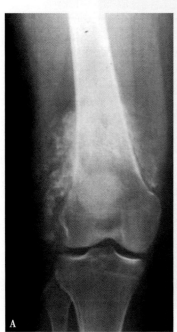
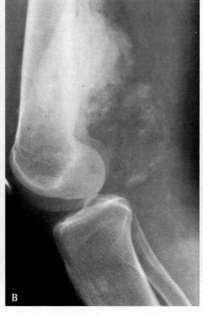
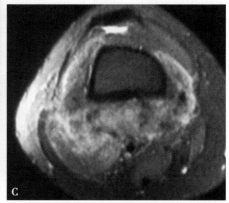

图12.6 37岁、女性，发生在最常见部位，即股骨远端骨骺后侧的骨旁骨肉瘤。A、B：正侧位X线片可见一个股骨远端骨化明显的巨大肿物，但对肿瘤发生于骨质内部还是仅在表面生长在平片上无法判断。C：MRI T2压脂轴位像显示肿瘤为表面生长，并未发生髓内浸润。

## 大体病理学特征

骨旁骨肉瘤大体表现为骨化明显、质硬、白色、可有分叶的肿物。病变常与其所在部位的骨皮质相连，且常伴有骨皮质的增厚（图12.8~图12.10），部分肿瘤外表面可见软骨板，可类似于骨软骨瘤的表现。肿瘤实质中也可见软骨岛形成，肿瘤的表面通常质地较软，且可与周围的肌肉融合。在大体标本上可见髓内浸润的有16例，另有3例仅有镜下可见的髓内浸润（图12.9~图12.12）。

尽管大多数骨旁骨肉瘤都呈现明显的骨化，但仍有部分是以致密的纤维化为主。在骨旁骨肉瘤中，不应出现鱼肉状（肉瘤样）区域，一旦发现有肉瘤样区域就代表肿瘤可能已经发生了去分化。对这些区域应认真取材观察。

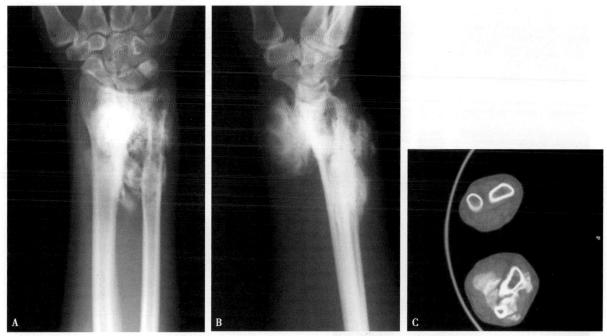

**图12.7** 发生于桡骨远端的骨旁骨肉瘤，不太常见的部位。A：正位X线片；B：侧位X线片；C：CT显示无髓内浸润。

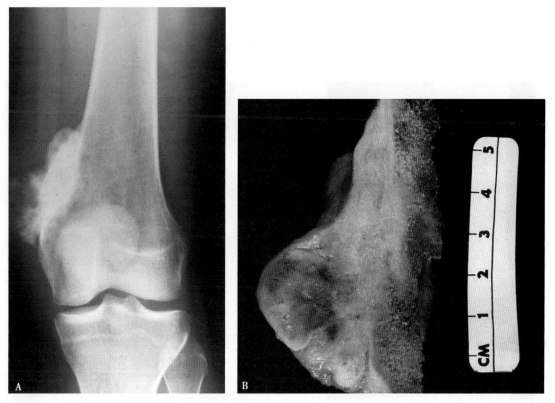

**图12.8** 股骨远端骨旁骨肉瘤的影像学（A）和大体标本（B）。在大体标本中的灰白色部分为软骨，深色部位为骨小梁和纤维组织。

软骨帽的存在可能使得其与骨软骨瘤相混淆。但骨软骨瘤在骨小梁之间有正常的骨髓组织存在，而在骨旁骨肉瘤中我们仅能看到纤维组织。骨化性肌炎则境界清楚且不与其下方的骨组织相连。

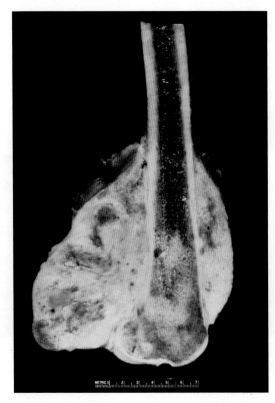

**图12.9** 发生在股骨远端的2级骨旁骨肉瘤。肿瘤的表现类似于低分化骨肉瘤纤维化（由Michigan州Royal Oak William Beaumont医院的Rebecca C.Hankin提供）。

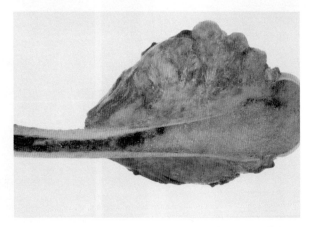

**图12.11** 21岁、女性，股骨远端巨大的去分化骨旁骨肉瘤。6年前肿瘤切除时，初步诊断为典型骨旁骨肉瘤。在截肢手术后6年出现了肺转移。

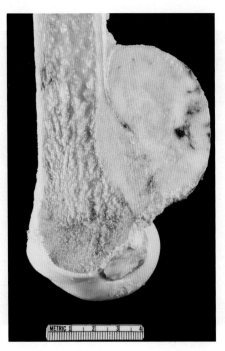

**图12.10** 发生在股骨远端的1级骨旁骨肉瘤。肿瘤形成宽广的基底与其下面的骨质相连。

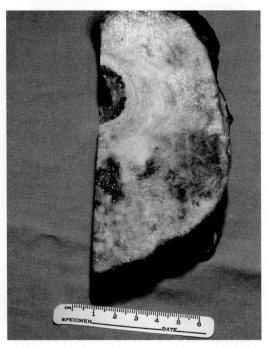

**图12.12** 30岁、男性，股骨干周围发生的去分化型骨旁骨肉瘤。该患者出现了肺转移（由加拿大Quebec省L'Hotel Dieu de Quebec的Real Legace提供）。

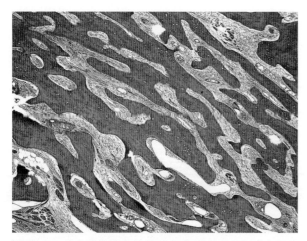

**图12.13** 骨旁骨肉瘤低倍镜下的典型表现。相对成熟的肿瘤骨小梁，环绕以稀疏的梭形细胞形成的基质。

## 组织病理学特征

　　骨旁骨肉瘤组织病理学的最主要特征是其中排列相对规整的骨小梁。很显然，在这种发展缓慢的肿瘤中，骨小梁具有由不成熟状态向成熟状态演变并逐渐"正常化"的趋势。在这些接近成熟的骨小梁间隙，可见轻度异型性的梭形细胞增生，核分裂象少见。细胞增生区域中的细胞并不丰富，在单个肿瘤细胞之间可见大量的胶原存在。梭形细胞仅有轻度的异型性，则可根据其细胞核的特征而将肿瘤定为1级（图12.13~图12.16）。病灶周围可见较多的梭形细胞增生，无基质产生，往往侵及周围的骨骼肌。在小部分临床、大体形态和影像学表现都较为典型的骨旁骨肉瘤中，梭形细胞的异型性增加。尽管核分裂象仍较少见，但是细胞密度增加和细胞异型性都可以作为2级骨旁骨肉瘤的诊断依据。在Okada等的研究中，82%的骨旁骨肉瘤为1级，18%为2级。在这项研究中，含有软骨成分的占55%。27%的病变表现类似骨软骨瘤，外周存在有软骨成分，且其与形成的骨小梁共同排列呈板层样（图12.17）。骨软骨瘤的软骨帽中，软骨细胞为柱状排列；而在骨旁骨肉瘤中软骨细胞的排列是不规则的。骨软骨瘤的骨小梁结构间是黄骨髓或者红骨髓，而在骨旁骨肉瘤中则是增生的梭形细胞（图12.13~图12.20）。

　　有接近15%的肿瘤病灶中有黄骨髓，这说明这些骨旁骨肉瘤病程较长，骨小梁结构已经趋于成熟。一些肿瘤的骨小梁可见黏合线，类似于

Paget病的表现（图12.18）。良性的巨细胞在骨旁骨肉瘤中罕见。

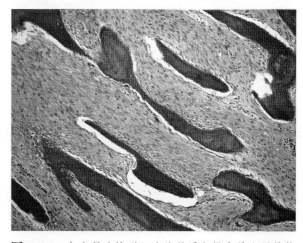

**图12.14** 含有稀疏梭形细胞的基质交错在骨小梁结构之间

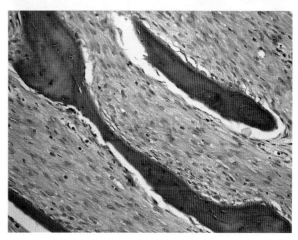

**图12.15** 高倍镜下骨旁骨肉瘤中的梭形细胞。这些梭形细胞被胶原纤维所分隔，并且没有特别显著的异型性。

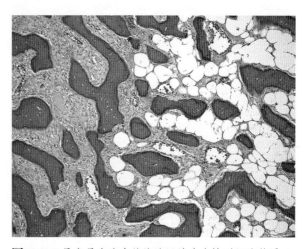

**图12.16** 骨旁骨肉瘤中的脂肪区域含有梭形细胞基质

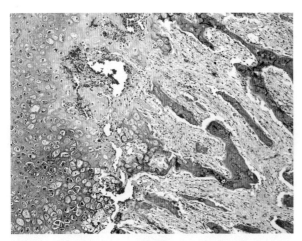

**图12.17** 骨旁骨肉瘤伴有软骨帽，呈现类似于骨软骨瘤低倍镜下的表现。

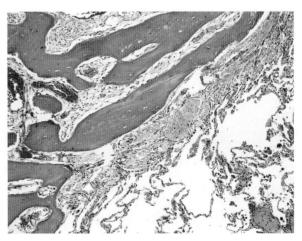

**图12.19** 骨旁骨肉瘤伴有肺转移。出现肺转移的患者通常都伴有肿瘤的去分化。

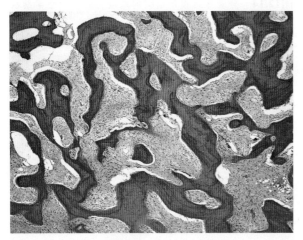

**图12.18** 低倍镜下骨旁骨肉瘤显示出类似于Paget病的网格状骨形态。

在Mayo医院的资料中有21例肿瘤发生了去分化（图12.2、图12.3、图12.11、图12.12）。在这些肿瘤中除了典型的低级别骨肉瘤，还有部分区域表现为高级别梭形细胞肉瘤（图12.20）。其中7例在确诊时就出现了去分化，另外14例在初次手术后2~15年复发时出现了去分化。有2例在髓腔内发生了高级别肉瘤，很难区分是来自于同一肿瘤的变化，还是本身就是两种完全不同的肿瘤。其中1例在初诊时就已确诊，而另1例在术后14年复发时才出现了髓内的病灶。

鉴别骨旁骨肉瘤和骨化性肌炎较为容易。骨化性肌炎病灶中细胞的数目更多，而且有丝分裂活跃；而在骨旁骨肉瘤中则没有如此多的成熟细胞和组织。

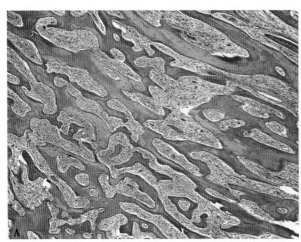

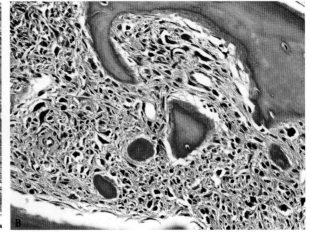

**图12.20** 去分化骨旁骨肉瘤。A：低倍镜下，局部的骨质增生有类似于低度骨旁骨肉瘤的表现。B：高倍镜下，基质细胞具有明显的异型性。

## 治疗

很多研究都证实了下面的一些观点：单纯的病灶局部切除常会导致复发，包括病灶周围正常软组织袖的扩大切除才是治疗的选择。而那些复发或巨大的肿瘤，则可能意味着截肢。Campanacci等发现当手术的外科边界足够时，患者很少出现原位复发。来自Gainsville的Enneking等也认同这一观点。

## 预后

在Mayo医院的资料中，75例中有15例死亡，其中包含有那些发生了去分化的骨肉瘤。10例死亡时有转移，其中8例肺转移时肿瘤发生去分化，其余2例为原发2级骨旁骨肉瘤发生转移（图12.19）。在原始病案资料中，还有1例骨旁骨肉瘤开始时组织学判定为转移，现在将其重新归类为中心型低度恶性骨肉瘤。因此在Mayo医院的资料中并没有发生转移的典型1级骨旁骨肉瘤病例。1例患者在术后出现多发的复发灶后迅速死亡。还有5例死于与肿瘤无关的疾患。仍有10例去分化骨旁骨肉瘤的患者在治疗后无病生存了0~32年。2例去分化骨旁骨肉瘤并肺转移的患者分别长期生存了6年和27年。1例典型的骨旁骨肉瘤患者术后5年在肩胛骨发生了普通型骨肉瘤。

及时合理的治疗可以治愈大多数骨旁骨肉瘤。未发生去分化的骨旁骨肉瘤患者，其远期生存率可达80%~90%。

（徐海荣　刘征宇　译

牛晓辉　周勇　张鑫鑫　赵振国　于胜吉　校）

## 参考文献

1951 Geschickter, C. F. and Copeland, M. M.: Parosteal Osteoma of Bone: A New Entity. Ann Surg, 133:790–806.

1954 Dwinnell, L. A., Dahlin, D. C., and Ghormley, R. K.: Parosteal (Juxtacortical) Osteogenic Sarcoma. J Bone Joint Surg, 36A:732–744.

1957 Stevens, G. M., Pugh, D. G., and Dahlin, D. C.: Roentgenographic Recognition and Differentiation of Parosteal Osteogenic Sarcoma. Am J Roentgenol, 78:1–12.

1959 Copeland, M. M. and Geschickter, C. F.: The Treatment of Parosteal Osteoma of Bone. Surg Gynecol Obstet, 108:537–548.

1959 D'Aubigné, R. M., Meary, R., and Mazabraud, A.: Sarcome Ostéogénique Juxtacortical. Rev Chir Orthop, 45:873–884.

1962 Scaglietti, O. and Calandrello, B.: Ossifying Parosteal Sarcoma: Parosteal Osteoma or Juxtacortical Osteogenic Sarcoma. J Bone Joint Surg, 44A:635–647.

1967 Van Der Heul, R. O. and Von Ronnen, J. R.: Juxtacortical Osteosarcoma: Diagnosis, Differential Diagnosis, Treatment, and an Analysis of Eighty Cases. J Bone Joint Surg, 49A:415–439.

1968 Campanacci, M., Giunti, A., and Grandesso, F.: Sarcoma Periostale Ossificante (31 Osservazioni). Chir Organi Mov, 57:3 28.

1971 Edeiken, J., Farrell, C., Ackerman, L. V., and Spjut, H. J.: Parosteal Sarcoma. Am J Roentgenol, 111:579–583.

1976 Unni, K. K., Dahlin, D. C., and Beabout, J. W.: Periosteal Osteogenic Sarcoma. Cancer, 37:2476–2485.

1976 Unni, K. K., Dahlin, D. C., Beabout, J. W., and Ivins, J. C.: Parosteal Osteogenic Sarcoma. Cancer, 37:2466–2475.

1977 Ahuja, S. C., Villacin, A. B., Smith, J., Bullough, P. G., Huvos, A. G., and Marcove, R. C.: Juxtacortical (Parosteal) Osteogenic Sarcoma: Histological Grading and Prognosis. J Bone Joint Surg, 59A:632–647.

1979 Dunham, W. K., Wilborn, W. H., and Zarzour, R. J.: A Large Parosteal Osteosarcoma With Transformation to High-Grade Osteosarcoma: A Case Report. Cancer, 44:1495–1500.

1984 Campanacci, M., Picci, P., Gherlinzoni, F., Guerra, A., Bertoni, F., and Neff, J. R.: Parosteal Osteosarcoma. J Bone Joint Surg, 66B:313–321.

1984 Wold, L. E., Unni, K. K., Beabout, J. W., Sim, F. H., and Dahlin, D. C.: Dedifferentiated Parosteal Osteosarcoma. J Bone Joint Surg, 66A:53–59.

1985 Bertoni, F., Present, D., Hudson, T., and Enneking, W. F.: The Meaning of Radiolucencies in Parosteal Osteosarcoma. J Bone Joint Surg, 67A:901–910.

1985 Copeland, R. L., Meehan, P. L., and Morrissy, R. T.: Spontaneous Regression of Osteochondromas: Two Case Reports. J Bone Joint Surg, 67A:971–973.

1985 Enneking, W. F., Springfield, D., and Gross, M.: The Surgical Treatment of Parosteal Osteosarcoma in Long Bones. J Bone Joint Surg, 67A:125–135.

1987 Lindell, M. M., Jr., Shirkhoda, A., Raymond, A. K., Murray, J. A., and Harle, T. S.: Parosteal Osteosarcoma: Radiologic-Pathologic Correlation with Emphasis on CT. Am J Roentgenol, 148:323–328.

1987 Picci, P., Campanacci, M., Bacci, G., Capanna, R., and Ayala, A.: Medullary Involvement in Parosteal Osteosarcoma: A Case Report. J Bone Joint Surg, 69A:131–136.

1988 Schajowicz, F., McQuire, M. H., Santini Araujo, E., Muscolo, D. L., and Gitelis, S.: Osteosarcomas Arising on the Surfaces of Long Bones. J Bone Joint Surg, 70A:555–564.

1989 Hinton, C. E., Turnbull, A. E., O'Donnell, H. D., and Harvey, L.: Parosteal Osteosarcoma of the Skull. Histopathology, 14:322–323.

1989 Pintado, S. O., Lane, J., and Huvos, A. G.: Parosteal Osteogenic Sarcoma of Bone With Coexistent Low- and High-Grade Sarcomatous Components. Hum Pathol, 20:488–491.

1989 van Oven, M. W., Molenaar, W. M., Freling, N. J., Schraffordt Koops, H., Muis, N., Dam-Meiring, A., and Oosterhuis, J. W.: Dedifferentiated Parosteal Osteosarcoma of the Femur with Aneuploidy and Lung Metastases. Cancer, 63:807–811.

1990 Kavanagh, T. G., Cannon, S. R., Pringle, J., Stoker, D. J., and Kemp, H. B.: Parosteal Osteosarcoma: Treatment by Wide Resection and Prosthetic Replacement. J Bone Joint Surg, 72B:959–965.

1990 Kumar, R., Moser, R. P., Jr., Madewell, J. E., and Edeiken, J.: Parosteal Osteogenic Sarcoma Arising in Cranial Bones: Clinical and Radiologic Features in Eight Patients. Am J Roentgenol, 155:113–117.

1991 Ritschl, P., Wurnig, C., Lechner, G., and Roessner, A.: Parosteal Osteosarcoma: 2–23-Year Follow-up of 33 Patients. Acta Orthop Scand, 62:195–200.

1994 Okada, K., Frassica, F. J., Sim, F. H., Beabout, J. W., Bond, J. R., and Unni, K. K.: Parosteal Osteosarcoma: A Clinicopathologic Study. J Bone Joint Surg, 76A:366–378.

# 纤维肉瘤和韧带样纤维瘤

## 纤维肉瘤

骨纤维肉瘤是一种由梭形细胞构成的恶性肿瘤，该细胞在原发灶和继发灶均不能产生骨样物质。胶原含量多少不一，有些甚至没有，在高度恶性的瘤体内含量往往更少。骨纤维肉瘤有时也可以分化的非常好，以至于很难将其与纤维结构不良等良性病变区分开来。而骨纤维肉瘤与成纤维细胞性骨肉瘤以及恶性纤维组织细胞瘤的鉴别多少过于主观。有时只有在大量的以成纤维细胞为主的肿瘤组织切片中长时间地寻找，才能观察到其内基质成分，这表明鉴别可能受人为因素的影响。

如果肿瘤仅毗邻骨骼生长，而实际上是来源于软组织，那么这些肿瘤就被排除在本研究之外，因而本研究不包含本应被称为"骨膜纤维肉瘤"的肿瘤。这种纳入方法或许会漏掉一些骨膜起源的肉瘤。从大体病理特点来看，绝大多数骨纤维肉瘤起源于骨髓或骨皮质，尽管还有一小部分确实起源于骨膜。

在Mayo医院资料的286例纤维肉瘤中，"继发性"纤维肉瘤占23％以上（表13.1）。48例继发于放疗，4例继发于未经放射治疗的巨细胞瘤，7例继发于Paget病，还有7例继发于其他情况，包括2例造釉细胞纤维瘤，3例骨梗死，1例纤维结构不良和1例牙源性黏液瘤。

有3例患者表现为多发性，但是其中只有1例有多骨受累的组织学证据。

有些纤维肉瘤具有黏液样基质；这种黏液肉瘤样病灶可成为某些纤维肉瘤的主要成分，但整个肿瘤很少因此而被误认为"黏液肉瘤"，这类肿瘤和明确的纤维肉瘤之间存在着过渡类型，那么可将这类过渡类型的肿瘤归入纤维肉瘤。已有许多文献描述了原发于骨的平滑肌肉瘤，电子显微镜和免疫组化也支持该诊断。

| 表 13.1 | 64 例 "继发性纤维肉瘤" 患者的易感因素 |
|---|---|
| 原发病 | 病例数 |
| 此前接受放疗 | 46 |
| 佩吉特病 | 7 |
| 未经放射治疗的巨细胞瘤 | 4 |
| 骨梗死 | 3 |
| 纤维结构不良 | 1 |
| 造釉细胞纤维瘤 | 2 |
| 牙源性黏液瘤 | 1 |
| 合计 | 64 |

不包括4例患von Recklinghausen病引起的病变。

### 发病率

286例纤维肉瘤仅占原发恶性骨肿瘤的4％。在Mayo医院的资料中，骨肉瘤的例数超过纤维肉瘤的6倍（图13.1）。

### 性别

男性稍多于女性。

### 年龄

与骨肉瘤不同，纤维肉瘤很少在10~20岁之

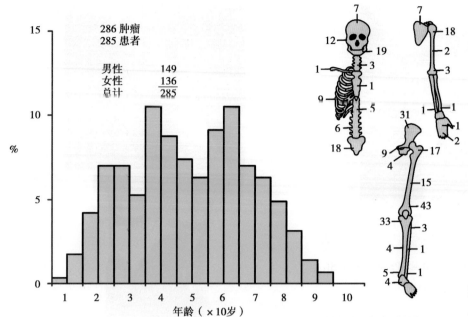

图13.1　纤维肉瘤的年龄分布、性别分布和好发部位。

间发病。实际上，纤维肉瘤在10~70岁之间发生率均等。只有1例患者小于5岁。老年人和年轻人纤维肉瘤的发病率相近，这一点可作为其与骨肉瘤鉴别的主要依据；有64例纤维肉瘤是作为其他疾病的晚期并发症出现的。

## 发病部位

　　纤维肉瘤与骨肉瘤的好发部位无太大区别。包括股骨远端和胫骨近端在内的膝关节周围是其好发部位。超过50%的纤维肉瘤发生在长骨，常出现于干骺端。

　　有几例累及上颌窦腔及其骨性外壁的肿瘤因为缺少骨起源的证据而没有被纳入。Mayo医院的资料中有3例出现多发的骨病变。

## 症状

　　纤维肉瘤患者可表现出恶性骨肿瘤的一般症状，即疼痛和局部肿块。这些一般都是短期症状。继发性纤维肉瘤患者具有相应的原发病病史，并且在恶性肿瘤出现前往往有多年的放疗史。

## 体征

　　肿瘤发生区域一般可发现痛性肿块，除非肿瘤被很厚的正常组织覆盖。梭形细胞肉瘤甚至癌都可能转移至骨组织，并且具有类似原发性纤维肉瘤的表现，因此应特别注意寻找这些隐匿性病灶。4例骨纤维肉瘤并发神经纤维瘤病。有些肉瘤表现为多形性，可能会被认为是恶性纤维组织细胞瘤。没有证据显示这些患者的神经纤维瘤病累及到骨组织。

　　不同的易感因素引起的继发性纤维肉瘤，其症状、体征有时会有所不同，表13.1列出了这些原发病。本表未包括第六章节所述的由软骨肉瘤去分化引起的纤维肉瘤。

## 影像学表现

　　骨纤维肉瘤的影像学表现与溶骨性骨肉瘤无明显区别。病灶处为完全透亮的骨破坏区，并具有恶性肿瘤的特征性表现，如骨皮质破坏和边界不清。影像学表现往往与肿瘤的组织学分级相关。分化好的肿瘤要比分化差的肿瘤边界清楚。Taconis和van Rijssel发现纤维肉瘤和恶性纤维组织细胞瘤的影像学表现基本相同（图13.2~图13.5）。

## 大体病理学特征

　　纤维肉瘤的大体表现也随着组织学分级的轻重而不同。低级别肉瘤往往更加坚硬，更具纤维化，切面可能呈涡旋状。高级别肉瘤质软，鱼肉状外观更加明显。由于含有黏液性基质，肿瘤可以呈现出有光泽的外观。骨组织可被肿瘤不规则侵蚀，边界不清。资料中几乎所有的中心型纤维肉瘤都突破了骨皮质，或多或少累及骨外组织。大体标本还可发现Paget病或梗死等先于肿瘤存在的疾病的表现（图13.6~图13.9）。

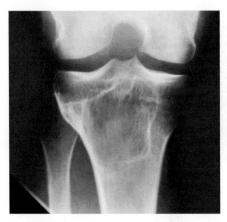

**图13.2** 47岁、女性，胫骨近端的1级纤维肉瘤，形成界限清楚的溶骨性病灶。病灶有硬化的边界，提示可能是良性病变（由Illinois州Chicago市Rush-Presbyterian-St. Luke's医学中心的Alexander Templeton提供）。

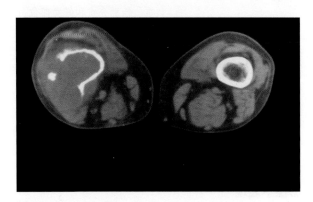

**图13.3** 50岁、男性，股骨远端2级纤维肉瘤的CT图像。肿瘤突破骨皮质并形成软组织肿块，提示恶性病变。

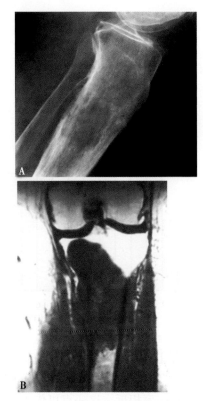

**图13.5** 70岁、女性，胫骨近端平滑肌肉瘤。别处无原发灶。A：X线片表现为恶性肿瘤，但无特异性。B：MRI显示肿瘤破坏骨皮质并侵入软组织（B，经出版商许可，引用自Young, C. L., Wold, L. E., McLeod, R. A., and Sim, F. H.: Primary Leiomyosarcoma of Bone. Orthopedics, 11:615 ¨ C618 1988）。

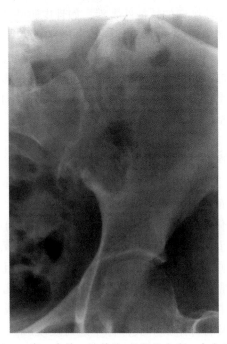

**图13.4** 59岁、女性，髂骨的3级纤维肉瘤。在未经新辅助化疗的情况下行手术切除。切除的标本里无基质成分。

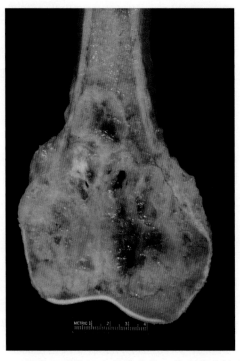

**图13.6** 股骨远端的巨大纤维肉瘤，伴有黏液性改变。由于病灶含有黏液样基质，切面呈现有光泽的外观。

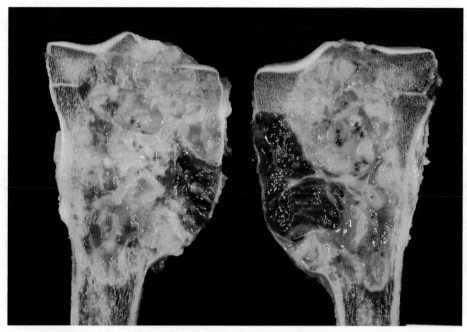

**图13.7**　复发于腓骨干的3级纤维肉瘤，1年前行刮除术，随后原位复发。

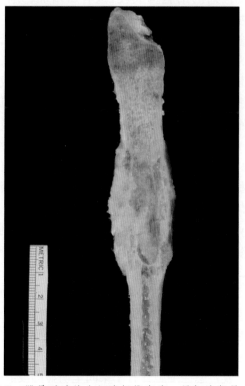

**图13.8**　股骨近端的小细胞纤维肉瘤。最初诊断是尤文肉瘤。肿瘤对化疗无反应。

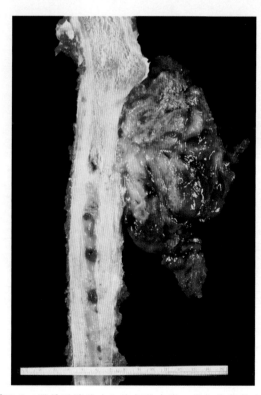

**图13.9**　股骨近端的小细胞纤维肉瘤。最初诊断是尤文肉瘤。肿瘤对化疗无反应。

像骨肉瘤一样，纤维肉瘤主要经血道转移，最常见的是肺转移；也可转移至包括骨在内的其他部位。

**组织病理学特点**

骨纤维肉瘤和软组织纤维肉瘤具有一致的组织学特征。而组织切片可显示该肿瘤侵蚀或破坏骨质，特别是肿瘤周围的骨质。不同肿瘤中成纤维细胞的分化程度和产生胶原量的多少不尽相同。细胞核的形状也从细长形到椭圆形不等。有些纤维肉瘤的细胞极小，类似于尤文肉瘤。而绝大多数纤维肉瘤的细胞呈"鲱鱼骨样"排列。在低级别纤维肉瘤中胶原排列整齐，呈条带状和旋涡状（图13.10、图13.11）。

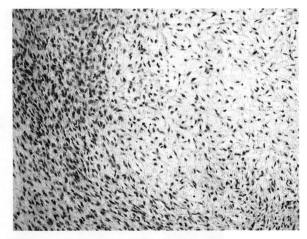

**图13.11** 纤维肉瘤的细胞密度不均。这种多样性与软组织的黏液样梭形细胞肉瘤类似。

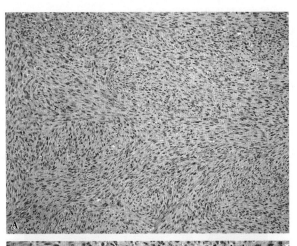
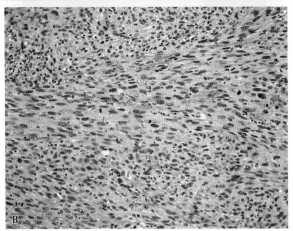

**图13.10** 4级纤维肉瘤。A：低倍镜下显示肿瘤富于细胞，由成束的梭形细胞构成。B：高倍镜下显示明显的细胞异型性和大量的核分裂象。免疫组化染色有助于排除平滑肌肉瘤。

纤维肉瘤的分级是依据肿瘤的细胞学特征以及细胞的密集程度。肿瘤的细胞密集程度和肿瘤产生胶原的量成反比。低级别纤维肉瘤往往产生大量胶原，使得梭形细胞彼此分开，细胞核常较长，两端尖细，核分裂象罕见；2级纤维肉瘤的细胞构成较1级有所增加，细胞核某种程度上更具异型性，核分裂象多见；3级肉瘤中可见深染的梭形细胞呈鱼骨样排列，胶原的含量也极其甚微，核分裂象随处可见，还可出现坏死区；4级肉瘤中大量细胞聚集成堆，无细胞基质，核分裂象更为多见，也可见到坏死区。有些高度恶性纤维肉瘤的细胞极小。Bertoni等报告了80例骨纤维肉瘤；其中1级只有2例，2级11例，3级42例，4级25例。他们还发现仅在高度恶性的肿瘤中细胞才呈现活跃的有丝分裂状态。1969年Dahlin和Ivins报告了Mayo医院的114例骨纤维肉瘤，仅发现1例1级纤维肉瘤；剩下的113例中，2级35例，3级48例，4级30例。

有些纤维肉瘤含有明显的黏液样成分。由于黏液样基质可将梭形细胞分隔开，使得肿瘤细胞显得相对较少，而易被误认为是良性肿瘤。实际上这样的肿瘤往往由细胞学上恶性程度很高的细胞组成，恶性细胞在骨小梁间呈明显的浸润（图13.12）。

一些纤维肉瘤的恶性程度非常低，以至于被误认为是纤维结构不良或骨干骺端纤维性缺陷等良性病变。只要警惕影像学所提示的骨小梁受侵和骨皮质破坏等侵袭性表现，这种误诊就可以避免。

转移性梭形细胞肉瘤与原发性骨纤维肉瘤表现相似。一方面，隐蔽的、表现为骨病变的肉瘤是极其少见的；另一方面，转移性肉瘤样癌与原发性肉瘤很难鉴别。最常见的是转移性肉瘤样肾细胞癌。如果发现"巢状"肿瘤细胞或透明细胞，都提示肾细胞癌的诊断，特别是老年患者。正确的影像学检查有助于诊断，免疫组化技术也有助于验证上皮样分化。

一些骨的肉瘤含有一些胞质嗜酸性的饱满细胞。这些细胞具有显著的肌源性特征。免疫组化和电子显微镜研究已证实其中的一些病例为平滑肌肉瘤（图13.13）。如果检测手段正确，我们可以在这一组纤维肉瘤中发现肌源性分化的病例。如果骨的梭形细胞肿瘤表现出明显的肌源性特征，那么应该考虑到转移性平滑肌肉瘤的可能。临床上如果出现这种情况，应该考虑到原发部位可能为胃肠道或子宫。

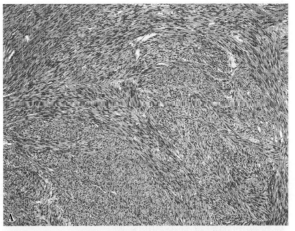

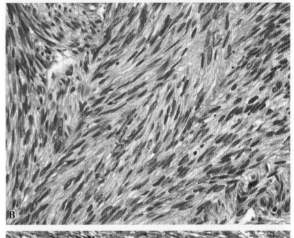

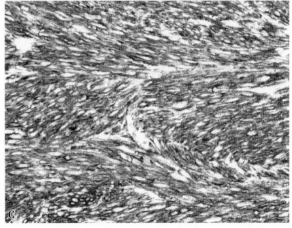

**图13.13**　平滑肌肉瘤（来自于图13.5所示的X线片中的肿瘤）。A：肿瘤细胞交织成束状排列。B：高倍镜下显示平滑肌肿瘤中常见的细胞异型性和末端圆钝的细胞核。C：肿瘤平滑肌肌动蛋白免疫反应阳性。

### 治疗

手术切除是治疗骨纤维肉瘤的常用方法。目前尚无足够的经验表明化疗在纤维肉瘤的治疗中是否有效。

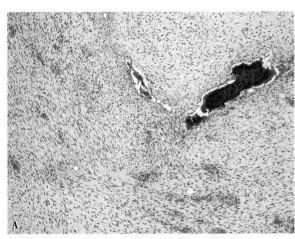

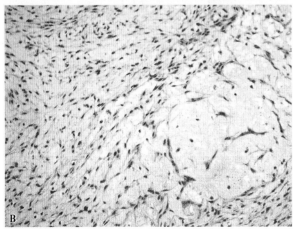

**图13.12**　黏液样2级纤维肉瘤。A：低倍镜下显示含有少量至中等量细胞的梭形细胞肿瘤发生黏液性改变。肿瘤中包埋了一个原有的骨片。B：高倍镜下明显可见基质黏液样变。

## 预后

骨纤维肉瘤的预后与骨肉瘤和恶性纤维组织细胞瘤类似。Taconis和van Rijssel发现纤维肉瘤和恶性纤维组织细胞瘤的预后没有显著差别。他们发现预后与肿瘤的分级相关，就5年生存率而言，1级纤维肉瘤患者为64%，2级为41%，3级为23%。总的5年生存率为34%。据Bertoni等对来自意大利Bologna的病例报道，5年生存率为42%。低度恶性纤维肉瘤的患者5年生存率为83%，高度恶性的为34%。他们还发现局部复发对长期的预后具有不利的影响。

## 韧带样纤维瘤

对应于相对多见的软组织硬纤维瘤，骨韧带样纤维瘤是发生于骨内的较为罕见的肿瘤。

### 发病率

在Mayo医院的资料中，只有16例韧带样纤维瘤（图13.14）。Gebhardt等回顾文献，总结了85例韧带样纤维瘤，而Kwon等报道了47例下颌骨韧带样纤维瘤。

### 性别

在这些病例中男性患者明显多于女性，男女比例为3:1。

### 年龄

韧带样纤维瘤患者的主要年龄是10~30岁之间。这和以前的文献报告相似。

### 发病部位

韧带样纤维瘤可累及骨组织的任意部位。在Mayo医院的资料中仅有3例韧带样纤维瘤累及下颌骨。

### 症状

疼痛和局部肿块是最常见的症状。Inwards等报告的病例中约有20%的患者伴有病理性骨折。

### 体征

除了有些患者可有局部肿块，无其他特异性体征。

### 影像学特征

X线片显示完全透明的骨缺损。可有轻度到中度的骨膨胀。边界清晰、呈分叶状。肿瘤周围的骨质偶尔会出现反应性硬化。即使肿瘤突破骨皮质长入软组织，骨膜新骨形成也很少见。如Crim等人描述的那样，该肿瘤往往有不均匀的骨破坏，留下的完整骨脊看上去像骨小梁（图13.15）。

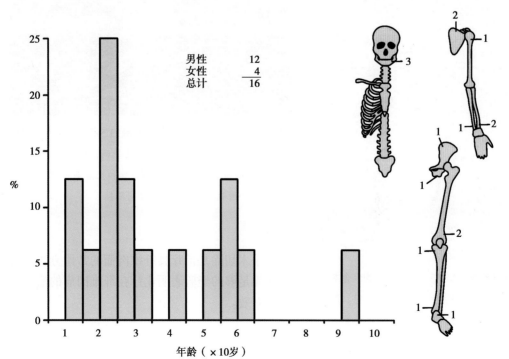

|  |  |
| --- | --- |
| 男性 | 12 |
| 女性 | 4 |
| 总计 | 16 |

年龄（×10岁）

图13.14 韧带样纤维瘤的年龄、性别和发病部位分布。

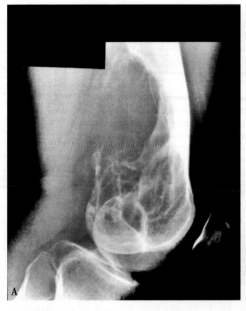

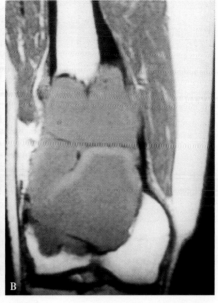

图**13.15**　30岁、男性，股骨远端韧带样纤维瘤。A：病灶延伸至骨端，呈"小梁"样改变，伴有局限性骨皮质破坏。B：MRI显示肿瘤突破了骨皮质并形成软组织肿块（由Illinois州Chicago市University of Chicago Hospital的Anthony G. Montag提供）。

## 大体病理学特征

　　韧带样纤维瘤质硬，外观呈涡旋状，与软组织硬纤维瘤类似（图13.16、图13.17）。

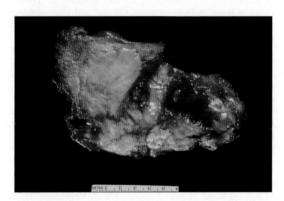

图**13.16**　54岁、男性，坐骨韧带样纤维瘤。患者疼痛10年。肿瘤外观呈硬纤维瘤的涡旋状。

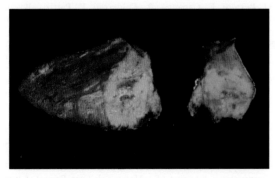

图**13.17**　破坏肩胛骨的韧带样纤维瘤。病变无常见的肉瘤所具有的鱼肉状外观。

## 组织病理学特征

　　韧带样纤维瘤由梭形细胞和大量胶原构成。

　　低倍镜下可见肿瘤细胞数量不多，外围可见肿瘤向周围组织结构渗透侵犯。细胞核无异型性，核分裂象少见。瘤体内血管间隙呈典型的沟壑状，与硬纤维瘤相似（图13.18、图13.19）。

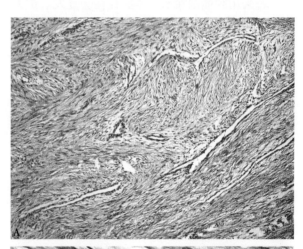

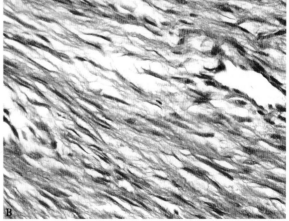

图**13.18**　韧带样纤维瘤。A：梭形细胞增生偏少，并可见膨胀的血管腔。B：高倍镜下未见细胞异型性。

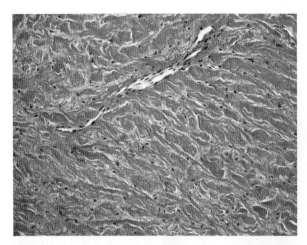

图13.19　含有大量胶原的韧带样纤维瘤。肿瘤细胞数量偏少，细长的细胞核未见异型性。

## 治疗

　　韧带样纤维瘤是无转移性的局部侵袭性肿瘤。因此，治疗首选肿瘤的整块切除术。

## 预后

　　若采用肿瘤刮除术，术后往往会复发。扩大切除可治愈。目前尚无关于高度恶性肉瘤发展为韧带样纤维瘤的文献报告。而最近在Mayo医院的会诊资料里有1例患者，在最初诊断为复发性韧带样纤维瘤之后15年，原发部位发生高度恶性肉瘤。

（吴居泰　译

吴志宏　张鑫鑫　赵振国　于胜吉　校）

## 参考文献

1948　Stout, A. P.: Fibrosarcoma: The Malignant Tumor of Fibroblasts. Cancer, 1:30–63.

1951　Pugh, D. G.: Roentgenologic Diagnosis of Diseases of Bones. New York, Thomas Nelson & Sons.

1957　McLeod, J. J., Dahlin, D. C., and Ivins, J. C.: Fibrosarcoma of Bone. Am J Surg, 94:431–437.

1958　Gilmer, W. S., Jr., and MacEwen, G. D.: Central (Medullary) Fibrosarcoma of Bone. J Bone Joint Surg, 40A:121–141.

1958　Goidanich, I. F., and Venturi, R.: I Fibrosarcoma Primitivi dello Scheletro. Chir Organi Mov, 46:1–90.

1958　Jaffe, H. L.: Tumors and Tumorous Conditions of the Bones and Joints. Philadelphia, Lea & Febiger, pp. 298–313.

1960　Furey, J. G., Ferrer-Torells, M., and Reagan, J. W.: Fibrosarcoma Arising at the Site of Bone Infarcts: A Report of Two Cases. J Bone Joint Surg, 42A:802–810.

1960　Whitesides, T. E., Jr., and Ackerman, L. V.: Desmoplastic Fibroma: A Report of Three Cases. J Bone Joint Surg, 42A:1143–1150.

1961　Christensen, E., Højgaard, K., and Smith, C. C. W.: Congenital Malignant Mesenchymal Tumours in a Two-Month-Old Child. Acta Pathol Microbiol Scand, 53:237–242.

1962　Nielsen, A. R., and Poulsen, H.: Multiple Diffuse Fibrosarcomata of the Bones. Acta Pathol Microbiol Scand, 55: 265–272.

1964　Dahlin, D. C., and Hoover, N. W.: Desmoplastic Fibroma of Bone: Report of Two Cases. JAMA, 188:685–687.

1965　Lichtenstein, L.: Bone Tumors, ed. 3. St. Louis, CV Mosby. pp. 229–240.

1966　Dorfman, H. D., Norman, A., and Wolff, H.: Fibrosarcoma Complicating Bone Infarction in a Caisson Worker: A Case Report. J Bone Joint Surg, 48A:528–532.

1968　Rabhan, W. N., and Rosai, J.: Desmoplastic Fibroma: Report of Ten Cases and Review of the Literature. J Bone Joint Surg, 50A:487–502.

1969　Dahlin, D. C., and Ivins, J. C.: Fibrosarcoma of Bone: A Study of 114 Cases. Cancer, 23:35–41.

1969　Eyre-Brook, A. L., and Price, C. H. G.: Fibrosarcoma of Bone: Review of Fifty Consecutive Cases From the Bristol Bone Tumour Registry. J Bone Joint Surg, 51B:20–37.

1974　Mirra, J. M., and Marcove, R. C.: Fibrosarcomatous Dedifferentiation of Primary and Secondary Chondrosarcoma: Review of Five Cases. J Bone Joint Surg, 56A:285–296.

1974　Nilsonne, W., and Mazabraud, A.: Les Fibrosarcomes de l'os. Rev Chir Orthop, 60:109–122.

1975　Cunningham, C. D., Smith, R. O., Enriquez, P., and Singleton, G. T.: Desmoplastic Fibroma of the Mandible: A Case Report. Ann Otol Rhinol Laryngol, 84:125–129.

1976　Hernandez, F. J., and Fernandez, B. B.: Multiple Diffuse Fibrosarcoma of Bone. Cancer, 37:939–945.

1976　Jeffree, G. M., and Price, C. H. G.: Metastatic Spread of Fibrosarcoma of Bone: A Report on Forty-Nine Cases, and a Comparison With Osteosarcoma. J Bone Joint Surg, 58B:418–425.

1976　Larsson, S.-E., Lorentzon, R., and Boquist, L.: Fibrosarcoma of Bone: A Demographic, Clinical and Histopathological Study of All Cases Recorded in the Swedish Cancer Registry From 1958 to 1968. J Bone Joint Surg, 58B:412–417.

1976　Sugiura, I.: Desmoplastic Fibroma: Case Report and Review of the Literature. J Bone Joint Surg, 58A:126–130.

1979　Sanerkin, N. G.: Primary Leiomyosarcoma of the Bone and Its Comparison With Fibrosarcoma: A Cytological, Histological, and Ultrastructural Study. Cancer, 44:1375–1387.

1980　Angervall, L., Berlin, Ö., Kindblom, L.-G., and Stener, B.: Primary Leiomyosarcoma of Bone: A Study of Five Cases. Cancer, 46:1270–1279.

1980　Wang, T.-Y., Erlandson, R. A., Marcove, R. C., and Huvos, A. G.: Primary Leiomyosarcoma of Bone. Arch Pathol Lab Med, 104:100–104.

1983　Ducatman, B. S., Scheithauer, B. W., and Dahlin, D. C.: Malignant Bone Tumors Associated With Neurofibromatosis. Mayo Clin Proc, 58:578–582.

1984　Bertoni, F., Calderoni, P., Bacchini, P., and Campanacci, M.: Desmoplastic Fibroma of Bone: A Report of Six Cases. J Bone Joint Surg, 66B:265–268.

1984　Bertoni, F., Capanna, R., Calderoni, P., Patrizia, B., and Campanacci, M.: Primary Central (Medullary) Fibrosarcoma of Bone. Semin Diagn Pathol, 1:185–198.

1984　Von Hochstetter, A. R., Eberle, H., and Rüttner, J. R.: Primary Leiomyosarcoma of Extragnathic Bones: Case Report and Review of Literature. Cancer, 53:2194–2200.

1985　Gebhardt, M. C., Campbell, C. J., Schiller, A. L., and Mankin, H. J.: Desmoplastic Fibroma of Bone: A Report of Eight Cases and Review of the Literature. J Bone Joint Surg, 67A:732–747.

1985　Taconis, W. K., and van Rijssel, T. G.: Fibrosarcoma of Long Bones: A Study of the Significance of Areas of Malignant Fibrous Histiocytoma. J Bone Joint Surg, 67B:111–116.

1986　Hadjipavlou, A., Lander, P. H., Begin, L. R., and Eibel, P.: Desmoplastic Fibroma of a Metatarsal: Case Report. J Bone Joint Surg, 68A:459–461.

1988　Young, C. L., Wold, L. E., McLeod, R. A., and Sim, F. H.: Primary Leiomyosarcoma of Bone. Orthopedics, 11:615–618.

1989　Crim, J. R., Gold, R. H., Mirra, J. M., Eckardt, J. J., and Bassett, L. W.: Desmoplastic Fibroma of Bone: Radiographic Analysis. Radiology, 172:827–832.

1989 Kwon, P. H., Horswell, B. B., and Gatto, D. J.: Desmoplastic Fibroma of the Jaws: Surgical Management and Review of the Literature. Head Neck, 11:67–75.

1991 Inwards, C. Y., Unni, K. K., Beabout, J. W., and Sim, F. H.: Desmoplastic Fibroma of Bone. Cancer, 68:1978–1983.

1991 Myers, J. L., Arocho, J., Bernreuter, W., Dunham, W., and Mazur, M. T.: Leiomyosarcoma of Bone: A Clinicopathologic, Immunohistochemical, and Ultrastructural Study of Five Cases. Cancer, 67:1051–1056.

1991 Young, M. P. and Freemont, A. J.: Primary Leiomyosarcoma of Bone. Histopathology, 19:257–262.

# 第十四章

# 14

# 良性纤维组织细胞瘤

许多软组织的良性和恶性肿瘤被认为是组织细胞起源的。然而实际上，其中许多病变并不是组织细胞起源。虽然他们有着相同的组织细胞源性的特征，但是在临床病理上却是不同的病种。以下特点常用于软组织中纤维组织细胞肿瘤的诊断：轮辐状排列的梭形细胞病变，组织细胞样的细胞、巨细胞、泡沫细胞和多形性浸润。这些特点也可用于骨组织纤维组织细胞肿瘤的诊断。

骨良性纤维组织细胞瘤的概念很复杂，因为这个术语包含了几种不同的病种。如Schajowicz倾向于使用"组织细胞黄色肉芽肿"取代常用的"干骺端纤维缺损"，称这样可以体现其组织细胞起源。但他也提到，这个名称可能并不代表一种新的肿瘤。Fechner和Mills将骨的黄素瘤归到"纤维组织细胞肿瘤"名下。他们认为病灶含有胆固醇结晶以及富含脂质的组织细胞，称之为黄素瘤代表纤维组织细胞肿瘤的末期。

在本书的第四版中，有10例良性或不典型的纤维组织细胞瘤。在准备第五版的表格统计中只有9例。有1例原先诊断为胸椎良性纤维组织细胞瘤，后又重新诊断为巨细胞瘤。患者12年后出现复发，这时组织学检查提示骨肉瘤。Matsuno认为若病灶出现在长骨末端，应注意区分良性纤维组织细胞瘤和巨细胞瘤。在叙述巨细胞瘤时提到过有些巨细胞瘤含有轮辐状排列的梭形单核细胞。影像学上很典型的巨细胞瘤也会发生变化，也许只能在一些微小的、不很显著的区域发现典型的巨细胞瘤。在10年中我们仅增加1例良性纤维组织细胞瘤。

## 发病率

在Mayo医院的10 139例肿瘤中，只有10例良性纤维组织细胞瘤（图14.1）。

## 性别

男性患者4人，女性6人。

## 年龄

所有患者均为成人，确诊年龄从17岁到60岁不等。

## 发病部位

4例累及髂骨，1例累及骶骨。2例累及股骨，其中1例累及中部，1例累及远端。胫骨远端、肱骨中部和距骨各有1例。

## 症状

10例患者中有8例是以局部疼痛为首发症状。1例患者合并骨软化症，该病明显与肿瘤相关。当患者出现肺转移时，骨软化症也随之复发。患者目前尚存活，最近发现肺转移，距离最初诊断大约26年。

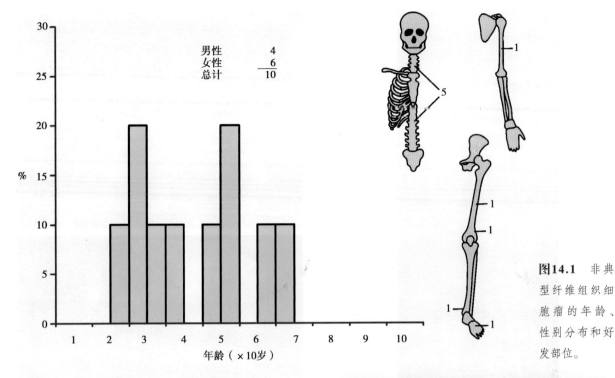

图14.1 非典型纤维组织细胞瘤的年龄、性别分布和好发部位。

## 体征

绝大多数患者无明显阳性体征。

## 影像学特征

绝大多数良性纤维组织细胞瘤表现为界限清楚的低密度区。有2例出现一定程度的边界不规则，提示可能为恶性肿瘤。若累及股骨的病灶出现钙化，提示可能导致肿瘤源性骨软化症（图14.2~图14.5）。

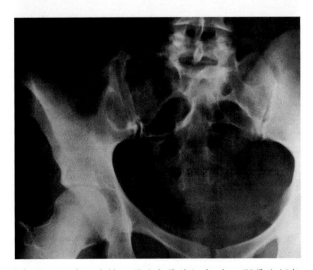

图14.2　23岁、女性，严重坐骨神经痛1年，骶骨右侧邻近髂骨的良性纤维组织细胞瘤，呈界限清楚的低密度影。行肿瘤刮除术，瘤体重100g，术后36年身体状况良好。

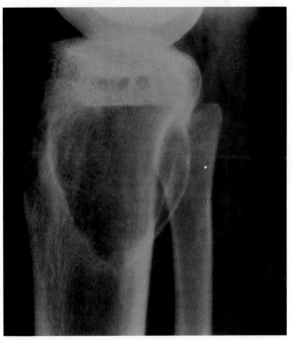

图14.3　28岁、女性，诊断明确的纤维组织细胞瘤。患者的年龄以及病灶累及骨骺都少见于非骨化性纤维瘤。刮除植骨后42个月，患者身体状况良好（由来自Ohio州Cincinnati的Dr. J. B. Wilks提供）。

## 大体病理学特征

送检标本组织通常为不规则碎块。有时组织有轻度纤维化，偶尔会因含有脂质而呈微黄色。

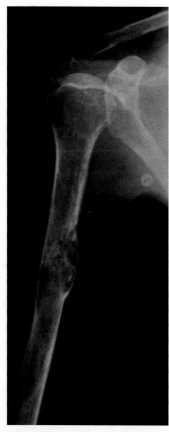

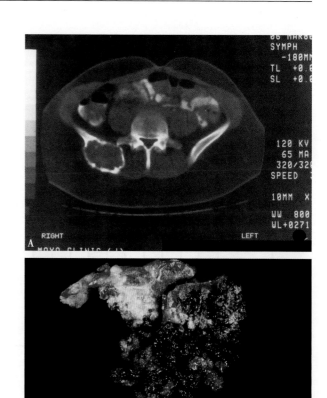

**图14.4** 49岁、男性，纤维组织细胞瘤。疼痛8个月。活检2年后行截肢术，手术具体细节不清，患者最后失访。

**图14.5** 31岁、女性，髂骨纤维组织细胞瘤。A：CT显示肿瘤呈良性表现。B：刮除的肿瘤大体标本呈黄、红、深棕和黄褐多色混杂。

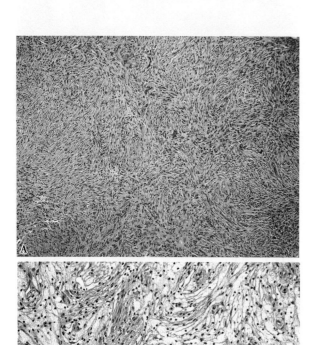

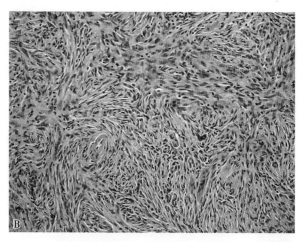

**图14.6** 纤维组织细胞瘤。A：丰富的梭形细胞呈轮辐状排列。B：高倍镜下未见细胞异型性。C：肿瘤部分区域含有大量泡沫状组织细胞。

## 组织病理学特征

　　已有文献报告本病与非骨化性纤维瘤表现类似。纤维起源的特性表现为细胞交织成束。良性的巨细胞排列稀疏，数量多少不等。有些细胞核可见压痕或核沟，这种组织细胞的特征可能和细胞内脂质有关，有时细胞内脂质会很丰富。有1例肿瘤出现异常的基质钙化，这种情况与那些伴发肿瘤源性骨软化症的肿瘤（磷酸盐尿性间叶组织肿瘤）类似（图14.6~图14.8）。

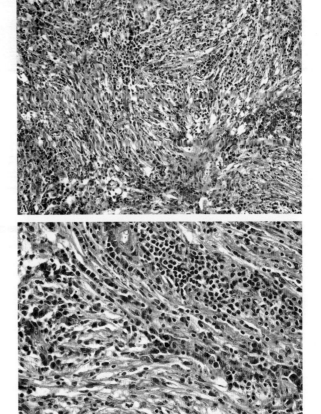

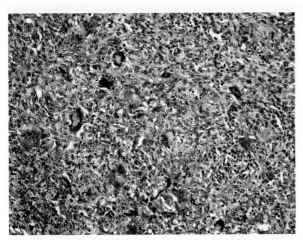

**图14.7**　该纤维组织细胞瘤含有若干多核巨细胞，类似巨细胞瘤。肿瘤位于髂骨。

**图14.8**　纤维组织细胞瘤含有大量充满含铁血黄素的巨噬细胞、淋巴细胞和浆细胞。A为低倍镜视图，B为高倍镜视图。

## 治疗和预后

　　由于总体病例数量太少，尚无法得出关于预后的明确结论。如果肿瘤切除彻底，且没有恶性表现，预后还是良好的。虽然前面提到有1例患者出现了转移，但该病例仍长期生存。另一例肱骨的复发肿瘤需要截肢治疗。

（吴居泰　译
吴志宏　张鑫鑫　赵振国　于胜吉　校）

## 参考文献

1981　Schajowicz, F.: Tumors and Tumor-Like Lesions of Bone and Joints. New York, Springer-Verlag, pp. 449–463.

1985　Clarke, B. E., Xipell, J. M., and Thomas, D. P.: Benign Fibrous Histiocytoma of Bone. Am J Surg Pathol, 9:806–815.

1985　Fechner, R. E.: Benign Fibrous Histiocytoma of Bone [abstract]. Lab Invest, 52:21A.

1986　Bertoni, F., Calderoni, P., Bacchini, P., Sudanese, A., Baldini, N., Present, D., and Campanacci, M.: Benign Fibrous Histiocytoma of Bone. J Bone Joint Surg, 68A:1225–1230.

1990　Matsuno, T.: Benign Fibrous Histiocytoma Involving the Ends of Long Bones. Skeletal Radiol, 19:561–566.

1993　Fechner, R. E. and Mills, S. E.: Atlas of Tumor Pathology: Tumors of the Bones and Joints. Armed Forces Institute of Pathology, pp. 161–163.

# 第十五章

# 15

# 恶性纤维组织细胞瘤

许多文献报道了骨恶性纤维组织细胞瘤。其典型肿瘤显示为纤维性分化，常表现为"轮辐状"，还有一些其他区域，其中的细胞核类似组织细胞的特性。细胞核常呈凹陷状，胞浆丰富并可能呈轻度泡沫状，核仁大，多核恶性巨细胞是常见的显著特征之一。

许多骨肉瘤、纤维肉瘤和去分化的软骨肉瘤均包含类似恶性纤维组织细胞瘤的区域。当恶性肿瘤所有部分的切片均符合组织性肿瘤的形态，则可将其定义为恶性纤维组织细胞瘤。如果发现了软骨或骨基质的病灶，即使是极小的病灶，该肿瘤也应该排除恶性纤维组织肉瘤的诊断。

1977年，Mayo医院报告一组35例恶性纤维组织细胞瘤的病例。这些病例来自于对当时158例纤维肉瘤和962例骨肉瘤的回顾性研究。其中17例恶性纤维组织细胞瘤诊断为"纤维肉瘤"，18例诊断为"骨肉瘤"。从那时起开始单独划分出来恶性纤维组织细胞瘤。这些肿瘤中共有98例是恶性纤维组织细胞瘤，而骨肉瘤1952例，纤维肉瘤285例。

一些电子显微镜研究显示这种肿瘤与原发于软组织的恶性纤维组织细胞瘤具有相似性。肿瘤显然是由能够向成纤维细胞和组织细胞方向分化的细胞组成。

尽管大多数作者都认同恶性纤维组织细胞瘤是一种临床病理学疾病，但对其真正的组织起源仍存在争议。一些研究表明这些肿瘤是由组织细胞起源的，而其他研究则认为来自成纤维细胞。恶性纤维组织细胞瘤这一范畴也有可能包含了许多骨与软组织的多形性肉瘤。

## 发病率

在7 098例原发恶性肿瘤中，仅发现98例恶性纤维组织细胞瘤（图15.1）。

## 性别

在患者中有57例为男性，41例为女性，男性患者略多。在来自Huvos等的迄今最大宗骨恶性纤维组织细胞瘤的病例报告中，男性患者约占病例总数的58%。

## 年龄

几乎所有的年龄段均可发病。仅1例患者年龄小于10岁，是一个累及骶骨的6岁女孩。其年龄分布比骨肉瘤更均一，与纤维肉瘤分布一致。

## 发病部位

不同部位的骨骼都可能受累，62例患者的病灶位于长管状骨，最常见的部位是膝关节周围。仅1例患者表现为多中心受累；经几次随访，这个肿瘤并没有呈现出与恶性纤维组织细胞瘤相似的淋巴瘤的特性。

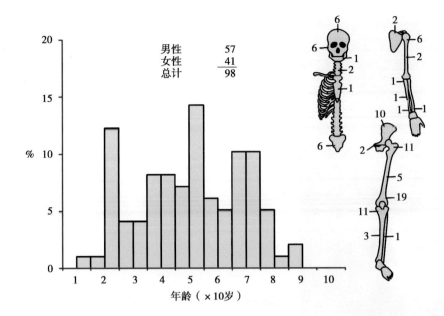

**图15.1** 恶性纤维组织细胞瘤的年龄、性别及发病部位分布。

## 症状

与其他骨肿瘤一样，疼痛和肿胀是最常见的症状。1例患者的症状只持续了1周，而大多数患者的症状持续6月或以上。3例并发骨骼Paget病，12例以前受到放射治疗。2例恶性纤维组织细胞瘤发生于骨梗死相关性疾患。1例发生于以前行全髋关节置换的部位。Troop、Haag与Adler也各自报道了1例恶性纤维组织细胞瘤发生于以前行全髋关节置换的部位。因此，24.1%的恶性纤维组织细胞瘤病例应视为继发的。据Huvos等的报道，28%的骨恶性纤维组织细胞瘤是继发性的。

## 体征

疼痛或肿胀，或二者兼有，为局部病变所致。

## 影像学特征

最常见的表现是一种单纯溶骨性破坏的病变。骨皮质的破坏最常出现，且范围广泛。肿瘤突破皮质并伴有相邻部位的软组织肿块很常见。这些特征属于侵袭性的恶性肿瘤。需要鉴别的诊断包括年轻患者的骨肉瘤，以及年长患者中的纤维肉瘤、淋巴瘤、转移瘤和骨髓瘤（图15.2~图15.4）。

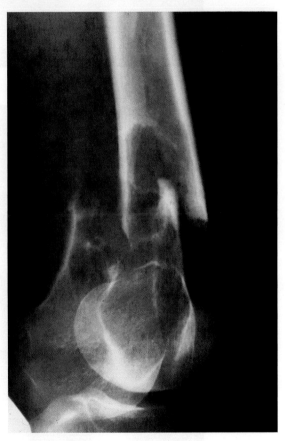

**图15.2** 年轻女性患者，恶性纤维组织细胞瘤合并股骨远端病理性骨折。尽管在软组织延伸部位存在一些硬化性反应，但病变为单纯溶骨性的表现。

## 大体病理学特征

肿瘤组织质地变化不一，可从纤维化到质软。部分病变略带微黄色（因含脂肪成分）或褐

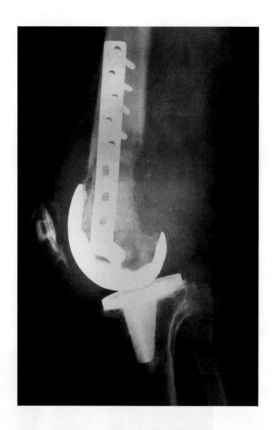

图15.3 72岁、男性，正位X线片显示在股骨以前行关节置换的部位出现恶性纤维组织细胞瘤的破坏性肿块。在发现肿瘤9年前曾行膝关节置换手术。

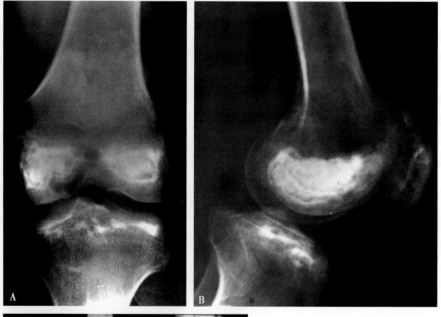

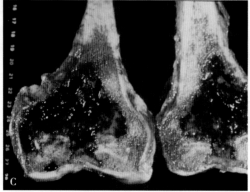

图15.4 61岁、男性，正位（A）和侧位（B）片显示恶性纤维组织细胞瘤合并股骨远端的骨梗死。约40年前罹患胰腺炎。股骨和胫骨上可见骨梗死。大体标本（C）显示骨远端部分梗死。肿瘤呈暗红色，且已破坏皮质。

色或黄褐色，部分包含坏死带。其中1例病变出现良性异位骨化。这是唯一一例发生在骨膜的肿瘤，其余则主要是出现在骨内。仅1例肿瘤发生病理性骨折。3例肿瘤的发生与Paget病有关（图15.5、图15.6）。

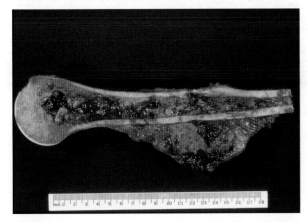

**图15.5**　22岁、男性，恶性纤维组织细胞瘤。肿瘤形成部分凝血块，向肱骨近端和中部延伸，并侵犯软组织。

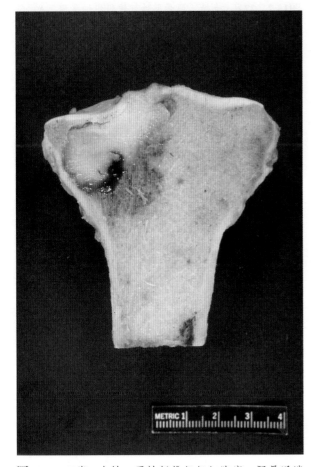

**图15.6**　49岁、女性，恶性纤维组织细胞瘤，胫骨近端形成一个肉质肿块。肿瘤浸透关节软骨。外科手术后14年复查证实无肿瘤迹象。

## 组织病理学特征

　　镜下的特征决定了肿瘤是否归入该病。镜下特征仅代表所观察到的区域，但肿瘤不同区域内可存在许多形态学上的变异。所有肿瘤内都具有多核肿瘤细胞（恶性巨细胞），其细胞核常呈现组织细胞的特征，但这种细胞的数量多少不等。具有组织细胞特征的细胞核可见核沟或核压迹，核仁大、嗜双色，胞浆明显、边界清楚。有些肿瘤含有明显的组织细胞样的单核细胞灶，类似骨的恶性淋巴瘤。

　　在大多数的肿瘤中出现纤维化，其程度不一，可轻微纤维化，也可在多个视野内都非常显著。纤维化区域经常呈现为席纹状或"轮辐状"，即纤维束从局部的细胞稀疏区向外呈不规则放射状。当纤维组织呈现玻璃样变性时，很难将其与骨样组织的分化进行鉴别，二者的判断常带有主观臆断性。在多形性肉瘤中，即使只是发现了极小的骨性病灶，也将之分类为骨肉瘤。但区分高级别骨肉瘤和高级别恶性纤维组织细胞瘤可能并不具有重要的临床意义（图15.7~图15.11）。

　　在半数以上的肿瘤中都能找到慢性炎症细胞，通常是淋巴细胞。这些细胞常呈小簇状，散布在整个肿瘤内，或主要集中在肿瘤的周缘。少数肿瘤存在不成熟的淋巴样细胞；区分骨的恶性淋巴瘤半纤维化和恶性纤维组织细胞瘤可能非常困难。如果梭形细胞的胞核明确是恶性的，那么这个肿瘤就不是淋巴瘤。任何带有组织细胞特性的多中心性肿瘤都应怀疑为骨的恶性淋巴瘤。在一些病例中部分细胞具有丰富的颗粒状嗜酸性胞浆，尽管缺乏肌原纤维和横纹，但仍表现出肌源性分化的特征。肿瘤细胞泡沫样的细胞质提示需与脂肪肉瘤进行鉴别。在四分之一的肿瘤中会出现类似破骨细胞的巨细胞集落、坏死区域和含铁血黄素沉着。当肿瘤扩散到骨外组织时，通常具有界限清楚的推挤性边界，少数会侵犯脂肪组织或横纹肌。

　　Huvos将骨恶性纤维组织细胞瘤分为纤维性、组织细胞性和恶性巨细胞性等亚型。然而，这种亚分型对预测预后并没有重要意义。由于这种肿瘤的定义中隐含着肿瘤细胞的多形性，所以大多数的恶性纤维组织细胞瘤认为是高度恶性的。在考虑诊断骨恶性纤维组织细胞瘤时必须牢记发生

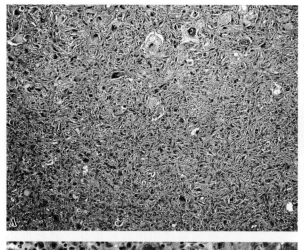

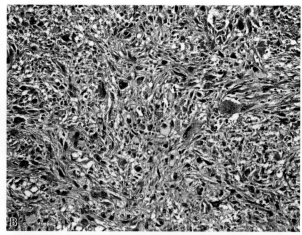

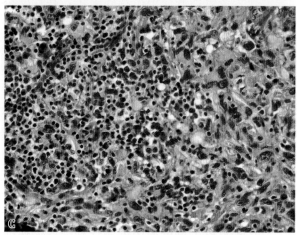

**图15.7** 27岁、女性，股骨恶性纤维组织细胞瘤。A：低倍镜观察显示肿瘤细胞呈轮辐状排列。B：高倍镜观察显示细胞的多形性。C：此视野中可见多个淋巴细胞和浆细胞，这种情况在恶性纤维组织细胞瘤中并不多见。

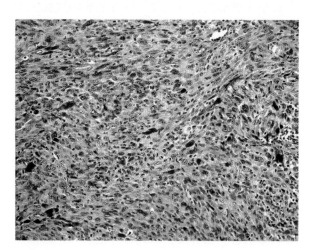

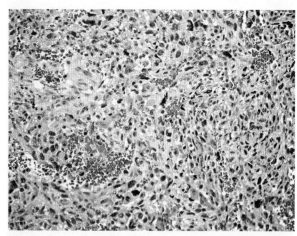

**图15.8** 恶性纤维组织细胞瘤4级，可见明显的束状形态。切除标本中没有发现骨组织的生成。

**图15.9** 由于这例股骨远端恶性纤维组织细胞瘤内有出血区域，所以需要与毛细血管扩张型骨肉瘤进行鉴别。然而，其他切片中含有范围较大的实性瘤体，这个表现与毛细血管扩张型骨肉瘤不相符。

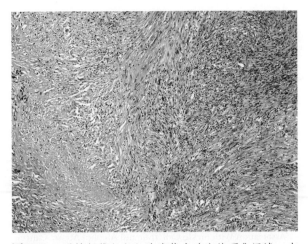

**图15.10** 恶性纤维组织细胞瘤伴有致密的硬化区域。有时很难判断嗜酸性透明区域所代表的是骨性还是胶原性，尤其是在较小的活检标本中。

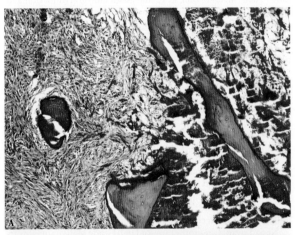

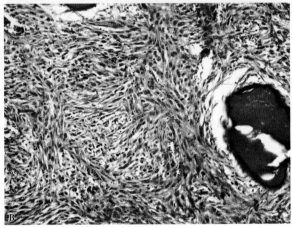

**图15.11** 在骨梗死区域发生的恶性纤维组织细胞瘤。A：低倍镜见梗死（右侧）邻近恶性纤维组织细胞瘤（左侧）。B：高倍镜下突出显示该肉瘤中梭形细胞的细胞异型性。

转移性肉瘤样肾细胞癌的可能性。

## 治疗

尽管Mayo医院的病例没有提供明确的信息，但这种肿瘤很可能是对放疗相对不敏感的。大多数肿瘤需要手术切除。在Mayo医院的病例中，2例患者明确是经放射治疗而治愈的。采用与治疗骨肉瘤的相似的方案治疗恶性纤维组织细胞瘤可能是合理的。Mayo医院的资料没有足够的证据证明化疗有效。但是，来自荷兰、意大利、日本等国家的研究都发现，术前化疗可以改善骨恶性纤维组织细胞瘤的预后。

## 预后

大多数报告显示恶性纤维组织细胞瘤的预后与高度恶性的骨肉瘤和纤维肉瘤相似。来自Bologna的资料显示，5年生存率为34%，10年生存率为28%。有报告称，采用适当的手术治疗骨恶性纤维组织细胞瘤5年生存率高达63%。另有研究也显示，继发性恶性纤维组织细胞瘤患者比原发者的预后差。Taconis和van Rijssel报道恶性纤维组织细胞瘤与骨纤维肉瘤的预后相似。

（邢泽军 译

吴志宏 张鑫鑫 赵振国 于胜吉 校）

## 参考文献

1972 Kempson, R. L. and Kyriakos, M.: Fibroxanthosarcoma of the Soft Tissues: A Type of Malignant Fibrous Histiocytoma. Cancer, 29:961–976.

1972 Soule, E. H. and Enriquez, P.: Atypical Fibrous Histiocytoma, Malignant Fibrous Histiocytoma, Malignant Histiocytoma, and Epithelioid Sarcoma: A Comparative Study of 65 Tumors. Cancer, 30:128–143.

1974 Mirra, J. M., Bullough, P. G., Marcove, R. C., Jacobs, B., and Huvos, A. G.: Malignant Fibrous Histiocytoma and Osteosarcoma in Association With Bone Infarcts: Report of Four Cases, Two in Caisson Workers. J Bone Joint Surg, 56A:932–940.

1975 Fu, Y.-S., Gabbiani, G., Kaye, G. L., and Lattes, R.: Malignant Soft Tissue Tumors of Probable Histiocytic Origin (Malignant Fibrous Histiocytomas): General Considerations and Electron Microscopic and Tissue Culture Studies. Cancer, 35:176–198.

1975 Newland, R. C., Harrison, M. A., and Wright, R. G.: Fibrox-anthosarcoma of Bone. Pathology, 7:203–208.

1975 Spanier, S. S., Enneking, W. F., and Enriquez, P.: Primary Malignant Fibrous Histiocytoma of Bone. Cancer, 36:2084–2098.

1976 Alquacil-Garcia, A.: Personal Communication.

1976 Huvos, A. G.: Primary Malignant Fibrous Histiocytoma of Bone: Clinicopathologic Study of 18 Patients. NY State J Med, 76:552–559.

1977 Dahlin, D. C., Unni, K. K., and Matsuno, T.: Malignant fibrous Histiocytoma of Bone: Fact or Fancy? Cancer, 39:1508–1516.

1977 Feldman, F. and Lattes, R.: Primary Malignant Fibrous Histiocytoma (Fibrous Xanthoma) of Bone. Skeletal Radiol, 1:145–160.

1977 Mirra, J. M., Gold, R. H., and Marafiote, R.: Malignant fibrous Histiocytoma Arising in Association With a Bone Infarct in Sickle-Cell Disease: Coincidence or Cause-and-Effect? Cancer, 39:186–194.

1979 McCarthy, E. F., Matsuno, T., and Dorfman, H. D.: Malignant Fibrous Histiocytoma of Bone: A Study of 35 Cases. Hum Pathol, 10:57–70.

1981 Katenkamp, D. and Stiller, D.: Malignant Fibrous Histiocytoma of Bone: Light Microscopic and Electron Microscopic Examination of Four Cases. Virchows Arch [A], 391:323–335.

1982 Ghandur-Mnaymneh, L., Zych, G., and Mnaymneh, W.: Primary Malignant Fibrous Histiocytoma of Bone: Report of Six Cases With Ultrastructural Study and Analysis of the Literature. Cancer, 49:698–707.

1983 Weiner, M., Sedlis, M., Johnston, D., Dick, H. M., and Wolff, J. A.: Adjuvant Chemotherapy of Malignant Fibrous Histiocytoma of Bone. Cancer, 51:25–29.

1984 Capanna, R., Bertoni, F., Bacchini, P., Bacci, G., Guerra, A., and Campanacci, M.: Malignant Fibrous Histiocytoma of Bone: The Experience at the Rizzoli Institute: Report of 90 Cases. Cancer, 54:177–187.

1984 Taconis, W. K. and Mulder, J. D.: Fibrosarcoma and Malignant Fibrous Histiocytoma of Long Bones: Radiographic Features and Grading. Skeletal Radiol, 11:237–245.

1985 den Heeten, G. J., Schraffordt Koops, H. S., Kamps, W. A., Oosterhuis, J. W., Sleijfer, D. T., and Oldhoff, J.: Treatment of Malignant Fibrous Histiocytoma of Bone: A Plea for Primary Chemotherapy. Cancer, 56:37–40.

1985 Huvos, A. G., Heilweil, M., and Bretsky, S. S.: The Pathology of Malignant Fibrous Histiocytoma of Bone: A Study of 130 Patients. Am J Surg Pathol, 9:853–871.

1985 Taconis, W. K. and van Rijssel, T. G.: Fibrosarcoma of Long Bones: A Study of the Significance of Areas of Malignant Fibrous Histiocytoma. J Bone Joint Surg, 67B:111–116.

1986 Huvos, A. G., Woodard, H. Q., and Heilweil, M.: Postradiation Malignant Fibrous Histiocytoma of Bone: A Clinicopathologic Study of 20 Patients. Am J Surg Pathol, 10:9–18.

1986 Strauchen, J. A. and Dimitriu-Bona, A.: Malignant Fibrous Histiocytoma: Expression of Monocyte/Macrophage Differentiation Antigens Detected With Monoclonal Antibodies. Am J Pathol, 124:303–309.

1986 Wood, G. S., Beckstead, J. H., Turner, R. R., Hendrickson, M. R., Kempson, R. L., and Warnke, R. A.: Malignant Fibrous Histiocytoma Tumor Cells Resemble Fibroblasts. Am J Surg Pathol, 10:323–335.

1987 Fletcher, C. D.: Malignant Fibrous Histiocytoma? Histopathology, 11:433–437.

1987 Frierson, H. F., Jr., Fechner, R. E., Stallings, R. G., and Wang, G. J.: Malignant Fibrous Histiocytoma in Bone Infarct: Association With Sickle Cell Trait and Alcohol Abuse. Cancer, 59:496–500.

1988 Ushigome, S., Takakuwa, T., Shimoda, T., Nakajima, H., and Fukunaga, M.: Immunocytochemical Aspects of the Differential Diagnosis of Osteosarcoma and Malignant Fibrous Histiocytoma. Surg Pathol, 1:347–357.

1989 Haag, M. and Adler, C. P.: Malignant Fibrous Histiocytoma in Association With Hip Replacement. J Bone Joint Surg, 71B:701.

1990 Lindeman, G., McKay, M. J., Taubman, K. L., and Bilous, A. M.: Malignant Fibrous Histiocytoma Developing in Bone 44 Years After Shrapnel Trauma. Cancer, 66:2229–2232.

1990 Troop, J. K., Mallory, T. H., Fisher, D. A., and Vaughn, B. K.: Malignant Fibrous Histiocytoma After Total Hip Arthroplasty: A Case Report. Clin Orthop, 253:297–300.

1993 Yokoyama, R., Tsuneyoshi, M., Enjoji, M., Shinohara, N., and Masuda, S.: Prognostic Factors of Malignant Fibrous Histiocytoma of Bone: A Clinical and Histopathologic Analysis of 34 Cases. Cancer, 72:1902–1908.

1995 Naka, T., Fukuda, T., Shinohara, N., Iwamoto, Y., Sugioka Y., and Tsuneyoshi, M.: Osteosarcoma Versus Malignant Fibrous Histiocytoma of Bone in Patients Older Than 40 Years: A Clinicopathologic and Immunohistochemical Analysis With Special Reference to Malignant Fibrous Histiocytoma-Like Osteosarcoma. Cancer, 76:972–984.

1998 Bacci, G., Picci, P., Mercuri, M., Bertoni, F., and Ferrari S. Neoadjuvant Chemotherapy for High Grade Malignant Fibrous Histiocytoma of Bone. Clin Orthop Relat Res, 346:178–189.

# 骨　髓　瘤

骨髓瘤是一种起源于造血系统的肿瘤，是骨组织最常见的原发性肿瘤。在累及骨骼系统的恶性肿瘤中，它仅次于转移性癌。Mayo医院的病例中记录了超过5000例的骨髓瘤患者。而这组病例只包括经穿刺活检或手术活检确诊的患者。骨髓瘤是由不同分化程度的浆细胞构成。患病过程通常是多中心、广泛的骨髓受累，因此诊断主要是基于骨髓穿刺。

大多数骨髓瘤患者都表现出明显的造血功能异常，治疗经常是由血液科医师、肿瘤科医师和放射治疗科医师施行。本章主要讨论外科治疗中的问题。复杂的造血异常和蛋白紊乱将不在此讨论，在后面的参考文献中列出了一些相关文献。在多发性骨髓瘤的组织中可见骨髓瘤细胞的骨骼外广泛浸润。有近80%的髓外孤立性浆细胞瘤浸润发生在上部气道和口腔。在大多数情况下，这些都可以通过局部治疗治愈，包括电烧、切除、放疗或将这几种治疗方法联合起来。一些髓外浆细胞瘤患者将发展为多发性骨髓瘤。

累及肾脏所引起的肾功能不全是骨髓瘤的重要并发症，可以迅速导致死亡。常见的组织学发现并不是骨髓瘤浸润，而是蛋白质管型阻塞了肾小管。相对次要的并发症还有较少发生的肾脏淀粉样变性，骨骼去矿化患者出现的肾脏"转移性"钙化或肾盂肾炎。

骨髓瘤的单发骨病灶中有时会存在正常骨髓，实验室检查很少甚至没有多发性骨髓瘤的特征性表现。这种病变常会进展为多发性骨髓瘤，但有时会有5~10年或更长的潜伏期。有些患者可能经过长期"治愈"期。骨内孤立性骨髓瘤必须

与含有丰富浆细胞的慢性骨髓炎相鉴别。成纤维细胞增殖和毛细血管增生是炎性反应的表现，以及病灶中散在的中性粒细胞和巨噬细胞有助于将骨髓炎与骨髓瘤鉴别开来。在极少数情况下，需要行单克隆抗体的免疫组化染色来鉴别骨髓瘤内细胞的单克隆生长和骨髓炎中的多克隆生长。

## 发病率

Mayo医院的资料中，1057例骨髓瘤，占所有恶性骨肿瘤的14.9%（图16.1）。其中部分接受手术治疗，主要原因包括无法确定的骨病变、脊髓受压或病理性骨折。

## 性别

1069例接受手术的患者中，有67.7%为男性。

## 年龄

Mayo医院的骨髓瘤病例中，有年龄低于40岁的典型少见病例。最年轻的是一例腰椎受累的16岁男孩。在手术病例中，仅7.2%的患者手术年龄在40岁以前。骨髓瘤发病最集中的年龄段在50~70岁之间。

## 发病部位

在成人，大部分可见的骨髓瘤病灶位于含有

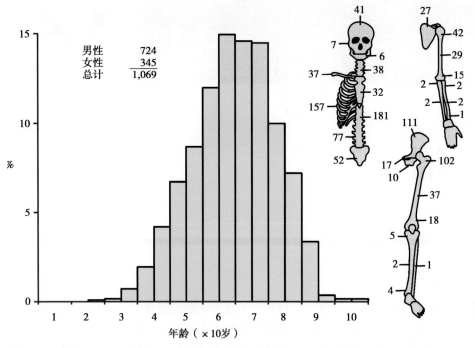

**图16.1** 骨髓瘤患者的年龄、性别及发病部位分布

造血骨髓的骨骼中。所收集的这些数据，虽然仅来自外科手术病例，但其分布情况与尸检所观察到的结果均一致，只有骨髓瘤患者死亡时颅骨常常受累的情况除外。来自Mayo医院的一项对46例骨孤立性浆细胞瘤的回顾性分析中，Frassica等发现54%的病变累及脊柱。少数肿瘤位于上颌骨，很难确定该肿瘤是否起源于骨骼。

## 症状

骨髓瘤患者最主要的症状是逐渐加剧的疼痛，腰椎或胸椎区域是最常见的部位。患者就诊时，其疼痛时间通常少于6个月，但有时也会持续几年以上。几乎每一个骨髓瘤患者在发病期间均出现体质虚弱且体重下降。病理性骨折较常见，表现为急性发作，且最多发生于脊柱。由病理性骨折引起或骨外肿瘤组织直接压迫脊髓或神经根所致的神经症状较常见。与骨髓瘤的骨硬化相关的周围神经病，也越来越被临床医师所重视。在54例骨硬化性骨髓瘤患者中，至少有36例并发周围神经病。并不是所有骨硬化性骨髓瘤患者都出现周围神经病，也不是所有合并周围神经病的骨髓瘤患者均有骨硬化形成。在极少数情况下，典型的骨髓瘤也会并发周围神经病，这两种骨髓瘤发生周围神经病的病因可能不同。可能会出现累及肾脏的相关症状。较少见的症状包括可触及的肿块、出血倾向、贫血和发热。还有极少的骨髓瘤患者可出现高血钙危象。

在极少数病例中，骨髓瘤可与其他肿瘤并存，偶尔也可继发。Mayo医院的1例患者在确诊为全身性肥大细胞增多症多年后发展为胫骨近端骨髓瘤。取自胫骨近端的活检标本病理显示兼有肥大细胞增多症和间变性骨髓瘤的表现。1例骨髓瘤患者同时合并内生软骨瘤，X线表现为去分化的软骨肉瘤。

## 体征和实验室检查

体格检查可以反映出由于正常骨髓被肿瘤细胞替代所导致的继发性改变。无论是否有可触及的肿块，都可能引发局部疼痛或触痛，也可以发现神经功能障碍。

外围血涂片经常表现为大量的钱串状红细胞，而且有报道称：在70%的患者中可发现骨髓瘤细胞。极少数发展为浆细胞性白血病。通常合并中度到重度的贫血。血沉常增快。20%~50%的患者出现高钙血症。最后，半数以上的患者中会出现本周蛋白尿。有时发展为肾功能不全或淀粉样变性，并有相应的全身症状出现。血清碱性磷酸酶的水平很少升高。

血清和尿蛋白电泳中各种球蛋白比例升高，为诊断提供了关键依据。Kyle在一项869例患者的研究中发现，79%的患者骨骼有异常影像学表现。

血清蛋白电泳显示76%的患者出现峰值，9%出现低γ-球蛋白血症，15%微弱异常或没有异常；75%尿蛋白电泳出现球蛋白峰值。血清免疫电泳显示83%为单克隆重链，8%为单克隆轻链（本周蛋白血症）。7%的患者中出现淀粉样变性。淀粉样变性、华氏巨球蛋白血症和骨髓瘤之间存在一定的相互关系。Osserman和Takatsuki在1963年详细阐述了这些蛋白质研究的复杂性。

## 影像学特征

影像学的特征性表现为正常骨结构被肿瘤组织所取代。最早和最广泛的变化通常发生在肋骨、脊椎骨、颅骨和骨盆。典型表现为骨破坏区的"穿凿样"改变，最大直径可达5cm，且周围没有硬化带（图16.2、图16.3）。受累骨骼的膨胀可能出现"气球样"变，尤其是在肋骨。骨质疏松较普遍，病理性骨折（尤其是在脊椎骨）较常见。12%~25%的骨髓瘤患者没有明确的骨破坏病灶。仔细观察，部分患者出现散在的骨骼去矿化现象。在X线平片无异常或仅有弥漫性骨质疏松时，CT与MRI检查可能发现小的散在病变。多发性骨髓瘤的MRI呈现一定程度的多样性，因为病变侵犯骨髓的表现是多变的。此外，骨髓MRI影像取决于脂肪替代程度，其表现也是多变的，尤其随着年龄而变化。转移癌、恶性淋巴瘤和甲状旁腺功能亢进可产生与骨髓瘤类似的骨病变。转移癌和恶

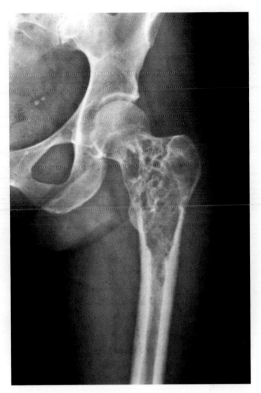

**图16.3** 多发性骨髓瘤累及股骨近端。肿瘤呈溶骨性病变，侵蚀骨骼。

性淋巴瘤的病变在骨扫描中通常显示阳性，而骨髓瘤的病变则无显示。孤立性骨髓瘤的骨病变通常为溶骨性的，也会使骨质膨胀（图16.4、图16.5）。Pugh指出，骨髓瘤患者在X线片上的硬化区通常是由其他一些病变造成，而非骨髓瘤所导致。然而在临床中更常见的诊断还是骨硬化性骨髓瘤，尤其是伴发周围神经病的骨硬化性骨髓瘤。病变可能是单发或多发的。在溶骨性病灶的边缘可出现硬化带，也可出现类似播散性转移的均匀硬化病灶（图16.6）。

## 大体病理学特征

典型的骨髓瘤样肿块质地软、粉红色或灰色、易碎；类似果冻样外观。然而，一些骨髓瘤具有白色鱼肉样外观，与淋巴瘤相似。同其他浸润性肿瘤一样，大体标本所观察到的骨髓受累往往比X线显示的更多。受累的骨质膨胀以及肿瘤延伸至骨外常造成周围相邻组织的损伤。发生在淋巴造血系统的其他部分的骨外病变有时是可以肉眼识别的，特别是在淋巴结和脾脏。在接受手术的病例中，8例患者切除了含骨髓瘤的淋巴结，1例患者切除了受肿瘤累及的睾丸。正如前面提到的，

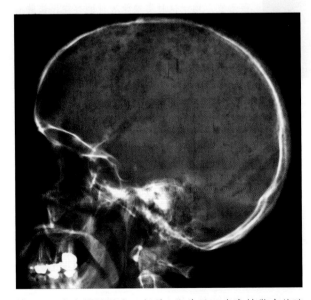

**图16.2** 多发性骨髓瘤。颅骨X线片显示多发性散在的溶骨性病变，这是多发性骨髓瘤的标志。

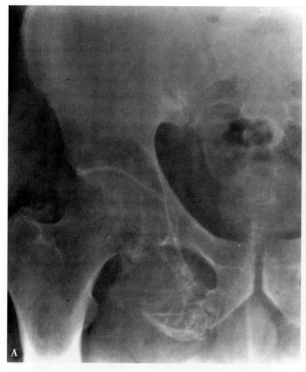
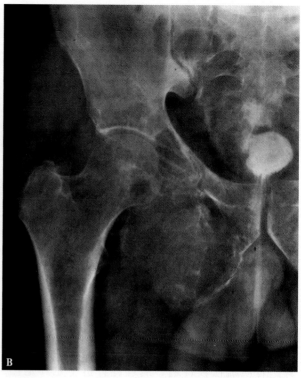

**图16.4** A：61岁，男性，坐骨呈溶骨性破坏。该期没有行活检术。B：5年后拍片示坐骨巨大的膨胀性肿块。肿瘤分期仍为孤立性病变。然而后来发展为多发性骨髓瘤，患者在最初发现肿瘤12年后死亡。

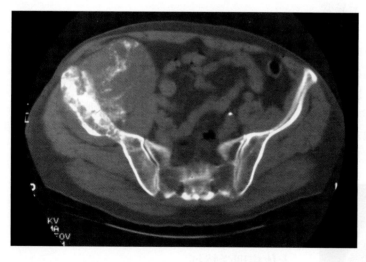

**图16.5** 70岁，男性，髂骨CT平扫。巨大的软组织肿块钙化，是由骨髓瘤内淀粉样物质钙化而形成。由于这种影像学表现的存在，该肿瘤需与软骨肉瘤进行鉴别（病例由Pennsylvania州Philadelphia城Thomas Jefferson University Hospital的Dr. Markku Miettinen提供）。

病变可能会出现病理性骨折，并常导致脊髓损伤。在极少数病例中，肿瘤可形成大量的大体可观察到的淀粉样物质，此时肿瘤可具有淀粉样物质的浅灰色、蜡质的外观。1个罕见病例中，同时出现的硬化和溶骨性改变几乎累及了患者的整个股骨；由于该浆细胞性骨髓瘤还合并40年的慢性骨髓炎，最后对患者进行了截肢手术（图16.7~图16.10）。

## 组织病理学特征

病理学家常可观察到密集成片的肿瘤细胞，间质极少。肿瘤细胞具有丰富的胞质，常呈颗粒状，嗜碱性。在组织切片中，细胞浆常被染成粉红色。细胞轮廓清晰，胞核呈圆形或卵圆形，偏心性。有时一个细胞内可见两个或三个细胞核。在研究一组骨髓瘤病例时，常可观察到肿瘤细胞形态的变异，这种变异性反映出细胞成熟或分化的程度。一个极端情况是肿瘤细胞与炎症环境中的成熟浆细胞非常相似，染色质明显凝集成团块状，有时产生车轮样外观。分化程度降低时，核仁变大而染色质团块变得不明显，胞浆空泡明显增加，细胞边界不清。

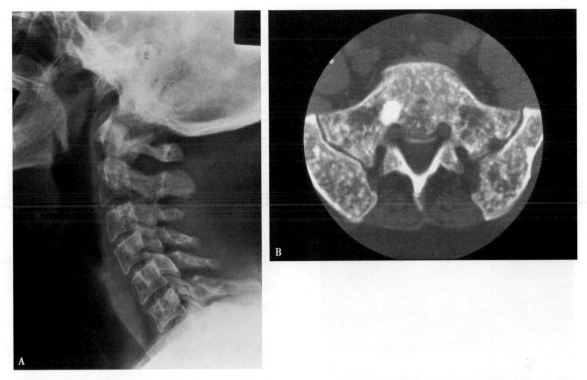

**图16.6** 53岁，男性，骨硬化性骨髓瘤。A：颈椎X线平片显示多发小硬化灶。B：CT显示为累及髂骨和骶骨的多个小硬化灶。

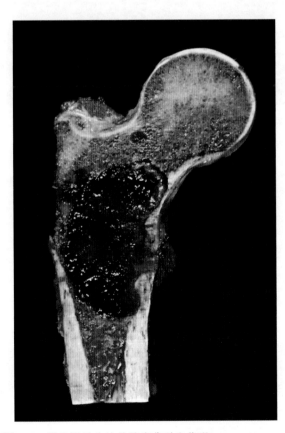

**图16.7** 累及股骨头的骨髓瘤典型大体观。

最后，细胞核可出现核沟或呈分叶状。极度未分化的骨髓瘤很难同淋巴瘤区分开（图16.11~图16.15）。

典型的骨髓瘤中核分裂象很少见。实性片状的肿瘤细胞形态均匀一致，而某些表面上与骨髓瘤相似的慢性炎症病灶中，细胞类型呈现多样性，二者形成明显对比。炎性假瘤中常含有明显的毛细血管网，也有助于同骨髓瘤鉴别。

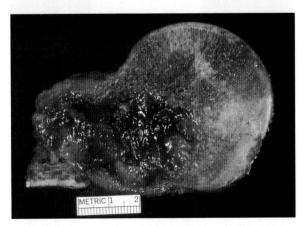

**图16.8** 骨髓瘤的典型表现。肿瘤形成鱼肉样深红褐色的肿块。

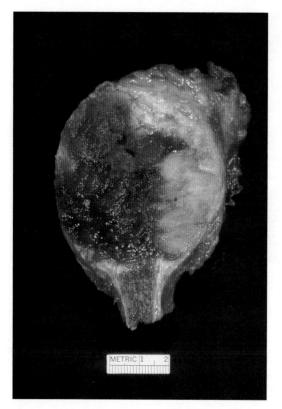

图16.9 51岁，女性，胸痛，浆细胞瘤累及剑突。诊断时肿瘤为孤立性；然而，肿瘤切除2年后发展为多发性骨髓瘤。显微镜下，肿瘤的褐色区域以淀粉样变性为主。

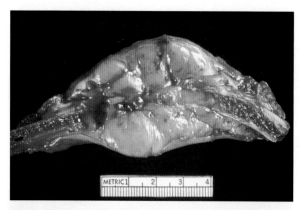

图16.10 被多发性骨髓瘤累及的肋骨标本。鱼肉样褐灰色的外观类似于淋巴瘤。

　　骨髓瘤通常富于血管。后者可能是厚壁的毛细血管，并可能含有淀粉样物质沉积。毛细血管常呈窦隙状排列，类似于内分泌肿瘤的形态。由于浆细胞胞核与类癌等内分泌肿瘤胞核相似，因此很难在小的活检标本中区分它们。血管有时可呈现鹿角状，与血管外皮细胞瘤形态相似，可能是由肿瘤细胞使毛细血管变形导致的。除了鹿角状血管，如果肿瘤细胞多

为卵圆形，则更易与血管外皮细胞瘤混淆（图16.16、图16.17）。

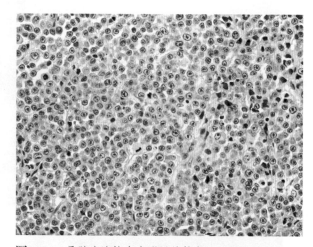

图16.11 骨髓瘤胞核含有明显的核仁。

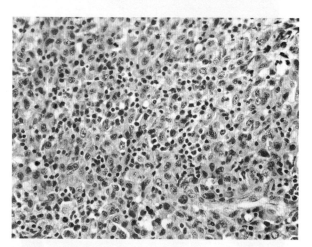

图16.12 少量小淋巴细胞混杂在骨髓瘤的恶性浆细胞内，需要同淋巴瘤相鉴别。

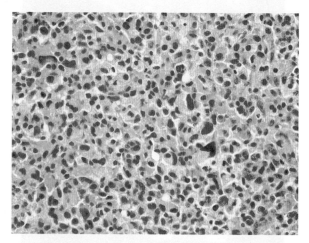

图16.13 多形浆细胞散布在该肿瘤内。背景中丰富的小细胞仍然具有明显的浆细胞特征。

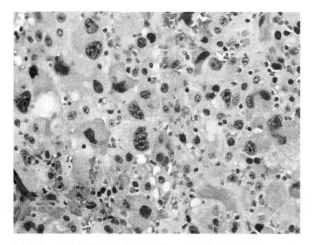

**图16.14** 间变性骨髓瘤具有明显的细胞多型性。

淀粉样变性发生于近10%的骨髓瘤患者，证明其与异常蛋白质的产生有关。广泛的淀粉样物质的沉积与原发性全身性淀粉样变性类似，而后者的诊断需除外骨髓瘤和其他有明确原因的淀粉样变性。有时淀粉样沉积见于增殖的浆细胞之间，可能因其含量丰富而掩盖了肿瘤，或者淀粉样变性的沉积物微乎其微。当沉积物量大时，通常可见到巨细胞反应。骨的具有淀粉样物质的肿瘤很少。骨内出现淀粉样变性通常意味着罹患骨髓瘤（图.16.18~图16.20）。较少见的例外是慢性肾功能衰竭接受长期血液透析的患者骨内出现类淀粉样物质沉积。沉积的淀粉样物质可能发生钙化，而在影像学上被误诊为软骨肉瘤（图16.5）。免疫组化染色有助于骨髓瘤的确诊。

肿瘤 κ 或 λ 轻链的单克隆染色方式可明确恶性的诊断。这与反应性浆细胞增生的多克隆

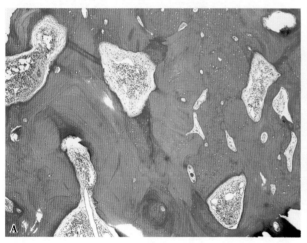

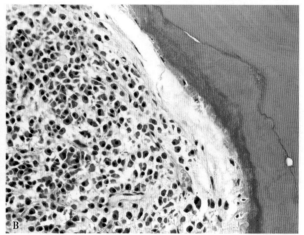

**图16.15** 骨硬化性骨髓瘤。A：低倍镜显示骨硬化性骨髓瘤内的浆细胞呈簇状分布，通常由致密的硬化骨环绕。在仅有少量活检标本的情况下确诊较为困难。B：高倍镜观察其中一个细胞簇，显示典型浆细胞特征。

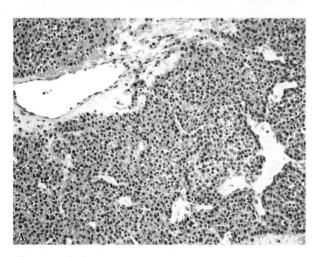

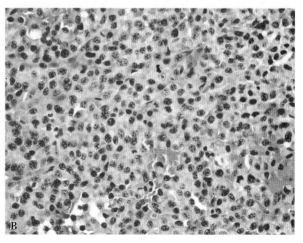

**图16.16** 骨髓瘤。A：低倍镜显示小圆细胞增殖。病变内含有扩张的血管腔，产生类似血管外皮细胞瘤的形态。B：高倍镜显示肿瘤细胞呈浆细胞样特征。

染色方式相反。在大多数骨髓瘤中，通过免疫组织化学确定的轻链类型与在血清蛋白或尿蛋白（或同时两者）中的一致。尽管没有任何单一抗体可将具有浆细胞特征的淋巴瘤与骨髓瘤区别开来，但在B细胞淋巴瘤中，CD45（LCA）和CD20（B细胞标记物）呈高表达，而骨髓瘤中则表达微弱或呈阴性。肿瘤性的和非肿瘤性的浆细胞常表达CD138。然而，CD138对浆细胞并不完全特异，因为在其他肿瘤，特别是癌中，CD138偶尔也呈阳性。当肿瘤需要与癌进行鉴别诊断时，角蛋白染色非常有助于鉴别。然而，骨髓瘤细胞对上皮膜抗原也经常呈阳性反应。

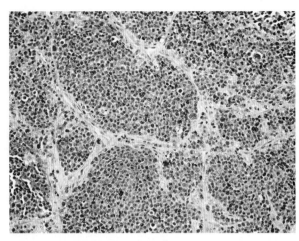

**图16.17**　骨髓瘤内肿瘤细胞簇状排列，可能会因此误诊为癌，特别是神经内分泌癌。

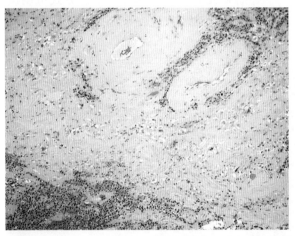

**图16.18**　浆细胞瘤内可见丰富的淀粉样蛋白质。淀粉样物质可呈片状或结节样，沉积在血管周围。

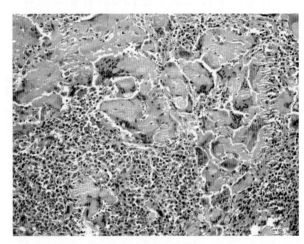

**图16.19**　浆细胞瘤中针对淀粉样物质产生的反应性多核巨细胞可能导致误诊为感染。

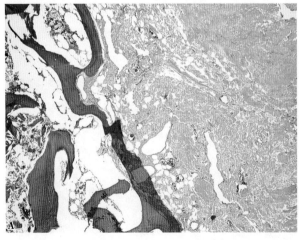

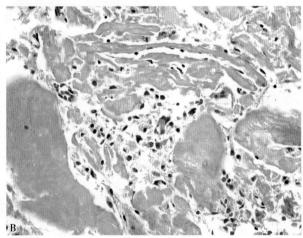

**图16.20**　A：切除的股骨头内可见大片淀粉样物质。B：在淀粉样变性的结节状团块内含有极少量的浆细胞。

## 治疗

　　骨髓瘤患者最有效的治疗方法是化疗，常常包括大剂量的化疗结合自体干细胞移植。放疗对于孤立性骨髓瘤，或减轻疼痛和局部结构压迫等临床症状发挥重要的作用。对存在严重神经症状的患者，有必要在放疗前行脊髓减压。全身支持

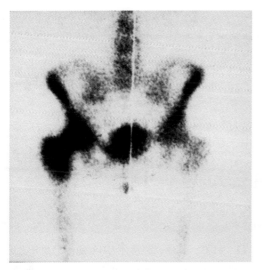

图17.5 40岁、女性，髋部骨扫描发现股骨近端异常浓聚。X线平片无异常。阳性的骨扫描和阴性的X线片提示恶性淋巴瘤（由North Dakota州Fargo市Fargo Clinic的Dr.James H. Coffey提供）。

## 大体病理学特征

原发骨恶性淋巴瘤的肉眼所见没有典型的病理学特征，这里仅讨论其部分表现。尽管肿瘤可侵及长骨的任何部位且范围较大，但肿物大部分位于干骺端，即使外侵也只局限在干骺端周围。其实在确诊为骨恶性淋巴瘤之前，就早已发生了不同程度的软组织浸润。受累骨骼有不同程度的破坏，偶尔可见白色坏死区或继发硬化带。残存骨小梁常与肿瘤组织混杂存在，使肿瘤组织质地坚硬，呈砂粒感。当肿瘤侵及软组织时，常形成鱼肉样软组织肿块，类似于淋巴瘤侵及淋巴结的表现。恶性淋巴瘤通常边界不清，区域淋巴结可受累，后者大体上常可观察到肿瘤播散的证据（图17.7~图17.10）。

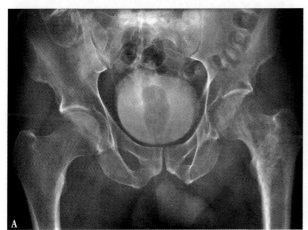

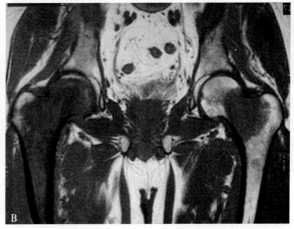

图17.6 51岁、男性，恶性淋巴瘤侵及股骨。A：X线平片表现为左股骨近端有边界不清的硬化区域。B：髋部MRI表现为恶性淋巴瘤广泛侵及股骨近端，右股骨近端也被侵及。X线平片表现阴性，MRI表现异常信号被认为是恶性淋巴瘤的诊断条件之一（由New York州Rochester市University of Rochester Medical Center的Dr. David G. Hicks提供）。

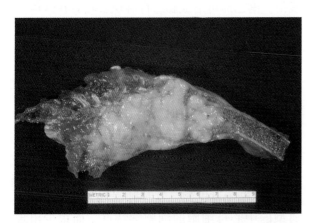

图17.7 恶性淋巴瘤侵及肋骨，典型表现为鱼肉状外观。

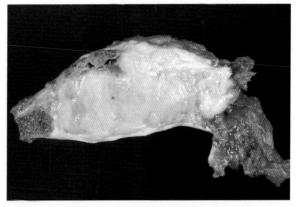

图17.8 恶性淋巴瘤侵及胸骨，形成较大的破坏性肿块。

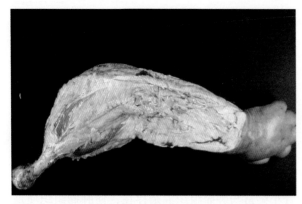

**图17.9** 恶性淋巴瘤广泛侵犯整个上肢。肿瘤累及几乎全部上肢骨，并侵犯软组织，甚至延伸至皮肤。上肢全部呈现恶性淋巴瘤外观。

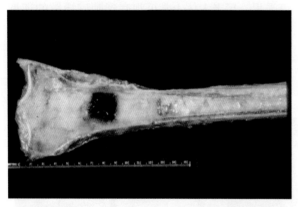

**图17.10** 恶性淋巴瘤致使胫骨近端发生病理性骨折。中央的暗红色区域为活检部位，活检诊断为恶性纤维组织细胞瘤，行截肢术。

骨恶性淋巴瘤常伴有反应性髓质硬化，导致标本十分坚硬。此时应注意不可轻易对活组织标本全部脱钙。脱钙过程可能较长而延误诊断，还可使细胞形态模糊不清，另外还可影响免疫表型的检测。标本取材非常重要，必须仔细查看标本并切取其中的肉质组织，可用手术刀片切取，并进行妥善处理，以供特殊研究使用。

## 组织病理学特征

大多数骨恶性淋巴瘤为弥漫性大B细胞淋巴瘤，而不是滤泡性或者小淋巴细胞亚型（图17.11）。多数骨的淋巴瘤表现为混合细胞浸润，肿瘤细胞在大小和形态上表现出较大差异（图17.12）。事实上，这种特点有助于鉴别淋巴瘤与细胞大小和形状变化均不明显的尤文肉瘤。

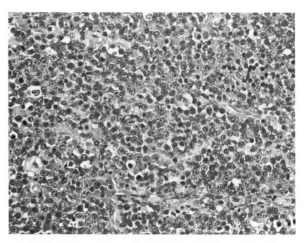

**图17.11** 41岁、男性，弥漫性大B细胞淋巴瘤侵及股骨。这是在骨内形成肿物的最常见淋巴瘤类型。此例含有形态均一、核仁明显的肿瘤细胞群。

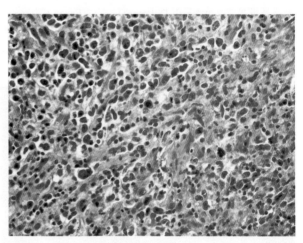

**图17.12** 弥漫性大B细胞淋巴瘤。肿瘤细胞内有明显不规则和变异的细胞核。

在低倍镜下，淋巴瘤在骨内表现为均一的浸润性生长，这种生长方式与其他器官的淋巴瘤表现出相似的特点。肿瘤细胞生长在髓腔骨小梁之间，可渗透入髓内脂肪，其内可有正常组织结构残留。淋巴瘤可形成膨胀性肿块，只有在低倍镜下见到的这种特征性的浸润，才有助于淋巴瘤的确诊。髓腔骨小梁可表现出反应性硬化。骨淋巴瘤中常见人为挤压现象。因某些原因，人为挤压现象在骨淋巴瘤中比其他小细胞恶性骨肿瘤如尤文肉瘤中更常见，有时整个活检标本的髓腔内充满了形态完全一致的挤压变长的细胞（图17.13、图17.14）。

综上所述，多数原发骨淋巴瘤被归类为弥漫性大B细胞淋巴瘤。这种肿瘤细胞通常表现出典型的中心母细胞的细胞学特点，而很少出现

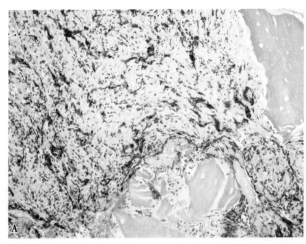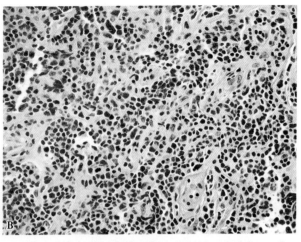

**图17.13**　A：低倍镜下可见原有的髓质骨被恶性淋巴瘤侵蚀。深蓝色条纹区域可见明显的挤压痕迹，这种典型压痕存在于骨淋巴瘤中。B：活检组织的其他区域含有完整的淋巴细胞，可以通过免疫组化进行亚分类。

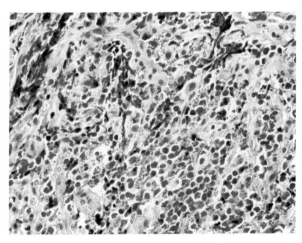

**图17.14**　弥漫性大B淋巴细胞瘤。挤压导致部分区域细胞变形。但仍有一些完整的细胞，其B细胞标记物染色呈阳性。

免疫母细胞的细胞学特点。间变大细胞淋巴瘤有时在骨内形成肿物，而T细胞淋巴瘤很少作为原发肿瘤出现在骨内。骨淋巴瘤的分型必须依靠免疫组织化学染色，有时需要分子检测。通常依据B细胞标记CD20、T细胞标记CD3以及CD45等少量标记物即可诊断。其他标记如CD30（间变大细胞淋巴瘤）、CD79a、CD10、CD34和TdT（前体B淋巴母细胞性淋巴瘤）有时也被用以协助诊断。淋巴瘤细胞常分布于网状纤维之间，并形成明显的细胞簇，这种簇状结构不易与转移癌相区分，角蛋白免疫染色有助于对此二者进行鉴别。

霍奇金病也可以形成骨内肿块。在Mayo医院的694个病例中，有23例霍奇金病。当有混合性细胞浸润，其中有一些大而奇特的细胞时，应考虑霍奇金病的可能。嗜酸性细胞浸润是其显著特点。通过免疫过氧化酶染色，特别是以CD15、CD30和PAX5检测有无典型的Reed-Sternberg细胞（R-S细胞）对于霍奇金病的诊断是非常重要的。在此研究组中，有23例霍奇金病，6例发生于脊柱，8例发生于髂骨，3例发生于股骨近端，2例发生于骶骨，2例发生于肋骨，累及肩胛骨和胸骨的各1例，这些病例均不是骨骼原发。14例以骨骼病灶为首发表现的患者，肿瘤分期时发现已累及其他部位，多为主动脉旁淋巴结。9例已知患霍奇金病的患者因疑累及骨骼而行骨活检（图17.15）。

白血病也可累及骨骼。44例白血病患者进行了骨活检，其中22例为髓样肉瘤，21例为小淋巴细胞性白血病，1例为巨核细胞白血病。髓样肉瘤的骨骼表现与大B细胞淋巴瘤相似，如出现胚细胞样的细胞核则应该警惕髓样肉瘤的可能，可使用Wright染色进行细胞标记。有时通过常规切片也可作出髓样肉瘤的诊断。另外，其他一些免疫标记物如髓过氧化酶、溶菌酶和CD33也应作为T和B细胞标记物，用来明确诊断（图17.16、图17.17）。

反应性纤维化在骨恶性淋巴瘤中并不罕见，这种纤维化通常较纤细，分布于单个细胞之间，而并不表现为分隔肿瘤细胞的致密条带。反应性纤维化使肿瘤呈现梭形细胞肿瘤的形态，有时甚至可出现席纹状表现，因此需与恶性纤维组织细胞瘤进行鉴别。但淋巴瘤具有不破坏正常组织结

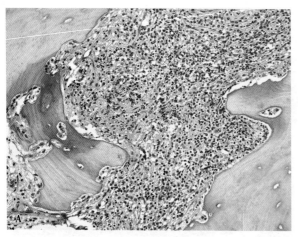

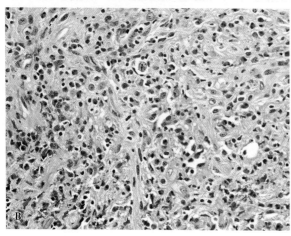

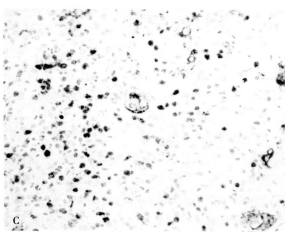

**图17.15**　83岁、女性，霍奇金淋巴瘤累及脊柱。A：低倍镜下见混合的细胞群，包括嗜酸性细胞。这些表现也可出现在骨髓炎中，需要鉴别诊断。B：高倍镜下表现为细胞异型性，其中一个陷窝处的细胞出现双核，高度提示R-S细胞。C：组织内CD15免疫反应阳性的巨大异型细胞，可确定为霍奇金淋巴瘤。

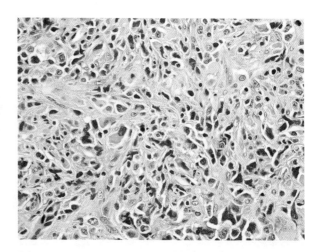

**图17.16**　髓样肉瘤可在骨内形成单发肿物，可见明显的细胞异型性，鉴别诊断包括各种肉瘤。免疫组织化学有助于鉴别诊断。

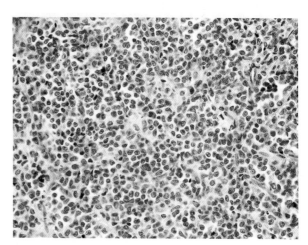

**图17.17**　54岁、男性，髓样肉瘤侵及肋骨，与图17.16相比，肿瘤细胞表现出更多的均一性。该肿瘤与淋巴瘤更为相似。

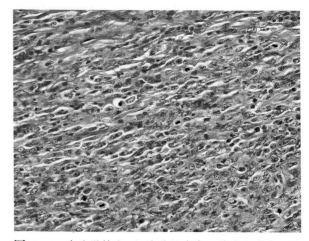

**图17.18**　在弥漫性大B细胞淋巴瘤中，肿瘤细胞由于周围纤维化的挤压呈现出梭形细胞形态。这种表现易误诊为肉瘤。

构的特征性的浸润方式，而恶性纤维组织细胞瘤则相反，呈现出破坏性的膨胀性生长方式（图17.18）。细胞核的特点也是诊断淋巴细胞性肿瘤的重要特征之一；当背景出现炎性细胞浸润应该警惕淋巴瘤的可能而不是肉瘤。多发骨病变高度提示恶性淋巴瘤。同时，免疫组化染色也有助于鉴别诊断。

由于淋巴瘤与骨髓炎临床和影像学表现相似，且部分淋巴瘤中存在大量淋巴细胞，有时易将淋巴瘤误诊为骨髓炎。浆细胞、多形核白细胞的存在及毛细血管增生有助于诊断骨髓炎。

骨淋巴瘤具有诊断价值的特征之一为其浸润性生长方式的多样性，但同时这也使其分类较为困难，不过也并不是没有办法，用于对淋巴结进行病理学检查的染色技术同样也可应用于骨淋巴瘤的检查中。Dosoretz等报道，大裂细胞性骨淋巴瘤预后优于无裂细胞性淋巴瘤。而Pettit等报道在原发性骨淋巴瘤中，大裂细胞和多叶细胞性病例明显具有较高的发病率。

由于B淋巴母细胞淋巴瘤与尤文肉瘤均呈CD99阳性、CD45阴性，因此应避免将B淋巴母细胞淋巴瘤误诊为尤文肉瘤。而尤文肉瘤的B细胞标记物呈阴性（图17.19）。在组织学上朗格汉斯细胞组织细胞增多症与骨恶性淋巴瘤难以区分，脱钙后细胞形态改变，使二者更难区分，一般朗格汉斯细胞组织细胞增多症表现为良性，没有恶性细胞的多形性和浓染的细胞核。还有少数病例的细胞形态学表现为朗格汉斯细胞组织细胞增多症，而临床表现却提示为真性组织细胞性淋巴瘤。

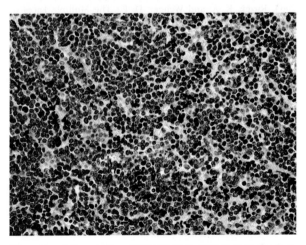

**图17.19** 5岁、女孩，前驱B淋巴母细胞性淋巴瘤/白血病，在胫骨形成破坏性肿块。肿瘤细胞PXA5、TdT和CD10标记呈阳性。CD20、CD2和MPO标记呈阴性。肿瘤细胞单一的表现与尤文肉瘤相似。

## 治疗

原发性骨淋巴瘤的治疗以化疗和放疗为主。必要时应用外科治疗。

## 预后

许多报道表明，所有原发的恶性骨肿瘤中恶性淋巴瘤的预后最好。5年生存率50%~90%，甚至有更高的报道，进展期的患者预后较差。在Ostrowski等的研究中，原发骨淋巴瘤患者的5年生存率为58%，已有扩散的仍可达到22%；累及多处骨骼，而没有骨外受累的患者，其5年生存率亦可达到42%。

在本研究中，多数下颌骨淋巴瘤患者可长期生存。有局部侵犯且基本已无法行手术治疗的上颌骨淋巴瘤患者，经适当的放射治疗后，其治愈率亦令人满意，但本研究未纳入此类病例。

（张鑫鑫 译 周勇 赵振国 于胜吉 校）

## 参考文献

1934 Craver, L. F. and Copeland, M. M.: Lymphosarcoma in Bone. Arch Surg, 28:809–824.

1939 Parker, F., Jr. and Jackson, H., Jr.: Primary Reticulum Cell Sarcoma of Bone. Surg Gynecol Obstet, 68:45–53.

1947 Jackson, H., Jr. and Parker, F., Jr.: Hodgkin's Disease and Allied Disorders. New York, Oxford University Press.

1952 McCormack, L. J., Ivins, J. C., Dahlin, D. C., and Johnson, E. W., Jr.: Primary Reticulum-Cell Sarcoma of Bone. Cancer, 5:1182–1192.

1952 Valls, J., Muscolo, D., and Schajowicz, F.: Reticulum-Cell Sarcoma of Bone. J Bone Joint Surg, 34B:588–598.

1954 Francis, K. C., Higinbotham, N. L., and Coley, B. L.: Primary Reticulum Cell Sarcoma of Bone: Report of 44 Cases. Surg Gynecol Obstet, 99:142–146.

1955 Wilson, T. W. and Pugh, D. G.: Primary Reticulum-Cell Sarcoma of Bone, With Emphasis on Roentgen Aspects. Radiology, 65:343–351.

1959 Steg, R. F., Dahlin, D. C., and Gores, R. J.: Malignant Lymphoma of the Mandible and Maxillary Region. Oral Surg, 12:128–141.

1961 Thomas, L. B., Forkner, C. E., Jr., Frei, E., III, Besse, B. E., Jr., and Stabenau, J. R.: The Skeletal Lesions of Acute Leukemia. Cancer, 14:608–621.

1963 Silverstein, M. N. and Kelly, P. J.: Leukemia With Osteoarticular Symptoms and Signs. Ann Intern Med, 59:637–645.

1968 Wang, C. C. and Fleischli, D. J.: Primary Reticulum Cell Sarcoma of Bone: With Emphasis on Radiation Therapy. Cancer, 22:994–998.

1970 Potdar, G. G.: Primary Reticulum-Cell Sarcoma of Bone in Western India. Br J Cancer, 24:48–55.

1971 Miller, T. R. and Nicholson, J. T.: End Results in Reticulum Cell Sarcoma of Bone Treated by Bacterial Toxin Therapy Alone or Combined With Surgery and/or Radiotherapy (47 Cases) or With Concurrent Infection (5 Cases). Cancer, 27:524–548.

1971 Shoji, H. and Miller, T. R.: Primary Reticulum Cell Sarcoma of Bone: Significance of Clinical Features Upon the Prognosis. Cancer, 28:1234–1244.

1973 Fayemi, A. O., Gerber, M. A., Cohen, I., Davis, S., and Rubin, A. D.: Myeloid Sarcoma: Review of the Literature and Report of a Case. Cancer, 32:253–258.

1974 Boston, H. C., Jr., Dahlin, D. C., Ivins, J. C., and Cupps, R. E.: Malignant Lymphoma (So-Called Reticulum Cell Sarcoma) of Bone. Cancer, 34:1131–1137.

1974 Pear, B.: Skeletal Manifestations of the Lymphomas and Leukemias. Semin Roentgenol, 9:229–240.

1977 Reimer, R. R., Chabner, B. A., Young, R. C., Reddick, R., and Johnson, R. E.: Lymphoma Presenting in Bone: Results of Histopathology, Staging, and Therapy. Ann Intern Med, 87:50–55.

1979 Pinkus, G. S., Said, J. W., and Hargreaves, H.: Malignant Lymphoma, T-Cell Type: A Distinct Morphologic Variant With Large Multilobulated Nuclei, With a Report of Four Cases. Am J Clin Pathol, 72:540–550.

1980 Mahoney, J. P. and Alexander, R. W.: Primary Histiocytic Lymphoma of Bone: A Light and Ultrastructural Study of Four Cases. Am J Surg Pathol, 4:149–161.

1980 Van Den Bout, A. H.: Malignant Lymphoma (Reticulum Cell Sarcoma) of Bone. S Afr Med J, 57:193–195.

1981 Neiman, R. S., Barcos, M., Berard, C., Bonner, H., Mann, R., Rydell, R. E., and Bennett, J. M.: Granulocytic Sarcoma: A Clinicopathologic Study of 61 Biopsied Cases. Cancer, 48:1426–1437.

1981 Weinberg, D. S. and Pinkus, G. S.: Non-Hodgkin's Lymphoma of Large Multilobated Cell Type: A Clinicopathologic Study of Ten Cases. Am J Clin Pathol, 76:190–196.

1982 Dosoretz, D. E., Raymond, A. K., Murphy, G. F., Doppke, K. P., Schiller, A. L., Wang, C. C., and Suit, H. D.: Primary Lymphoma of Bone: The Relationship of Morphologic Diversity to Clinical Behavior. Cancer, 50:1009–1014.

1982 Newcomer, L. N., Silverstein, M. B., Cadman, E. C., Farber, L. R., Bertino, J. R., and Prosnitz, L. R.: Bone Involvement in Hodgkin's Disease. Cancer, 49:338–342.

1983 Dosoretz, D. E., Murphy, G. F., Raymond, A. K., Doppke, K. P., Schiller, A. S. L., Wang, C. C., and Suit, H. D.: Radiation Therapy for Primary Lymphoma of Bone. Cancer, 51:44–46.

1984 Kluin, P. M., Slootweg, P. J., Schuurman, H. J., Go, D. M. D. S., Rademakers, L. H. P. M., van der Putte, S. C. J., and van Unnik, J. A. M.: Primary B-Cell Malignant Lymphoma of the Maxilla With a Sarcomatous Pattern and Multilobated Nuclei. Cancer, 54:1598–1605.

1986 Bacci, G., Jaffe, N., Emiliani, E., Van Horn, J., Manfrini, M., Picci, P., Bertoni, F., Gherlinzoni, F., and Campanacci, M.: Therapy for Primary Non-Hodgkin's Lymphoma of Bone and a Comparison of Results With Ewing's Sarcoma: Ten Years' Experience at the Istituto Ortopedico Rizzoli. Cancer, 57:1468–1472.

1986 Meis, J. M., Butler, J. J., Osborne, B. M., and Manning, J. T.: Granulocytic Sarcoma in Nonleukemic Patients. Cancer, 58:2697–2709.

1986 Ostrowski, M. L., Unni, K. K., Banks, P. M., Shives, T. C., Evans, R. G., O'Connell, M. J., and Taylor, W. F.: Malignant Lymphoma of Bone. Cancer, 58:2646–2655.

1986 Welch, P., Grossi, C., Carroll, A., Dunham, W., Royal, S., Wilson, E., and Crist, W.: Granulocytic Sarcoma With an Indolent Course and Destructive Skeletal Disease: Tumor Characterization With Immunologic Markers, Electron Microscopy, Cytochemistry, and Cytogenetic Studies. Cancer, 57:1005–1009.

1987 Clayton, F., Butler, J. J., Ayala, A. G., Ro, J. Y., and Zornoza, J.: Non-Hodgkin's Lymphoma in Bone: Pathologic and Radiologic Features With Clinical Correlates. Cancer, 60:2494–2501.

1987 Howat, A. J., Thomas, H., Waters, K. D., and Campbell, P. E.: Malignant Lymphoma of Bone in Children. Cancer, 59:335–339.

1987 Klein, M. J., Rudin, B. J., Greenspan, A., Posner, M., and Lewis, M. M.: Hodgkin Disease Presenting as a Lesion in the Wrist: A Case Report. J Bone Joint Surg. 69A:1246–1249.

1987 Rossi, J. F., Bataille, R., Chappard, D., Alexandre, C., and Janbon, C.: B Cell Malignancies Presenting With Unusual Bone Involvement and Mimicking Multiple Myeloma: Study of Nine Cases. Am J Med, 83:10–16.

1987 Vassallo, J., Roessner, A., Vollmer, E., and Grundmann, E.: Malignant Lymphomas With Primary Bone Manifestations. Pathol Res Pract, 182:381–389.

1988 Manoli, A., II, Blaustein, J. C., and Pedersen, H. E.: Sternal Hodgkin's Disease: Report of Two Cases. Clin Orthop, 228:20–25.

1989 Furman, W. L., Fitch, S., Hustu, H. O., Callihan, T., and Murphy, S. B.: Primary Lymphoma of Bone in Children. J Clin Oncol, 7:1275–1280.

1989 Ueda, T., Aozasa, K., Ohsawa, M., Yoshikawa, H., Uchida, A., Ono, K., and Matsumoto, K.: Malignant Lymphomas of Bone in Japan. Cancer, 64:2387–2392.

1990 Pettit, C. K., Zukerberg, L. R., Gray, M. H., Ferry, J. A., Rosenberg, A. E., Harmon, D. C., and Harris, N. L.: Primary Lymphoma of Bone: A B-Cell Neoplasm With a High Frequency of Multilobated Cells. Am J Surg Pathol, 14:329–334.

1994 Baar, J., Burkes, R. L., Bell, R., Blackstein, M. E., Fernandes, B., and Langer, F.: Primary Non-Hodgkin's Lymphoma of Bone: A Clinicopathologic Study. Cancer, 73:1194–1199.

1994 Fairbanks, R. K., Bonner, J. A., Inwards, C. Y., Strickler, J. G., Haberman, T. M., Unni, K. K., and Su, J.: Treatment of State IE Primary Lymphoma of Bone. Int J Radiat Oncol Biol Phys, 28:363–372.

1999 Ostrowski, M. L., Inwards, C. Y., Strickler, J. G., Witzig, T. E., Wenger, D. E., and Unni, K. K.: Osseous Hodgkin Disease. Cancer, 85:1166–1178.

2000 Nagasaka, T., Nakamura, S., Medeiros, L. J., Juco, J., and Lai, R.: Anaplastic Large Cell Lymphomas Presented as Bone Lesions: A Clinicopathologic Study of Six Cases and Review of the Literature. Mod Pathol, 13:1143–1149.

2001 Huebner-Chan, D., Fernandes, B., Yang, G., and Lim, M. S.: An Immunophenotypic and Molecular Study of Primary Large B-Cell Lymphoma of Bone. Mod Pathol, 14:1000–1007.

2004 Ruzek, K. A. and Wenger, D. E.: The Multiple Faces of Lymphoma of the Musculoskeletal System. Skeletal Radiol, 33:1–8.

2006 Glotzbecker, M. P., Kersun, L. S., Choi, J. K., Wills, B. P., Schaffer, A. A., and Dormans, J. P.: Primary Non-Hodgkin's Lymphoma of Bone in Children. J Bone Joint Surg Am, 88:583–594.

2007 Zhao, X. F., Young, K. H., Frank, D., Goradia, A., Glotzbecker, M. P., Pan, W., Kersun, L. S., Leahey, A., Dormans, J. P., and Choi, J. K.: Pediatric Primary Bone Lymphoma-Diffuse Large B-Cell Lymphoma: Morphologic and Immunohistochemical Characteristics of 10 Cases. Am J Clin Pathol, 127:47–54.

# 尤文肉瘤

尤文肉瘤是一种独特的小圆细胞肉瘤，迄今为止，被认为是骨肿瘤中最致命的恶性肿瘤之一。尤文肉瘤是由小细胞构成的实体瘤，由于缺乏肿瘤特异的组织学特性，常成为文献中争论的对象。早先的争论集中在是否所有的尤文肉瘤都表现出转移性神经母细胞瘤的特征这个问题上。另一争论的问题是，所谓的原始神经外胚瘤与尤文肉瘤是否具有明显的不同。以前，部分小细胞骨肉瘤和大多数恶性淋巴瘤，甚至一些良性病变，如嗜酸性肉芽肿等，有时也被归类为尤文肉瘤。

有实际临床意义的定义是：尤文肉瘤是一种高度恶性的圆形或卵圆形小细胞性肉瘤，具有原发性骨病变的临床和影像学特征。这个定义排除了例如骨髓瘤、恶性淋巴瘤和朗格汉斯细胞增生症等具有不同细胞学特征的病变。如果肿瘤细胞产生软骨基质或骨基质，则也不包括在尤文肉瘤中。同样，真性梭形细胞肿瘤也不符合尤文肉瘤的诊断。由于活检挤压所产生的假性梭形细胞，尤其是位于肿瘤周边部的细胞，需与真性梭形瘤细胞相鉴别。按照目前对尤文肉瘤的界定，即使通过细致的组织学检查，有时也仍然不能将尤文肉瘤与某些转移性恶性肿瘤如神经母细胞瘤、小细胞肺癌、甚或白血病的浸润性组织相鉴别。但通过过氧化物酶染色可以有效排除转移瘤、淋巴瘤和白血病。

对于尤文肉瘤可能的细胞起源有很多种推测。虽然早期认为尤文肉瘤是由未分化的间质细胞发展而来的，但现在认为它是起源于神经外胚层。

尽管在大部分病例中，尤文肉瘤和恶性淋巴瘤在组织学上可以被区分，但偶尔有些肿瘤的组织学表现介于两者之间。在本研究的病例中，一些肿瘤的细胞与典型的尤文肉瘤细胞相比，体积更大，且形态更不规则。但根据这些肿瘤的临床特点和预后，还是应归其为尤文肉瘤，而不将其界定为一种新的肿瘤，我们称这类肿瘤为大细胞或者非典型尤文肉瘤。

在软组织中偶发尤文肉瘤。

## 发病率

在我们的病例中，尤文肉瘤的发病率占总的恶性肿瘤的8.64%（图18.1）。

## 性别

尤文肉瘤在男性中的发病率较高（62%）。

## 年龄

与其他原发恶性骨肿瘤相比，尤文肉瘤的平均发病年龄更小。58%以上的患者年龄为10~20岁，大约有75%的患者均小于20岁。有12例小于5岁，最年轻的为17个月，其中包括6例女性和6例男性。发病年龄最大为59岁。有4例大于50岁，并且都是男性。年龄超过30岁的患者诊断尤文肉瘤，须严格排除转移瘤的可能性。同样，对于非常年轻的患者，也应将转移性神经母细胞瘤和急性白血病考虑在内。

191

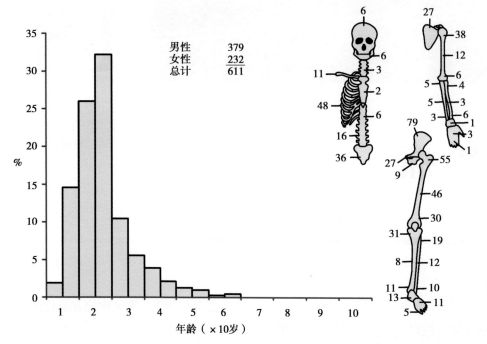

**图18.1** 尤文肉瘤患者的年龄、性别及发病部位分布

## 发病部位

尤文肉瘤可发生于任何部位的骨骼，但大多数为四肢骨。长骨的任何部分都可能受累。虽然长骨的近端和远端干骺端是最常受累的部分，但是相对于其他类型的肉瘤而言，更易累及长骨干。在Mayo医院的病例中，累及下肢和骨盆的占59.6%。29例出现足部的短骨受累，仅有5例手部的短骨受累，其中3例掌骨受累，腕骨和指骨受累的各1例。61例出现包括骶骨在内的脊柱受累。无上颌骨受累病例，但6例下颌骨受累，6例颅骨受累。3例同时出现两处骨骼受累，其中1例为左侧坐骨和右侧髂骨，1例为肋骨和髂骨，1例为距骨和胫骨。另外还有3例为多骨受累。1例病变发生于骨表面。

## 症状

疼痛和肿胀是最常见的症状。半数以上患者以疼痛为首发症状。疼痛初期可能是间歇性的，且渐进性加剧。尽管患者就诊时常表现为肿胀，但其很少作为首发症状。病理性骨折亦很少发生。典型的患者在就诊前几个月已出现症状。在我们的病例中，症状持续时间的长短（是否超过6个月）与生存期无关。

## 体征和实验室检查

大多数患者可以触及肿块，伴有压痛，部分患者可见肿块部位的皮肤静脉曲张。尤文肉瘤的患者可有体温升高、红细胞沉降率上升、继发性贫血和白细胞增多。这些检查结果提示骨病变可能有炎性反应。当这些骨病变伴有全身症状时，预后不佳。

神经母细胞瘤发生骨转移虽然与尤文肉瘤表现类似，但是大多数病例通过尿中儿茶酚胺代谢产物的定性和定量分析可以鉴别诊断。本组病例中有1例同时患有双侧视网膜母细胞瘤，另有1例患者其兄弟也患有尤文肉瘤。还有1例患者，在骶骨尤文肉瘤治疗13年后出现乳腺癌。

## 影像学特征

尤文肉瘤累及范围广泛，有时侵及整个长骨骨干，病理意义上的骨受侵要远大于影像学所见。溶骨性破坏最为常见，但这些破坏区域可因局部新生骨产生的刺激而导致密度增高。尽管肿瘤穿透了骨皮质，但因为肿瘤所致的骨外膜隆起是渐进的，所以影像学上可能只表现出极细微的改变。这种隆起产生特有的、多层次的骨膜下反应性新生骨，造成尤文肉瘤的"洋葱皮"样外观（图18.2）。侵及骨皮质而产生放射性骨针也并不少见，这就使其难以与骨肉瘤相鉴别，尤其当病变累及扁骨如髂骨时更难区分。有时尤文肉瘤使受累骨膨胀，表面上看类似囊肿（图18.2~图18.6）。

一些少见的尤文肉瘤病例可能很少甚至没有髓质成分。还有一些病例的瘤体几乎完全位于贴近骨皮质的区域，却没有皮质破坏。Edeiken曾

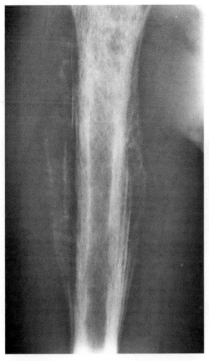

图18.2　15岁，男孩，尤文肉瘤侵及肱骨近端。骨膜新生骨形成明显的"洋葱皮"样表现。

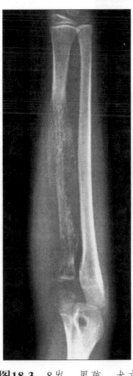

图18.3　8岁，男孩，尤文肉瘤广泛侵及桡骨。病变区表现为浸润性骨质破坏。

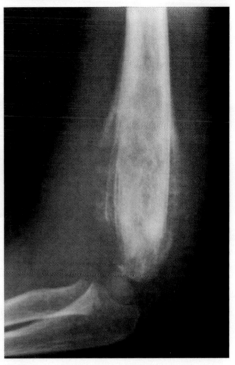

图18.4　尤文肉瘤侵及肱骨远端，有广泛的骨膜新生骨形成。

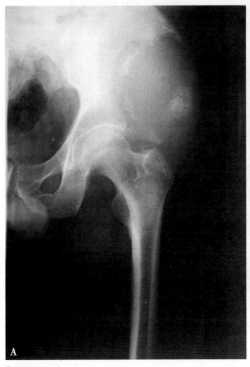

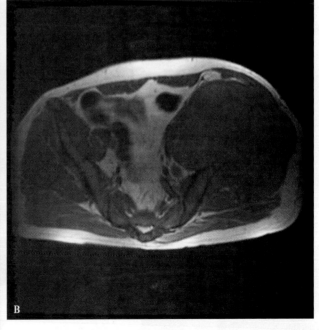

图18.5　尤文肉瘤侵及骨盆，为肿瘤常见部位。A：X线平片表现为侵及左髂骨的溶骨性肿块。B：MRI更清晰地显示出肿瘤的大小，肿瘤破坏大部分髂骨，且形成巨大的软组织肿块。

强调，骨膜下肿瘤的早期特异性标志是骨皮质表面碟形凹陷（图18.7）。

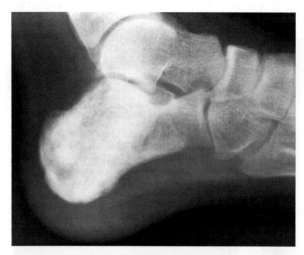

**图18.6** 跟骨尤文肉瘤形成硬化的肿块。

有经验的医师认为，根据恶性骨肿瘤所特有的表现，结合尤文肉瘤的影像学特点，虽然有时可以做出准确的诊断，但仍然有些疾病表现出与尤文肉瘤相似的特点。在肿瘤表现出浸润性破坏的过程时，应与转移瘤、恶性淋巴瘤、骨髓炎进行鉴别。在病变产生局部地图样破坏时，要与包括骨肉瘤在内的其他恶性肿瘤进行鉴别。

现代影像学技术如CT、MRI虽然不能确诊尤文肉瘤，但在确定髓内和软组织的病变范围方面，都优于X线平片。它们非常有助于确定肿瘤与神经血管束的位置关系，这些信息对手术方案的制定至关重要（图18.5、图18.8和图18.9）。

## 大体病理学特征

新鲜肿瘤的实性肿块呈特有的灰白色、湿润且有光泽，有时呈半透明状。也有病变几乎呈液态，如同脓液，导致全部标本被送到微生物实验室进行培养，后果很严重。肿瘤常侵袭骨组织，其破坏范围往往超过影像学上的表现。坏死、出血，甚至囊性变都很常见。肿瘤组织常与周边增生的骨质和纤维组织混合在一起（图18.10~图18.14）。

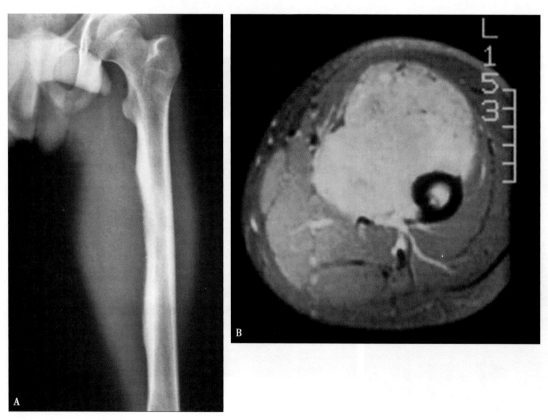

**图18.7** 尤文肉瘤有时位于骨表面。A：尤文肉瘤侵及骨皮质，使皮质表面碟形凹陷。B：轴位MRI T2加权像证实肿瘤引起骨表面破坏。

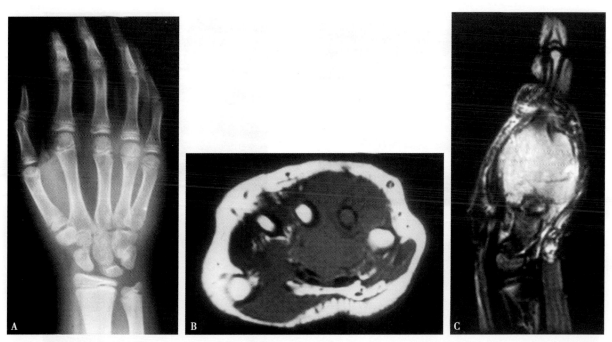

**图18.8** 尤文肉瘤侵及第4掌骨。A：手X线平片仅显示轻微的溶骨性破坏。B、C：MRI可见骨周围巨大软组织肿块，但在X线平片中显示不佳。

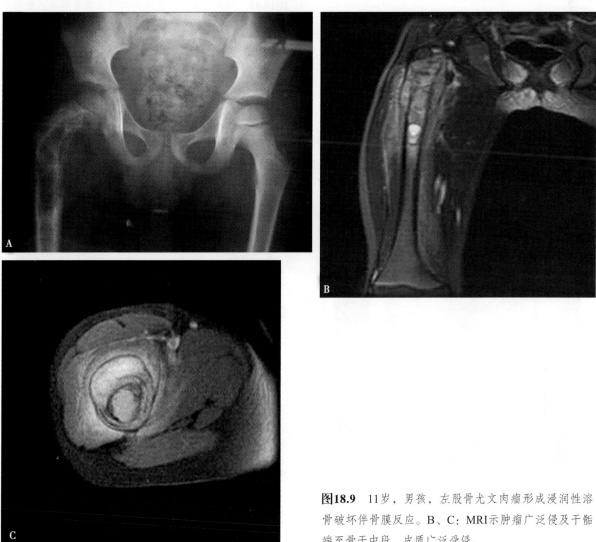

**图18.9** 11岁，男孩，左股骨尤文肉瘤形成浸润性溶骨破坏伴骨膜反应。B、C：MRI示肿瘤广泛侵及干骺端至骨干中段，皮质广泛受侵。

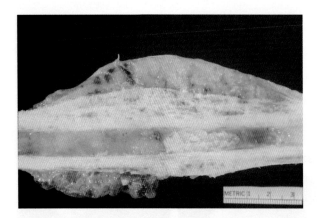

**图18.10** 20岁，男性，尤文肉瘤侵及肱骨中段。骨膜新生骨形成，皮质增厚。大而柔软的软组织肿块几乎液化。

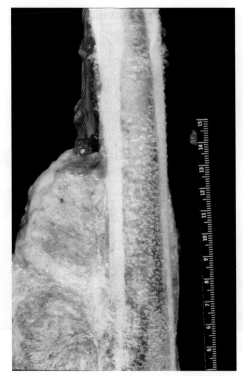

**图18.11** 15岁，女孩，尤文肉瘤侵及股骨远端。肿瘤主要位于软组织，但镜下观察显示侵及骨髓。

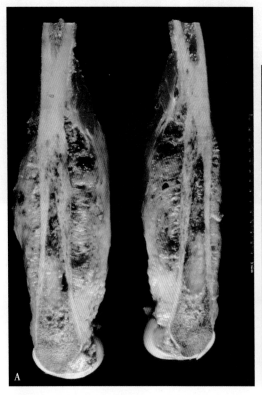

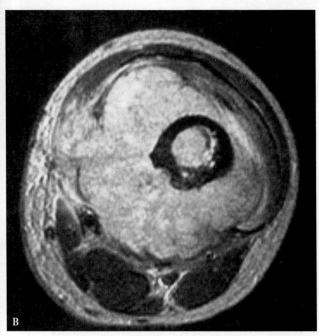

**图18.12** A：19岁，男性，尤文肉瘤放、化疗6年后复发。B：MRI示复发的尤文肉瘤侵及股骨远端。肿瘤充满髓腔，受累骨周围有较大的软组织肿块。

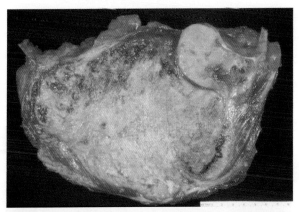

**图18.13** 巨大的尤文肉瘤复发侵及肩胛骨。可见较大的坏死灶。

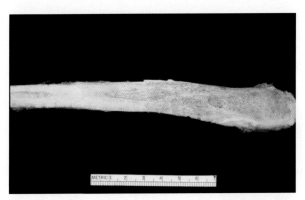

**图18.14** 腓骨尤文肉瘤。化疗后，手术切除腓骨，未见肿瘤残余。

几乎所有尤文肉瘤都起源于髓腔。虽然肿瘤可位于长骨的任何部分并常常累及相当长的部分，但大部分肿瘤还是发生在干骺端区域。

尤文肉瘤最常见于转移到肺和其他骨组织（图18.15）。由于该肿瘤易于发生其他部位的骨转移，以致有人提出尤文肉瘤可能存在多中心的起源。20%的患者发现存在淋巴结转移，肺以外的其他脏器也有可能受累。

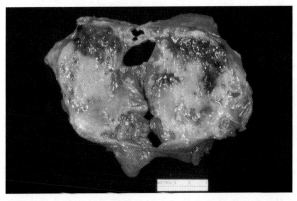

**图18.15** 尤文肉瘤肺转移结节。肿瘤呈灰白色鱼肉样，类似淋巴瘤或小细胞癌。

## 组织病理学特征

在低倍镜下观察，肿瘤组织明显富于细胞，肿瘤细胞被带状的纤维组织分隔，细胞间无明显间质成分（图18.16），这些被纤维组织分隔成的肿瘤区块面积有时会超出高倍镜视野。在高倍镜下观察，肿瘤细胞形态较规则，细胞核呈圆形或卵圆形。胞浆呈细颗粒状，细胞轮廓不清。细胞核内染色质较细腻，呈毛玻璃样，核仁不明显，核分裂象并不多见（图18.17~图18.19）。

特殊染色显示，肿瘤间质中网状纤维很稀少。在部分肿瘤中，局部的坏死和变性使不同区域内细胞核的大小会发生轻微的差异。有时肿瘤细胞呈明显的血管外皮细胞样的生长方式，可能导致我们误认为肿瘤来自于血管内皮细胞。有活性的肿瘤细胞常围绕小血管生长，而外围的细胞常伴坏死，这种组织形态很好地解释了肿瘤的营养基础，却不可能解释肿瘤的发生基础。

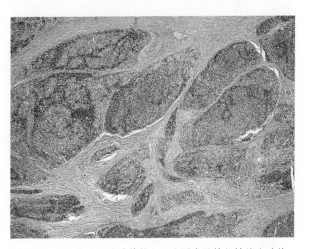

**图18.16** 尤文肉瘤细胞被结缔组织分隔成呈特征性的小叶状。

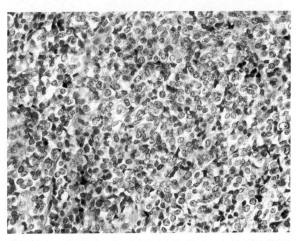

**图18.17** 尤文肉瘤。细胞核形态较规则，细胞质边界不清，几乎没有基质，可见一个核分裂象。

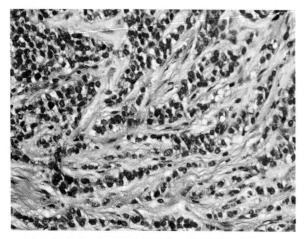

**图18.18**　尤文肉瘤在纤维组织中浸润性生长，呈条索状。

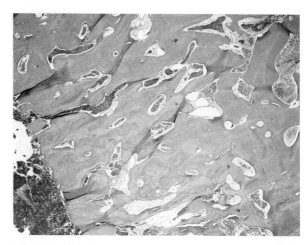

**图18.19**　尤文肉瘤浸润皮质骨。

　　偶尔，肿瘤的组织学结构与典型的尤文肉瘤一致，但其细胞核却更大，形态也更不规则。这些肿瘤并没有特殊的恶性淋巴瘤的细胞学特征，

预后与典型的尤文肉瘤类似，因此宜将此类肿瘤归为非典型尤文肉瘤或者尤文肉瘤的大细胞变型（图18.20、图18.21）。

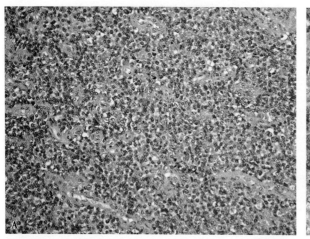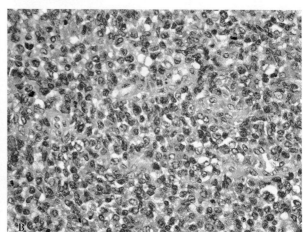

**图18.20**　大细胞或非典型尤文肉瘤。低倍镜（A）和高倍镜（B）下，肿瘤细胞比典型的尤文肉瘤更大，形态更不规则。

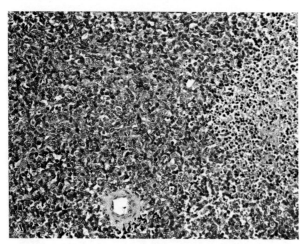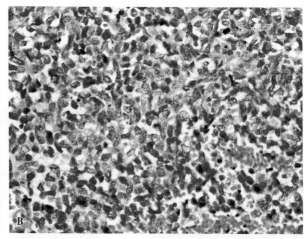

**图18.21**　大细胞或非典型尤文肉瘤。低倍镜（A）和高倍镜（B）表现与恶性淋巴瘤相似，免疫组化和分子遗传学检测有助于区分非典型尤文肉瘤和淋巴瘤。

过去没有特异性的免疫组化抗体来协助诊断尤文肉瘤。现在，识别MIC-2基因产物CD99或O-13的免疫组化染色已成为辅助诊断的有力工具。尽管该抗体敏感性很高，在近90%的尤文肉瘤中染色均呈阳性，但其特异性比较低，很多肿瘤包括某些癌、除尤文肉瘤以外的其他肉瘤，以及一些造血系统的恶性肿瘤如淋巴母细胞性淋巴瘤等，染色也可呈阳性。因此，在诊断时应结合其他表现，如组织学特征、其他免疫组化染色及基因检测等（图18.18、图18.22~图18.26）。

由于骨膜和软组织受侵导致的反应性骨和成纤维细胞的增生，使组织学表现更为复杂。骨小梁可以很纤细，使其难以与小细胞性骨肉瘤鉴别。在反应骨中，可见成骨细胞围绕于骨小梁周围；而在骨肉瘤中，恶性细胞可产生类骨质。因肿瘤可有较大坏死区，可用冰冻切片来评估活检标本是否有足够的肿瘤组织。

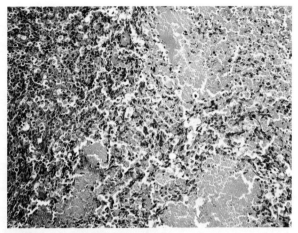

**图18.24** 尤文肉瘤中常见坏死区。

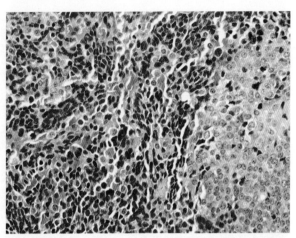

**图18.25** 有时可见较多深蓝染细胞混杂在典型的尤文肉瘤细胞中间，前者可能代表了肿瘤细胞的变性。

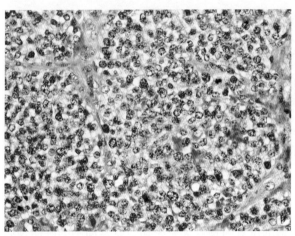

**图18.22** 尤文肉瘤中核分裂象较常见，但很少大量出现。此视野内可见一个核分裂象。

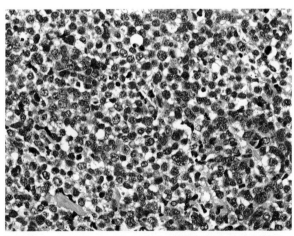

**图18.23** 高倍镜显示尤文肉瘤圆形或卵圆形的细胞核，染色质细腻。嗜酸性胞浆数量稀少且界限不清。

1959年，Schajowicz提出可使用糖原染色区分尤文肉瘤和网状细胞肉瘤，认为前者的细胞含有糖原，而后者则没有。然而，某些形态学明确为尤文肉瘤的病例特殊染色却显示肿瘤中并不含有糖原，即使标本经80%的酒精固定。

1979年，Askin等描述了一种发生于胸腔及肺部的恶性小细胞肿瘤，形态学与尤文肉瘤相似。而且他们认为此类肿瘤预后较差，由于其含有明显的菊形团结构，因此判断该肿瘤可能起源于神经组织。此后，多个研究详细阐释了这种所谓的原始神经外胚瘤（primitive neuroectodermal tumor，PNET）的病理学特点。这类肿瘤可原发于骨或软组织。低倍镜下典型的表现为分叶状的生长方式及菊形团结构（图18.27）。最近的研究显示，PNET与尤文肉瘤在免疫组织化学、细胞遗传学和分子特征上具有相似性，因而可认为二者是同一尤文肉瘤家族中处于不同分化阶段的肿瘤。由于它们的预后也很相似，所以没有必要对

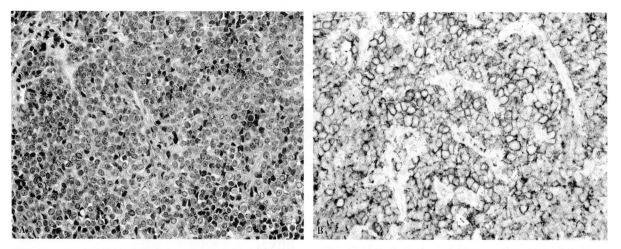

**图18.26** A：尤文肉瘤的典型组织学表现。B：肿瘤细胞胞膜呈现弥漫的CD99免疫反应阳性。

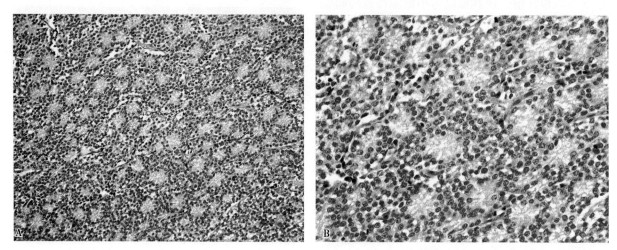

**图18.27** A：肱骨的原始神经外胚层肿瘤，在低倍镜下可见明显的菊形团样结构。B：高倍镜下，菊形团结构与Homer Wright菊形团形态一致。

二者加以区别。

95%以上的尤文肉瘤病例中出现t（11；22）（q24；q12）染色体易位或其变异类型。这种基因改变导致EWS-FLI-1和EWS-ERG融合基因的产生，此融合基因可通过逆转录酶聚合酶链反应和荧光原位杂交技术检测。其中更为常见的EWS/FLI-1融合基因可在多达95%的尤文肉瘤中存在。因此，分子检测是诊断尤文肉瘤有用的辅助检测手段，但同时还应结合临床表现、组织学形态与免疫组织化学结果综合考虑。

### 治疗和预后

联合化疗可显著改善尤文肉瘤的预后，有报道称，化疗可将尚未转移的肿瘤患者的5年生存率从不到10%提高到接近50%，总生存率提高到70%；出现远处转移的患者生存率较低，接近

20%。尤文肉瘤协作组的研究结果表明，肿瘤的解剖位置与预后关系密切。骨盆周围的肿瘤预后最差；肿瘤发生于远端的预后显著优于近端；发生于肋骨的肿瘤有较好的预后（图18.28）。

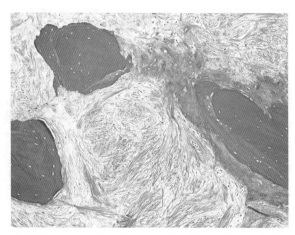

**图18.28** 尤文肉瘤化疗后，肿瘤100%坏死，被纤维结缔组织取代。

部分研究证实外科治疗有利于预后。Mayo医院的Wilkins等发现，原发病灶根治切除的患者5年生存率为74%，而未根治切除者为34%，因而可以推断，如患者可行手术切除，应联合手术、化疗及有选择的放疗来进行综合治疗。

本组中的3例尤文肉瘤患者经治疗后发生放疗后肉瘤。另有2例放疗后肉瘤，由于其原发肿瘤的治疗不是在Mayo医院进行的，所以本研究没有将其统计在内。还有1例肋骨尤文肉瘤患者在接受放疗后发生胸壁鳞状细胞癌。

（张鑫鑫　译　周勇　刘婷　于胜吉　校）

## 参考文献

1921 Ewing, J.: Diffuse Endothelioma of Bone. Proc NY Pathol Soc, 21:17–24.

1948 Uehlinger, E., Botsztejn, C., and Schinz, H. R.: Ewing-sarkom und Knochenretikulosarkom: Klinik, Diagnose und Differentialdiagnose. Oncologia, 1:193–245.

1952 McCormack, L. J., Dockerty, M. B., and Ghormley, R. K.: Ewing's Sarcoma. Cancer, 5:85–99.

1953 Wang, C. C. and Schulz, M. D.: Ewing's Sarcoma: A Study of Fifty Cases Treated at the Massachusetts General Hospital, 1930–1952 Inclusive. N Engl J Med, 248:571–576.

1959 Schajowicz, F.: Ewing's Sarcoma and Reticulum-Cell Sarcoma of Bone: With Special Reference to the Histochemical Demonstration of Glycogen as an Aid to Differential Diagnosis. J Bone Joint Surg, 41A:349–356.

1960 Willis, R. A.: Pathology of Tumours, ed. 3. Washington, D.C., Butterworths, p. 691.

1961 Dahlin, D. C., Coventry, M. B., and Scanlon, P. W.: Ewing's Sarcoma: A Critical Analysis of 165 Cases. J Bone Joint Surg, 43A:185–192.

1963 Bhansali, S. K. and Desai, P. B.: Ewing's Sarcoma: Observations on 107 Cases. J Bone Joint Surg, 45A:541–553.

1967 Falk, S. and Alpert, M.: Five Year Survival of Patients With Ewing's Sarcoma. Surg Gynecol Obstet, 124:319–324.

1972 Dahlin, D. C.: Is It Worthwhile to Differentiate Ewing's Sarcoma and Primary Lymphoma of Bone? Proc Natl Cancer Conf, 7:941–945.

1974 Mehta, Y. and Hendrickson, F. R.: CNS Involvement in Ewing's Sarcoma. Cancer, 33:859–862.

1975 Angervall, L. and Enzinger, F. M.: Extraskeletal Neoplasm Resembling Ewing's Sarcoma. Cancer, 36:240–251.

1975 Imashuku, S., Takada, H., Sawada, T., Nakamura, T., and LaBrosse, E. H.: Studies on Tyrosine Hydroxylase in Neuroblastoma, in Relation to Urinary Levels of Catecholamine Metabolites. Cancer, 36:450–457.

1975 Johnson, R. E. and Pomeroy, T. C.: Evaluation of Therapeutic Results in Ewing's Sarcoma. Am J Roentgenol, 123:583–587.

1975 Macintosh, D. J., Price, C. H. G., and Jeffree, G. M.: Ewing's Tumour: A Study of Behaviour and Treatment in Forty-Seven Cases. J Bone Joint Surg, 57B:331–340.

1975 Pritchard, D. J., Dahlin, D. C., Dauphine, R. T., Taylor, W. F., and Beabout, J. W.: Ewing's Sarcoma: A Clinicopathological and Statistical Analysis of Patients Surviving Five Years or Longer. J Bone Joint Surg, 57A:10–16.

1976 Jaffe, N., Traggis, D., Salian, S., and Cassady, J. R.: Improved Outlook for Ewing's Sarcoma With Combination Chemotherapy (Vincristine, Actinomycin D and Cyclophosphamide) and Radiation Therapy. Cancer, 38:1925–1930.

1977 Povýšil, C. and Matějovský, Z.: Ultrastructure of Ewing's Tumour. Virchows Arch [A], 374:303–316.

1978 Barson, A. J., Ahmed, A., Gibson, A. A. M., and MacDonald, A. M.: Chest Wall Sarcoma of Childhood With a Good Prognosis. Arch Dis Child, 53:882–889.

1978 Llombart-Bosch, A., Blache, R., and Peydro-Olaya, A.: Ultrastructural Study of 28 Cases of Ewing's Sarcoma: Typical and Atypical Forms. Cancer, 41:1362–1373.

1978 Telles, N. C., Rabson, A. S., and Pomeroy, T. C.: Ewing's Sarcoma: An Autopsy Study. Cancer, 41:2321–2329.

1979 Askin, F. B., Rosai, J., Sibley, R. K., Dehner, L. P., and McAlister, W. H.: Malignant Small Cell Tumor of the Thoracopulmonary Region in Childhood: A Distinctive Clinicopathologic Entity of Uncertain Histogenesis. Cancer, 43:2438–2451.

1979 Chan, R. C., Sutow, W. W., Lindberg, R. D., Samuels, M. L., Murray, J. A., and Johnston, D. A.: Management and Results of Localized Ewing's Sarcoma. Cancer, 43:1001–1006.

1980 Nascimento, A. G., Unni, K. K., Pritchard, D. J., Cooper, K. L., and Dahlin, D. C.: A Clinicopathologic Study of 20 Cases of Large-Cell (Atypical) Ewing's Sarcoma of Bone. Am J Surg Pathol, 4:29–36.

1980 Razek, A., Perez, C. A., Tefft, M., Nesbit, M., Vietti, T., Burgert, E. O., Jr., Kissane, J., Pritchard, D. J., and Gehan, E. A.: Intergroup Ewing's Sarcoma Study: Local Control Related to Radiation Dose, Volume, and Site of Primary Lesion in Ewing's Sarcoma. Cancer, 46:516–521.

1981 Pilepich, M. V., Vietti, T. J., Nesbit, M. E., Tefft, M., Kissane, J., Burgert, E. O., and Pritchard, D.: Radiotherapy and Combination Chemotherapy in Advanced Ewing's Sarcoma: Intragroup Study. Cancer, 47:1930–1936.

1981 Rosen, G., Caparros, B., Nirenberg, A., Marcove, R. C., Huvos, A. G., Kosloff, C., Lane, J., and Murphy, M. L.: Ewing's Sarcoma: Ten-Year Experience With Adjuvant Chemotherapy. Cancer, 47:2204–2213.

1982 Bacci, G., Picci, P., Gitelis, S., Borghi, A., and Campanacci, M.: The Treatment of Localized Ewing's Sarcoma: The Experience at the Instituto Orthopedico Rizzoli in 163 Cases Treated With and Without Adjuvant Chemotherapy. Cancer, 49:1561–1570.

1982 Dickman, P. S., Liotta, L. A., and Triche, T. J.: Ewing's Sarcoma: Characterization in Established Cultures and Evidence of Its Histogenesis. Lab Invest, 47:375–382.

1982 Miettinen, M., Lehto, V.-P., and Virtanen, I.: Histogenesis of Ewing's Sarcoma: An Evaluation of Intermediate Filaments and Endothelial Cell Markers. Virchows Arch [B], 41:277–284.

1983 Kissane, J. M., Askin, F. B., Foulkes, M., Stratton, L. B., and Shirley, S. F.: Ewing's Sarcoma of Bone: Clinicopathologic Aspects of 303 Cases From the Intergroup Ewing's Sarcoma Study. Hum Pathol, 14:773–779.

1983 Li, W. K., Lane, J. M., Rosen, G., Marcove, R. C., Caparros, B., Huvos, A., and Groshen, S.: Pelvic Ewing's Sarcoma: Advances in Treatment. J Bone Joint Surg, 65A:738–747.

1983 Mendenhall, C. M., Marcus, R. B., Jr., Enneking, W. F., Springfield, D. S., Thar, T. L., and Million, R. R.: The Prognostic Significance of Soft Tissue Extension in Ewing's Sarcoma. Cancer, 51:913–917.

1983 Thomas, P. R. M., Foulkes, M. A., Gilula, L. A., Burgert, E. O., Evans, R. G., Kissane, J., Nesbit, M. E., Pritchard, D. J., Tefft, M., and Vietti, T. J.: Primary Ewing's Sarcoma of the Ribs: A Report from the Intergroup Ewing's Sarcoma Study. Cancer, 51:1021–1027.

1984 Jaffe, R., Santamaria, M., Yunis, E. J., Tannery, N. H., Agostini, R. M., Jr., Medina, J., and Goodman, M.: The Neuroectodermal Tumor of Bone. Am J Surg Pathol, 8:885–898.

1986 Llombart-Bosch, A., Contesso, G., Henry-Amar, M., Lacombe, M. J., Oberlin, O., Dubousset, J., Rouëssé, J., and Sarrazin, D.: Histopathological Predictive Factors in Ewing's Sarcoma of Bone and Clinicopathological Correlations: A Retrospective Study of 261 Cases. Virchows Arch [A], 409:627–640.

1986 Wilkins, R. M., Pritchard, D. J., Burgert, E. O., Jr., and Unni, K. K.: Ewing's Sarcoma of Bone: Experience With 140 Patients. Cancer, 58:2551–2555.

1987 Edeiken, J., Raymond, A. K., Ayala, A. G., Benjamin, R. S.,

Murray, J. A., and Carrasco, H. C.: Small-cell Osteosarcoma. Skeletal Radiol, 16:621–628.

1987 Siegal, G. P., Oliver, W. R., Reinus, W. R., Gilula, L. A., Foulkes, M. A., Kissane, J. M., and Askin, F. B.: Primary Ewing's Sarcoma Involving the Bones of the Head and Neck. Cancer, 60:2829–2840.

1988 Jürgens, H., Bier, V., Harms, D., Beck, J., Brandeis, W., Etspüler, G., Gadner, H., Schmidt, D., Treuner, J., Winkler, K., and Göbel, U.: Malignant Peripheral Neuroectodermal Tumors: A Retrospective Analysis of 42 Patients. Cancer, 61:349–357.

1989 Hayes, F. A., Thompson, E. I., Meyer, W. H., Kun, L., Parham, D., Rao, B., Kumar, M., Hancock, M., Parvey, L., Magill, L., and Hustu, H. O.: Therapy for Localized Ewing's Sarcoma of Bone. J Clin Oncol, 7:208–213.

1989 Lizard-Nacol, S., Lizard, G., Justrabo, E., and Turc-Carel, C.: Immunologic Characterization of Ewing Sarcoma Using Mesenchymal and Neural Markers. Am J Pathol, 135:847–855.

1989 Tsuneyoshi, M., Yokoyama, R., Hashimoto, H., and Enjoji, M.: Comparative Study of Neuroectodermal Tumor and Ewing's Sarcoma of the Bone: Histopathologic, Immunohistochemical and Ultrastructural Features. Acta Pathol Jpn, 39:573–581.

1991 Schmidt, D., Herrmann, C., Jürgens, H., and Harms, D.: Malignant Peripheral Neuroectodermal Tumor and Its Necessary Distinction From Ewing's Sarcoma: A Report From the Kiel Pediatric Tumor Registry. Cancer, 68:2251–2259.

1992 Contesso, G., Llombart-Bosch, A., Terrier, P., Peydro-Olaya, A., Henry-Amar, M., Oberlin, O., Habrand, J. L., Dubousset, J., Tursz, T., Spielmann, M., Genin, J., and Sarrazin, D.: Does Malignant Small Round Cell Tumor of the Thoracopulmonary Region (Askin Tumor) Constitute a Clinicopathologic Entity? An Analysis of 30 Cases With Immunohistochemical and Electron-Microscopic Support Treated at the Institute Gustave Roussy. Cancer, 69:1012–1020.

1992 Fellinger, E. J., Garin-Chesa, P., Glasser, D. B., Huvos, A. G., and Rettig, W. J.: Comparison of Cell Surface Antigen HBA71 (p30/32MIC2), Neuron-Specific Enolase, and Vimentin in the Immunohistochemical Analysis of Ewing's Sarcoma of Bone. Am J Surg Pathol, 16:746–755.

1992 Stephenson, C. F., Bridge, J. A., and Sandberg, A. A.: Cytogenetic and Pathologic Aspects of Ewing's Sarcoma and Neuroectodermal Tumors. Hum Pathol, 23:1270–1277.

1992 Ushigome, S., Shimoda, T., Nikaido, T., Nakamori, K., Miyazawa, Y., Shishikura, A., Takakuwa, T., Ubayama, Y., and Spjut, H. J.: Primitive Neuroectodermal Tumors of Bone and Soft Tissue: With Reference to Histologic Differentiation in Primary or Metastatic Foci. Acta Pathol Jpn, 42:483–493.

1993 Dierick, A. M., Langlois, M., Van Oostveldt, P., and Roels, H.: The Prognostic Significance of the DNA Content in Ewing's Sarcoma: A Retrospective Cytophotometric and Flow Cytometric Study. Histopathology, 23:333–339.

1993 Frassica, F. J., Frassica, D. A., Pritchard, D. J., Schomberg, P. J., Wold, L. E., and Sim, F. H.: Ewing Sarcoma of the Pelvis: Clinicopathologic Features and Treatment. J Bone Joint Surg, 75A:1457–1465.

1993 Maygarden, S. J., Askin, F. B., Siegal, G. P., Gilula, L. A., Schoppe, J., Foulkes, M., Kissane, J. M., and Nesbit, M.: Ewing Sarcoma of Bone in Infants and Toddlers: A Clinicopathologic Report From the Intergroup Ewing's Study. Cancer, 71:2109–2118.

1993 Ramani, P., Rampling, D., and Link, M.: Immunocytochemical Study of 12E7 in Small Round-Cell Tumours of Childhood: An Assessment of Its Sensitivity and Specificity. Histopathology, 23:557–561.

1994 Navarro, S., Cavazzana, A. O., Llombart-Bosch, A., and Triche, T. J.: Comparison of Ewing's Sarcoma of Bone and Peripheral Neuroepithelioma: An Immunocytochemical and Ultrastructural Analysis of Two Primitive Neuroectodermal Neoplasms. Arch Pathol Lab Med, 118:608–615.

1994 Perlman, E. J., Dickman, P. S., Askin, F. B., Grier, H. E., Miser, J. S., and Link, M. P.: Ewing's Sarcoma—Routine Diagnostic Utilization of MIC2 Analysis: A Pediatric Oncology Group/Children's Cancer Group Intergroup Study. Hum Pathol, 25:304–307.

1994 Weidner, N. and Tjoe, J.: Immunohistochemical Profile of Monoclonal Antibody O13: Antibody That Recognizes Glycoprotein p30/32MIC2 and Is Useful in Diagnosing Ewing's Sarcoma and Peripheral Neuroepithelioma. Am J Surg Pathol, 18:486–494.

2000 Gu, M., Antonescu, C. R., Guiter, G., Huvos, A. G., Ladanyi, M., and Zakowski, M. F.: Cytokeratin Immunoreactivity in Ewing's Sarcoma: Prevalence in 50 Cases Confirmed by Molecular Diagnostic Studies. Am J Surg Pathol, 24:410–416.

2000 Sandberg, A. A., and Bridge, J. A.: Updates on Cytogenetics and Molecular Genetics of Bone and Soft Tissue Tumors: Ewing Sarcoma and Peripheral Primitive Neuroectodermal Tumors. Cancer Genet Cytogenet, 123:1–26.

2001 Lucas, D. R., Bentley, G., Dan, M. E., Tabaczka, P., Poulik, J. M., and Mott, M. P.: Ewing Sarcoma vs Lymphoblastic Lymphoma: A Comparative Immunohistochemical Study. Am J Clin Pathol, 115:11–17.

2003 Grier, H. E., Krailo, M. D., Tarbell, N. J., Link, M. P., Fryer, C. J., Pritchard, D. J., Gebhardt, M. C., Dickman, P. S., Perlman, E. J., Meyers, P. A., Donaldson, S. S., Moore, S., Rausen, A. R., Vietti, T. J., and Miser, J. S.: Addition of Ifosfamide and Etoposide to Standard Chemotherapy for Ewing's Sarcoma and Primitive Neuroectodermal Tumor of Bone. N Engl J Med, 348:694–701.

2005 Folpe, A. L., Goldblum, J. R., Rubin, B. P., Shehata, B. M., Liu, W., Dei Tos, A. P., and Weiss, S. W.: Morphologic and Immunophenotypic Diversity in Ewing Family Tumors: A Study of 66 Genetically Confirmed Cases. Am J Surg Pathol, 29:1025–1033.

2006 Bacci, G., Longhi, A., Ferrari, S., Mercuri, M., Versari, M., and Bertoni, F.: Prognostic Factors in Non-Metastatic Ewing's Sarcoma Tumor of Bone: An Analysis of 579 Patients Treated at a Single Institution With Adjuvant or Neoadjuvant Chemotherapy Between 1972 and 1998. Acta Oncol, 45:469–475.

2007 Rodriguez-Galindo, C., Liu, T., Krasin, M. J., Wu, J., Billups, C. A., Daw, N. C., Spunt, S. L., Rao, B. N., Santana, V. M., and Navid, F.: Analysis of Prognostic Factors in Ewing Sarcoma Family of Tumors: Review of St. Jude Children's Research Hospital Studies. Cancer, 110:375–384.

Llombart-Bosch, A. Peydro-Olaya, A.: Ewing's Sarcoma of Bone. Unpublished data.

# 骨巨细胞瘤（破骨细胞瘤）

骨巨细胞瘤是一种由未分化细胞形成的较为特殊的肿瘤，多核巨细胞由增殖的单核细胞融合形成。尽管在巨细胞瘤中多核巨细胞是常见的主要组成部分，但其重要性和意义远不及单核细胞。事实上，许多骨骼病变，都会存在破骨细胞样巨细胞，只是这些细胞或多或少会有些变异。历史文献及近期的部分报道对此类病变的记载较为杂乱，其中包括骨干骺端纤维缺损、良性软骨母细胞瘤、软骨黏液样纤维瘤、具有细胞内衬的单房性骨囊肿、巨细胞修复性肉芽肿、动脉瘤样骨囊肿、甲状旁腺功能亢进、含有巨细胞的骨肉瘤以及其他类型的巨细胞瘤，由于这些"变异性"巨细胞瘤样病变的生物学表现存在较大差异，因而人们对其认识也不甚相同，而对于真正的巨细胞瘤，却没有及时从临床特征及治疗方案方面进行深入探究。巨细胞瘤的细胞来源至今未知。相关的免疫组化研究表明，单核细胞为组织细胞来源，而巨细胞则由单核细胞融合而成。

除上述所提及的与巨细胞瘤易混淆的"变异性"病变以外，还有一些不能归为以上种类、但并不多见的良性病变，这些病变中含有巨细胞和数量不等的增生性新骨，常表现为局部骨质成纤维化、骨骼逐渐变薄的病理过程，多出现在手足的短骨中，它们很可能为骨骼的特殊反应，被称之为*巨细胞反应*，近年来也被称为*巨细胞修复性肉芽肿*。但值得庆幸的是，它们预后较好。

下一章节中讨论的恶性巨细胞瘤，诊断的要素之一是病灶内存在普通的良性巨细胞瘤成

分，或病灶内曾经有过良性巨细胞瘤的存在。如果含有大量良性巨细胞的肿瘤，其间质细胞从整体上出现恶变征象，即细胞表现出骨肉瘤、恶性纤维组织细胞瘤或纤维肉瘤的特征，那么此时肿瘤就与巨细胞瘤没有关系了。此时可将其中的良性巨细胞视为偶然混杂在肿瘤中的成分，1960年Troup等的相关临床研究进一步证实了这个观点。

更为困惑的问题是，尽管巨细胞瘤在细胞学上是良性肿瘤，但可发生转移。转移较为少见，在Mayo医院的671例巨细胞瘤中仅发生20例转移。

## 发病率

671例巨细胞瘤占全部肿瘤病例的6.60%及良性肿瘤病例的21.87%（图19.1）。

## 性别

在很多病例中，女性占多数。在Mayo医院的病例中，共有376例女性患者及295例男性患者，女性患者所占比例为56%。而有较大差别的是，在89例20岁以下的患者中，70%都为女性。

## 年龄

近85%的巨细胞瘤发生于19岁以上的患者，20~30岁最为多见。仅有4例10岁以下的患者，

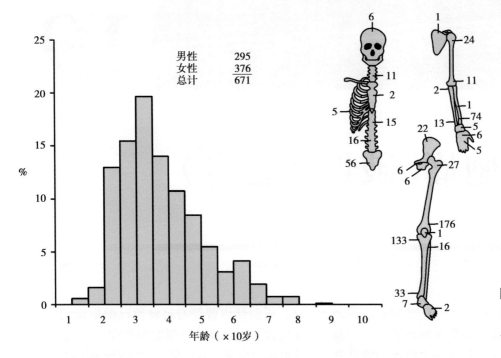

男性 295
女性 376
总计 671

**图19.1** 巨细胞瘤患者的年龄、性别以及发病部位的分布图。

最小的为8岁。10~14岁有11例。50岁以上仅占10.88%，年龄最大为83岁。

## 发病部位

大部分巨细胞瘤好发于长骨的骨端（骺端），近46.2%的病变出现在膝关节周围，其中股骨远端为最常见的单发部位，桡骨远端、骶骨则分别排在3、4位。42例发生于骶骨水平以上的椎骨，并通常累及椎体。研究显示，巨细胞瘤的"变异性"病变比起真正的巨细胞瘤，更多发生于骶骨水平以上的椎骨，这些"变异性"病变主要累及附件。股骨近端相对较少发生，4例巨细胞瘤位于大转子处。而与此不同的是，147例软骨母细胞瘤病例中有6例累及大转子。手足短骨的发生率较低，7例巨细胞瘤累及跗骨，2例累及跖骨，5例位于腕骨，6例位于掌骨，还有5例位于指骨。2例累及手足短骨的病例都是多中心发病，相关文献也证实这些部位的多中心发病率较高，且明显更具侵袭性。5例肿瘤出现在肋骨，2例出现在胸骨，这些部位的发病率较低，如遇见此类病例，应想到其他疾病的可能，如甲状旁腺功能亢进等。34例患者发病于骨盆，其中22例出现在髂骨。6例患者发病于颅骨处，其中大部分为蝶骨。软骨母细胞瘤比巨细胞瘤更多见于颅骨。

在Mayo医院的病例中，仅1例巨细胞瘤发生于髌骨，但在我们的会诊病例中有数例髌骨发病患者。在我们的会诊病例中还有1例巨细胞瘤发生于舌骨。3例巨细胞瘤可能原发于腮腺。多数病变存在破骨细胞样巨细胞，如它们发生于胰脏、甲状腺，卵巢中，则很有可能为化生性癌。

病例中有9例巨细胞瘤为多中心性：9例患者共有20处肿瘤，其中2例有3处不同部位的病灶，1例在同一侧桡骨的远端和中部有两处病灶，其他6例出现在两处不同的骨。其中有2例发生肺转移。

大部分巨细胞瘤会穿透关节软骨，但仍有少数病例不会侵及关节软骨。8例发生于干骺端的巨细胞瘤，其骨骺未受侵及。其中男性患者有6例，年龄分别为8、16、18、13、13和50岁。女性2例，年龄分别为8和21岁。

## 症状

不同程度的疼痛是常见症状，多于3/4的患者会有病变部位的肿胀，少数出现身体虚弱、关节活动受限或病理性骨折的相关症状。

## 体征

80%以上的患者可触及质地坚硬的痛性肿块，有时伴有捻发音。还可出现废用性肌肉萎缩、关节周围积液及局部皮温增高、皮肤潮湿等。

## 影像学特征

Gee和Pugh总结了骨巨细胞瘤的影像学特征：通常位于成人长骨骨端，呈偏心膨胀性生长，病变向关节软骨延伸发展，病变与关节软骨之间仍可见薄层正常骨质，病变的边界清晰程度不一。良性巨细胞瘤周围偶见硬化现象。瘤细胞常破坏皮质骨并侵及软组织，罕见骨膜。部分巨细胞瘤破坏广泛，边界不清，表现出恶变倾向。肿瘤可破坏关节软骨并侵入关节（图19.2~图19.6）。

典型的骨巨细胞瘤为没有硬化的透亮区，但也可以出现X线片上非常明显的骨化，虽然罕

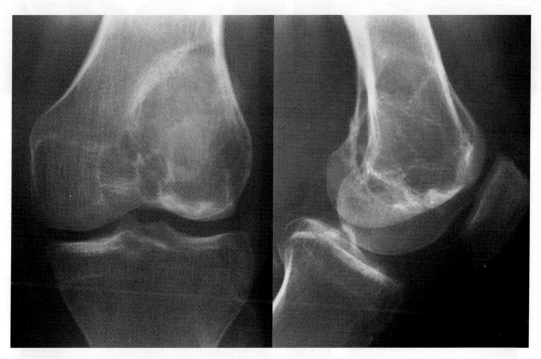

**图19.2** 40岁、女性，股骨远端巨细胞瘤，最为常见的发病部位。虽然病变局部有硬化边，但呈完全溶骨性破坏。组织学检查可见一些非典型细胞，但通过典型的X线表现就可作出普通巨细胞瘤的诊断。

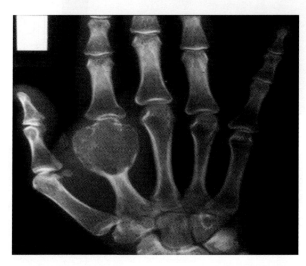

**图19.3** 巨细胞瘤累及第2掌骨远端，肿瘤呈膨胀性生长并延伸至关节软骨。

见，此时放射科医师可能会想到骨肉瘤的诊断（图19.7）。

传统认为典型的骨巨细胞瘤不会产生局部骨质硬化，但当肿瘤在软组织内复发或转移至肺部时，会出现典型的边缘骨化现象（图19.8、图19.9）。如前所述，大多数巨细胞瘤存在于骨端，但在我们的病例中，8例患者的病灶位于干骺端。一旦病灶位于干骺端，则需排除动脉瘤样骨囊肿或富含巨细胞的骨肉瘤。

Campanacci等根据影像学特征将巨细胞瘤分为3级，Ⅰ级：肿瘤边界清晰，边缘存在一层纤薄的成熟骨；Ⅱ级：肿瘤边界清晰，但周缘缺乏骨质硬化带；Ⅲ级：肿瘤界限模糊，肿

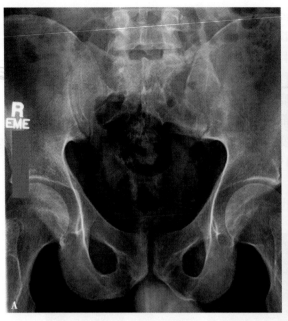

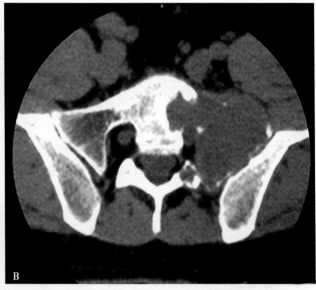

**图19.4**  31岁、男性，骶骨巨细胞瘤。A：正位X线片显示骶骨上部呈溶骨性破坏。B：骶骨肿瘤往往在CT下更清晰，肿瘤呈膨胀性破坏，延伸至外侧侵及部分髂骨。

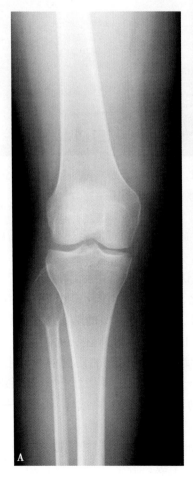

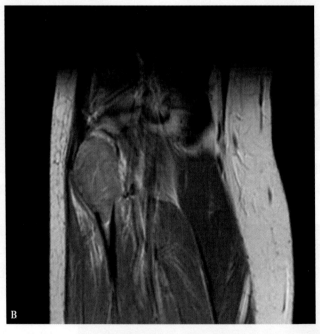

**图19.5**  A：正位X线片显示巨细胞瘤在腓骨近端呈膨胀性、完全溶骨性破坏。B：MRI显示肿瘤扩张至软组织中。

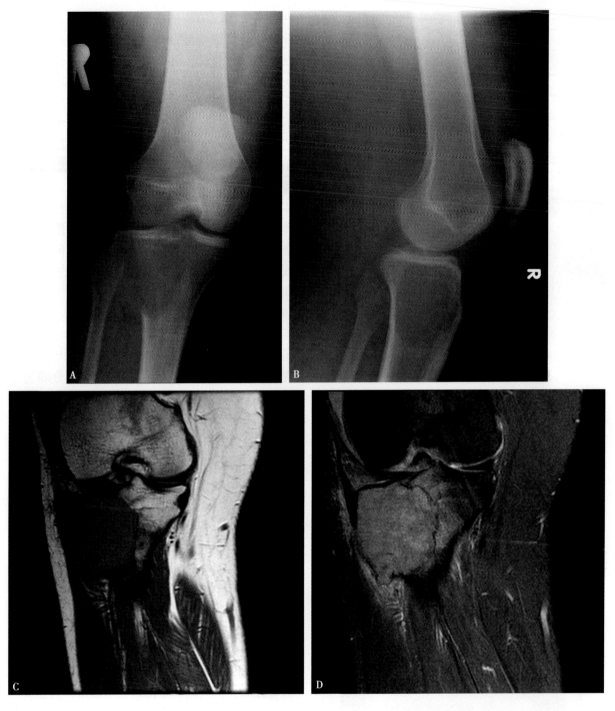

**图19.6**　膝关节正（A）侧（B）位X线片显示胫骨近端骨骺和干骺端溶骨性破坏，延伸至外侧胫骨平台的关节面。病变边界清晰，无硬化缘。外侧皮质轻度膨胀，但没有皮质破坏，这是典型的良性巨细胞瘤的表现。冠状位的T1（C）和T2（D）加权抑脂像显示病变信号非特异，呈膨胀性生长，胫骨外侧皮质完整。MRI显示病变周边的骨髓和组织水肿，也是典型的巨细胞瘤的表现。

瘤表现出侵袭性。但Campanacci等并未能将此分级系统与临床结果联系起来（图19.3~图19.11）。

骨巨细胞瘤亦可出现于Paget病，多发生于颅骨及面部骨质，可视为Paget病的少见并发症之一。Mayo医院仅见1例此类病患，其发病部位为髂骨。

其他病变，尤其是纤维肉瘤，其影像学表现与骨巨细胞瘤相似。

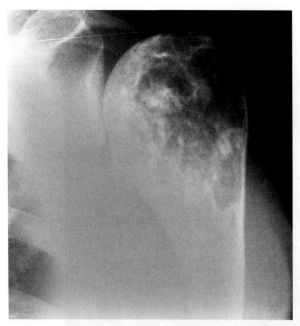

**图19.7** 58岁、女性，良性巨细胞瘤侵及肱骨近端。虽然典型的巨细胞瘤呈完全溶骨性，但部分巨细胞瘤可出现局灶性矿化。此病变已存在10年（病例由California州Fontana市Kaiser Permanente的F. Azizi医生提供）。

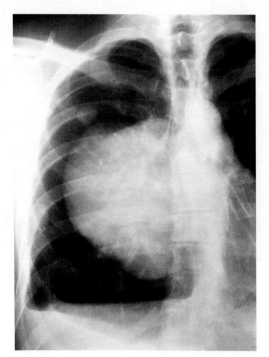

**图19.8** 股骨远端巨细胞瘤术后10年，肺部出现体积巨大、无法切除的转移性巨细胞瘤。肺内多发小结节。患者接受了化疗但未完成整个疗程，3年后死亡。

## 大体病理学特征

特征性的肿瘤组织质软、易碎，呈深褐色。其中出现的一些质硬的部分可能为先前的骨折经治疗或变性所致，因为以上这些均可造成纤维化及骨化。还可能出现一些小的囊性变或坏死灶，有时其中会充满血液，这通常是骨巨细胞瘤骨折病灶未经修复及治疗产生的一个不显著的特征。特别是在复发性肿瘤中，这样的囊性变是非常显著的，易与动脉瘤样骨囊肿相混淆。如果疾病本身被忽视，巨细胞瘤的侵袭性生长行为将会使肿瘤变得巨大。完整的大体标本显示肿瘤不同程度的膨胀性生长，骨皮质也随之膨胀或破坏。肿瘤部位的骨质结构完全被病变所替代。肿瘤实际上总是延伸至关节软骨，但与周围的骨与软骨形成清晰的分界线。即使是非常大的肿物，骨膜也极少被突破（图19.10~图19.21）。

尽管巨细胞瘤总是呈特征性的咖啡色，但还有些肿瘤呈现白色肉质样，类似肉瘤的表现。部分巨细胞瘤被大片白色的纤维分隔为小的褐色病灶，有时可见聚集的泡沫样细胞所形成的大片或小灶浅黄色的脱色区（图19.22、图19.23）。

## 组织病理学特征

在诊断为真正的巨细胞瘤的区域中的增殖细胞有圆至卵圆形甚至梭形的细胞核，这种细胞核被模糊不清的胞浆所包绕，缺少可辨认的细胞间质。几乎每个病灶都可见核分裂象，且在部分病变中大量存在，有丝分裂活跃没有预后意义。细胞核淡染，且大小和形态各异是肉瘤的特点。但有时骨肉瘤中存在少见的恶性小细胞和大量的良性巨细胞，此类肿瘤在组织学上很难同巨细胞瘤区分开来，但它们大多出现在干骺端，且患者年龄较小。组织化学及电镜的方法并不能有效区分骨巨细胞瘤及其变型，因此病理学家必须以精确的细胞学和组织学表现为基础，并结合影像学表现进行鉴别诊断。

巨细胞均匀地散布于整个病变之中，这种巨细胞通常包含40~60个细胞核，这些细胞核具有非常显著的相似性，据此推断，巨细胞是来自单核细胞的融合。在某些特定区域，很难分辨出单核细胞向巨细胞过渡的区域（图19.24~图19.27）。

上述内容是典型的巨细胞瘤所见。然而，经

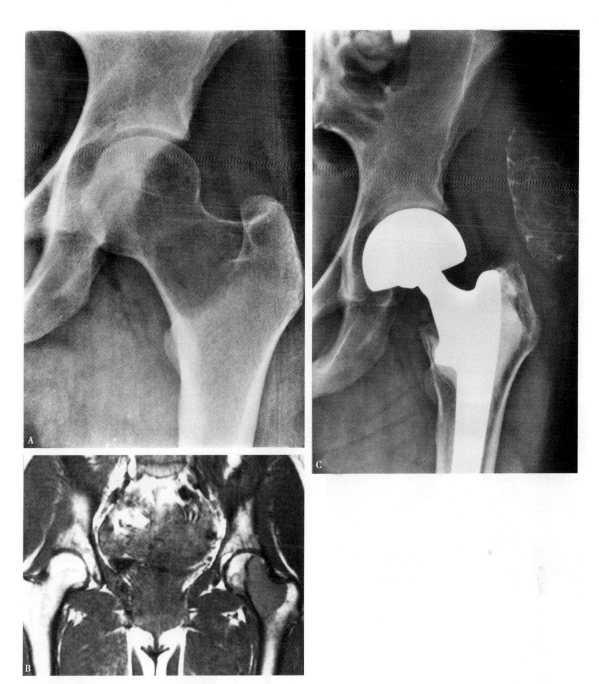

图19.9  28岁、女性，股骨近端巨细胞瘤，此区域并非巨细胞瘤的常发部位。A：X线片表现。B：MRI显示病变界限清晰，无软组织受侵。C：18个月后软组织内复发，复发的软组织团块周围出现蛋壳样矿化。

常会遇到一些变异。巨细胞瘤中常见梗死样坏死，一些巨细胞瘤可能几乎完全坏死，但这种坏死并不伴有炎症反应。Ghost指出坏死区域的细胞核很容易辨认，尤其是巨细胞的细胞核，有助于对肿瘤的诊断。有时围绕坏死区域可见梭形细胞反应，此时应避免将其误诊为骨肉瘤（图19.28~图19.30）。

在巨细胞瘤中还可见少量泡沫细胞的聚集，

但一些巨细胞瘤中可见大量泡沫细胞反应，此时如还伴有梭形细胞增殖且以席纹状排列，则易被误诊为纤维组织细胞瘤。如果病变发生于骨末端，且影像学主要表现为纤维组织细胞样形态时，我们认为巨细胞瘤的诊断是合适的，这种病变中只有极其微小的典型巨细胞瘤病灶（图19.31~图19.33）。

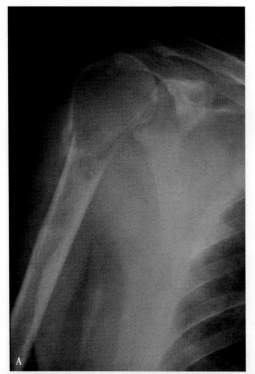

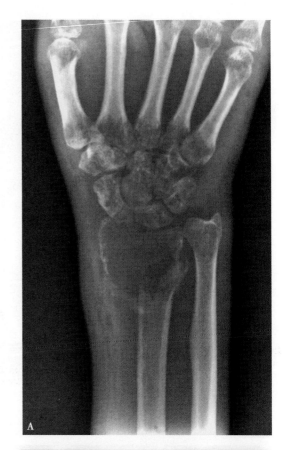

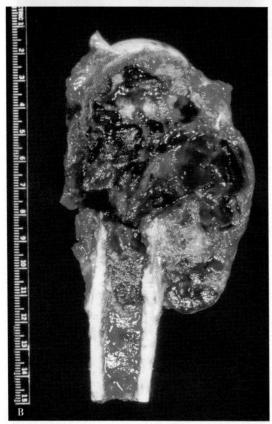

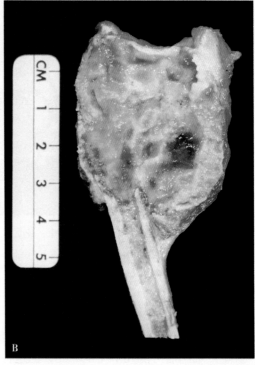

图19.10 60岁、男性，肱骨近端巨细胞瘤。A：X线平片，肿瘤呈溶骨性，伴有病理性骨折。B：相应的大体标本：突出显示软组织侵犯范围，表现为特征性的红褐色。

图19.11 桡骨远端的典型巨细胞瘤，此为第三好发部位。A：肿瘤呈完全溶骨性并侵及软组织，伴病理性骨折。B：大体标本：骨皮质被破坏，病变侵及软组织，并且病变超过关节软骨面。

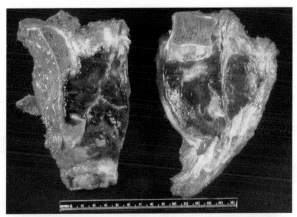

图19.12 侵犯骶骨的巨细胞瘤大体标本。咖啡色是巨细胞瘤的典型颜色。在Mayo医院的病例中，骶骨是第四好发部位。

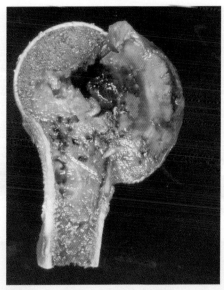

图19.15 20岁、女性，肱骨近端高侵袭性巨细胞瘤。肿瘤破坏内侧皮质，并且侵犯肩关节。X线表现提示为恶性疾病。

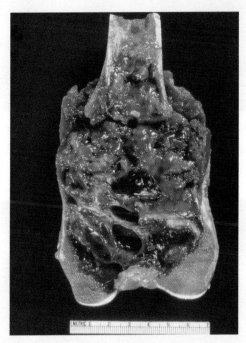

图19.13 巨细胞瘤形成棕红色的破坏性肿物，侵及整个股骨远端，囊性区域为继发性动脉瘤样骨囊肿。

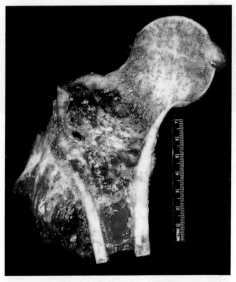

图19.16 股骨大转子巨细胞瘤，巨细胞瘤和软骨母细胞瘤均可侵及大转子。

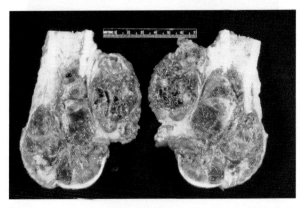

图19.14 呈典型深棕色外观的巨大巨细胞瘤，肿瘤充满股骨远端，并形成巨大软组织肿物。

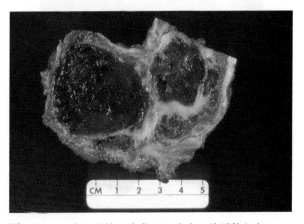

图19.17 37岁、男性，坐骨巨细胞瘤，呈深棕红色。

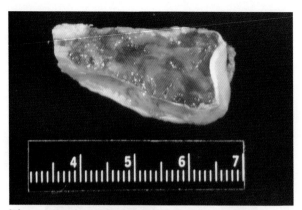

图19.18 28岁、男性,巨细胞瘤充满指骨近端。

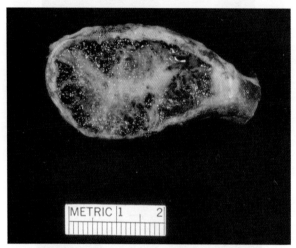

图19.19 掌骨巨细胞瘤,肿瘤侵及骨骺,呈特征性的咖啡色。

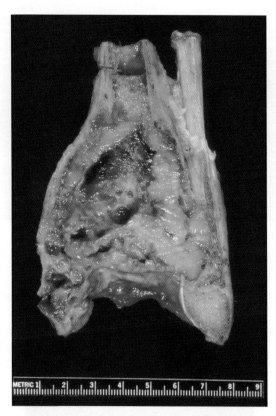

图19.21 年轻女性,胫骨远端复发的巨细胞瘤。病变具有局部侵袭性,并侵及腓骨。同时患者出现双肺转移性病变,此后病情稳定了数年。

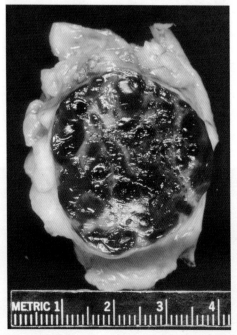

图19.20 股部复发性巨细胞瘤。当巨细胞瘤在软组织内复发时,通常界限比较清晰,被包围在骨化壳内。病变具有典型的巨细胞瘤形态。

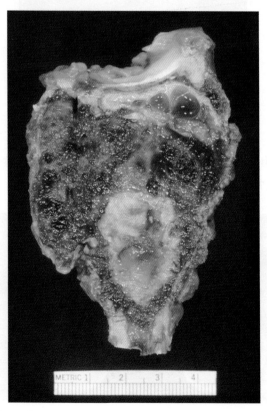

图19.22 胫骨近端巨细胞瘤。肿瘤具有巨细胞瘤特征的棕红色及金黄色的中央区域,后者为变性坏死所致。

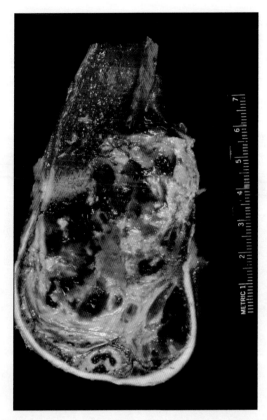

**图19.23** 巨大的巨细胞瘤累及整个股骨远端。深色区域为典型的巨细胞瘤表现。较亮区域为泡沫样细胞形成的浅黄色的脱色区。

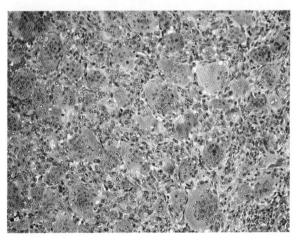

**图19.24** 巨细胞瘤的典型表现。多核巨细胞具有不同数目的细胞核，在单核巨细胞的背景下，这些多核巨细胞或多或少地排列整齐。

以梭形细胞为主的巨细胞瘤很少见，诊断也更为困难，常常被误诊为纤维肉瘤。如果细胞核未表现出异型性，病变中又富含细胞，则易被归为低级别肉瘤。当临床特征符合，即使组织病理学特征并不典型，也应为作出巨细胞瘤的诊断去尝试各种方法。

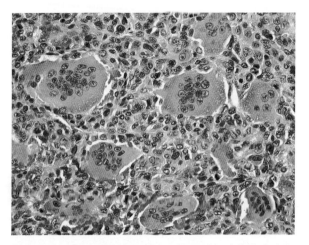

**图19.25** 单核细胞的细胞核与巨细胞的细胞核非常的相似，以至于很难分辨出单核细胞向巨细胞的过渡区。

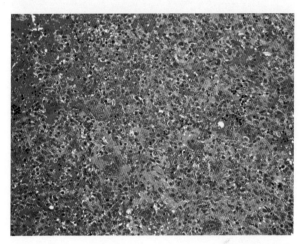

**图19.26** 偶尔出现的瘤内出血将间质细胞和多核巨细胞分隔开来。

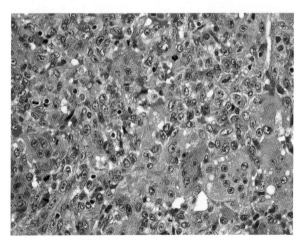

**图19.27** 核分裂象在单核细胞中很常见，此视野至少可见4处核分裂象。

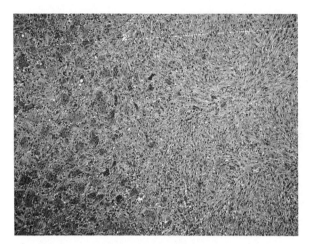

**图19.28** 巨细胞瘤的特征性组织结构（左）过渡为梭形细胞为主的区域（右）。

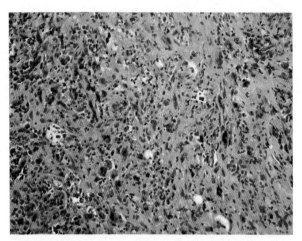

**图19.29** 巨细胞瘤纤维化的区域中，出现非典型性的细胞退化。

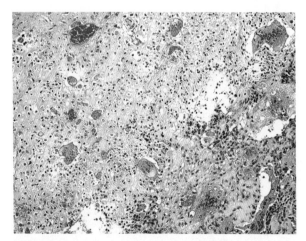

**图19.30** 梗死样坏死在巨细胞瘤中很常见，右下角可见生长活跃的巨细胞瘤。其余的大部分区域为坏死，Ghost所描绘的多核巨细胞仍然可见。

巨细胞瘤通常不产生骨基质，但可见局灶性的反应性新生骨。有时有大量的新生骨形成

而易被误诊为骨肉瘤。尽管巨细胞瘤通常不产生骨基质，但当它们侵入软组织或转移至肺时则会产生骨基质。某些巨细胞瘤的转移性结节有可能转变成形态很成熟的骨质（图19.34、图19.35）。

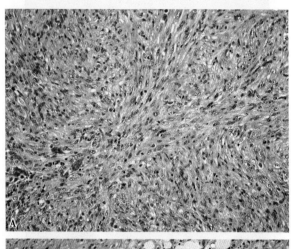

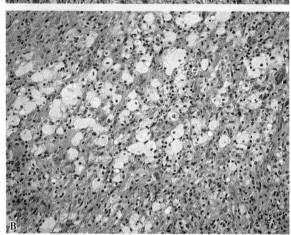

**图19.31** A：增殖的梭形细胞排列呈席纹状。B：梭形细胞区域通常有泡沫细胞病灶。

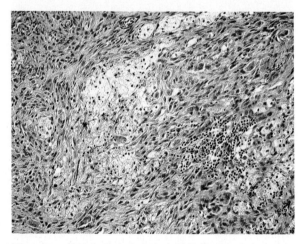

**图19.32** 此巨细胞瘤中含有大量的梭形细胞和泡沫细胞，还有成簇的小淋巴细胞。

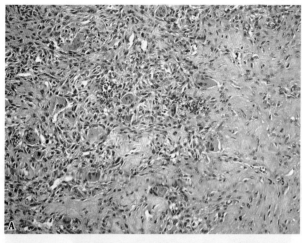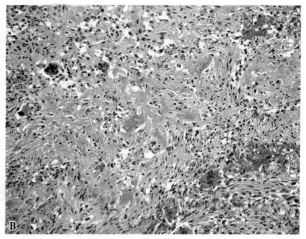

**图19.33** A：典型的巨细胞瘤融合成密集的纤维化区域。B：纤维化开始代替单核细胞。

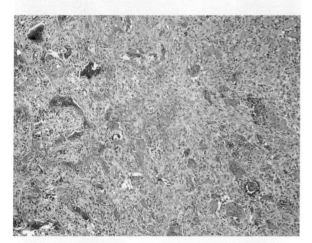

**图19.34** 巨细胞瘤通常不产生骨基质，但可见新生的反应性骨。这一表现可能因提示骨母细胞瘤或骨肉瘤的诊断而导致误诊。

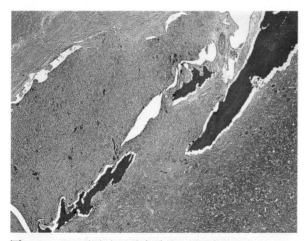

**图19.35** 巨细胞瘤穿透骨皮质侵入周围软组织。

结合发病部位及影像学表现进行诊断。

在巨细胞瘤周边可发现肿瘤侵入血管内，但这一发现并不意味着转移风险的增加（图19.36）。当其侵及毛细血管时并不重要，但侵及大血管时则有意义。

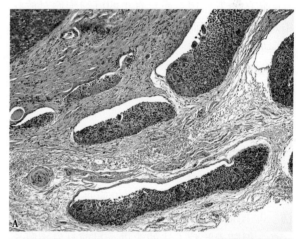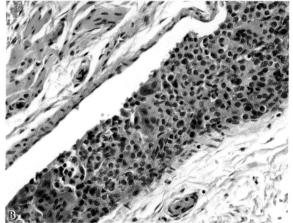

**图19.36** A：巨细胞瘤周围的多处血管腔内含有肿瘤。B：高倍镜下可见内皮细胞衬附于血管腔和腔内可见良性巨细胞瘤细胞。

小的局灶性囊性变在巨细胞瘤中常见。事实上，伴有继发性动脉瘤样骨囊肿的最常见骨肿瘤可能就是骨巨细胞瘤了，但以动脉瘤样骨囊肿样病灶为主要表现的巨细胞瘤却很少见。此时，应

巨细胞瘤的分级没有预后意义，核分裂象也没有任何意义。实际上巨细胞瘤中并没有异常的核分裂象，但在一些典型的巨细胞瘤中可见到稍增大的单个核细胞的核。先前归为3级的巨细胞瘤与骨肉瘤或恶性纤维组织细胞瘤的表现几乎相同。

## 治疗

肿瘤刮除术应用最为广泛。目前主张用化学或电烧法处理腔壁，并在腔内填充骨条。有时选择将整个肿瘤包括肿瘤四周骨壳以及骨膜完整切除，尤其是病变发生于较小的骨，如腓骨及桡骨时；如病变位于膝关节，尽管术后关节功能可能会丧失，但也建议采取此种方式进行全部切除。广泛破坏的病变如有必要应行截肢。之前放疗曾作为早期治疗或辅助治疗的手段，但近来越来越不被提倡，主要是由于其可能对肿瘤的恶性变具有一定的诱发作用，而且真正的巨细胞瘤对放疗相对不敏感。因而，除非肿瘤无法手术切除，否则一般不建议采用。

如肿瘤出现恶性变，治疗方法与耐射线的肉瘤相同。

## 预后

由于已知首次治疗后40年仍有恶变的病例，故对巨细胞瘤治疗效果的评价应进行长期的随访。早期研究显示，采用刮除术的复发率接近50%，但随着治疗方法的改进，目前复发率降至约20%。

巨细胞瘤的复发通常发生在治疗后2年内，也有的长至7年。

继发恶变通常发展为纤维肉瘤或骨肉瘤。Mayo医院的671例病例中，33例出现这两个方向的恶变。另有6例巨细胞瘤中合并其他恶性肿瘤，但并没有组织学依据证实其为巨细胞瘤，因此未将其作为巨细胞瘤统计。26例出现治疗（包括放疗）后复发。8例复发于巨细胞瘤的手术部位。5例患者出现典型巨细胞瘤和恶性肿瘤共存的现象。

良性巨细胞瘤可转移至肺部已是事实。Mayo医院的病例中有20例此类患者，初次诊断时有2例已经发生肺转移，其余患者肺转移的发生时间为6月~10.5年不等。20例患者中，6例死亡，但仅2例为肿瘤导致。其余14例患者中，有2例失访，其他12例患者存活时间为确诊后的1年~26年不等。2例患者带瘤生存。有报道显示转移性巨细胞瘤可自发性消退（图19.37~图19.39）。

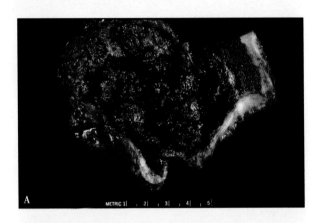

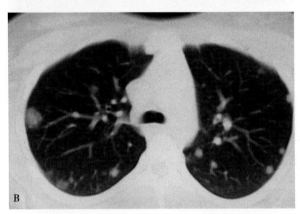

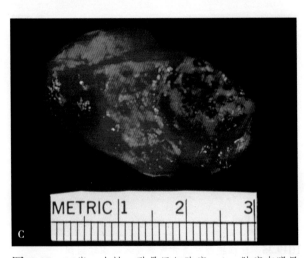

**图19.37** 16岁、女性，耻骨巨细胞瘤。A：肿瘤有明显的继发性动脉瘤样骨囊肿改变。B：肺CT显示转移性良性巨细胞瘤多发结节，而该患者术前双肺没有转移灶。C：肺转移性结节切除后的大体标本，组织学特征为典型的良性巨细胞瘤。

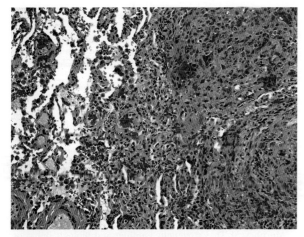

**图19.38**　良性巨细胞瘤肺内转移灶。

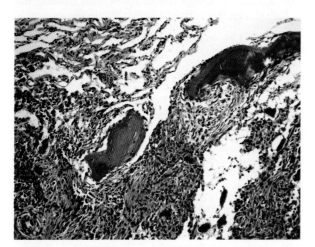

**图19.39**　良性巨细胞瘤肺内转移灶周边可见骨化壳。

　　1例病变累及股骨远端的患者，在窦道处发生了骨髓炎，19年后窦道处进展为鳞状细胞癌。


　　　　　（张鑫鑫　译　周勇　于胜吉　校）


## 参考文献

1940 Jaffe, H. L., Lichtenstein, L., and Portis, R. B.: Giant Cell Tumor of Bone: Its Pathologic Appearance, Grading, Supposed Variants and Treatment. Arch Pathol, 30:993–1031.

1949 Willis, R. A.: The Pathology of Osteoclastoma or Giant-Cell Tumour of Bone. J Bone Joint Surg, 31B:236–240.

1953 Compere, E. L.: The Diagnosis and Treatment of Giant-Cell Tumors of Bone. J Bone Joint Surg, 35A:822–830.

1953 Jaffe, H. L.: Giant-Cell Tumour (Osteoclastoma) of Bone: Its Pathologic Delimitation and the Inherent Clinical Implications. Ann R Coll Surg Engl, 13:343–355.

1953 Shuffstall, R. M. and Gregory, J. E.: Osteoid Formation in Giant Cell Tumors of Bone. Am J Pathol, 29:1123–1131.

1956 Dahlin, D. C., Ghormley, R. K., and Pugh, D. G.: Giant Cell Tumor of Bone: Differential Diagnosis. Proc Staff Meet Mayo Clin, 31:31–42.

1957 Bullock, W. K. and Luck, J. V.: Giant Cell Tumor-Like Lesions of Bone: A Preliminary Report of a Pathological Entity. Calif Med, 87:32–36.

1958 Gee, V. R. and Pugh, D. G.: Giant-Cell Tumor of Bone. Radiology, 70:33–45.

1960 Troup, J. B., Dahlin, D. C., and Coventry, M. B.: The Significance of Giant Cells in Osteogenic Sarcoma: Do They Indicate a Relationship Between Osteogenic Sarcoma and Giant Cell Tumor of Bone? Proc Staff Meet Mayo Clin, 35:179–186.

1961 Schajowicz, F.: Giant-Cell Tumors of Bone (Osteoclastoma): A Pathological and Histochemical Study. J Bone Joint Surg, 43A:1–29.

1962 Hutter, R. V. P., Worcester, J N., Jr., Francis, K. C., Foote, F. W., Jr., and Stewart, F. W.: Benign and Malignant Giant Cell Tumors of Bone: A Clinicopathological Analysis of the Natural History of the Disease. Cancer, 15:653–690.

1963 Edeiken, J. and Hodes, P. J.: Giant Cell Tumors vs. Tumors With Giant Cells. Radiol Clin North Am, 1:75–100.

1964 Bradshaw, J. D.: The Value of X-Ray Therapy in the Management of Osteoclastoma. Clin Radiol, 15:70–74.

1964 Jewell, J. H. and Bush, L. F.: "Benign" Giant-Cell Tumor of Bone With a Solitary Pulmonary Metastasis: A Case Report. J Bone Joint Surg, 46A:848–852.

1964 Mnaymneh, W. A., Dudley, H. R., and Mnaymneh, L. G.: Giant-Cell Tumor of Bone: An Analysis and Follow-Up Study of the Forty-One Cases Observed at the Massachusetts General Hospital Between 1925 and 1960. J Bone Joint Surg, 46A:63–74.

1964 Pan, P., Dahlin, D. C., Lipscomb, P. R., and Bernatz, P. E.: "Benign" Giant Cell Tumor of the Radius With Pulmonary Metastasis. Proc Staff Meet Mayo Clin, 39:344–349.

1970 Dahlin, D. C., Cupps, R. E., and Johnson, E. W., Jr.: Giant-Cell Tumor: A Study of 195 Cases. Cancer, 25:1061–1070.

1970 Goldenberg, R. R., Campbell, C. J., and Bonfiglio, M.: Giant-Cell Tumor of Bone: An Analysis of Two Hundred and Eighteen Cases. J Bone Joint Surg, 52A:619–663.

1972 D'Alonzo, R. T., Pitcock, J. A., and Milford, L. W.: Giant-Cell Reaction of Bone: Report of Two Cases. J Bone Joint Surg, 54A:1267–1271.

1972 Jacobs, P.: The Diagnosis of Osteoclastoma (Giant-Cell Tumour): A Radiological and Pathological Correlation. Br J Radiol, 45:121–136.

1972 Steiner, G. C., Ghosh, L., and Dorfman, H. D.: Ultrastructure of Giant Cell Tumors of Bone. Hum Pathol, 3:569–586.

1973 Gresen, A. A., Dahlin, D. C., Peterson, L. F. A., and Payne, W. S.: "Benign" Giant Cell Tumor of Bone Metastasizing to Lung: Report of a Case. Ann Thorac Surg, 16:531–535.

1974 Glasscock, M. E., III and Hunt, W. E.: Giant-Cell Tumor of the Sphenoid and Temporal Bones. Laryngoscope, 84:1181–1187.

1974 Miller, A. S., Cuttino, C. L., Elzay, R. P., Levy, W. M., and Harwick, R. D.: Giant Cell Tumor of the Jaws Associated With Paget Disease of Bone: Report of Two Cases and Review of the Literature. Arch Otolaryngol, 100:233–236.

1975 Campanacci, M., Giunti, A., and Olmi, R.: Giant-Cell Tumours of Bone: A Study of 209 Cases With Long-Term Follow-Up in 130. Ital J Orthop Traumatol, 1:249–277.

1975 Larsson, S.-E., Lorentzon, R., and Boquist, L.: Giant-Cell Tumor of Bone: A Demographic, Clinical, and Histopathological Study of All Cases Recorded in the Swedish Cancer Registry for the Years 1958 Through 1968. J Bone Joint Surg, 57A:167–173.

1975 Tomberg, D. N., Dick, H. M., and Johnston, A. D.: Multicentric Giant-Cell Tumors in the Long Bones: A Case Report. J Bone Joint Surg, 57A:420–422.

1975 Vistnes, L. M. and Vermuelen, W. J.: The Natural History of a Giant-Cell Tumor: Case Report. J Bone Joint Surg, 57A: 865–867.

1976 Peison, B. and Feigenbaum, J.: Metaphyseal Giant-Cell Tumor in a Girl of 14. Radiology, 118:145–146.

1977 Inoue, H., Ishihara, T., Ikeda, T., and Mikata, A.: Benign Giant Cell Tumor of Femur With Bilateral Multiple Pulmonary Metastases. J Thorac Cardiovasc Surg, 74:935–938.

1977 Sim, F. H., Dahlin, D. C., and Beabout, J. W.: Multicentric Giant-Cell Tumor of Bone. J Bone Joint Surg, 59A:1052–1060.

1978 Marcove, R. C., Weis, L. D., Vaghaiwalla, M. R., Pearson, R., and Huvos, A. G.: Cryosurgery in the Treatment of Giant Cell Tumors of Bone: A Report of 52 Consecutive Cases. Cancer,

41:957–969.

1978 Tuli, S. M., Varma, B. P., and Srivastava, T. P.: Giant-Cell Tumor of Bone: A Study of Natural Course. Int Orthop, 2:207–214.

1979 Jacobs, T. P., Michelsen, J., Polay, J. S., D'Adamo, A. C., and Canfield, R. E.: Giant Cell Tumor in Paget's Disease of Bone: Familial and Geographic Clustering. Cancer, 44:742–747.

1979 Szyfelbein, W. M. and Schiller, A. L.: Cytologic Diagnosis of Giant Cell Tumor of Bone Metastatic to Lung: A Case Report. Acta Cytol (Baltimore), 23:460–464.

1980 Averill, R. M., Smith, R. J., and Campbell, C. J.: Giant-Cell Tumors of the Bones of the Hand. J Hand Surg, 5:39–50.

1980 Lorenzo, J. C. and Dorfman, H. D.: Giant-Cell Reparative Granuloma of Short Tubular Bones of the Hands and Feet. Am J Surg Pathol, 4:551–563.

1980 Peimer, C. A., Schiller, A. L., Mankin, H. J., and Smith, R. J.: Multicentric Giant-Cell Tumor of Bone. J Bone Joint Surg, 62A:652–656.

1980 Sanerkin, N. G.: Malignancy, Aggressiveness, and Recurrence in Giant Cell Tumor of Bone. Cancer, 46:1641–1649.

1981 Mirra, J. M., Bauer, F. C., and Grant, T. T.: Giant Cell Tumor With Viral-Like Intranuclear Inclusions Associated With Paget's Disease. Clin Orthop, 158:243–251.

1981 Schwimer, S. R., Bassett, L. W., Mancuso, A. A., Mirra, J. M., and Dawson, E. G.: Giant Cell Tumor of the Cervicothoracic Spine. Am J Roentgenol, 136:63–67.

1982 Mirra, J. M., Ulich, T., Magidson, J., Kaiser, L, Eckardt, J., and Gold, R.: A Case of Probable Benign Pulmonary "Metastases" or Implants Arising From a Giant Cell Tumor of Bone. Clin Orthop, 162:245–254.

1983 Picci, P., Manfrini, M., Zucchi, V., Gherlinzoni, F., Rock, M., Bertoni, F., and Neff, J. R.: Giant-Cell Tumor of Bone in Skeletally Immature Patients. J Bone Joint Surg, 65A:486–490.

1983 Upchurch, K. S., Simon, L. S., Schiller, A. L., Rosenthal, D. I., Campion, E. W., and Krane, S. M.: Giant Cell Reparative Granuloma of Paget's Disease of Bone: A Unique Clinical Entity. Ann Intern Med, 98:35–40.

1983 Wolfe, J. T., III, Scheithauer, B. W., and Dahlin, D. C.: Giant-Cell Tumor of the Sphenoid Bone: Review of 10 Cases. J Neurosurg, 59:322–327.

1984 Cooper, K. L., Beabout, J. W., and Dahlin, D. C.: Giant Cell Tumor: Ossification in Soft-Tissue Implants. Radiology, 153:597–602.

1984 Eusebi, V., Martin, S. A., Govoni, E., and Rosai, J.: Giant Cell Tumor of Major Salivary Glands: Report of Three Cases, One Occurring in Association With a Malignant Mixed Tumor. Am J Clin Pathol, 81:666–675.

1984 Rock, M. G., Pritchard, D. J., and Unni, K. K.: Metastases From Histologically Benign Giant-Cell Tumor of Bone. J Bone Joint Surg, 66A:269–274.

1984 Wold, L. E. and Swee, R. G.: Giant Cell Tumor of the Small Bones of the Hands and Feet. Semin Diagn Pathol, 1:173–184.

1985 Bertoni, F., Present, D., and Enneking, W. F.: Giant-Cell Tumor of Bone With Pulmonary Metastases. J Bone Joint Surg, 67A:890–900.

1985 Dahlin, D. C.: Caldwell Lecture: Giant Cell Tumor of Bone: Highlights of 407 Cases. Am J Roentgenol, 144:955–960.

1986 Brecher, M. E., Franklin, W. A., and Simon, M. A.: Immunohistochemical Study of Mononuclear Phagocyte Antigens in Giant Cell Tumor of Bone. Am J Pathol, 125:252–257.

1986 Emura, I., Inoue, Y., Ohnishi, Y., Morita, T., Saito, H., and Tajima, T.: Histochemical, Immunohistochemical and Ultrastructural Investigations of Giant Cell Tumors of Bone. Acta Pathol Jpn, 36:691–702.

1986 McDonald, D. J., Sim, F. H., McLeod, R. A., and Dahlin, D. C.: Giant-Cell Tumor of Bone. J Bone Joint Surg, 68A: 235–242.

1986 Present, D., Bertoni, F., Hudson, T., and Enneking, W. F.: The Correlation Between the Radiologic Staging Studies and Histopathologic Findings in Aggressive Stage 3 Giant Cell Tumor of Bone. Cancer, 57:237–244.

1986 Present, D. A., Bertoni, F., Springfield, D., Braylan, R., and Enneking, W. F.: Giant Cell Tumor of Bone With Pulmonary and Lymph Node Metastases: A Case Report. Clin Orthop, 209:286–291.

1987 Campanacci, M., Baldini, N., Boriani, S., and Sudanese, A.: Giant-Cell Tumor of Bone. J Bone Joint Surg, 69A:106–114.

1988 Bertoni, F., Present, D., Sudanese, A., Baldini, N., Bacchini, P., and Campanacci, M.: Giant-Cell Tumor of Bone With Pulmonary Metastases: Six Case Reports and a Review of the Literature. Clin Orthop, 237:275–285.

1989 Exarchou, E., Maris, J., and Assimakopoulos, A.: Soft Tissue Recurrence of Osteoclastoma. J Bone Joint Surg, 71B:432–433.

1989 Ladanyi, M., Traganos, F., and Huvos, A. G.: Benign Metastasizing Giant Cell Tumors of Bone: A DNA Flow Cytometric Study. Cancer, 64:1521–1526.

1990 Bridge, J. A., Neff, J. R., Bhatia, P. S., Sanger, W. G., and Murphey, M. D.: Cytogenetic Findings and Biologic Behavior of Giant Cell Tumors of Bone. Cancer, 65:2697–2703.

1990 Matsuno, T.: Benign Fibrous Histiocytoma Involving the Ends of Long Bones. Skeletal Radiol, 19:561–566.

1991 Potter, H. G., Schneider, R., Ghelman, B., Healey, J. H., and Lane, J. M.: Multiple Giant Cell Tumors and Paget Disease of Bone: Radiographic and Clinical Correlations. Radiology, 180:261–264.

1992 Bertoni, F., Unni, K. K., Beabout, J. W., and Ebersold, M. J.: Giant Cell Tumor of the Skull. Cancer, 70:1124–1132.

1992 Fukunaga, M., Nikaido, T., Shimoda, T., Ushigome, S., and Nakamori, K: A Flow Cytometric DNA Analysis of Giant Cell Tumors of Bone Including Two Cases With Malignant Transformation. Cancer, 70:1886–1894.

1992 López-Barea, F., Rodríguez-Peralto, J. L., García-Giron, J., and Guemes-Gordo, F.: Benign Metastasizing Giant-Cell Tumor of the Hand: Report of a Case and Review of the Literature. Clin Orthop, 274:270–274.

1993 Huang, T.-S., Green, A. D., Beattie, C. W., and Das Gupta, T. K.: Monocyte-Macrophage Lineage of Giant Cell Tumor of Bone: Establishment of a Multinucleated Cell Line. Cancer, 71:1751–1760.

1993 Medeiros, L. J., Beckstead, J. H., Rosenberg, A. E., Warnke, R. A., and Wood, G. S.: Giant Cells and Mononuclear Cells of Giant Cell Tumor of Bone Resemble Histiocytes. Appl Immunohistochem, 1:115–122.

1993 Sanjay, B. K., Sim, F. H., Unni, K. K., McLeod, R. A., and Klassen, R. A.: Giant-Cell Tumours of the Spine. J Bone Joint Surg, 75B:148–154.

1993 Schütte, H. E. and Taconis, W. K.: Giant Cell Tumor in Children and Adolescents. Skeletal Radiol, 22:173–176.

1994 Kay, R. M., Eckardt, J. J., Seegar, L. L., Mirra, J. M., and Hak, D. J.: Pulmonary Metastasis of Benign Giant Cell Tumor of Bone: Six Histologically Confirmed Cases, Including One of Spontaneous Regression. Clin Orthop, 302:219–230.

1994 Reed, L., Willison, C. D., Schochet, S. S., Jr., and Voelker, J. L.: Giant Cell Tumor of the Calvaria in a Child: Case Report. J Neurosurg, 80:148–151.

1994 Singhal, R. M., Mukhopadhyay, S., Tanwar, R. K., Pant, G. S., and Julka, P. K.: Case Report: Giant Cell Tumour of Metacarpals: Report of Three Cases. Br J Radiol, 67:408–410.

1998 Siebenrock, K. A., Unni, K. K., and Rock, M. G.: Giant-Cell Tumour of Bone Metastasising to the Lungs: A Long-Term Follow-Up. J Bone Joint Surg, 80B:43–47.

2000 Biscaglia, R., Bacchini, P., and Bertoni, F.: Giant Cell Tumor of the Bones of the Hand and Foot. Cancer, 88:2022–2032.

2006 Hoch, B., Inwards, C., Sundaram, M., and Rosenberg, A. E.: Multicentric Giant Cell Tumor of Bone: Clinicopathologic Analysis of Thirty Cases. J Bone Joint Surg Am, 88:1998–2008.

# 恶性骨巨细胞瘤

要确诊恶性骨巨细胞瘤，病理医生必须在肿瘤中发现典型的良性骨巨细胞瘤或同一肿瘤组织中曾有典型的良性巨细胞瘤存在。如果明显呈恶性生长的肿瘤中只是含有数量不一的良性破骨细胞样巨细胞，病理医生不能仅以此证明它和良性骨巨细胞瘤之间的关系，因为其他骨肿瘤（如骨肉瘤）也会有许多良性巨细胞存在。典型的低级别骨旁骨肉瘤会以高度恶性肉瘤的形式复发，而其中就会含有丰富的良性巨细胞。这时，如果不与原发肿瘤进行对照，复发的病变可能会被误诊为恶性骨巨细胞瘤。一些软组织来源的骨肉瘤也含有大量的良性巨细胞，但是与骨巨细胞瘤没有关系。对于任何一种肿瘤，必须确定其基质细胞而不是良性多核细胞的类别。1960年，Troup等从临床病理学角度证实了这个观点。

严格按照以上对恶性骨巨细胞瘤的定义，Mayo医院的病例中有39例符合。其中34例判断为发生于典型的良性骨巨细胞瘤（没有与其他巨细胞瘤相鉴别的显著特征）接受治疗后，称之为继发性恶性骨巨细胞瘤。34例中有26例为良性骨巨细胞瘤接受放疗等治疗之后，其余8例为接受外科手术之后。34例中有6例没有经过Mayo医院审核，但依据临床表现，初始诊断应该是骨巨细胞瘤。从骨巨细胞瘤到肉瘤之间的间隔为1年到42年不等。只有1例是在诊断为肉瘤的同时发现有残留的骨巨细胞瘤。其余5例在原发肿瘤诊断为骨巨细胞瘤的同时发现有肉瘤病灶。

越来越多的证据表明放射会使各种骨的病变发生恶变，尤其是骨巨细胞瘤。但是，上述39例患者中有13例没有接受过放疗。

由于缺乏严格定义，因此无法通过文献分析恶性骨巨细胞瘤。后来，发现良性骨巨细胞瘤偶尔也会出现转移，这一研究就没有开展。前章已述，671例良性骨巨细胞瘤有20例出现了肺转移。

## 发病率

恶性骨巨细胞瘤占全部恶性肿瘤的0.55%，占所有骨巨细胞瘤的5.8%（图20.1）。

## 性别

本组病例中，女性略多于男性，该比例略低于整体巨细胞瘤组。

## 年龄

恶性骨巨细胞瘤的发病年龄多数要比良性骨巨细胞瘤的发病年龄高。其中一个原因在于，一些经过治疗的良性骨巨细胞瘤数年后发生了恶变。

## 发病部位

恶性骨巨细胞瘤的好发部位与没有发生恶变的良性骨巨细胞瘤差别不大。发生在膝关节周围的恶性骨巨细胞瘤占50%以上，包括股骨远端与胫骨近端。

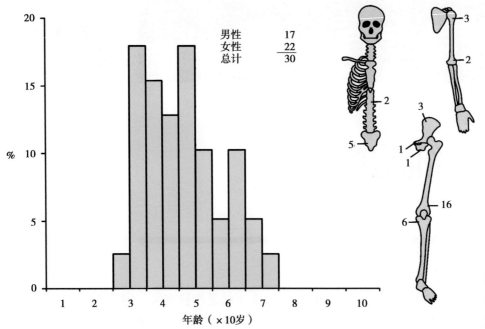

男性 17
女性 22
总计 30

**图20.1** 恶性骨巨细胞瘤患者的年龄、性别以及发病部位分布。

## 症状

发病时，多数患者都表现出普通良性骨巨细胞瘤的症状。39例中的34例发生于组织学确诊为骨巨细胞瘤后的平均12.85年。39例中的26例曾接受过放疗。从良性骨巨细胞瘤到同一部位发生肉瘤，最长时间为42年。5例巨细胞瘤在最初手术时即含恶性病变，术前在病变区域出现的疼痛症状分别持续了3个月、1年、1年、2年及8年，第5例患者在病变处发生了骨折。

当原来的良性骨巨细胞瘤恶变为肉瘤时，其临床特征就从进展缓慢或不进展的巨细胞瘤突然变成迅速增长的肉瘤。

## 体征

查体通常跟其他恶性骨肿瘤的发现一样。放疗后常出现皮肤改变，提示医生应该询问放疗病史。

## 影像学特征

恶性骨巨细胞瘤的影像学表现不同于纤维肉瘤或骨肉瘤，除非病变在长骨的干骺端。典型的影像学表现为骨破坏，并且通常是完全的

溶骨性破坏。病变早期的影像学表现常呈现良性骨巨细胞瘤的特征。有时，恶性骨巨细胞瘤的影像学改变明显晚于其临床表现（图20.2~图20.4）。

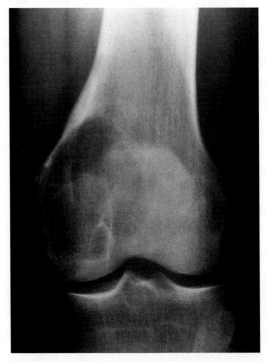

**图20.2** 32岁，男性，原发性恶性骨巨细胞瘤。X线表现为骨巨细胞瘤。组织学检查提示除巨细胞瘤外还有骨肉瘤（病例由美国马萨诸塞州剑桥市圣玛丽医院的James H. Graham医生提供）。

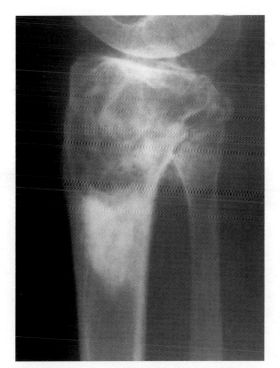

图20.3　55岁，女性，胫骨近端原发性恶性骨巨细胞瘤。近端的溶骨部分为巨细胞瘤的表现，远端钙化的部分提示骨肉瘤（病例由印度海得拉巴市Nizam医学研究所的K. S. Ratnakar医生提供）。

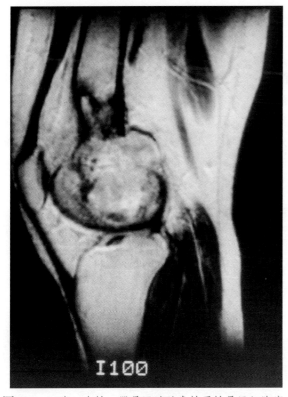

图20.4　35岁，女性，股骨远端继发性恶性骨巨细胞瘤。12年前因骨巨细胞瘤接受病灶刮除术。无放疗史。活检提示纤维肉瘤4级，且出现了肺转移（病例由美国肯塔基州路易斯维尔市北部医院的Douglas Ackermann医生提供）。

## 大体病理学特征

　　少见的原发性恶性骨巨细胞瘤包含良性骨巨细胞瘤和肉瘤成分，第一次治疗时很难在大体上与良性骨巨细胞瘤进行区分，但可能会有异型性一致的区域。肿瘤侵袭骨末端，常被膨胀的骨膜包绕。更多见的继发性恶性骨巨细胞瘤通常有肉瘤的特征，例如侵袭周围的骨和软组织、出血和坏死，后两者也常出现在良性骨巨细胞瘤中。这些继发性肉瘤的大体表现可能会因以前的治疗而改变，包括刮除后的骨缺损处植骨等。这些移植骨通常会部分或全部溶解（图20.5）。

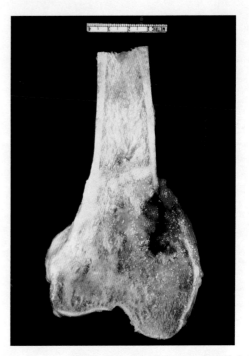

图20.5　35岁，女性，股骨远端成纤维细胞性骨肉瘤。该患者在16年和12年前因骨巨细胞瘤接受治疗，其中包括放疗。

　　总体来说，恶性骨巨细胞瘤的大体特征没有特异性。病变中可能仍会含有良性区域，因而需要进行连续、多个病理切片来寻找肉瘤病灶。任何大体观异常的区域一定要做病理切片评估。

## 组织病理学特征

　　大多数病例如果发生肉瘤变，以前的良性骨巨细胞瘤就很难辨认。肉瘤成分通常表现出明显的恶性特征，诊断上不困难。实际中，如本组的34例肉瘤，最初都是完全良性的巨细胞瘤，二者之间关系对之后肉瘤的研究是很难准确评估的。

22例继发性肉瘤为纤维肉瘤，13例为骨肉瘤，3例为恶性纤维组织细胞瘤。3例起源于巨细胞的恶变最初被认为是骨肉瘤，另2例最初被认为是纤维肉瘤。肉瘤病灶与残留的良性骨巨细胞病灶明显不同。肉瘤起源于基质细胞。

对后来发生恶变的良性骨巨细胞瘤先前的组织学切片重新进行仔细观察，没有发现以往良性部分和现存良性部分之间的区别。此外，经过常规治疗后复发的巨细胞瘤，与未复发部分也没有什么不同。基于组织病理学的巨细胞瘤分级没有实用价值（图20.6、图20.7）。

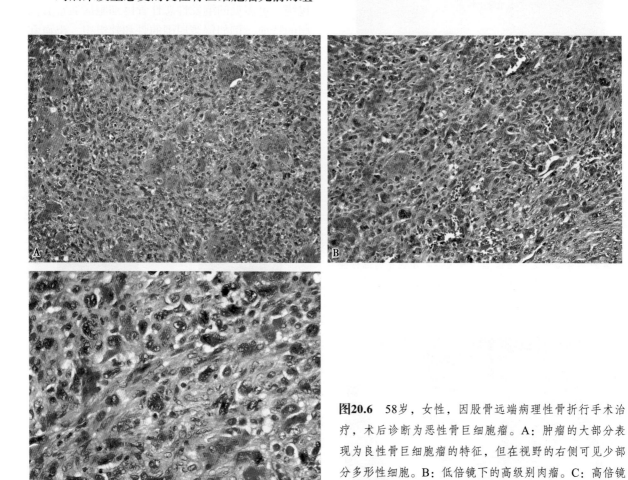

**图20.6**　58岁，女性，因股骨远端病理性骨折行手术治疗，术后诊断为恶性骨巨细胞瘤。A：肿瘤的大部分表现为良性骨巨细胞瘤的特征，但在视野的右侧可见少部分多形性细胞。B：低倍镜下的高级别肉瘤。C：高倍镜下观察到在肉瘤区域有多形性细胞。

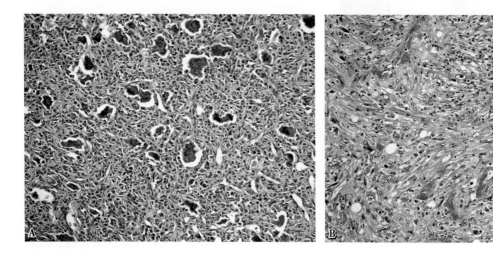

**图20.7**　A：良性骨巨细胞瘤，患者曾接受过放疗。B：复发后表现为高级别梭形细胞肉瘤。

恶性骨巨细胞瘤的鉴别诊断包括含有巨细胞的肉瘤，尤其是骨肉瘤和恶性纤维组织细胞瘤。在巨细胞丰富的骨肉瘤中，很难从单核细胞中找到恶性肿瘤的细胞学证据。因此，诊断原发性恶性骨巨细胞瘤需谨慎。如果巨细胞瘤从开始治疗到肉瘤恶变之间的时间很短，往往无法确定其原始肿瘤的良恶性。但这种鉴别只是一个纯学术问题，恶性骨巨细胞瘤、高级别的骨肉瘤以及恶性纤维组织细胞瘤三者的预后是一样的。

## 治疗

当在骨巨细胞瘤中或曾发生骨巨细胞瘤的部位发现了明确恶变时，就应该选择外科手术治疗。恶变形成的肉瘤对放疗不敏感，常见的如骨肉瘤或纤维肉瘤。这些肉瘤都应该采取与原发肉瘤相同的治疗原则。当肿瘤不能切除时，至少作为一种姑息治疗，可以考虑放疗。

## 预后

良性骨巨细胞瘤发生恶变后的预后与肉瘤相同。有研究提出，原发性恶性骨巨细胞瘤的预后要好于继发性恶性骨巨细胞瘤。Rock等报道了19例继发性恶性骨巨细胞瘤，生存率为32%，平均生存时间为9.6年。

（张鑫鑫　译　周勇　许宋锋　校）

## 参考文献

1956 Murphy, W. R. and Ackerman, L. V.: Benign and Malignant Giant-Cell Tumors of Bone: A Clinicopathological Evaluation of Thirty-One Cases. Cancer, 9:317–339.
1962 Hutter, R. V. P., Worcester, J. N., Jr., Francis, K. C., Foote, F. W., Jr., and Stewart, F. W.: Benign and Malignant Giant Cell Tumors of Bone: A Clinicopathological Analysis of the Natural History of the Disease. Cancer, 15:653–690.
1979 Nascimento, A. G., Huvos, A. G., and Marcove, R. C.: Primary Malignant Giant Cell Tumor of Bone: A Study of Eight Cases and Review of the Literature. Cancer, 44:1393–1402.
1980 Sanerkin, N. G.: Malignancy, Aggressiveness, and Recurrence in Giant Cell Tumor of Bone. Cancer, 46:1641–1649.
1986 Rock, M. G., Sim, F. H., Unni, K. K., Witrak, G. A., Frassica, F. J., Schray, M. F., Beabout, J. W., and Dahlin, D. C.: Secondary Malignant Giant-Cell Tumor of Bone. J Bone Joint Surg, 68A:1073–1079.
1989 Gitelis, S., Wang, J.-W., Quast, M., Schajowicz, F., and Templeton, A.: Recurrence of a Giant-Cell Tumor With Malignant Transformation to a Fibrosarcoma Twenty-Five Years After Primary Treatment: A Case Report. J Bone Joint Surg, 71A:757–761.
1992 Hefti, F. L. Gächter, A., Remagen, W., and Nidecker, A.: Recurrent Giant-Cell Tumor With Metaplasia and Malignant Change, Not Associated With Radiotherapy: A Case Report. J Bone Joint Surg, 74A:930–934.
2001 Marui, T., Yamamoto, T., Yoshihara, H., Kurosaka, M., Mizuno, K., and Akamatsu, T.: De Novo Malignant Transformation of Giant Cell Tumor of Bone. Skeletal Radiol, 30:104–108.
2003 Bertoni, F., Bacchini, P., and Staals, E. L.: Malignancy in Giant Cell Tumor of Bone. Cancer, 97:2520–2529.

# 脊 索 瘤

脊索瘤发生于原始脊索的残留物，它可起源于脊索组织的正常产物（髓核），或脊索组织的异常残留。通常情况下，脊索瘤生长缓慢，因局部浸润而表现为恶性，但远处转移相对少见。

脊索瘤明显好发于脊柱末端，大部分病变位于骶尾部和颅底近蝶枕结合部。有时在处于正中线的蝶枕结合部附近，可见残留的脊索组织中存在小的非瘤性结节，称之为*颅内脊索瘤*。

脊索瘤较少发生于脊柱，尤其是脊柱的背侧很少见。然而实际上脊索发育成熟后的主要部分正是位于这一区域的髓核，因而这种现象很难解释。

有人可能质疑脊索瘤被归类为骨肿瘤是否正确。但脊索和骨骼系统之间的关系很紧密，而且脊索瘤的临床和影像学特征都表明，将其划分为骨肿瘤是很合理的。

## 发病率

脊索瘤相对少见，Mayo医院的数据显示其占恶性肿瘤的6.15%（图21.1）。

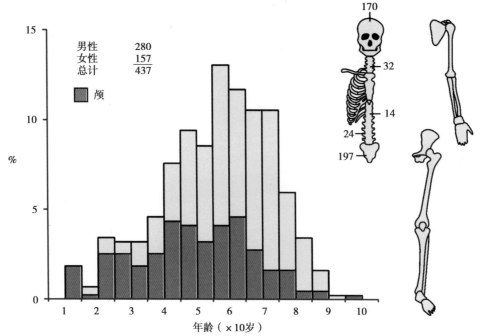

**图21.1** 脊索瘤的年龄、性别、发病部位分布。

## 性别

脊索瘤明显更多见于男性。本组脊索瘤总计437例,男性约占64%。但在170例发生于蝶枕结合部的患者中,男性仅刚超过55%。197例发生于骶骨的脊索瘤患者中,男性的高发病率表现得最为明显,大约占71%。

## 年龄

脊索瘤很少见于30岁以下的患者。只有8例小于10岁,其病变均位于蝶枕结合部。18例为10~20岁,其中12例发病于蝶骨斜坡。4例病变位于脊柱,2例位于骶骨。骶骨发病的最年轻患者为一13岁女孩。蝶枕结合部的脊索瘤发病年龄比骶尾部的早10余年。Coffin等总结发现,Mayo医院的资料中未见发生高级别脊索瘤的儿童。

## 发病部位

脊索瘤的发病部位较为恒定地位于躯干正中,可作为重要的诊断依据。45%以上发病于骶尾部,38%以上发病于蝶枕结合部。在70例发生于脊柱其他部位的脊索瘤中,32例发生在颈椎,24例发生在腰椎,仅14例发生在胸椎。肿瘤通常侵犯相邻的多个椎体。

## 症状

患者就诊前,症状常持续数月到数年。几乎所有的骶尾部脊索瘤都存在脊柱末端的疼痛,较具特征性。肿瘤致的便秘以及脊髓远端神经受压或受损导致的症状均可呈进行性加重。几乎所有的肿瘤都向骶骨的前方延伸,只有在很少的情况下,骶尾部脊索瘤可出现骶骨后方肿块。

蝶枕部的脊索瘤可导致与脑神经相关的症状,其中神经受侵导致眼的症状最为常见。肿瘤可破坏脑垂体,患者出现垂体功能受损的症状。肿瘤可能旁侧突出,出现小脑脑桥角部位肿瘤的相关症状;也可向下侵犯,阻塞鼻道。大的颅内侵犯可能引发颅内肿瘤的常见症状。

如脊索瘤发生于脊柱的其他部分,则出现神经根或脊髓受压的相关症状或者表现为肿块。

## 体征

几乎所有的骶尾部脊索瘤都向骶骨前浸润,如果仔细进行直肠指检,就会发现病变。肿块坚硬并且固定在骶骨上。电子直肠镜显示病变在直肠外。神经功能异常的相关症状,如"脊髓病性"膀胱、麻木及感觉异常等,相对少见,且较晚发生。

来源于颅底的脊索瘤产生与脑神经或脑垂体相关的症状。体检发现视野缺损可提示诊断。部分表现为小脑脑桥角肿瘤。很少以鼻塞为主诉。

由于脊索瘤可位于颈椎、胸椎、腰椎,且脊柱的侧面、前面和后面均可发病,所以其症状多样。如位于颈椎的脊索瘤可表现为慢性咽后脓肿。患者具有神经或脊髓功能障碍的相关体征。

## 影像学特征

影像学特征取决于病变部位。Utne和Pugh研究了20例骶尾部脊索瘤患者,85%的病例可通过影像学显示出病理进展。X线平片显示75%的病例累及骨质,85%的病例表现为软组织肿块(图21.2)。通常,肿瘤破坏的区域从中线开始,表现为不规则的破坏。软组织肿块通常位于前方。也可间接表现为直肠移位。半数的病例可有骨密度增加,提示肿瘤内部可能有钙化或者是残余骨小梁。在正位X线片上,由于肠气影的覆盖,可能导致骶骨脊索瘤的漏诊,从而延误诊断。侧位X线片可以更好地显示病变。CT和MRI有助于鉴别病变和判定病变范围,以便于制定手术方案(图21.3~图21.5)。

通过X线平片较易发现颅内脊索瘤。蝶枕结合部和垂体部的骨破坏常很明显。多数病例累及部分蝶鞍,蝶骨斜坡的破坏最为常见。CT显示几乎3/4的颅内脊索瘤存在钙化灶。目前认为最好的单项检查是MRI,尤其在判断病变范围方面具有明显优势(图21.6、图21.7)。

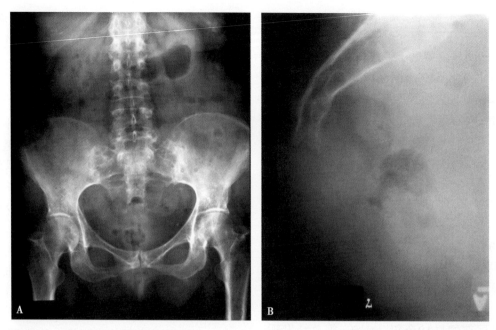

**图21.2** 70岁、女性，骶骨脊索瘤正位（A）和侧位X线片（B）。正位X线片很难发现病变，侧位X线片可以清楚地显示骨破坏和软组织肿块。

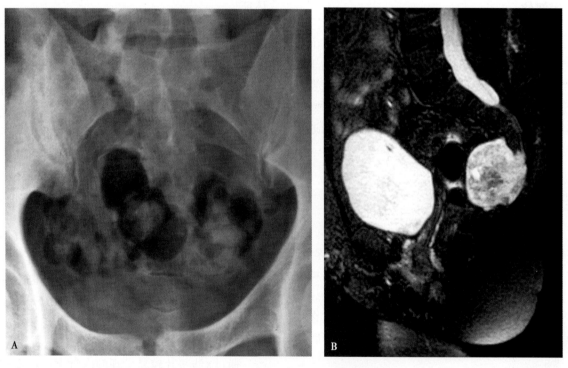

**图21.3** A：52岁、女性，骶骨脊索瘤，正位X线片。肠内气体的重叠影像致使病变很难被发现。B：MRI检查可以很容易发现病变。

颈椎、胸椎和腰椎的脊索瘤通常具有明显的影像学改变（图21.8）。可在单个或多个椎骨中发现骨质破坏的区域，有时具有钙化灶（图21.9）。de Bruine和Kroon通过对14例脊柱脊索瘤的研究发现，64%为硬化性，其余为完全溶骨性。如果脊索瘤导致咽或气管的移位，其软组织肿块则更为明显。

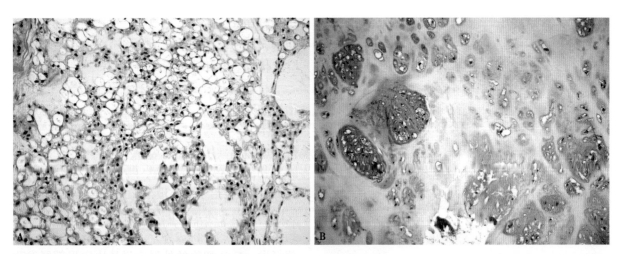

**图21.26** 软骨样脊索瘤。A：肿瘤的某些区域显示脊索瘤的典型特征。B：另外一些区域为软骨样，角蛋白的免疫组化反应呈阴性。

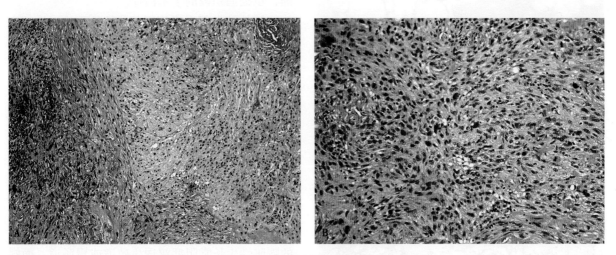

**图21.27** 72岁、女性，骶骨复发的去分化脊索瘤。5年前因脊索瘤接受手术和放疗。A：低倍镜显示典型组织学特征的脊索瘤（右）与高度恶变区域（左）相融合。B：肿瘤的高度恶变区域表现为梭形细胞肉瘤。

脊索瘤的病理学诊断通常很明确。但当通过细针穿刺等手段获取的活检组织有限时，尤为注意应与远处转移瘤相鉴别。远处转移瘤的细胞异型性比典型的脊索瘤更为明显，往往没有分叶生长，也没有脊索瘤细胞典型的条索状排列。发生于骶骨的脊索瘤应与黏液乳头状室管膜瘤相鉴别。通过免疫过氧化物酶染色，室管膜瘤的神经胶质原纤维酸性蛋白呈阳性，而脊索瘤则为阴性。

近年来有证据证实了椎体或骶骨部位的脊索错构瘤或巨大脊索残余的存在。影像学显示，此类少见的病变并无皮质破坏或软组织侵犯（图21.9）。低倍镜下可见髓腔被圆形胞核的细胞取而代之，细胞质的特征类似于脂肪细胞（图21.28）。肿瘤似乎呈浸润性，但并不破坏髓腔内壁的骨小梁。该病变中的黏液样基质、分叶和细胞异型性均少见，可以此与脊索瘤相鉴别。免疫组织化学染色的结果证实，脊索瘤的角蛋白呈阳性，偶尔S-100为阳性。近来的研究证实，鼠短尾突变体表型的免疫组化染色更具灵敏性与特异性。软骨样脊索瘤的免疫组化染色指标判定目前尚不一致。软骨肉瘤的角蛋白和鼠短尾突变体表型均呈阴性，而S-100呈阳性，可作为鉴别软骨肉瘤和脊索瘤的依据之一。

此外还有一种少见的脑膜瘤，具有黏液样基质，细胞呈条索状排列，被称作脊索瘤样脑膜瘤。此类肿瘤常伴有淋巴浆细胞性浸润。可通过发病部位、肿物清晰的边界、典型的脑膜瘤细胞以及角蛋白阴性等特征对脑膜瘤予以鉴别。

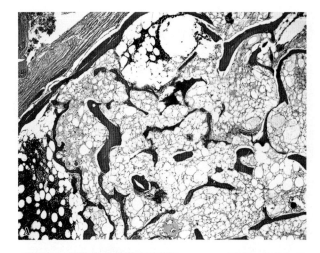

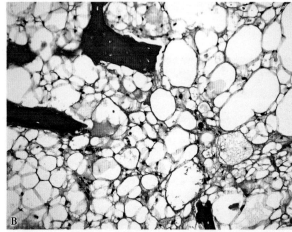

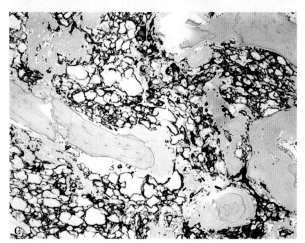

**图21.28**　巨大脊索残余。A：低倍镜下肿瘤占据骨髓腔，但未破坏髓质骨。此肿瘤的组织学特征与脂肪有些相似。B：高倍镜下，肿瘤细胞具有轻度异型性的细胞核和空泡样细胞质。C：肿瘤细胞表现为角蛋白免疫组化反应阳性。

## 治疗

目前为止，脊索瘤的疗效仍不满意。肿瘤难

以完整切除，故多为姑息性治疗。由于肿瘤生长缓慢，即使部分切除的患者也可以获得数年的无症状生存。有部分脊索瘤对放疗敏感。

目前已证实，对于多数骶尾部脊索瘤，根治性的完整切除是可行的，临床治疗时应考虑到此手术方案。为了避免种植所导致的复发，切除的层面必须确保在肿瘤边界以外。对没能完全切除或切除后复发不能再次手术的病变需行放疗。Fuchs等人报道了Mayo医院在1980年到2001年期间52例通过手术治疗的骶骨脊索瘤患者，21例达到广泛切除的外科边界，23例（44%）发生了局部复发。广泛切除的外科边界是决定局部复发和生存的最重要的预后因素。近年来对椎体脊索瘤，也提倡积极的手术治疗。

蝶枕结合部脊索瘤因部位特殊而难以进行完全的手术切除。但一些研究表明，将肉眼可见的肿瘤完全切除还是可能的，患者因此可以获得较长的生存期。质子束放疗对颅底蝶骨部位的脊索瘤和软骨肉瘤的治疗效果较为显著。

## 预后

在根治性手术尚未在临床广泛采用时，即使是骶尾部脊索瘤，尽管病情进展缓慢，但最终患者也会因为肿瘤的局部浸润而死亡。骶尾部肿瘤的膨胀性生长常阻塞泌尿生殖道或胃肠道，而蝶枕部肿瘤则产生致命的颅内并发症。

脊索瘤的远处转移并不常见，死亡常因肿瘤的局部侵袭。肿瘤很少在最初确诊时就发生远处转移。Björnsson等报道，40例脊柱脊索瘤患者中只有2例出现了远处转移。此组患者的5年生存率为58%，但最终63%因肿瘤而死亡。Chambers和Schwinn发现30%的脊索瘤患者出现远处转移。远处转移部位主要是皮肤和其他骨骼。Fuchs等报道骶骨脊索瘤的5年无复发生存率为59%，10年为46%。5年、10年、15年的总生存率分别是74%、52%、47%。

Heffelfinger等的研究显示，软骨样脊索瘤的预后明显好于常规脊索瘤，这一说法引起争议。Forsyth等研究了51例颅内脊索瘤患者，发现其中19例是软骨样脊索瘤，他们认为脊索瘤的预后并不受组织学类型的影响。然而他们确实发现年轻者较年老者的预后更好。Mitchell等对颅底脊索瘤的研究中也发现，年龄是影响预后的最重要因素。40岁以下的患者，不论是软骨样脊索瘤还是其他类型，其预后都好于40岁以上的患者。这些学者都将角蛋白呈阳性的脊索瘤归类为软骨样脊索瘤，但同时还发现角蛋白阳性与临床进程无关，但对于其中多数的研究，病例的选择上可能存在偏差。尽管仍然存在争议，但与脊索瘤相比，软骨样脊索瘤的临床进程更为缓慢。软骨肉瘤很少见于颅底，其临床进程也好于这个部位的脊索瘤。Rosenberg等报道采用手术和质子束放疗治疗的颅底软骨肉瘤具有良好的预后。因此，对这个部位的软骨肉瘤和脊索瘤应该予以鉴别。

（张鑫鑫 译 于胜吉 校）

# 参考文献

1935 Adson, A. W., Kernohan, J. W., and Woltman, H. W.: Cranial and Cervical Chordomas: A Clinical and Histologic Study. Arch Neurol Psychiatry, 33:247–261.

1935 Fletcher, E. M., Woltman, H. W., and Adson, A. W.: Sacrococcygeal Chordomas: A Clinical and Pathologic Study. Arch Neurol Psychiatry, 33:283–299.

1935 Mabrey, R. E.: Chordoma: A Study of 150 Cases. Am J Cancer, 25:501–517.

1945 Givner, I.: Ophthalmologic Features of Intracranial Chordoma and Allied Tumors of the Clivus. Arch Ophthalmol, 33:397–402.

1952 Dahlin, D. C. and MacCarty, C. S.: Chordoma: A Study of Fifty-Nine Cases. Cancer, 5:1170–1178.

1952 MacCarty, C. S., Waugh, J. M., Mayo, C. W., and Coventry, M. B.: The Surgical Treatment of Presacral Tumors: A Combined Problem. Proc Staff Meet Mayo Clin, 27:73–84.

1955 Utne, J. R. and Pugh, D. G.: The Roentgenologic Aspects of Chordoma. Am J Roentgenol, 74:593–608.

1957 Greenwald, C. M., Meaney, T. F., and Hughes, C. R.: Chordoma: Uncommon Destructive Lesion of Cerebrospinal Axis. JAMA, 163:1240–1244.

1960 Forti, E. and Venturini, G.: Contributo alla Conoscenza delle Neoplasie Notocordali. Riv Anat Patol Oncol, 17:317–396.

1961 MacCarty, C. S., Waugh, J. M., Coventry, M. B., and O'Sullivan, D. C.: Sacrococcygeal Chordomas. Surg Gynecol Obstet, 113:551–554.

1964 Kamrin, R. P., Potanos, J. N., and Pool, J. L.: An Evaluation of the Diagnosis and Treatment of Chordoma. J Neurol Neurosurg Psychiatry, 27:157–165.

1964 Spjut, H. J. and Luse, S. A.: Chordoma: An Electron Microscopic Study. Cancer, 17:643–656.

1967 Higinbotham, N. L., Phillips, R. F., Farr, H. W., and Hustu, H. O.: Chordoma: Thirty-Five-Year Study at Memorial Hospital. Cancer, 20:1841–1850.

1968 Falconer, M. A., Bailey, I. C., and Duchen, L. W.: Surgical Treatment of Chordoma and Chondroma of the Skull Base. J Neurosurg, 29:261–275.

1970 Knechtges, T. C.: Sacrococcygeal Chordoma With Sarcomatous Features (Spindle Cell Metaplasia). Am J Clin Pathol, 53:612–616.

1973 Heffelfinger, M. J., Dahlin, D. C., MacCarty, C. S., and Beabout, J. W.: Chordomas and Cartilaginous Tumors at the Skull Base. Cancer, 32:410–420.

1975 Kerr, W. A., Allen, K. L., Haynes, D. R., and Sellars, S. L.: Familial Nasopharyngeal Chordoma (Letter to the Editor). S Afr Med J, 49:1584.

1975 Richter, H. J., Jr., Batsakis, J. G., and Boles, R.: Chordomas: Nasopharyngeal Presentation and Atypical Long Survival. Ann Otol Rhinol Laryngol, 84:327–332.

1976 Firooznia, H., Pinto, R. S., Lin, J. P., Baruch, H. H., and Zausner, J.: Chordoma: Radiologic Evaluation of 20 Cases. Am J Roentgenol, 127:797–805.

1979 Chambers, P. W. and Schwinn, C. P.: Chordoma: A Clinicopathologic Study of Metastasis. Am J Clin Pathol, 72:765–776.

1980 Campbell, W. M., McDonald, T. J., Unni, K. K., and Laws, E. R., Jr.: Nasal and Paranasal Presentations of Chordomas. Laryngoscope, 90:612–618.

1980 Spoden, J. E., Bumsted, R. M., and Warner, E. D.: Chondroid Chordoma: Case Report and Literature Review. Ann Otol Rhinol Laryngol, 89:279–285.

1981 Eriksson, B., Gunterberg, B., and Kindblom, L. G.: Chordoma: A Clinicopathologic and Prognostic Study of a Swedish National Series. Acta Orthop Scand, 52:49–58.

1981 Mindell, E. R.: Current Concepts Review: Chordoma. J Bone Joint Surg, 63A:501–505.

1982 Makek, M. and Leu, H. J.: Malignant Fibrous Histiocytoma Arising in a Recurrent Chordoma: Case Report and Electron Microscopic Findings. Virchows Arch [A], 397:241–250.

1983 Miettinen, M., Lehto, V. P., Dahl, D., and Virtanen, I.: Differential Diagnosis of Chordoma, Chondroid, and Ependymal Tumors as Aided by Anti-Intermediate Filament Antibodies. Am J Pathol, 112:160–169.

1983 Valderrama, E., Kahn, L. B., Lipper, S., and Marc, J.: Chondroid Chordoma: Electron-Microscopic Study of Two Cases. Am J Surg Pathol, 7:625–632.

1983 Volpe, R. and Mazabraud, A.: A Clinicopathologic Review of 25 Cases of Chordoma (a Pleomorphic and Metastasizing Neoplasm). Am J Surg Pathol, 7:161–170.

1983 Wold, L. E. and Laws, E. R., Jr.: Cranial Chordomas in Children and Young Adults. J Neurosurg, 59:1043–1047.

1984 Kaiser, T. E., Pritchard, D. J., and Unni, K. K.: Clinicopathologic Study of Sacrococcygeal Chordoma. Cancer, 53:2574–2578.

1984 Miettinen, M.: Chordoma: Antibodies to Epithelial Membrane Antigen and Carcinoembryonic Antigen in Differential Diagnosis. Arch Pathol Lab Med, 108:891–892.

1984 Miettinen, M., Lehto, V. P., and Virtanen, I.: Malignant Fibrous Histiocytoma Within a Recurrent Chordoma: A Light Microscopic, Electron Microscopic, and Immunohistochemical Study. Am J Clin Pathol, 82:738–743.

1986 Belza, M. G. and Urich, H.: Chordoma and Malignant Fibrous Histiocytoma: Evidence for Transformation. Cancer, 58:1082–1087.

1986 Coindre, J. M., Rivel, J., Trojani, M., De Mascarel, I., and De Mascarel, A.: Immunohistochemical Study in Chordomas. J Pathol, 150:61–63.

1987 Mierau, G. W. and Weeks, D. A.: Chondroid Chordoma. Ultrastruct Pathol, 11:731–737.

1987 Rutherfoord, G. S. and Davies, A. G.: Chordomas: Ultrastructural and Immunohistochemistry: A Report Based on the Examination of Six Cases. Histopathology, 11:775–787.

1987 Salisbury, J. R.: Demonstration of Cytokeratins and an Epithelial Membrane Antigen in Chondroid Chordoma. J Pathol, 153:37–40.

1987 Wolfe, J. T. III and Scheithauer, B. W.: "Intradural Chordoma" or "Giant Ecchordosis Physaliphora"? Report of Two Cases. Clin Neuropathol, 6:98–103.

1988 de Bruine, F. T., and Kroon, H. M.: Spinal Chordoma: Radiological Features in 14 Cases. Am J Roentgenol, 150: 861–863.

1988 Kepes, J. J., Chen, W. Y., Connors, M. H., and Vogal, F. S.: "Chordoid" Meningeal Tumors in Young Individuals With Peritumoral Lymphoplasmacellular Infiltrates Causing Systemic Manifestations of the Castelman Syndrome: A Report of Seven Cases. Cancer, 62:391–406.

1989 Matsumoto, J., Towbin, R. B., and Ball, W. S., Jr.: Cranial Chordomas in Infancy and Childhood: A Report of Two Cases and Review of the Literature. Pediatr Radiol, 20:28–32.

1989 Sen, C. N., Sekhar, L. N., Schramm, V. L., and Janecka, I. P.: Chordoma and Chondrosarcoma of the Cranial Base: An 8-Year Experience. Neurosurgery, 25:931–940.

1990 Hruban, R. H., May, M., Marcove, R. C., and Huvos, A. G.: Lumbo-Sacral Chordoma With High-Grade Malignant Cartilaginous and Spindle Cell Components. Am J Surg Pathol, 14:384–389.

1990 Hruban, R. H., Traganos, F., Reuter, V. E., and Huvos, A. G.: Chordomas With Malignant Spindle Cell Components: A DNA Flow Cytometric and Immunohistochemical Study With Histogenetic Implications. Am J Pathol, 137:435–447.

1992 Fukuda, T., Aihara, T., Ban, S., Nakajima, T., and Machinami, R.: Sacrococcygeal Chordoma With a Malignant Spindle Cell Component: A Report of Two Autopsy Cases With a Review of the Literature. Acta Pathol Jpn, 42:448–453.

1992 Tomlinson, F. H., Scheithauer, B. W., Forsyth, P. A., Unni, K. K., and Myer F. B.: Sarcomatous Transformation in Cranial Chordoma. Neurosurgery, 31:13–18.

1992 Yadav, Y. R., Kak, V. K., Khosla, V. K., Khandelwal, N., and Radotra, B. D.: Cranial Chordoma in the First Decades. Clin Neurol Neurosurg, 94:241–246.

1993 Björnsson, J., Wold, L. E., Ebersold, M. J., and Laws, E. R.: Chordoma of the Mobile Spine: A Clinicopathologic Analysis of 40 Patients. Cancer, 71:735–740.

1993 Coffin, C. M., Swanson, P. E., Wick, M. R., and Dehner, L. P.: Chordoma in Childhood and Adolescence: A Clinicopathologic Analysis in 12 Cases. Arch Pathol Lab Med, 117:927–933.

1993 Fleming, G. F., Heimann, P. S., Stephens, J. K., Simon, M. A., Ferguson, M. K., Benjamin, R. S., and Samuels, B. L.: Dedifferentiated Chordoma: Response to Aggressive Chemotherapy in Two Cases. Cancer, 72:714–718.

1993 Forsyth, P. A., Cascino, T. L., Shaw, E. G., Scheithauer, B. W., O'Fallon, J. R., Dozier, J. C., and Piepgras, D. G.: Intracranial Chordomas: A Clinicopathological and Prognostic Study of 51 Cases. J Neurosurg, 78:741–747.

1993 Lanzino, G., Sekhar, L. N., Hirsch, W. L., Sen, C. N., Pomonis, S., and Synderman, C. H.: Chordomas and Chondrosarcomas Involving the Cavernous Sinus: Review of Surgical Treatment and Outcome in 31 Patients. Surg Neurol, 40:359–371.

1993 Mitchell, A., Scheithauer, B. W., Unni, K. K., Forsyth, P. J., Wold, L. E., and McGivney, D. J.: Chordoma and Chondroid Neoplasms of the Spheno-Occiput: An Immunohistochemical Study of 41 Cases With Prognostic and Nosologic Implications. Cancer, 72: 2943–2949.

1993 Romero, J., Cardenes, H., la Torre, A., Valcarcel, F., Magallon, R., Regueiro, C., and Aragon, G.: Chordoma: Results of Radiation Therapy in Eighteen Patients. Radiother Oncol, 29:27–32.

1993 Samson, I. R., Springfield, D. S., Suit, H. D., and Mankin, H. J.: Operative Treatment of Sacrococcygeal Chordoma: A Review of Twenty-One Cases. J Bone Joint Surg, 75A:1476–1484.

1993 Su, W. P., Louback, J. B., Gagne, E. J., and Scheithauer, B. W.: Chordoma Cutis: A Report of Nineteen Patients With Cutaneous Involvement of Chordoma. J Am Acad Dermatol, 29:63–66.

1994 Rosenberg, A. E., Brown, G. A., Bhan, A. K., and Lee, J. M.: Chondroid Chordoma: A Variant of Chordoma: A Morphologic and Immunohistochemical Study. Am J Clin Pathol, 101: 36–41.

1999 Rosenberg, A. E., Nielsen, G. P., Keel, S. B., Renard, L. G., Fitzek, M. M., Munzenrider, J. E., and Liebsch, N. J.: Chondrosarcoma of the Base of the Skull: A Clinicopathologic Study of 200 Cases With Emphasis on Its Distinction From Chordoma. Am J Surg Pathol, 23:1370–1378.

2001 Mirra, J. M. and Brien, E. W.: Giant Notochordal Hamartoma of Intraosseous Origin: A Newly Reported Benign Entity to Be Distinguished From Chordoma: Report of Two Cases. Skeletal Radiol, 30:689–709. Epub 2001 Oct 16. Erratum in: 2002 Skeletal Radiol, 31:251.

2003 Kyriakos, M., Totty, W. G., and Lenke, L. G.: Giant Vertebral Notochordal Rest: A Lesion Distinct From Chordoma: A Discussion of an Evolving Concept. Am J Surg Pathol, 27:396–406.

2004 Yamaguchi, T., Suzuki, S., Ishiiwa, H., Shimizu, K., and Ueda, Y.: Benign Notochordal Cell Tumors: A Comparative Histological Study of Benign Notochordal Cell Tumors, Classic Chordomas, and Notochordal Vestiges of Fetal Intervertebral Disks. Am J Surg Pathol, 28:756–761.

2005 Fuchs, B., Dickey, I. D., Yaszemski, M. J., Inwards, C. Y., and Sim, F. H.: Operative Management of Sacral Chordoma. J Bone Joint Surg Am, 87:2211–2216.

2006 Hoch, B. L., Nielsen, G. P., Liebsch, N. J., and Rosenberg, A. E.: Base of Skull Chordomas in Children and Adolescents: A Clinicopathologic Study of 73 Cases. Am J Surg Pathol, 30:811–818.

2006 Vujovic, S., Henderson, S., Presneau, N., Odell, E., Jacques, T. S., Tirabosco, R., Boshoff, C., and Flanagan, A. M.: Brachyury, a Crucial Regulator of Notochordal Development, Is a Novel Biomarker for Chordomas. J Pathol, 209:157–165.

# 良性血管瘤

与那些需要通过手术来诊治的病变相比，骨血管瘤显得并不那么重要。那些通常被放射医师诊断为椎体血管瘤的病变几乎都无明显症状，并且有可能是局部毛细血管扩张，而不是真正的血管瘤。绝大多数真正的骨血管瘤都是单发的病变。但血管瘤可能影响某一肢体的两处或两处以上的骨质，有时会累及周围的软组织，偶尔会造成严重的畸形和功能障碍。弥漫性骨血管瘤病是一种罕见的病变，最常累及脊柱、肋骨、骨盆、颅骨和肩关节。当这种血管瘤病同时累及骨和内脏器官时，预后很差；否则，其骨病变进程趋向稳定，伴有不同程度的溶骨和硬化改变。

*消失性骨病或影骨病*，又叫*大片骨溶解*或*Gorham病*，可能是一种骨血管瘤病，相对罕见，常发生于儿童或年轻人，其特征是一处或几处相邻骨骼的全部或部分的溶解。其显著的病理特征就是被累及的骨骼可能会出现海绵状血管瘤样浸润，甚至病理性骨折。这个过程呈自限性，但病情的进展难以预测。

*血管内皮瘤或骨血管肉瘤*包含一组具有争议性的肿瘤，如有争议的恶性毛细血管性和海绵状增生，以及可呈多中心起源的高度致命的内皮肉瘤等，都属于此类。血管外皮细胞瘤是另一种我们了解很少的肿瘤，目前仍未发现有明确的组织学特征，是一种非常罕见的原发性骨病。骨的恶性血管瘤在其他章节中讨论。

淋巴血管性增生也可以造成一处或多处骨质疏松改变。当血管瘤的管腔呈流空状态时，其表现类似于淋巴管瘤；相反，当血液填充于淋巴管腔时，其特征就类似于某些血管瘤。在部分病例中，这两种血管异常可能同时存在。

血管球瘤可破坏骨，甚至从骨内发生。

以上从临床和病理学方面总结了骨骼中血管增生的相关疾病。目前还无法对这些疾病进行明确的定义和分类。因此，下面仅作笼统的阐述。

参考文献涵盖了诸多累及骨骼的血管疾病。

## 发病率

149例血管瘤占全部病例数不足1.5%（图22.1）。另外还有21例为大片骨溶解。109例血管肉瘤和15例血管外皮细胞瘤在23章中讨论。

## 性别

女性发病率高，男女比例为2:3。

## 年龄

根据大多数的报告，血管瘤通常发生于成年人。Mayo医院的病例中，大约24%为40~50岁。年龄最小为2岁，年龄最大为85岁。

## 发病部位

大约半数的血管瘤发生在颅骨或椎体。其中15例累及下颌骨。16例（男性8例，女性8例；年龄在6~66岁之间）为多发的血管瘤。其中5例累及多处骨骼。其余的病例中，多发的血管瘤累及同一部位中的一处骨或者多处骨骼，比如脊柱或

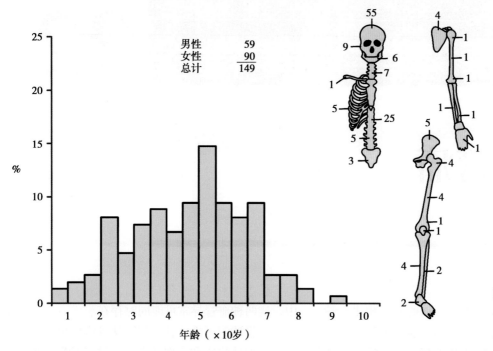

图22.1 血管瘤的年龄、性别、发病部位分布。

肋骨。1例具有瘤源性骨质软化症的特征。常很难将多发骨血管瘤与大片骨溶解相鉴别。

## 症状

在Mayo医院的病例中，多数骨血管瘤没有症状，常因其他原因行影像学检查时而被发现。血管瘤造成骨膨胀并形成新骨的过程中可引起明显的肿胀。有时以局部疼痛为特征。还可能发生骨折，包括椎体的压缩骨折，甚至有时可引起脊髓压迫。在手术过程中可能遇到严重的出血，特别是那些累及下颌骨的病例。大片骨溶解的患者表现为疼痛和活动受限，与骨骼受累的程度相关。

## 体征

体格检查常无特异性的体征。有时软组织或皮肤的血管瘤提示可能存在骨质的病变。但这类非骨性血管瘤往往是Maffucci综合征的一个表现，该综合征包括骨软骨瘤病。

## 影像学特征

椎体血管瘤的典型表现为骨质的疏松改变，伴有椎体的垂直纹理增粗或粗糙的蜂窝样改变。这些改变在CT上表现为典型的波尔卡圆点（polka-dot）样改变。Ross等人描述了椎体血管瘤的MRI特征。与多数骨骼肿瘤不同，椎体血管瘤在T1和T2加权像上均表现为增强信号。骨外的部分则在T1加权像上没有信号增强。作者将这些信号特征归因于椎体血管瘤的骨质成分中脂肪的存在。在颅骨，血管瘤形成一个具有明显边缘的骨质疏松区域，可以呈蜂窝样表现，且常伴有骨性轮廓的向外膨胀。这个膨胀区域可以表现为自病变中心向外放射的条纹，导致日光放射样改变。在其他的骨，血管瘤也可形成相似的骨质疏松区域。但在大多数长骨，却没有特异性的影像学表现。如果血管瘤发生于软组织，病变中可能存在静脉石（图22.2~图22.8）。

Karlin和Brower提出骨的多发良性血管病变应分为两种：弥漫性囊性血管瘤病和多发原发性血管瘤。前者的典型表现为骨的多发囊性破坏区，但没有骨膜反应。后者则相反，由若干个孤立的血管瘤组成，其影像学表现取决于受累的部位。

影像学上，大片骨溶解的典型表现是同一骨骼的部分或全部、或者相邻几处骨的进行性溶解，伴有病变边缘的逐渐变薄。此病变可能突破边界并侵入关节。Shives等提出，大片骨溶解的早期改变可以发生于骨也可以在软组织。在骨内部分的早期改变类似瘤样改变或发育不良。当此病变发生于软组织时，可能伴有软组织肿块，或正常的肌肉和脂肪层发生改变。当最初的病变局限于软组织时，骨质的改变首先发生于骨表面，骨的周边逐渐变薄、变细，形似被吮吸过的糖果（图22.9、图22.10）。

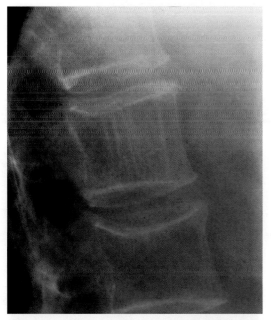

**图22.2** 椎体血管瘤。特征性的垂直纹理改变形成灯芯绒样表现（Wold, L. E., Swee, R. G., and Sim, F. H.: Vascular Lesions of Bone. In Sommers, S. C., Rosen, P. P., and Fechner, R. E.[eds]. Pathology Annual, Part 2, Vol.20. Norwalk, CT, Appleton-Century-Crofts, 1985, pp.101-137.经出版商许可）。

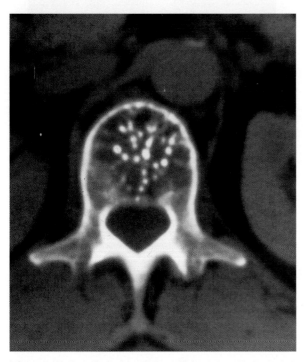

**图22.3** 椎体血管瘤的CT扫描。横断面上，骨小梁呈现波尔卡圆点样改变。

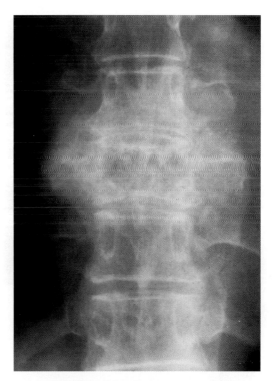

**图22.4** 椎体血管瘤造成椎体破坏和软组织受累。

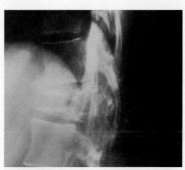
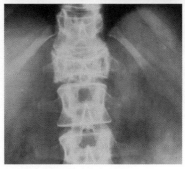

**图22.5** 侧位（上）和正位（下）X线片显示血管瘤造成的椎体塌陷。塌陷的椎体或病变侵入椎管均会产生症状。

骨膜部位的软组织局限性血管瘤，虽然少见，且邻近骨质明显的硬化和畸形，但不破坏骨质。这种情况有可能被诊断为骨样骨瘤或骨瘤（图22.11）。

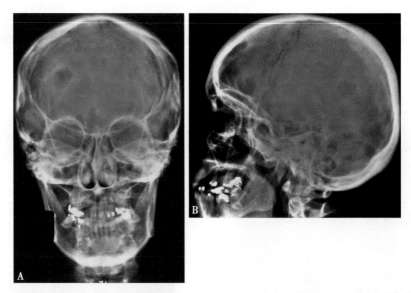

**图22.6** 49岁、女性，颅骨多发性血管瘤的正位（A）和侧位（B）X线片。病变为完全溶骨性，且边界清晰。多发血管瘤少见。

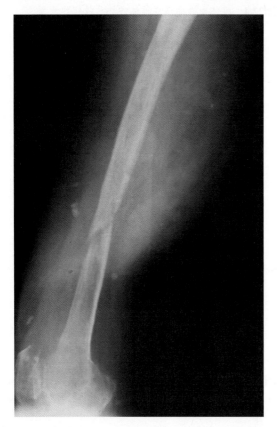

**图22.7** 血管瘤病累及骨和软组织。注意广泛的浸润性骨破坏和病理性骨折。广泛累及软组织，并有静脉石。

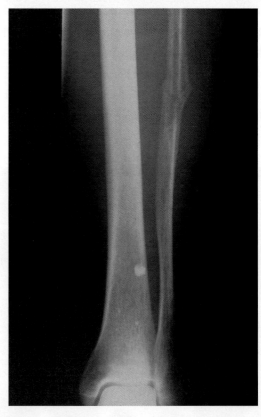

**图22.8** 67岁、女性，腓骨干病理性骨折。累及长骨的血管瘤无特异性表现（病例由Washington州Spokane市Holy Family Hospital的George R. Lindholm医生提供）。

## 人体病理学特征

血管瘤的剖面观可能显示为蓝色，具有明显的蜂窝样特征。如果肿瘤表现为实性、肉质样外观，且没有明显的管腔，提示病变可能富于细胞或者为恶性。骨小梁可以很明显，甚至形成日光放射样改变（图22.12~图22.15）。

## 组织病理学特征

对骨的血管性病变进行辨别较为困难，因为很难说血管性团块究竟是血管瘤还是错构性畸形。当病变内血液流失后，血管瘤可与淋巴管瘤很相似，这使问题更加复杂化。实际上，血管瘤和淋巴管瘤可以同时存在，正如在大片骨溶解病例中观察到的那样。大多数骨的血管瘤呈海绵状结构，偶尔毛细血管成分也可存在，甚至可以成为主要成分（图22.16~图22.19）。部分血管瘤可伴随大量的反应性新骨形成。新生骨小梁的边缘常环绕明显的成骨细胞，和骨母细胞瘤的表现相似。

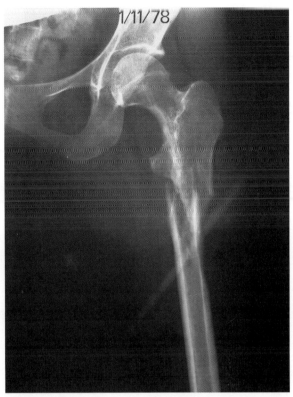

**图22.9**　35岁、女性，大片骨溶解所致的股骨近端病理性骨折（Shives, T. C., Beabout, J. W., and Unni, K. K.: Massive Osteolysis. Clin Orthop，294:267-276 1993.经出版商J. B. Lippincott Company许可）。

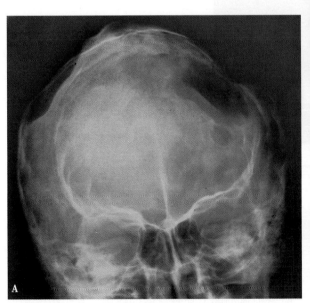

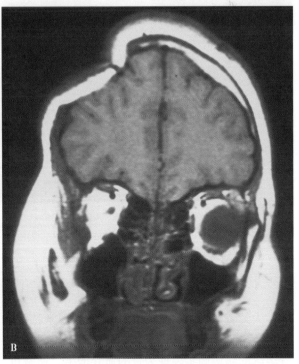

**图22.10**　11岁、男孩，大片骨溶解。颅骨的X线平片（A）和MRI表现（B）。颅骨上有多处大片骨完全溶解性缺损。大片骨溶解少见多中心性破坏（病例由California州San Francisco市California San Francisco大学的Pat Creagan医生提供）。

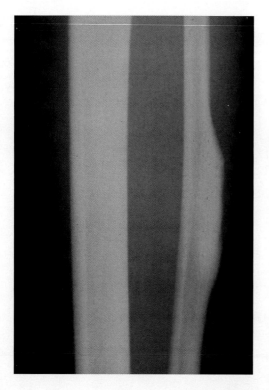

图22.11  24岁、女性，腓骨骨皮质明显增厚，是由骨骼肌的血管瘤所致（病例由Georgia州Atlanta市Emory大学Crawford Long医院的Gerson Paull医生提供）。

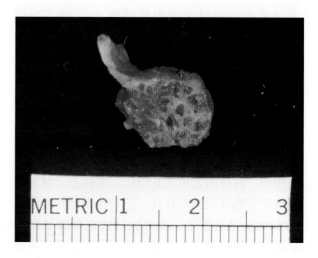

图22.12  血管瘤累及鼻骨，较为少见。此病变部分为囊性、部分为实性，受累骨呈膨胀改变。

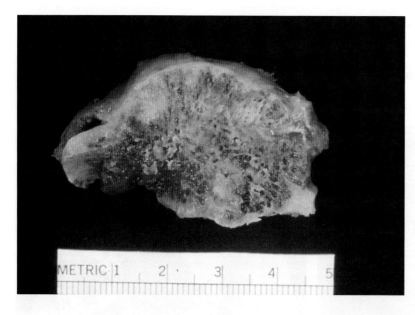

图22.13  67岁、男性，累及颅骨的复发性血管瘤。初发肿瘤在7年前切除。骨呈膨胀改变，影像学可见日光放射样改变。

　　大片骨溶解并无明确而统一的病理学特征。大多数文献强调了该病变的血管特性。多数大片骨溶解的病例确实表现为骨的血管增生，通常可延伸到软组织（图22.20）。部分病例血管增生明显，可类似淋巴管瘤。部分大片骨溶解的患者在其他部位可合并淋巴管瘤，特别是在纵隔。但有时看似典型的大片骨溶解的病例，其组织学表现却并无特异性。

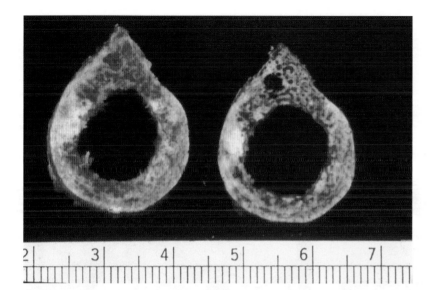

图22.14 35岁、女性，大片骨溶解的股骨干横断面。图22.9为其影像学表现。增生的血管使皮质弥漫性受累。

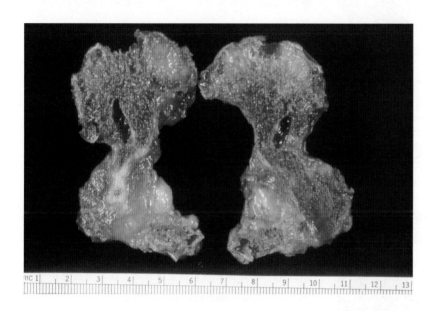

图22.15 大片骨溶解，股骨近端骨质缺失。

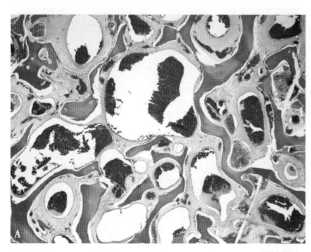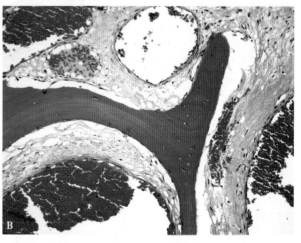

图22.16 下颌骨海绵状血管瘤。A：低倍镜下可见骨小梁间有许多呈空洞样的大血管腔占据髓腔。B：高倍镜可见小的内皮细胞线状排列于血管腔内壁。

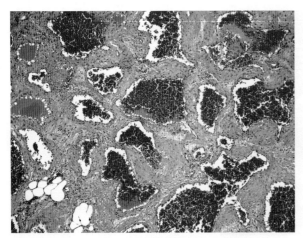

**图22.17** 椎体血管瘤，可见管壁增厚的血管腔隙。

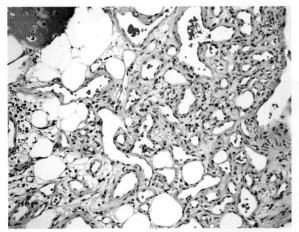

**图22.18** 第6胸椎毛细血管瘤，可见细小的血管管腔。

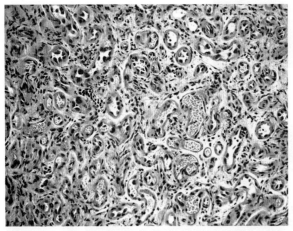

**图22.19** 上皮样血管瘤，可见大量发育完好的血管腔隙，管腔内壁被覆饱满的内皮细胞。

一些骨的血管肉瘤具有特征性的梭形血管母细胞，因此较易辨认，但良、恶性毛细血管增生之间的界限却并不总是十分明确的。

原发于骨的血管球瘤非常少见，且常累及远节指骨（图22.21）。组织学可见小圆形细胞增殖，并在毛细血管周围聚集成团（图22.22）。在我们的资料中仅有2例血管球瘤。

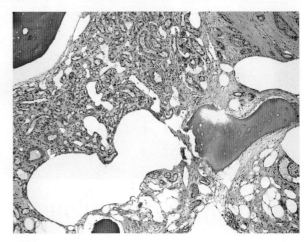

**图22.20** "影骨"病。肱骨活检组织中发现海绵状血管瘤和毛细血管瘤混杂存在。组织学表现为典型的大片骨质溶解。

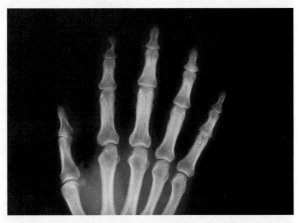

**图22.21** 示指远节指骨的血管球瘤，该发病部位较为常见（病例由Arizona州Phoenix的P.Mao医生提供）。

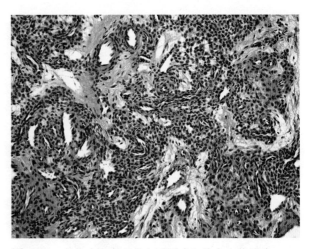

**图22.22** 血管球瘤中可见小圆形球细胞和血管腔隙。

## 治疗

血管瘤通常对传统的外科手术治疗反应良好。放疗常用于手术不便操作的部位。大片骨溶解因其病理过程难以预测，虽然可以应用重建性的手术方法和放疗，但其疗效很难评价。巨大的血管瘤，特别是累及软组织的，可能需要截肢。这些血管瘤可以导致严重的畸形，其中发生消耗性凝血病。对于多发血管瘤或囊性血管瘤，如果未累及内脏器官，则预后较好。

（张鑫鑫　译　于胜吉　校）

## 参考文献

1942　Thomas, A.: Vascular Tumors of Bone: A Pathological and Clinical Study of Twenty-Seven Cases. Surg Gynecol Obstet, 74:777–795.

1951　Pugh, D. G.: Roentgenologic Diagnosis of Diseases of Bones. New York, Thomas Nelson & Sons, 316 pp.

1955　Cohen, J. and Craig, J. M.: Multiple Lymphangiectases of Bone. J Bone Joint Surg, 37A:585–596.

1955　Gorham, L. W. and Stout, A. P.: Massive Osteolysis (Acute Spontaneous Absorption of Bone, Phantom Bone, Disappearing Bone): Its Relation to Hemangiomatosis. J Bone Joint Surg, 37A:985–1004.

1957　Kleinsasser, O. and Albrecht, H.: Die Hämangiome und Osteohämangiome der Schädelknochen. Langenbecks Arch Chir, 285:115–133.

1958　Jaffe, H. L.: Tumors and Tumorous Conditions of the Bones and Joints. Philadelphia, Lea & Febiger, pp. 224, 341.

1961　Hayes, J. T. and Brody, G. L.: Cystic Lymphangiectasis of Bone: A Case Report. J Bone Joint Surg, 43A:107–117.

1961　Koblenzer, P. J. and Bukowski, M. J.: Angiomatosis (Hamartomatous Hem-lymphangiomatosis): Report of a Case With Diffuse Involvement. Pediatrics, 28:65–76.

1961　Krueger, E. G., Sobel, G. L., and Weinstein, C.: Vertebral Hemangioma With Compression of Spinal Cord. J Neurosurg, 18:331–338.

1961　Lidholm, S.-O., Lindbom, Å., and Spjut, H. J.: Multiple Capillary Hemangiomas of the Bones of the Foot. Acta Pathol Microbiol Scand, 51:9–16.

1961　Sherman, R. S. and Wilner, D.: The Roentgen Diagnosis of Hemangioma of Bone. Am J Roentgenol, 86:1146–1159.

1962　Goidanich, I. F. and Campanacci, M.: Vascular Hamartomata and Infantile Angioectatic Osteohyperplasia of the Extremities: A Study of Ninety-Four Cases. J Bone Joint Surg, 44A:815–842.

1962　Hartmann, W. H. and Stewart, F. W.: Hemangioendothelioma of Bone: Unusual Tumor Characterized by Indolent Course. Cancer, 15:846–854.

1962　Spjut, H. J. and Lindbom, Å.: Skeletal Angiomatosis: Report of Two Cases. Acta Pathol Microbiol Scand, 55:49–58.

1964　Halliday, D. R., Dahlin, D. C., Pugh, D. G., and Young, H. H.: Massive Osteolysis and Angiomatosis. Radiology, 82:637–644.

1964　Lund, B. A. and Dahlin, D. C.: Hemangiomas of the Mandible and Maxilla. J Oral Surg, 22:234–242.

1964　Wallis, L. A., Asch, T., and Maisel, B. W.: Diffuse Skeletal Hemangiomatosis: Report of Two Cases and Review of Literature. Am J Med, 37:545–563.

1965　Bundens, W. D., Jr. and Brighton, C. T.: Malignant Hemangioendothelioma of Bone: Report of Two Cases and Review of the Literature. J Bone Joint Surg, 47A:762–772.

1969　Campanacci, M., Cenni, F., and Giunti, A.: Angectasie, Amartomi, e Neoplasmi Vascolari dello Scheletro ("Angiomi," Emangioendotelioma, Emangiosarcoma). Chir Organi Mov, 58:472–496.

1971　Dorfman, H. D., Steiner, G. C., and Jaffe, H. L.: Vascular Tumors of Bone. Hum Pathol, 2:349–376.

1971　Unni, K. K., Ivins, J. C., Beabout, J. W., and Dahlin D. C.: Hemangioma, Hemangiopericytoma, and Hemangioendothelioma (Angiosarcoma) of Bone. Cancer, 27:1403–1414.

1973　Brower, A. C., Culver, J. E., Jr., and Keats, T. E.: Diffuse Cystic Angiomatosis of Bone: Report of Two Cases. Am J Roentgenol, 118:456–463.

1974　Asch, M. J., Cohen, A. H., and Moore, T. C.: Hepatic and Splenic Lymphangiomatosis With Skeletal Involvement: Report of a Case and Review of the Literature. Surgery, 76:334–339.

1976　Sugiura, I.: Intra-Osseous Glomus Tumour: A Case Report. J Bone Joint Surg, 58B:245–247.

1977　Heyden, G., Kindblom, L. G., and Nielsen, J. M.: Disappearing Bone Disease: A Clinical and Histologic Study. J Bone Joint Surg, 59A:57–61.

1977　Karlin, C. A. and Brower, A. C.: Multiple Primary Hemangiomas of Bone. Am J Roentgenol, 129:162–164.

1978　Schajowicz, F., Aiello, C. L., Francone, M. V., and Giannini, R. E.: Cystic Angiomatosis (Hamartous Haemolymphangiomatosis) of Bone: A Clinicopathological Study of Three Cases. J Bone Joint Surg, 60B:100–106.

1979　Schajowicz, F., Rebecchini, A. C., and Bosch-Mayol, G.: Intracortical Haemangioma Simulating Osteoid Osteoma. J Bone Joint Surg, 61B:94–95.

1980　Hall, F. M., Goldberg, R. P., Kasdon, E. J., and White, A. A. III: Case Report 131: Periosteal Hemangioma of the Fibula. Skeletal Radiol, 5:275–278.

1984　Suss, R. A., Kumar, A. J., Dorfman, H. D., Miller, N. R., and Rosenbaum, A. E.: Capillary Hemangioma of the Sphenoid Bone. Skeletal Radiol, 11:102–107.

1985　Wold, L. E., Swee, R. G., and Sim, F. H.: Vascular Lesions of Bone. In: Sommers, S. C., Rosen, P. P., and Fechner, R. E. (eds). Pathology Annual, Part 2, Vol. 20. Norwalk, CT, Appleton-Century-Crofts, pp. 101–137.

1986　Paley, D. and Evans, D. C.: Angiomatous Involvement of an Extremity: A Spectrum of Syndromes. Clin Orthop, 206, 215–218.

1986　Sugimura, H., Tange, T., Yamaguchi, K., and Mori, W.: Systemic Hemangiomatosis. Acta Pathol Jpn, 36:1089–1098.

1987　Ross, J. S., Masaryk, T. J., Modic, M. T., Carter, J. R., Mapstone, T., and Dengel, F. H.: Vertebral Hemangiomas: MR Imaging. Radiology, 165:165–169.

1989　Anavi, Y., Sabes, W. R., and Mintz, S.: Gorham's Disease Affecting the Maxillofacial Skeleton. Head Neck, 11:550–557.

1990　Laredo, J. D., Assouline, E., Gelbert, F., Wybier, M., Merland, J. J., and Tubiana, J. M.: Vertebral Hemangiomas: Fat Content as a Sign of Aggressiveness. Radiology, 177:467–472.

1990　Turra, S., Gigante, C., and Scapinell, R.: A 20-Year Follow-Up of a Case of Surgically Treated Massive Osteolysis. Clin Orthop, 250:297–302.

1992　Kenan, S., Abdelwahab, I. F., Klein, M. J., and Lewis, M. M.: Hemangiomas of the Long Tubular Bone. Clin Orthop, 280:256–260.

1993　Shives, T. C., Beabout, J. W., and Unni, K. K.: Massive osteolysis. Clin Orthop, 294:267–276.

1994　Heiss, J. D., Doppman, J. L., and Oldfield, E. H.: Brief Report: Relief of Spinal Cord Compression From Vertebral Hemangioma by Intralesional Injection of Absolute Ethanol. N Engl J Med, 331:508–511.

1994　Seeff, J., Blacksin, M. F., Lyons, M., and Benevenia, J.: A Case Report of Intracortical Hemangioma: A Forgotten Intracortical Lesion. Clin Orthop, 302:235–238.

2000　Wenger, D. E. and Wold, L. E.: Benign Vascular Lesions of Bone: Radiologic and Pathologic Features. Skeletal Radiol, 29:63–74.

2009　Nielsen, G. P., Srivastava, A., Kattapuram, S., Deshpande, V., O'Connell, J. X., Mangham, C. D., and Rosenberg, A. E.: Epithelioid Hemangioma of Bone Revisited: A Study of 50 Cases. Am J Surg Pathol, 33:270–277.

# 血管肉瘤和血管外皮瘤

本组病例中恶性成血管肿瘤约占恶性骨肿瘤的0.5%。这类肿瘤可以从高度的分化不良到分化良好的肿瘤不等，前者有时很难将其确定为成血管性梭形细胞肉瘤，而将后者诊断为恶性时又会产生质疑。恶性血管内皮瘤的命名曾经一度很混乱。血管肉瘤（hemangiosarcoma或angiosarcoma）、血管内皮瘤、血管内皮肉瘤都曾用于同一肿瘤，也曾用于不同病理学类型的实体瘤。一些学者用"血管肉瘤"（angiosarcoma）来表示高度恶性的血管肿瘤，而用"血管内皮瘤"来表示低度恶性的肿瘤。"血管内皮肉瘤"这一命名略显冗长。在WHO骨与软组织分类的最新版本里采用的是"血管肉瘤"（angiosarcoma）。

血管肉瘤应与富含血管而非血管内皮来源的梭形细胞肉瘤或转移癌相鉴别。转移癌，尤其是肾癌骨转移，肿瘤可富含血管，其中可见饱满的肿瘤细胞聚集，与血管肉瘤表现很相似。

多达1/3的患者表现为多灶性，尤其是局限在某一部位的骨骼（如某一肢体）时。骨血管外皮瘤十分罕见，Mayo医院仅有15例。如果考虑诊断为骨血管外皮瘤，一定要排除其他部位的原发灶，如脑膜。

## 血管肉瘤

### 发病率

Mayo医院中有109例血管肉瘤（angiosarcoma），仅占恶性骨肿瘤的1.5%（图23.1）。

### 性别

男性略多，约为59%。

### 年龄

血管肉瘤多发生于青年人和老年人，仅有3例在10岁以下。10~70岁均有发病。

### 发病部位

血管肉瘤可发生于骨的任何一部分，多发生于中轴骨，大约三分之一为脊柱和骨盆。15例发生于手足的短骨。109例血管肉瘤中，35例有多发病灶，其中2例为同一骨骼的多发灶。血管肉瘤的多灶性最常见的是在同一解剖部位出现多处病灶，如同一肢体的多块骨骼，存在此类现象的病例为20例。还有13例为肿瘤侵及不同解剖部位的骨骼。

### 症状

疼痛常见，无其他特殊症状。

### 体征

无特殊阳性表现，但有时局部可有触痛。

### 影像学特征

大多数血管肉瘤呈现完全溶骨性的病变，偶有溶骨和硬化混合性病变。有些低度恶性的肿瘤有边界清楚的溶骨区域，伴有或不伴硬化边缘。然而大部分病变边界不清，病变区域与周围骨质没有明显的分界。骨膜反应不常见，常伴有软组织肿物。软组织肿物更常见于高级别的恶性肿瘤。多发性溶骨，尤其是邻近的骨发生溶骨，则高度提示血管肉瘤（图23.2~图23.8）。

## 大体病理学特征

　　典型的病变出血明显，提示该肿瘤富含血管。肿瘤通常质软。虽然一个质软、鲜红色的肿瘤，尤其是呈多灶性的病变都提示血

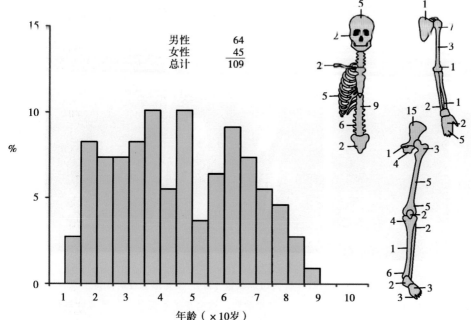

**图23.1**　血管肉瘤患者的年龄、性别及发病部位分布。

管肉瘤的可能，但其缺乏具有诊断意义的特征性的大体病理学表现（图23.7、图23.9~图23.11）。

## 组织病理学特征

　　血管肉瘤顾名思义，其中必须存在形成血管管腔的肿瘤细胞。但是不同病变中，所形成的血管管腔的性质与数量都有很大的不同。在低级别的病变中，肿瘤通常形成分化良好的血管腔，其内衬覆轻度异型性的肿瘤细胞；在2级肿瘤中，血管形成仍较明显。血管管腔所衬覆的肿瘤细胞多呈立方形，异型性更显著，核分裂象常见；3级肿瘤中，肿瘤通常要么由明显异型的细胞围成边界清晰的管腔样结构；要么由梭形细胞构成，没有明显的管腔形成。肿瘤细胞大多排列稀疏，有些可形成包含有红细胞的裂隙。血管管腔可以相互吻合，尤其常见于低、中级别的肿瘤。尽管促纤维组织增生性反应并不常见，但在高级别的血管肉瘤中，管腔成分往往独立存在（图23.12~图23.20）。

　　反应性新骨的形成是血管肉瘤的显著特征，低级别肿瘤表现尤为明显。在病灶的外周或整个

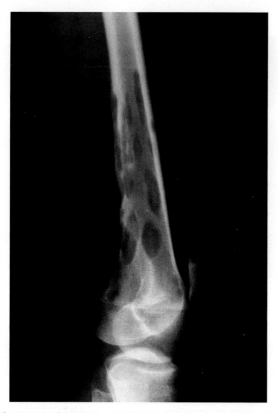

**图23.2**　14岁、男孩，股骨远端多发性1级血管内皮瘤。骨骼中可见多个边界清晰的溶骨性缺损，部分缺损处皮质被破坏。下肢其他骨也受累。

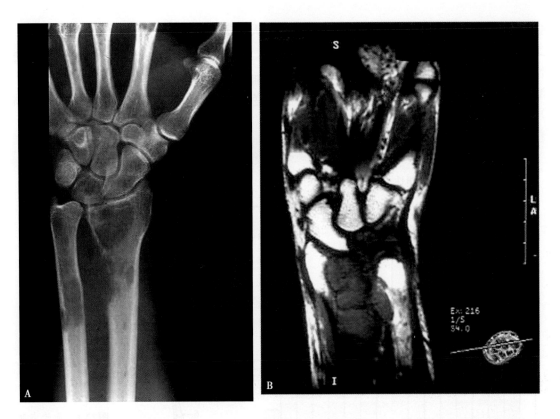

**图23.3** 前臂远端及腕部的正位X线片（A）与MRI冠状位T1加权像（B），多处溶骨性病变侵及桡骨远端、尺骨及月骨。桡骨中的病变可见皮质破坏，伴有软组织肿物。该病变的影像学特征不具特异性，但多处病变集中分布于同一解剖部位，如肢体远端，提示为低级别血管肉瘤。

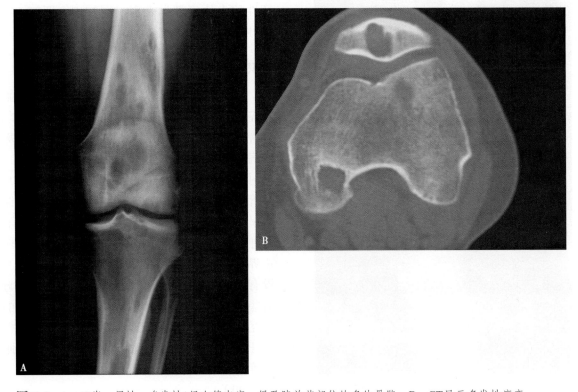

**图23.4** A：47岁、男性，多发性1级血管肉瘤，侵及膝关节部位的多处骨骼。B：CT显示多发性病变。

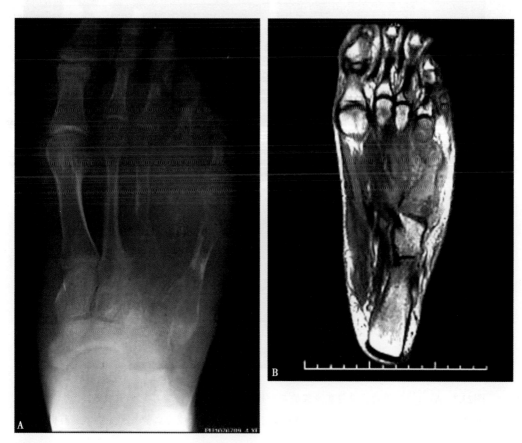

**图23.5** 右足的正位X线片（A）与MRI冠状位T1加权像（B），可见严重骨质疏松，伴有多发性血管肉瘤形成的溶骨性破坏，累及第3到第5跖骨。病变全部具有恶性侵袭性的特征，伴有皮质破坏与恶性骨膜新生骨形成。图B可显示第4跖骨病变并伴有病理性骨折。

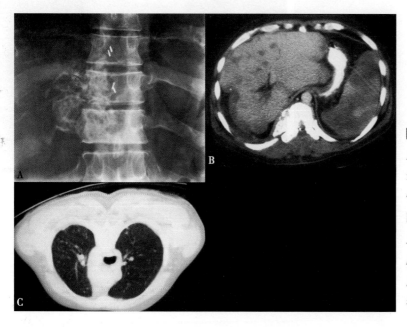

**图23.6** 42岁、男性，上皮样血管内皮瘤。A：X线片显示椎体的局部硬化性病变区域。B：CT显示除椎体硬化性病变外，多发性病变侵及肝脏。C：双肺CT显示肺实质受到上皮样血管内皮瘤的广泛侵犯。患者1年内死亡。

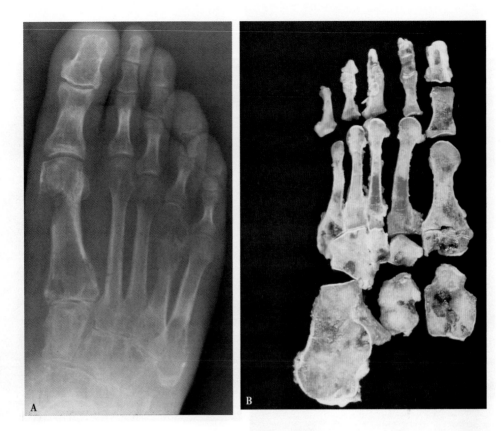

图23.7　A：1级血管内皮瘤侵犯足部的多个短骨。部分病变区域可见皮质破坏，病变区域扩展至软组织。B：与A相似的病变大体标本。多处暗红色区域为血管性肿瘤，无鱼肉样的肿瘤样成分。

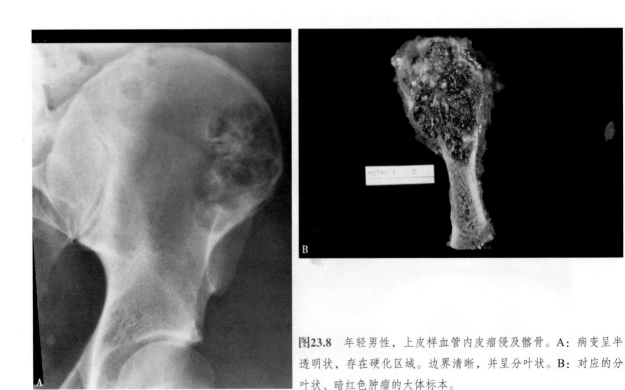

图23.8　年轻男性，上皮样血管内皮瘤侵及髂骨。A：病变呈半透明状，存在硬化区域。边界清晰，并呈分叶状。B：对应的分叶状、暗红色肿瘤的大体标本。

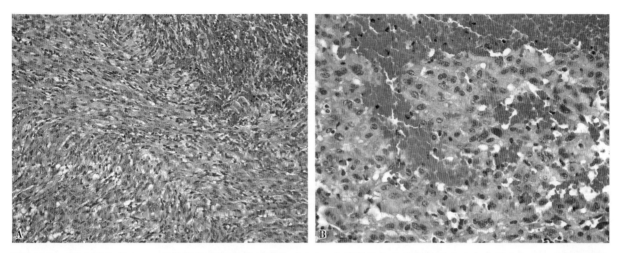

**图23.16**　2级血管肉瘤。A：成片的梭形细胞排列紧密（左），与疏松的出血性区域（右上）相融合。B：内皮细胞显示中度异型性。

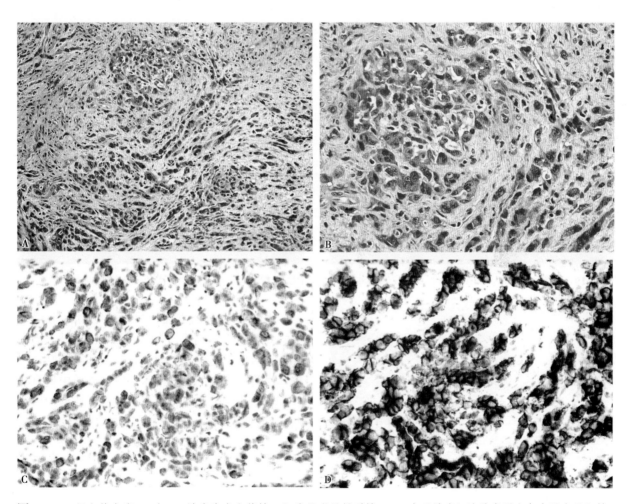

**图23.17**　3级血管肉瘤。A与B：肿瘤为成血管性，细胞呈明显异型性。C：由于肿瘤细胞的角蛋白免疫反应呈阳性，容易与癌相混淆。D：CD31免疫反应呈阳性，证实为血管肉瘤。

病灶区域均可发现新骨形成（图23.21）。骨小梁形成良好，边缘包绕成骨细胞。这些可能使人与骨母细胞瘤相混淆，但某些无新骨形成而仅有片状分布的肿瘤细胞的区域有助于排除后者。炎性细胞，尤其是嗜酸性细胞，可见于血管性肿瘤中，低级别肿瘤中尤为多见，也可见簇状分布的多核巨细胞。

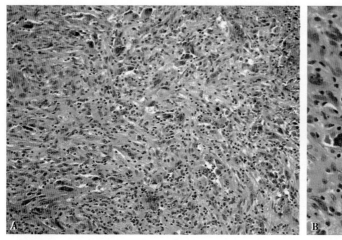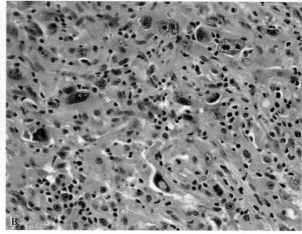

**图23.18** 3级血管肉瘤。A：无成血管性区域的实体部分，很难与其他高级别的梭形细胞肉瘤相鉴别。B：高倍镜下显示间变的内皮细胞以及明显的核仁。

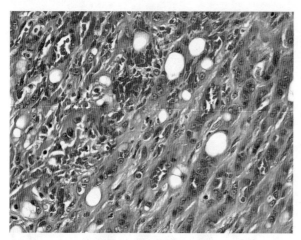

**图23.19** 3级血管肉瘤。高度异型性的内皮细胞中可见胞浆内腔隙。

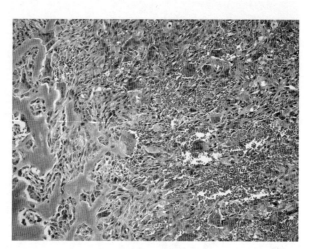

**图23.21** 1级血管肉瘤中形成的反应性新生骨。

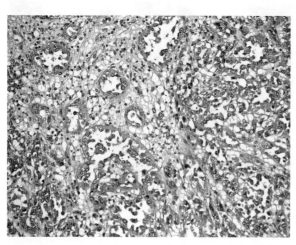

**图23.20** 3级血管肉瘤。饱满而呈异型性的内皮细胞衬覆于血管管腔，类似于转移性腺癌。

上皮样血管内皮瘤也可发生于骨。低倍镜下病灶表现为分叶状，中央为黏液样区域，周围常分布有巨细胞簇，类似软骨黏液样纤维瘤。上皮样血管内皮瘤的肿瘤细胞在黏液基质中呈巢状或条索状排列，胞浆较丰富，呈非常典型的粉红色，并含有空泡。黏液基质包含有印戒样肿瘤细胞是上皮样血管内皮瘤的典型表现（图23.22、图23.23）。Mayo医院的109例患者中只有11例考虑是上皮样血管内皮瘤。其中1例病变累及椎骨，6个月内转移至肝脏和肺，当肿瘤累及内脏器官时，其更具上皮样血管内皮瘤的特征性表现，患者很快死亡。在另一例中，病灶位于髂骨，在10年内转移至锁骨和肱骨，但患者并无全身受侵的症状。据Tsuneyoshi等的报道，约半数的血管性肿瘤考虑为上皮性，约2/3考虑为多中心性。

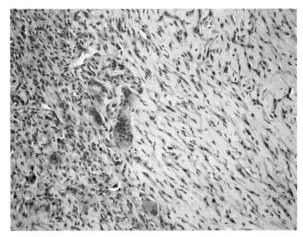

**图23.22** 上皮样血管内皮瘤，呈分叶状，中央的黏液基质区含有束状分布的梭形细胞。细胞密度逐渐增加，分叶周围可见破骨细胞样巨细胞。这些特征与软骨黏液样纤维瘤相似。

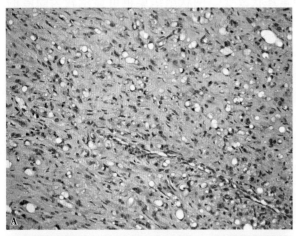

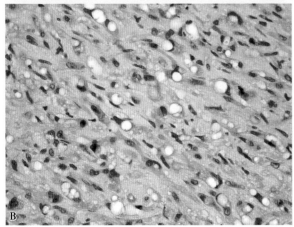

**图23.23** 上皮样血管内皮瘤。A：低倍镜下可见多个上皮样内皮细胞，胞质中的空泡样结构使细胞呈印戒样外观。B：细胞分布在淡蓝色的黏液基质中，与软骨样基质相似。

血管性肿瘤中的上皮样细胞一直受到关注。一些高级别的血管性肿瘤中含有簇状分布的上皮样细胞。本组中仅有4例典型的上皮样血管肉瘤。血管性肿瘤常需与转移癌进行鉴别，尤其当其发生于老年患者，并为多发性时二者更需仔细鉴别。转移性肾上腺样瘤中血管极为丰富。血管性肿瘤中常见吻合的血管管腔，而癌变中的血管管腔则为孤立性的。血管肉瘤中，成纤维性反应少见，但在转移癌中常见。血管性肿瘤有一些特异性较强的免疫学标记。在上皮样血管性肿瘤中，角蛋白可能为阳性。凝血因子Ⅷ、CD31、CD34在转移癌中为阴性，在血管肉瘤中为阳性。

低级别血管肉瘤和血管瘤也较难鉴别。虽然恶性血管肿瘤的多灶性表现更为突出，但血管瘤也可呈多中心性。有学者认为，一些低级别的血管肉瘤实际上表现为上皮样血管瘤，该瘤的特点为其中的上皮细胞呈立方形，并含有丰富的嗜酸性胞浆。

如前所述，血管肉瘤的主要分级依据为内皮细胞的异型性。虽然此分级依据的评价较为主观，但目前也无其他分级系统。40例为1级，27例是2级，31例为3级。11例为上皮样血管内皮瘤，未进行分级。以往文献所报道的低级别肿瘤更常表现为多发性的结论与本研究的结果并不一致。本组中还有1例为累及骨的Kaposi肉瘤，患者有皮肤的Kaposi肉瘤。2例为放射后病变，1例发生鼻窦窦道的慢性骨髓炎。35例为多中心性，其中11例为1级，8例为2级，10例为3级，其余6例为上皮样血管内皮瘤。

此外，恶性血管肿瘤还需与杆菌性血管瘤病相鉴别。后者常与免疫抑制有关，可见增生的毛细血管，毛细血管衬附有明显的内皮细胞。杆菌性血管瘤病常见与炎性反应相关的大量多形核白细胞以及由细菌菌落形成的泥沙样沉积物。

## 治疗

治疗前应明确病变是否为多中心性。虽然单独应用放疗对于部分多中心性低级别肿瘤有效，但一般还是提倡采用手术联合放疗。1例低级别血管肉瘤患者接受放疗7年后出现放射后肉瘤，约6个月后死于白血病。另一例低级别血管肉瘤患者在治疗17年后死亡，可能也发生放射后肉瘤，但是没有组织学证据。

## 预后

Rizzoli研究所报道29例血管肉瘤，1级肿瘤无死亡病例，2级肿瘤仅1例患者死亡，但15例3级血管肉瘤中至少10例患者死亡。Wold等报道112例血管肉瘤，1级肿瘤的无瘤生存率为95%，2级为62%，3级为20%。本组病例中单发和多发性肿瘤患者的预后并无差别。

血管肉瘤的治疗有多种方法，包括手术和放疗。在40例1级血管肉瘤中，7例患者在0~17年内死亡：其中1例为自杀，1例死于放射后肉瘤与白血病，1例可能死于放射后肉瘤，其余4例明确死于血管肉瘤。在27例2级血管肉瘤中，6例患者死亡：1例死于肺癌，5例死于血管肉瘤。在31例3级血管肉瘤中，3例患者治疗后的生存期分别是12.8、13和19年，其他患者死于诊断后的0~3.6年。1例患者死于其他无关原因。这些结果表明血管肉瘤的分级与预后显著相关。同时，与文献普遍报道相比，本组中1级血管肉瘤患者死亡率高。

## 血管外皮细胞瘤

Mayo医院中仅有15例原发性骨血管外皮细胞瘤，其中6例男性，9例女性。任何年龄段均可发病（图23.24）。发病高峰年龄为30~50岁。髂骨最常受累，15例中有3例，其他部位均未超过一例。最常见的症状为疼痛或（和）肿胀。影像学检查无特异性表现，仅表现为完全溶骨性、膨胀性病变。

血管外皮细胞瘤大体病理性特征不能确诊。肿瘤组织呈质硬或韧，有弹性，边界很清晰。在手术过程中往往会出现致命性的出血（图23.25、图23.26）。

血管外皮细胞瘤发生于骨中的组织学特征与软组织中表现相同。目前，世界卫生组织认为血管外皮细胞瘤与软组织的孤立性纤维性肿瘤如果不是同一种肿瘤，那么二者具有高度的相关性。肿瘤细胞呈椭圆形或圆形，可见梭形病灶区域。细胞质多不清晰。肿瘤细胞无显著的多形性。肿瘤细胞多排列于血管旁，聚集在一起使血管管腔变形，形成非常具有特征性的鹿茸状改变。网状组织染色可显示较为隐匿的血管（图23.27）。

肿瘤细胞与血管管腔之间的这种较为密切的关系在整个病变中均可发现。可在其他肉瘤中发现血管外皮细胞肉瘤的局灶性病变区域，如纤维肉瘤、恶性纤维组织细胞瘤、骨肉瘤等。间质软骨肉瘤中具有软骨岛，其肿瘤细胞的间变比血管外皮细胞瘤更多见。转移性血管外皮细胞瘤，尤其是来自脑膜的转移瘤，往往无法仅通过形态学方法与原发性骨血管外皮细胞瘤相鉴别。多数血管外皮细胞瘤至少为低度恶性。

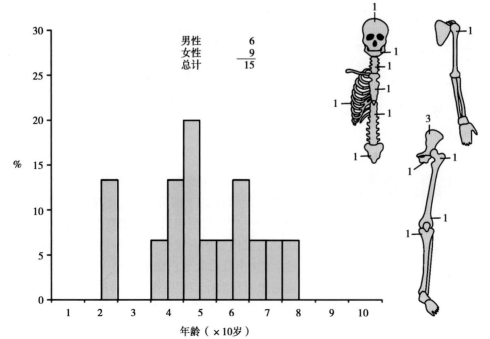

图23.24 血管外皮细胞瘤患者的年龄、性别及发病部位分布。

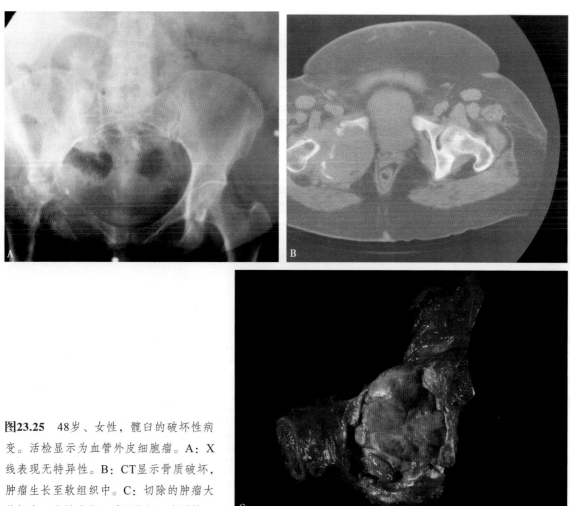

图23.25 48岁、女性，髋臼的破坏性病变。活检显示为血管外皮细胞瘤。A：X线表现无特异性。B：CT显示骨质破坏，肿瘤生长至软组织中。C：切除的肿瘤大体标本，边界清晰，质硬或韧，有弹性。

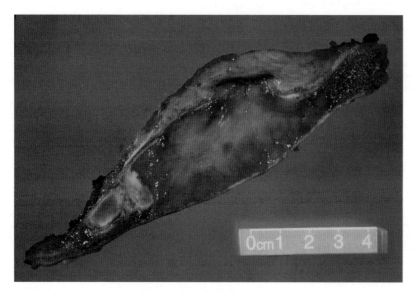

图23.26 75岁、女性，胸骨血管外皮细胞瘤，之前因乳腺癌接受8年治疗（由Iowa州Iowa City市University of Iowa Hospitals and Clinics的Dr. Charles Platz提供）。

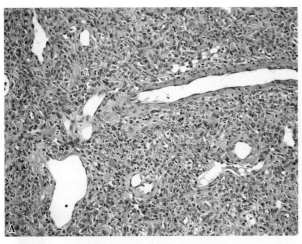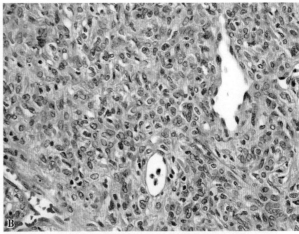

**图23.27**　血管外皮细胞瘤。A：低倍镜下可见肿瘤细胞呈圆形或椭圆形，肿瘤中有很多树枝状的血管管腔。B：血管周围可见椭圆形的肿瘤细胞，具轻度异型性。

Tang等总结文献提出骨血管外皮细胞瘤的分级系统，报道其5年生存率为75%，10年生存率为44%。Wold等报道15例骨血管外皮细胞瘤，仅3例无病生存。

（孙保勇　译

李敏　张鑫鑫　赵振国　于胜吉　校）

## 参考文献

1962　Hartmann, W. H. and Stewart, F. W.: Hemangioendothelioma of Bone: Unusual Tumor Characterized by Indolent Course. Cancer, 15:846–854.

1968　Otis, J., Hutter, R. V. P., Foote, F. W., Jr., Marcove, R. C., and Stewart, F. W.: Hemangioendothelioma of Bone. Surg Gynecol Obstet, 127:295–305.

1971　Dorfman, H. D., Steiner, G. C., and Jaffe, H. L.: Vascular Tumors of Bone. Hum Pathol, 2:349–376.

1971　Unni, K. K., Ivins, J. C., Beabout, J. W., and Dahlin, D. C.: Hemangioma, Hemangiopericytoma, and Hemangioendothelioma (Angiosarcoma) of Bone. Cancer, 27:1403–1414.

1972　Dube, V. E. and Fisher, D. E.: Hemangioendothelioma of the Leg Following Metallic Fixation of the Tibia. Cancer, 30:1260–1266.

1972　Garcia-Moral, C. A.: Malignant Hemangioendothelioma of Bone: Review of World Literature and Report of Two Cases. Clin Orthop, 82:70–79.

1973　Dunlop, J.: Primary Haemangiopericytoma of Bone: Report of Two Cases. J Bone Joint Surg, 55B:854–857.

1975　Larsson, S.-E., Lorentzon, R., and Boquist, L.: Malignant Hemangioendothelioma of Bone. J Bone Joint Surg, 57A:84–89.

1979　Rosai, J., Gold, J., and Landy, R.: The Histiocytoid Hemangiomas: A Unifying Concept Embracing Several Previously Described Entities of Skin, Soft Tissue, Large Vessels, Bone, and Heart. Hum Pathol, 10:707–730.

1980　Campanacci, M., Boriani, S., and Giunti, A.: Hemangioendothelioma of Bone: A Study of 29 Cases. Cancer, 46:804–814.

1981　Volpe, R. and Mazabraud, A.: Hemangioendothelioma (Angiosarcoma) of Bone: A Distinct Pathologic Entity With an Unpredictable Course. Cancer, 49:727–736.

1982　Weiss, S. W. and Enzinger, F. M.: Epithelioid Hemangioendothelioma: A Vascular Tumor Often Mistaken for a Carcinoma. Cancer, 50:970–981.

1982　Wold, L. E., Unni, K. K., Beabout, J. W., Ivins, J. C., Bruckman, J. E., and Dahlin, D. C.: Hemangioendothelial Sarcoma of Bone. Am J Surg Pathol, 6:59–70.

1982　Wold, L. E., Unni, K. K., Cooper, K. L., Sim, F. H., and Dahlin, D. C.: Hemangiopericytoma of Bone. Am J Surg Pathol, 6:53–58.

1985　Maruyama, N., Kumagai, Y., Ishida, Y., Sato, H., Sugano, I., Nagao, K., and Kondo, Y.: Epithelioid Haemangioendothelioma of the Bone Tissue. Virchows Arch [A], 407:159–165.

1986　Mirra, J. M. and Kameda, N.: Case Report 366: Myxoid Angioblastomatosis of Bone (Disseminated). Skeletal Radiol, 15:323–326.

1986　Tsuneyoshi, M., Dorfman, H. D., and Bauer, T. W.: Epithelioid Hemangioendothelioma of Bone: A Clinicopathologic, Ultrastructural, and Immunohistochemical Study. Am J Surg Pathol, 10:754–764.

1988　Jennings, T. A., Peterson, L., Axiotis, C. A., Friedlaender, G. E., Cooke, R. A., and Rosai, J.: Angiosarcoma Associated With Foreign Body Material: A Report of Three Cases. Cancer, 62:2436–2444.

1988　Tang, J. S., Gold, R. H., Mirra, J. M., and Eckardt, J.: Hemangiopericytoma of Bone. Cancer, 62:848–859.

1988　van der List, J. J., van Horn, J. R., Slooff, T. J., and ten Cate, L. N.: Malignant Epithelioid Hemangioendothelioma at the Site of a Hip Prosthesis. Acta Orthop Scand, 59:328–330.

1989　Case Records of the Massachusetts General Hospital. N Engl J Med, 320:854–860.

1989　LeBoit, P. E., Berger, T. G., Egbert, B. M., Beckstead, J. H., Yen, T. S., and Stoler, M. H.: Bacillary Angiomatosis: The Histopathology and Differential Diagnosis of a Pseudoneoplastic Infection in Patients With Human Immunodeficiency Virus Disease. Am J Surg Pathol, 13:909–920.

1990　Baron, A. L., Steinbach, L. S., LeBoit, P. E., Mills, C. M., Gee, J. H., and Berger, T. G.: Osteolytic Lesions and Bacillary Angiomatosis in HIV Infection: Radiologic Differentiation From AIDS-Related Kaposi Sarcoma. Radiology, 177:77–81.

1993　De Young, B. R., Wick, M. R., Fitzgibbon, J. F., Sirgi, K. E., and Swanson, P. E.: CD31: An Immunospecific Marker for Endothelial Differentiation in Human Neoplasms. Appl Immunohistochem, 1:97–100.

1993　O'Connell, J. X., Kattapuram, S. V., Mankin, H. J., Bhan, A. K., and Rosenberg, A. E: Epithelioid Hemangioma of Bone: A Tumor Often Mistaken for Low-Grade Angiosarcoma or Malignant Hemangioendothelioma. Am J Surg Pathol, 17:610–617.

1993　Tsang, W. Y. and Chan, J. K.: The Family of Epithelioid Vascular Tumors. Histol Histopathol, 8:187–212.

1996 Kleer, C. G., Unni, K. K., McLeod, R. A.: Epithelioid Hemangioendothelioma of Bone. Am J Surg Pathol, 20: 1301–1311.

2000 Miettinen, M. and Fetsch, J. F.: Distribution of Keratins in Normal Endothelial Cells and a Spectrum of Vascular Tumors: Implications in Tumor Diagnosis. Hum Pathol, 31:1062–1067.

2000 Wenger, D. E. and Wold, L. E.: Malignant Vascular Lesions of Bone: Radiologic and Pathologic Features. Skeletal Radiol, 29:619–631.

2003 Deshpande, V., Rosenberg, A. E., O'Connell, J. X., and Nielsen, G. P.: Epithelioid Angiosarcoma of Bone: A Series of 10 Cases. Am J Surg Pathol, 27:709–716.

2003 Evans, H. L., Raymond, A. K., and Ayala, A. G.: Vascular Tumors of Bone: A Study of 17 Cases Other Than Ordinary Hemangioma, With an Evaluation of the Relationship of Hemangioendothelioma of Bone to Epithelioid Hemangioma, Epithelioid Hemangioendothelioma, and High-Grade Angiosarcoma. Hum Pathol, 34:680–689.

# 长骨釉质瘤

基于影像学和病理学特征，可知长骨釉质瘤是一种发生于骨的特殊肿瘤。肿瘤中具有上皮细胞巢，但其起源尚不清楚。免疫组织化学和电子显微镜检查已经确定了这些细胞巢的类型为上皮细胞。曾有假说认为这种肿瘤可能是由上皮细胞的外伤性植入引起，因为几乎所有报道过的釉质瘤均发生于邻近表皮的骨中。还有人认为肿瘤来源于上皮组织的先天性残留。也有部分人认为长骨釉质瘤根本不是上皮细胞性的，而仅仅是某些肉瘤，如滑膜肉瘤或血管肉瘤的一种异常表现。

1957年，Changus等提出釉质瘤具有成血管细胞源性，许多组织学特征也支持这一观点。大多数釉质瘤大体观都富有血管，肿瘤细胞呈线形连续排列，上皮细胞清晰可见。肿瘤细胞的内皮标志物呈阴性，但上皮标志物却呈阳性，在其他章节我们也曾提到过此特征。

尽管存在争议，但不可否认的事实是，长骨釉质瘤是一小类表现为原发性骨病变的特殊肿瘤。釉质瘤发生于不同的组织可能使肿瘤产生不同的特征。目前尚无资料对釉质瘤好发于胫骨作出透彻的解释。

将此肿瘤定义为"*釉质瘤*"是因为它的组织学特征类似于下颌骨釉质瘤（釉质上皮瘤）。但下颌骨牙源性肿瘤以及发生于Rathke囊的肿瘤只是在组织学上与长骨釉质瘤具有相关性，很显然它们实际上是不同类型的肿瘤，因而本章此后的内容不包括这两种肿瘤。

## 发生率

Mayo医院的资料中有44例长骨釉质瘤患者（图24.1），占所有原发性恶性骨肿瘤的0.56%。1986年，Moon和Mori收集了文献著作中的180例病例和15例他们治疗过的病例资料。

## 性别

在本资料中，男性略多，这与以往的文献报道一致。

## 年龄

大部分的骨釉质瘤患者都是中青年。本组中约72%的患者为20~30岁。仅有2例为10岁以下，都是7岁，男女各1例，均为胫骨中段病变。最年长者为一例79岁的男性患者，同样为胫骨中段病变。

## 发病部位

尽管长骨釉质瘤可发生于所有长管状骨，但90%发生于胫骨。发生于短管状骨也有报道，但其诊断并不能确定就是釉质瘤。Mayo医院的资料中有43处病变（40例患者），34例发生于胫骨，其中29例位于胫骨中段，5例位于远端干骺端。4例患者发生于腓骨，其中2例在腓骨中段，2例

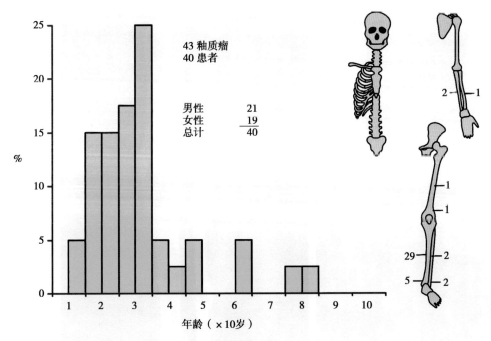

**图24.1** 釉质瘤患者的年龄、性别及发病部位分布。

在腓骨远端。一例1951年因腓骨釉质瘤接受治疗的患者，17年后因胫骨发病而再次入院。另有1例患者的釉质瘤同时累及胫骨和腓骨。有2例患者仅累及腓骨。在Keeney等人的研究中，85例患者中有70例累及胫骨，其中有11例累及同侧的腓骨，其他患者的情况分布如下：2例累及尺骨远端，1例累及桡骨中段，2例累及股骨（1例在中段，1例在远端）。

## 症状

大多数患者的发病表现为长期的临床过程，肿瘤进展缓慢。疼痛为最常见的首发症状，少数首发表现为局部肿胀。确诊之前其症状可持续数月到50年不等。在Keeney等人的报道中，约1/3的患者症状持续5年以上。病理性骨折很少发生。

## 体征

局部肿物为唯一的阳性体征，可能伴有疼痛。

## 影像学特征

最普遍或典型的表现为多个边界清楚、不同大小的透光区域，在透光区与其上下的延伸区域之间有散在的硬化骨。有的透光区很小，病变区几乎全部为骨皮质，类似于骨纤维结构不良。在一些很少见的病例中，透光区狭长，大部分存在于髓腔中，边缘可见不规则的硬化带。典型的病变常在骨干的中部可见某个范围较大的溶骨性区域，其中的骨破坏较为明显，此表现在胫腓骨同时受累时较为突出。多个透光区原本为病变多灶性的表现，但由于其中间隔的骨质存在异常硬化，因而这些透光区则被认为是单发性的同一个病变（图24.2~图24.5）。

极少数发生于多个骨的病变表现为大范围多孔状的透光区，局部皮质变薄隆起。最需与骨纤维结构不良相鉴别。

## 大体病理学特征

釉质瘤大体上通常具有如影像学所示的较清楚的边界。肿瘤多为分叶状，大部分为灰色或白色，其硬度不一，可为坚实的纤维性的质地，也可较柔软，类似脑组织（图24.6）。肿瘤中可存在针状骨质或钙化物质沉积，有时可见含有凝血或澄清液体的囊腔形成。一些肿瘤可侵蚀骨皮质，但对于之前未经手术干预的患者并不常见。如前所述，部分釉质瘤呈显著的偏心性生长，不侵犯髓腔，而仅局限于骨皮质。有1例釉质瘤罕见地发生于邻近胫骨的软组织中。

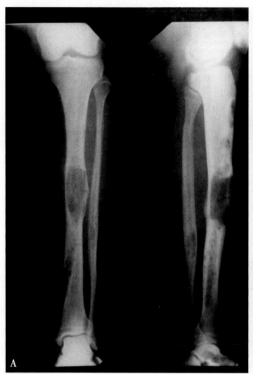
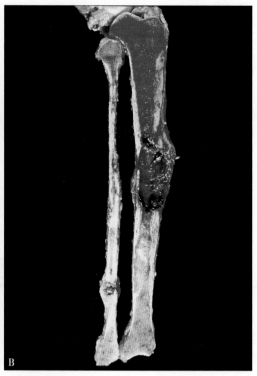

图24.2 19岁、女性，胫腓骨釉质瘤。A：胫骨皮质广泛破坏，中段可见范围较大的破坏区。此例表现非常典型。腓骨干下段也受累。B：对应的大体标本。相对于胫骨中段明显的骨质破坏区域，皮质受侵的范围明显更为广泛。

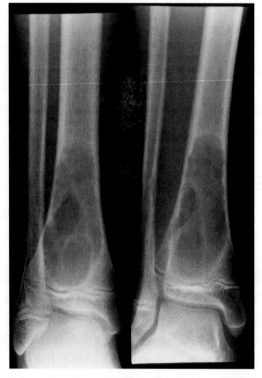

图24.3 14岁、男孩，胫骨远端病变，X线表现并不典型，无特异性。

## 组织病理学特征

釉质瘤的组织形态多样，但它们都有上皮样的特征。典型的组织学表现为纤维性间质中存在小的上皮细胞岛（图24.7~图24.10）。不同肿瘤中上皮组织和纤维组织的相对比例变化不一。一些肿瘤以纤维成分为主，仅有不太明显的微小细胞岛；而有些肿瘤中细胞岛成分显著，细胞间纤维间质稀少。上皮细胞巢的结构与形状也多种多样（图24.11）。典型的上皮细胞巢周围为基底细胞样细胞形成的栅栏样结构，中央含有星形细胞及微囊形成，类似釉质瘤的星网状层（图24.12）。部分病例可出现类似血管腔的相互吻合的腔隙（图24.13）。衬覆在这些腔隙周围的细胞具有与上皮样细胞相同的特征，且二者之间常可见过渡。明确的鳞状细胞分化不常见，大约仅存在于10%的肿瘤中。部分病例中可见鳞状细胞巢中央有角化珠形成（图24.14）。个别釉质瘤的肿瘤细胞为梭形，甚至可呈鱼骨状排列，类似纤维肉瘤（图24.15），

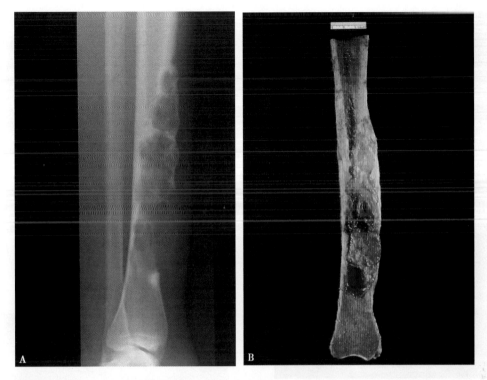

**图24.4** 釉质瘤。A：X线典型表现，可见胫骨中段与远端的皮质呈现多个透光区。B：对应的大体标本，肿瘤呈肉质，侵犯皮质，并累及髓腔（Raymond，A. K. and Unni，K. K.：Bones and Joints. In Karcioglu，Z. A. and Someren，A.[eds]. Practical Surgical Pathology. Lexington，MA，Collamore Press，1985，pp.769~821.经D. C. Heath and Company授权允许）。

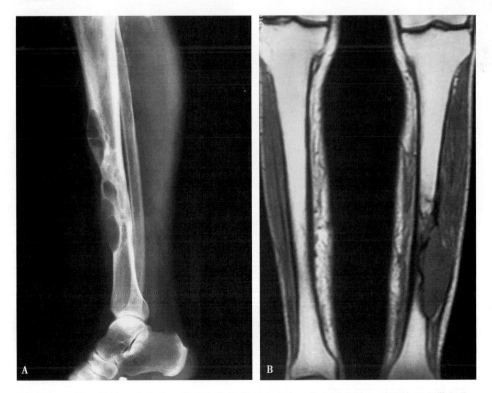

**图24.5** 79岁、男性，釉质瘤，疼痛症状持续10年。A：多个透光区，周围被硬化带包绕。B：MRI显示皮质破坏，软组织受累。

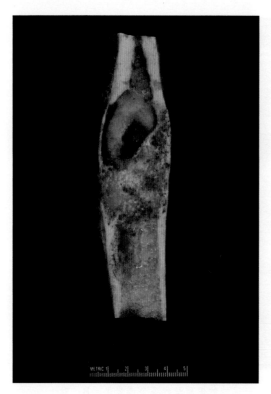

**图24.6** 31岁、女性，胫骨釉质瘤。肿瘤呈肉样质地，且皮质和髓腔中存在有纤维结构不良样区域。

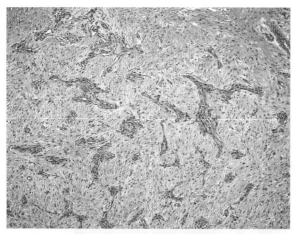

**图24.7** 低倍镜下胫骨釉质瘤的典型表现。可见形状不规则的上皮细胞巢，周围被纤维组织包绕。

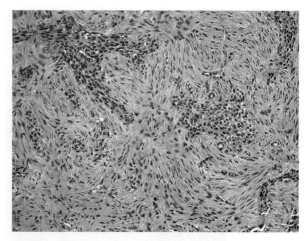

**图24.8** 釉质瘤中的上皮细胞未表现出显著的异型性。

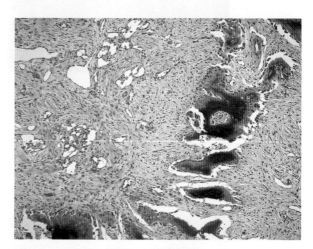

**图24.9** 釉质瘤中可见反应性新生骨。

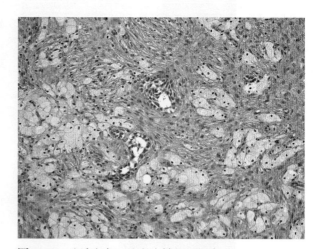

**图24.10** 釉质瘤中可见泡沫样组织细胞。

但细胞较小、排列紧密，且肿瘤细胞间无胶原物质生成。虽然细胞较小，但是细胞核并无异型性。偶尔梭形细胞可形成岛状，周围被细胞稀少的间质包绕，呈上皮样结构。在胫骨皮质中出现梭形细胞肿瘤实际上就可诊断为釉质瘤，在Keeney等人报道的85例病例中有16例即是这种情况（图24.9~图24.11、图24.15）。无论肿瘤的镜下形态如何，都缺乏明显的细胞异型性，这是釉质瘤的重要特征之一。这一点对于鉴别釉质瘤与转移瘤以及纤维肉瘤都十分重要。另外，转移瘤很少发生于胫骨，也很少发生于釉质瘤多发的年龄段。

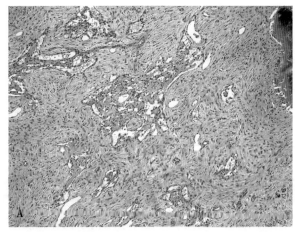

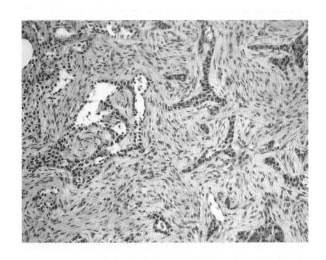

图24.11　釉质瘤中可见立方形上皮细胞。在某些上皮细胞巢中可见含铁血黄素。

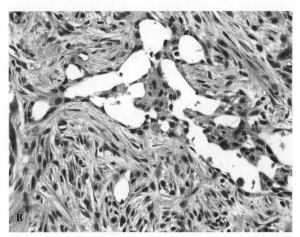

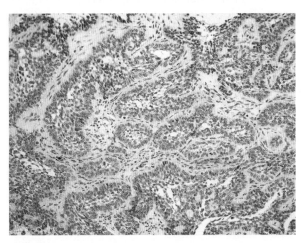

图24.12　基底细胞型釉质瘤。上皮细胞巢的周缘可见单层立方上皮细胞。

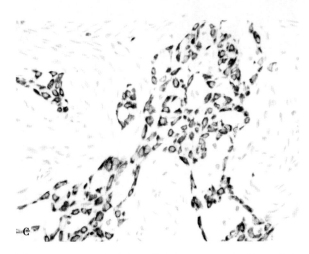

图24.13　图24.9中病变的其他视野。A：窦腔相互吻合形成的管状结构易误诊为血管性肿瘤。B：窦腔内壁可见扁平上皮细胞呈线形排列。C：上皮细胞的角蛋白免疫反应呈阳性。

很早就已发现胫骨釉质瘤中可有纤维结构不良样区域存在，最近研究认为这些区域是骨性纤维结构不良区域。在某些釉质瘤中这些区域可成为其主要组成部分。在这类肿瘤中上皮岛常不明显，甚至被忽视。骨性纤维结构不良的影像学特征与釉质瘤非常相似。虽然骨质破坏并非釉质瘤的必然表现，但较为常见，而骨性纤维结构不良多没有骨质破坏。然而一些釉质瘤仅依靠影像学表现很难与骨性纤维结构不良相鉴别。有研究证实，在骨性纤维结构不良中可出现角蛋白呈阳性的细胞，这提示骨性纤维结构不良和釉质瘤之间可能存在一定的关系。有一种观点认为骨性纤维结构不良是釉质瘤的一个早期阶段。然而来自Mayo医院和陆军病理研究所的两项大宗病例研究，却没有发现一例骨性纤维结构不良进展为釉质瘤。

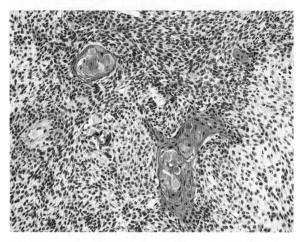

图24.14 17岁，男孩，胫骨釉质瘤，可见鳞状上皮分化的细胞巢中具有角化颗粒。

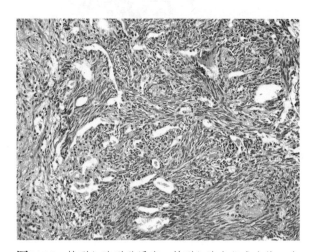

图24.15 梭形细胞型釉质瘤。梭形细胞交织成束状，未见间质生成。

Czerniak等人对于骨性纤维结构不良和釉质瘤之间的关系提出了不同的观点。他们认为釉质瘤可分为截然不同的两种类型：一种是经典型，发生于青年患者的胫骨皮质和髓质；另一种是分化型釉质瘤，多发生于儿童，病变界限清晰，局限于皮质中。这种分化型釉质瘤常有显著的骨性纤维结构不良的特征。他们假设，至少部分骨性纤维结构不良可能属于釉质瘤中的修复阶段。但这些作者并未提供任何临床随访资料支持这一观点，即皮质内的病损与经典的釉质瘤是两种并不完全相同的病变。

一些更大型的关于骨性纤维结构不良的研究证实其为自限性病变，不需要治疗。免疫组化染色显示的具有上皮样特征的细胞的存在还不足以将其归类为釉质瘤。目前，"分化型釉质瘤"或"骨性纤维结构不良样釉质瘤"这类名称指的都是类似于骨性纤维结构不良的病变，但HE切片可见其中含有巢状或条索状的上皮样细胞。可以确定的是，骨性纤维结构不良与釉质瘤可具有一致的影像学特征，部分釉质瘤还具有骨性纤维结构不良的组织学特征。但二者之间的关系仍然不甚明了。

## 治疗

Baker等仔细回顾了大量病例，并通过向这些病例的研究者们发放调查表来扩大有效信息收集量，发现在局部切除术后，2/3的患者出现复发，其中8例复发后死亡，因而认为截肢是可选的治疗方式。

然而，随着保肢手术相关技术的发展，很多患者可以通过局部切除来治疗。

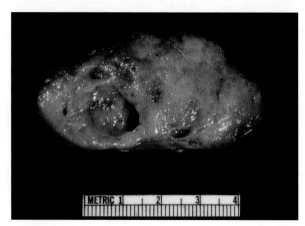

图24.16 30岁、男性，釉质瘤转移至腹股沟淋巴结。原发肿瘤位于胫骨，切除4年后发现淋巴结转移。

# 预后

早期进行根治性治疗可提高治愈率。而不充分的姑息性局部切除可使患者死于转移。虽然釉质瘤通常进展缓慢，但也有早期转移的例外，可通过血道或淋巴途径转移（图24.16）。据Keeney等人报道，3个月至19.4年内肿瘤有31%的复发率；6例发生淋巴结转移，13例发生肺转移。转移最晚可发生于初治后的17.9年。分化型釉质瘤大多表现为良性行为，进展为恶性者少见。

（孙保勇　译　李敏　张鑫鑫　校）

## 参考文献

1942 Dockerty, M. B. and Meyerding, H. W.: Adamantinoma of the Tibia: Report of Two New Cases. JAMA, 119:932–937.

1954 Baker, P. L., Dockerty, M. B., and Coventry, M. B.: Adamantinoma (So-Called) of the Long Bones: Review of the Literature and a Report of Three New Cases. J Bone Joint Surg, 36A:704–720.

1954 Lederer, H. and Sinclair, A. J.: Malignant Synovioma Simulating "Adamantinoma of the Tibia." J Pathol Bacteriol, 67:163–168.

1957 Changus, G. W., Speed, J. S., and Stewart, F. W.: Malignant Angioblastoma of Bone: A Reappraisal of Adamantinoma of Long Bone. Cancer, 10:540–559.

1962 Cohen, D. M., Dahlin, D. C., and Pugh, D. G.: Fibrous Dysplasia Associated With Adamantinoma of the Long Bones. Cancer, 15:515–521.

1962 Elliott, G. B.: Malignant Angioblastoma of Long Bone:-So-Called "Tibial Adamantinoma." J Bone Joint Surg, 44B:25–33.

1965 Moon, N. F.: Adamantinoma of the Appendicular Skeleton: A Statistical Review of Reported Cases and Inclusion of 10 New Cases. Clin Orthop, 43:189–213.

1969 Rosai, J.: Adamantinoma of the Tibia: Electron Microscopic Evidence of Its Epithelial Origin. Am J Clin Pathol, 51: 786–792.

1974 Unni, K. K., Dahlin, D. C., Beabout, J. W., and Ivins, J. C.: Adamantinomas of Long Bones. Cancer, 34:1796–1805.

1975 Huvos, A. G. and Marcove, R. C.: Adamantinoma of Long Bones: A Clinicopathological Study of Fourteen Cases With Vascular Origin Suggested. J Bone Joint Surg, 57A:148–154.

1977 Weiss, S. W. and Dorfman, H. D.: Adamantinoma of Long Bones: An Analysis of Nine New Cases With Emphasis on Metastasizing Lesions and Fibrous Dysplasia-Like Changes. Hum Pathol, 8:141–153.

1977 Yoneyama, T., Winter, W. G., and Milsow, L.: Tibial Adamantinoma: Its Histogenesis From Ultrastructural Studies. Cancer, 40:1138–1142.

1981 Campanacci, M., Giunti, A., Bertoni, F., Laus, M., and Gitelis, S.: Adamantinoma of the Long Bones: The Experience at the Istituto Ortopedico Rizzoli. Am J Surg Pathol, 5:533–542.

1982 Knapp, R. H., Wick, M. R., Scheithauer, B. W., and Unni, K. K.: Adamantinoma of Bone: An Electron Microscopic and Immunohistochemical Study. Virchows Arch [A], 398: 75–86.

1982 Rosai, J. and Pinkus, G. S.: Immunohistochemical Demonstration of Epithelial Differentiation in Adamantinoma of the Tibia. Am J Surg Pathol, 6:427–434.

1984 Alguacil-Garcia, A., Alonso, A., and Pettigrew, N. M.: Osteofibrous Dysplasia (Ossifying Fibroma) of the Tibia and Fibula and Adamantinoma: A Case Report. Am J Clin Pathol, 82: 470–474.

1984 Eisenstein, W. and Pitcock, J. A.: Adamantinoma of the Tibia: An Eccrine Carcinoma. Arch Pathol Lab Med, 108:246–250.

1985 Mills, S. E. and Rosai, J.: Adamantinoma of the Pretibial Soft Tissue: Clinicopathologic Features, Differential Diagnosis, and Possible Relationship to Intraosseous Disease. Am J Clin Pathol, 83:108–114.

1986 Cohn, B. T., Brahms, M. A., and Froimson, A. I.: Metastasis of Adamantinoma Sixteen Years After Knee Disarticulation: A Report of a Case. J Bone Joint Surg, 68A:772–776.

1986 Moon, N. F. and Mori, H.: Adamantinoma of the Appendicular Skeleton: Updated. Clin Orthop, 204:215–237.

1986 Sowa, D. T. and Dorfman, H. D.: Unusual Localization of Adamantinoma of Long Bones: Report of a Case of Isolated Fibular Involvement. J Bone Joint Surg, 68A:293–296.

1987 Gebhardt, M. C., Lord, F. C., Rosenberg, A. E., and Mankin, H. J.: The Treatment of Adamantinoma of the Tibia by Wide Resection and Allograft Bone Transplantation. J Bone Joint Surg, 69A:1177–1188.

1989 Czerniak, B., Rojas-Corona, R. R., and Dorfman, H. D.: Morphologic Diversity of Long Bone Adamantinoma: The Concept of Differentiated (Regressing) Adamantinoma and Its Relationship to Osteofibrous Dysplasia. Cancer, 64:2319–2334.

1989 Keeney, G. L., Unni, K. K., Beabout, J. W., and Pritchard, D. J.: Adamantinoma of Long Bones: A Clinicopathologic Study of 85 Cases. Cancer, 64:730–737.

1989 Schajowicz, F. and Santini-Araujo, E.: Adamantinoma of the Tibia Masked by Fibrous Dysplasia: Report of Three Cases. Clin Orthop, 238:294–301.

1991 Bloem, J. L., van der Heul, R. O., Schuttevaer, H. M., and Kuipers, D.: Fibrous Dysplasia vs Adamantinoma of the Tibia: Differentiation Based on Discriminant Analysis of Clinical and Plain Film Findings. Am J Roentgenol, 156:1017–1023.

1992 Ishida, T., Iijima, T., Kikuchi, F., Kitagawa, T., Tanida, T., Imamura, T., and Machinami, R.: A Clinicopathological and Immunohistochemical Study of Osteofibrous Dysplasia, Differentiated Adamantinoma, and Adamantinoma of Long Bones. Skeletal Radiol, 21:493–502.

1992 Sweet, D. E., Vinh, T. N., and Devaney, K.: Cortical Osteofibrous Dysplasia of Long Bone and Its Relationship to Adamantinoma: A Clinicopathologic Study of 30 Cases. Am J Surg Pathol, 16:282–290.

1993 Hazelbag, H. M., Fleuren, G. J., Van Den Broek, L. J., Taminiau, A. H., and Hogendoorn, P. C.: Adamantinoma of the Long Bones: Keratin Subclass Immunoreactivity Pattern With Reference to Its Histogenesis. Am J Surg Pathol, 17: 1225–1233.

1993 Kuruvilla, G. and Steiner, G. C.: Adamantinoma of the Tibia in Children and Adolescents Simulating Osteofibrous Dysplasia of Bone (Abstract). Mod Pathol, 6:7A.

1993 Park, Y. K., Unni, K. K., McLeod, R. A., and Pritchard, D. J.: Osteofibrous Dysplasia: Clinicopathologic Study of 80 Cases. Hum Pathol, 24:1339–1347.

1997 Hazelbag, H. M., Van den Broek, L. J., Fleuren, G. J., Taminiau, A. H., Hogendoorn, P. C.: Distribution of Extracellular Matrix Components in Adamantinoma of Long Bones Suggests Fibrous-to-Epithelial Transformation. Hum Pathol, 28:183–188.

2000 Qureshi, A. A., Shott, S., Mallin, B. A., and Gitelis, S.: Current Trends in the Management of Adamantinoma of Long Bones: An International Study. J Bone Joint Surg Am, 82-A:1122–1131.

2003 Kahn, L. B.: Adamantinoma, Osteofibrous Dysplasia and Differentiated Adamantinoma. Skeletal Radiol, 32:245–258.

2008 Gleason, B. C., Liegl-Atzwanger, B., Kozakewich, H. P., Connolly, S., Gebhardt, M. C., Fletcher, J. A., and Perez-Atayde, A. R.: Osteofibrous Dysplasia and Adamantinoma in Children and Adolescents: A Clinicopathologic Reappraisal. Am J Surg Pathol, 32:363–376.

2008 Jain, D., Jain, V. K., Vashista, R. K., Ranjan, P., and Kumar, Y.: Adamantinoma: A Clinicopathological Review and Update. Diagn Pathol, 3:8.

# 其他少见的骨肿瘤

本章主要讨论一些非常罕见的骨肿瘤，其中一部分包括在骨肿瘤的分类中（参见第一章），另一部分则未列于其中。包括其中神经和脂肪源性的肿瘤，已在本书前一版的第二十五章和第二十六章分别讨论过。

## 神经鞘瘤

神经源性骨肿瘤很少见。1992年，Turk等人综述了相关的英文文献，发现79例骨内施万细胞瘤（神经鞘瘤）。神经纤维瘤有别于神经鞘瘤，后者几乎没有恶变的倾向。区别通常非常简单：神经鞘瘤是来源于神经的界限清楚的肿块，而神经纤维瘤通常沿神经形成梭形肿块。

1961年，Hunt和Pugh研究了Mayo医院大约一半的病例，发现神经纤维瘤病伴有多样的骨骼变化。这些变化包括神经源性肿瘤对邻近骨的侵蚀性缺损、椎体发育不良引起的脊柱侧弯、眶后壁的缺损、先天性弓状畸形和假关节。而骨内神经纤维瘤更为罕见。部分骨缺损发生于Von recklinghausen病患者，二者为不相关的病理过程。

源自骨的恶性外周神经鞘瘤很少，即使是已报道的病例，其诊断依据也不完全可信。在疑似病例中，肿瘤呈恶性生长的固有特点使其组织起源难以准确判断。如果判定肉瘤为神经源性，要素之一是其生长应与神经相关。不管怎样，这仅是个单纯学术性的问题，因为这种神经源性肉瘤的治疗与骨纤维肉瘤相同。在Mayo医院的资料中，4例Von recklinghausen病患者同时伴有骨梭形细胞肉瘤。虽然这些病例的病变符合恶性外周神经鞘瘤，但无法证明其神经来源，因而将其归类于纤维肉瘤中。

## 发病率

骨神经鞘瘤是一种罕见的原发性骨肿瘤，Mayo医院有23例，占原发性良性骨肿瘤的比例不到1%（图25.1）。

## 性别

23例神经鞘瘤中，13例为女性。

## 年龄

发病年龄范围广泛，但23例神经鞘瘤中11例发生于10~30岁。

## 发病部位

下颌骨和骶骨是最常见的发病部位，分别有6例及9例肿瘤发生。发生在骶骨区域的神经鞘瘤并不罕见，通常不易辨别病变是来自骶骨还是来自神经而继发骨破坏。仅有1例病例的影像学特征表明肿瘤为原发性骨肿瘤。3例病变发生在颅骨，2例发生在股骨中段，1例发生在肋骨，1例发生在胫骨远端，1例发生在肩胛骨。文献指出下颌骨为神经鞘瘤的好发部位。

## 症状

骨神经鞘瘤多数无症状，少数产生明显的疼痛，有些发生局部肿胀。

## 体征

一般无特异性的阳性体征，除非患者并发神

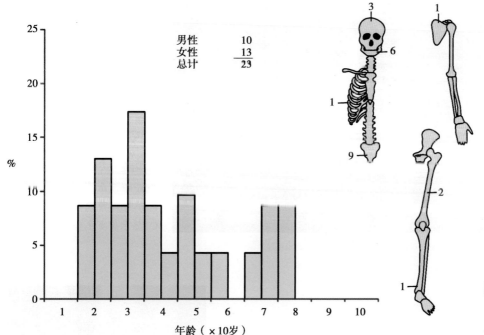

| | | |
|---|---|---|
| 男性 | 10 | |
| 女性 | 13 | |
| 总计 | 23 | |

**图25.1** 神经鞘瘤患者的年龄、性别及发病部位分布。

经纤维瘤病。

### 影像学特征

神经鞘瘤表现为界限清晰的囊状透光区，有时可见轻微硬化的边缘。在长管状骨，透光区通常位于骨干且常在两端。有时囊腔的边缘表现为不规则的波浪状，使骨缺损呈肥皂泡状（图25.2~图25.5）。

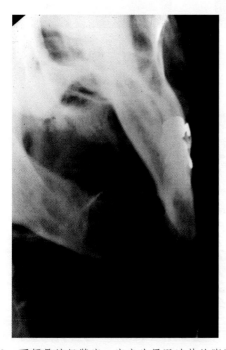

**图25.2** 下颌骨神经鞘瘤，病变为界限清楚的膨胀性透亮区，周围有硬化边缘，提示为良性病变。

### 大体病理学特征

骨的神经鞘瘤与软组织的神经鞘瘤一样，都是比较坚硬的成纤维组织肿块。肿瘤可部分呈凝胶状或黏液样，偶尔呈黄色或浅褐色。确定肿瘤与神经或其走行区域的关系是一个重要的诊断线索。病变可发生囊性变（图25.5）。

### 组织病理学特征

神经鞘瘤界限清晰，与周围骨组织有明显分界，不侵袭周围髓质骨。肿瘤细胞呈梭形，有时血管丰富，典型的血管壁厚且透明。梭形细胞的细胞核呈特征性的波浪状，常呈明显的栅栏状排列（图25.6，图25.7）。泡沫细胞和含铁血黄素常见。同发生于软组织的神经鞘瘤一样，肿瘤细胞核可大小不一、深染，或呈奇异形核，可能是因为存在退行性变。虽然细胞核形态似恶性肿瘤，但完全缺乏核分裂象及影像学表现均提示肿瘤为良性。

### 治疗

神经鞘瘤可行保守的局部切除。位于骶骨的巨大肿瘤，如果患者没有症状，尝试行完全切除可能风险较大。

### 预后

预后良好。如果同时存在神经纤维瘤病，可

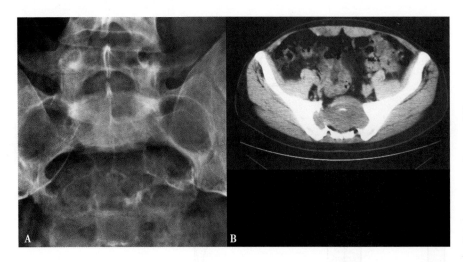

图25.3 40岁、男性，骶骨神经鞘瘤，患者背痛病史2年。A：X线平片显示巨大的溶骨性病变，界限清晰，边缘硬化，呈多孔状膨胀性生长，提示良性神经源性肿瘤；B：CT显示病变发生于骨。

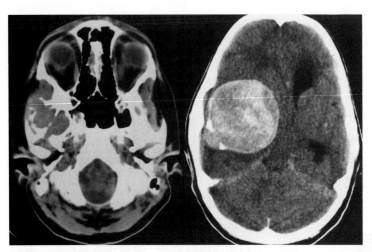

图25.4 12岁、女孩，两个层面的CT显示巨大颞骨神经鞘瘤。

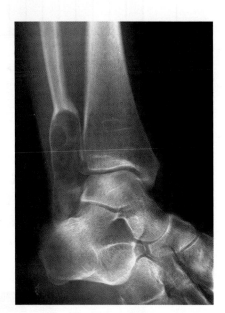

图25.5 50岁、男性，腓骨远端神经鞘瘤，病变为膨胀性，呈良性表现。

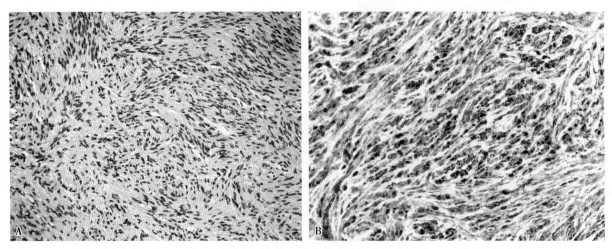

图25.6 A：神经鞘瘤中的Antoni A区，温和的梭形细胞呈短束状或小灶栅栏状排列；B：肿瘤细胞表达S-100蛋白。

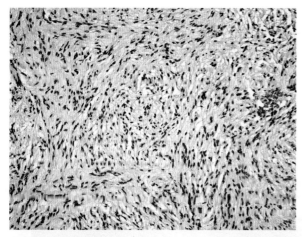

**图25.7**　与图25.6为同一肿瘤，Antoni B区中疏松的梭形细胞杂乱分布于黏液基质中。

能会影响远期预后。

## 脂肪瘤及脂肪肉瘤

尽管脂肪结缔组织在骨髓中很丰富，但骨的脂肪瘤却极其罕见。1976年，Morefield等从文献中收集了26例脂肪瘤并进行了综述报道。1988年，Milgram报道了61例组织学证实的孤立性骨内脂肪瘤。他认为，脂肪瘤可自行消退，并将其组织学表现分为三个阶段：第一阶段，肿瘤含有旺盛的脂肪细胞；第二阶段，部分脂肪发生坏死和钙化；第三阶段，Milgram认为是晚期阶段，特点是脂肪细胞完全钙化，出现骨梗死的征象。

### 发病率

在Mayo医院的手术资料中，只有11例骨内脂肪瘤（图25.8），这也许并不代表真正的发病率，因为脂肪瘤通常无症状。

### 性别

在这组脂肪瘤病例中，5例为女性，6例为男性。

### 年龄

11例脂肪瘤患者全部为成年人，年龄从23岁到71岁。

### 发病部位

脂肪瘤可累及任何骨骼：2例累及颅骨，3例累及股骨，累及尺骨、腓骨、胫骨、肋骨、肱骨及跟骨者各1例。Milgram通过对大宗病例的研究发现股骨近端是最常见的发病部位，跟骨列于其次。而在Mayo医院，跟骨是最常见的发病部位。

### 症状

5例脂肪瘤是偶然经X线发现的。1例病变发生于尺骨的患者局部出现肿胀。病变发生于股骨远端的患者主诉疼痛，不过，这种疼痛可能与脂肪瘤无关。在Milgram报道的病例中，多数患者无明显症状。

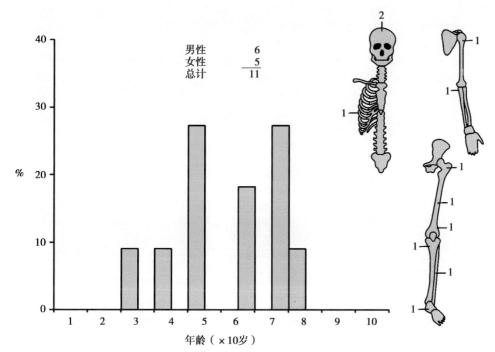

| | |
|---|---|
| 男性 | 6 |
| 女性 | 5 |
| 总计 | 11 |

**图25.8**　脂肪瘤患者的年龄、性别及发病部位分布。

**体征**

　　体格检查通常无异常发现。1例尺骨脂肪瘤发生肿胀。

**影像学特征**

　　X线片中脂肪瘤表现为界限清楚的透亮区，病灶周围可有或无硬化边缘。CT及MRI对病变的脂肪性质显示更为明确。典型病变有一个矿化的中心区。界限清楚的透亮区与硬化的中心区是骨内脂肪瘤的典型X线表现（图25.9、图25.10）。

**大体病理学特征**

　　大体观脂肪瘤为单纯性、或混杂有小梁骨的黄色病变。

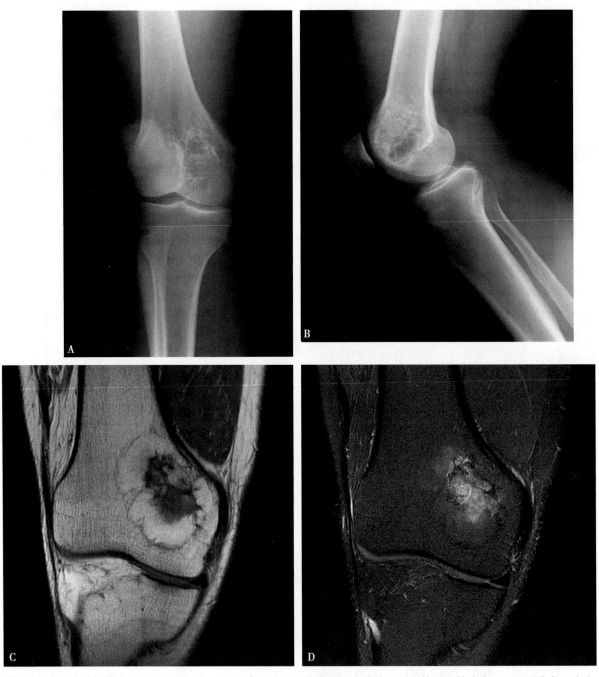

**图25.9**　右膝关节的正位（A）及侧位（B）X线片，显示股骨内侧髁溶骨性及硬化性混合性病变。MRI冠状位T1加权像（C）及冠状位T2加权抑脂像（D）显示病变主要由脂肪组成，病变中心为非脂肪瘤信号。MRI表现为良性骨内脂肪瘤，中心坏死、退变、营养不良性钙化，MRI可排除恶性诊断。

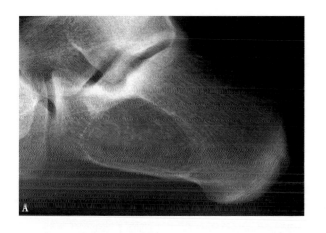
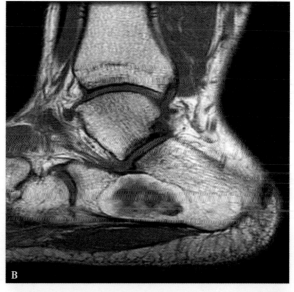
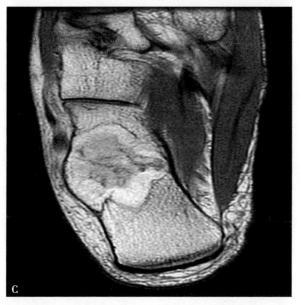
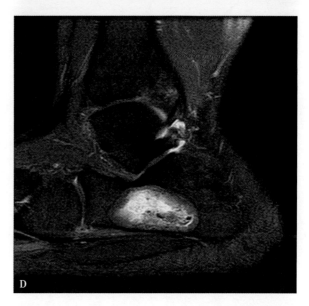

**图25.10** A：侧位X线片显示跟骨内界限清晰的溶骨性病变，鉴别诊断包括单纯性骨囊肿及骨内脂肪瘤。MRI矢状位（B）及轴位（C）T1加权像及矢状位T2加权抑脂像（D）显示病变主要由脂肪组成，有中心性坏死，诊断为骨内脂肪瘤。

**组织病理学特征**

骨内脂肪瘤易被漏诊，因其类似于骨髓脂肪（图25.11）。鉴别点是出现脂肪性肿块和髓质骨的缺如，髓质骨小碎片可能存在于脂肪瘤中。X线片上钙化的中心区域为无定形钙化，类似骨梗死中的钙化（图25.12~图25.14）。

骨原发性脂肪肉瘤非常罕见。在Mayo医院的资料中，仅有2例骨脂肪肉瘤，一例肱骨广泛受累者，同时伴有腹膜后脂肪肉瘤，后者可能才是原发灶。唯一的骨原发性脂肪肉瘤病例是一例

54岁女性，其肱骨近端发生广泛病变，经肩胛带截肢2年后，因椎骨和肝脏转移而死亡，此例患者没有发现其他软组织原发部位。Milgram描述了4例骨原发性脂肪肉瘤，他认为这些肿瘤源于已经存在的脂肪瘤。

**磷酸盐尿性间叶肿瘤**

已认识到低磷酸盐性软骨病可能与肿瘤（肿瘤源性骨软化症）有关，这些肿瘤通常发生于软

组织，但也可发生于骨。该肿瘤在过去被认为有多种不同的病理学特征，但其被统称为*磷酸盐尿性间叶肿瘤*。这类肿瘤几乎都存在血管增生（因而常被误诊为硬化性血管瘤或血管外皮细胞瘤）与巨细胞增殖，少数可见晶格状钙化（图25.15）。

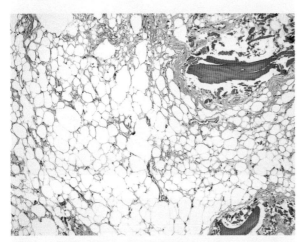

**图25.11** 低倍镜视野，骨内脂肪瘤易于漏诊，因其中的脂肪部分类似于骨髓脂肪，但没有骨髓的相应成分。

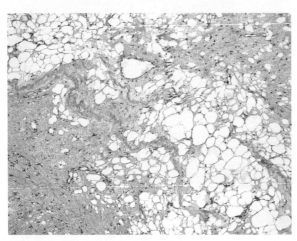

**图25.12** 骨内脂肪瘤中常见纤维变性。

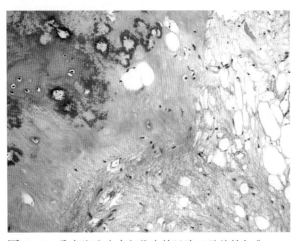

**图25.13** 骨内脂肪瘤中纤维变性区域可见灶性钙化。

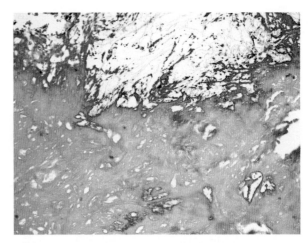

**图25.14** 骨内脂肪瘤中细微、呈粉末颗粒状的钙化，伴有纤维变性，无活性细胞，病变类似于骨梗死。

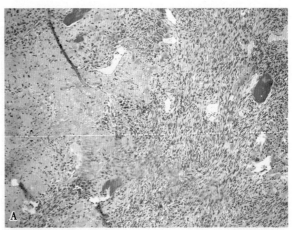

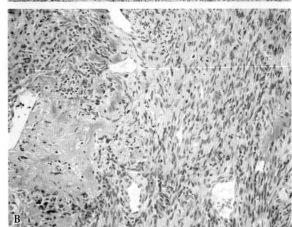

**图25.15** 磷酸盐尿性间叶肿瘤。A：病变由梭形细胞或纺锤状细胞组成，细胞无异型性，伴有毛细血管形成。B：常见模糊的蓝色或淡紫色钙化。

在Mayo医院的资料中，有3例骨肿瘤的组织学及临床特征符合磷酸盐尿性间叶肿瘤的诊断，这些病变往往较小，难以察觉。2例为男性，年龄分别为35岁及52岁；1例为女性，年龄为52岁。肿瘤分别累及股骨近端、股骨远端及第一颈椎。

每一例的组织学表现均存在血管增生、巨细胞和基质钙化。

## 腺泡状软组织肉瘤

腺泡状软组织肉瘤是一种累及年轻人臀部和大腿的极为罕见的软组织肉瘤。它可发生于一些特殊部位，如舌头。

在Mayo医院的资料中，有2例发生于骨的腺泡状软组织肉瘤患者，一例为累及胫骨近端的25岁女性，另一例为累及股骨远端的17岁女性。典型的组织学表现是肿瘤细胞排列成腺泡状结构，可见明显的窦状血管网，细胞质呈颗粒状，细胞核可见单个明显的核仁（图25.16）。组织学表现与转移性肾细胞癌相似。

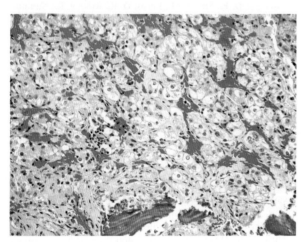

**图25.16**　27岁、女性，股骨远端腺泡状软组织肉瘤。肿瘤中可见呈腺泡状排列的多边形肿瘤细胞，肿瘤细胞含有囊状核，细胞质颗粒丰富、呈嗜酸性。

## 透明细胞肉瘤

透明细胞肉瘤被认为是黑色素瘤的一类表型，是一种罕见的软组织肉瘤，通常发生于肌腱和腱膜。肿瘤细胞呈纺锤形，通常呈巢状排列，核仁明显，常能见到成簇的巨细胞。我们有2例原发于骨的透明细胞肉瘤，一例为累及肋骨的18岁男性，另一例为累及尾骨的43岁女性，组织学表现与原发于软组织者完全相同（图25.17）。

## 副神经节瘤

副神经节瘤，也称化学感受器瘤，发生于化学感受器细胞，通常发生于颈动脉或主动脉分叉，也可发生于颈静脉球或主动脉旁器（Zuckerkandl器）。该肿瘤有内分泌功能，肿瘤细胞呈巢状（Zellballen状）排列在窦状血管网周围，细胞核位于中央，呈圆形，细胞质呈颗粒状（图25.18）。

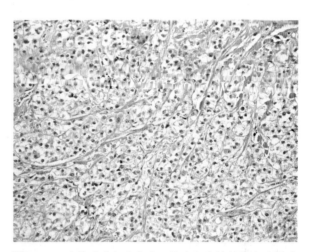

**图25.17**　肋骨透明细胞肉瘤。肿瘤细胞被纤维束分隔成巢状或簇状。透明或轻微嗜酸性的胞浆中可见椭圆形细胞核。

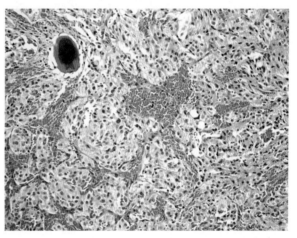

**图25.18**　骶骨转移性副神经节瘤。可见位于出血性背景中的肿瘤细胞巢，具有神经内分泌的特征。肿瘤周边可见髓质骨碎片。

副神经节瘤可以发生转移，但无明显恶性组织学特征。我们的资料中有数例骨的转移性副神经节瘤；有3例为原发于骨骼的副神经节瘤，2例发生于骶骨，分别为41岁女性和52岁男性，另一例是32岁的男性，发生于髂骨。对原发性骨副神经节瘤的诊断，只有在排除隐匿在其他部位的原发病变时才能确定。

## 室管膜瘤

室管膜瘤是发生于脑室侧壁或脊髓中央管的肿瘤。黏液乳头状室管膜瘤几乎全部发生在马尾区。肿瘤细胞的细胞核呈圆形或卵圆形，肿瘤细胞围绕的基质中心常有黏液样变。Mayo医院有2例室管膜瘤发生在骶骨，类似骶骨脊索瘤。一例是46岁的男性，另一例是51岁的女性。

## 混合瘤

混合瘤（多形性腺瘤、肌上皮瘤）是一种发生于唾液腺的良性肿瘤，它也可发生于其他部位，如皮肤和软组织。转移至骨骼而无恶性组织学表现的混合瘤非常少见，发生于骨的混合瘤更是罕见。在我们的资料中，仅有1例骨混合瘤，这是一例骶骨发生病变的44岁女性，肿瘤组织学表现非常典型，软骨小叶与排列呈巢状的肌上皮细胞混杂在一起。

（宋建民　王勇平　译
陈勇　周勇　张鑫鑫　校）

## 参考文献

1961 Hunt, J. C., and Pugh, D. G.: Skeletal Lesions in Neurofibromatosis. Radiology, 76:1–20.

1970 Salassa, R. M., Jowsey, J., and Arnaud, C. D.: Hypophosphatemic Osteomalacia Associated With "Nonendrocrine" Tumors. N Engl J Med, 283:65–70.

1972 Evans, D. J. and Azzopardi, J. G.: Distinctive Tumours of Bone and Soft Tissue Causing Acquired Vitamin-D-resistant Osteomalacia. Lancet, 1:353–354.

1976 Moorefield, W. G., Jr., Urbaniak, J. R., and Gonzalvo, A. A. A.: Intramedullary Lipoma of the Distal Femur. South Med J, 49:95–97.

1981 Gadgil, R. K and Ranadive, N. U.: Chondroid Syringoma (Mixed Tumour) of Radius. Indian J Cancer, 18;81–83.

1985 Weidner, N., Bar, R. S., Weiss, D., and Strottmann, M. P.: Neoplastic Pathology of Oncogenic Osteomalacia/Rickets. Cancer, 55:1691–1705.

1988 Marzola, C., Borguetti, M. J., and Consolaro, A.: Neurilemmoma of the Mandible. J Oral Maxillofac Surg, 46:330–334.

1988 Milgram, J. W.: Intraosseus Lipomas: A Clinicopathologic Study of 66 Cases. Clin Orthop, 231:277–302.

1992 Turk, P. S., Peters, N., Libbey, N. P., and Wanebo, H. J.: Diagnosis and Management of Giant Intrasacral Schwannoma. Cancer, 70:2650–2657.

1994 Park, Y. K., Unni, K. K., Beabout, J. W., and Hodgson, S. F.: Oncogenic Osteomalacia: A Clinicopathologic Study of 17 Bone Lesions. J Korean Med Sci, 9:289–298.

1996 Yokoyama, R., Mukai, K., Hirota, T., Beppu, Y., and Fukuma, H.: Primary Malignant Melanoma (Clear Cell Sarcoma) of Bone: Report of a Case Arising in the Ulna. Cancer, 77:2471–2475.

1999 Park, Y. K., Unni, K. K., Kim, Y. W., Han, C. S., Yang, M. H., Wenger, D. E., Sim, F. H., Lucas, D. R., Ryan, J. R., Nadium, Y. A., Nojima, T., and Fletcher, C. D.: Primary Alveolar Soft Part Sarcoma of Bone. Histopathology, 35:411–417.

2004 Folpe A. L., Fanburg-Smith, J. C., Billings, S. D., Bisceglia, M., Bertoni, F., Cho, J. Y., Econs, M. J., Inwards, C. Y., Jan de Beur, S. M., Mentzel, T., Montgomery, E., Michal, M., Miettinen, M., Mills, S. E., Reith, J. D., O'Connell, J. X., Rosenberg, A. E., Rubin, B. P., Sweet, D. E., Vinh, T. N., Wold, L. E., Wehrli, B. M., White, K. E., Zaino, R. J., and Weiss, S. W.: Most Osteomalacia-Associated Mesenchymal Tumors Are a Single Histopathologic Entity: An Analysis of 32 Cases and a Comprehensive Review of the Literature. Am J Surg Pathol, 28:1–30.

2008 Aisner, S. C., Beebe, K., Blacksin, M., Mirani, N., and Hameed, M.: Primary Alveolar Soft Part Sarcoma of Fibula Demonstrating ASPL-TFE3 Fusion: A Case Report and Review of the Literature. Skeletal Radiol, 37:1047–1051.

2009 Bahrami, A., Weiss, S. W., Montgomery, E., Horvai, A. E., Jin, L., Inwards, C. Y., and Folpe, A. L.: RT-PCR Analysis for FGF23 Using Paraffin Sections in the Diagnosis of Phosphaturic Mesenchymal Tumors With and Without Known Tumor Induced Osteomalacia. Am J Surg Pathol, In Press.

# 常见类骨肿瘤病变

本书未将所有反应性、创伤性、感染性、代谢性、先天性和其他与良恶性骨肿瘤有类似症状的骨疾病纳入讨论之中，因为这些疾病大多可通过临床表现和影像学检查进行鉴别，不需要外科病理学家参与诊断。本章的目的是指出工作中遇到的问题类型，并简要记录其他病理专家请求会诊的标本中常见的问题。其中骨的血友病性假瘤和骨包虫病等疑难复杂病例在美国国内罕见，因而也没有在本书中进行讨论。

## 转移瘤

转移瘤是目前恶性骨肿瘤当中最常见的一种。虽然根据临床病史，常可以得到正确的诊断，但在确诊之前就假定单发或多发骨病变与确诊的原发癌之间具有必然联系往往是不可靠的。例如，骨髓瘤特征性的穿凿样骨破坏区可能会被误诊为溶骨性转移瘤。当仅有单发骨病变，而未检查出原发肿瘤时，则难以确诊为转移瘤。透明细胞性肾细胞癌的继发性骨破坏与骨的原发性破坏特别相似，因为前者易形成临床上所见的孤立性转移灶，肿瘤细胞常呈明显的梭形，而原发灶的发生部位又较隐蔽。恶性肿瘤也可直接蔓延侵及骨质。

### 体征

转移瘤的骨破坏可以和骨原发恶性肿瘤非常相似。最突出的症状有疼痛，伴或不伴有肿胀，以及肿瘤压迫周围组织或病理性骨折。恶性肿瘤的全身症状表现程度不一。

### 影像学特征

转移瘤经常出现具有恶性特征的不规则骨破坏。尽管大多数病灶为溶骨性的，但很多前列腺癌的骨转移灶以及少数其他肿瘤的骨转移灶却是成骨性的。较大的单纯溶骨性破坏区，同时伴有动脉瘤样扩张的表现，高度提示可能为肾癌骨转移。放射性骨扫描可显示骨骼其他部位的累及情况。特别是当病变累及脊柱时，MRI能显示比临床表现更广泛的病变范围。CT同样可以显示出隐匿的原发肿瘤，如透明细胞性肾细胞癌（图26.1~图26.4）。

### 大体病理学特征

骨转移瘤在大体标本上并没有诊断性特征。病变的大体形态变化很大，可因肿瘤的促纤维增生反应表现为纤维性的质硬肿块，也可表现为极度柔软甚至呈黏糊状。成骨性转移灶在转移性前列腺癌很常见，肿瘤通常十分致密并具有相对的特征性。在极少数情况下，转移瘤的反应性成骨与骨肉瘤产生的瘤骨非常相似（图26.5~图26.7）。

### 组织病理学特征

多数情况下，骨转移瘤的患者都会存在已确诊的原发灶。实施活检只是为了确定骨转移是否存在。细针穿刺活检是诊断转移瘤非常好的方法。如有可能，有必要将活检标本和先前的原发肿瘤进行对比观察。

大多数转移瘤在组织学上易于识别。转移性

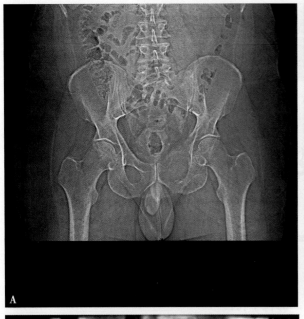

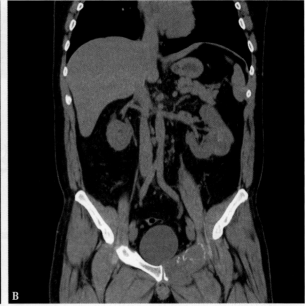

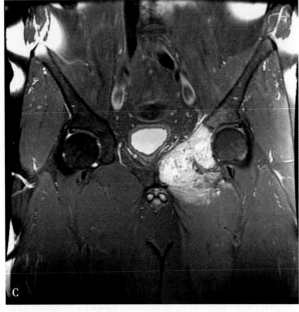

**图26.1**　转移性肾细胞癌。CT扫描（A）和二维冠状位CT重建（B）显示左耻骨和髋臼的严重地溶骨性破坏病变。C：MRI冠状位T2加权像显示病变伴有较大的周围软组织肿块，侵犯范围从耻骨联合到髋关节。耻骨溶骨性病变是典型的肾细胞癌转移表现。

腺癌和鳞癌在诊断上也大多没有困难。然而，当骨病变为恶性肿瘤的唯一表现时，病理学家就需要指导临床医生去寻找原发灶，这不仅是出于学术兴趣，更有重要的实际意义。一些转移瘤，比如乳腺癌，可能对某些治疗有反应，那么患者就可能获得生存期的延长。正确地鉴别前列腺癌以便实施恰当的激素治疗也很重要。但来源于肺或肾脏的转移瘤一般预后较差（图26.8~图26.12）。

对于某些恶性肿瘤，病理学家可以精确地指出原发病灶。比如甲状腺癌骨转移、转移性肝细胞癌、转移性透明细胞癌和其他一些转移瘤其特征非常明显，易于明确诊断（图26.8~图26.10）。然而，对于某些分化很差的腺癌或鳞癌，病理学

家仅能对可能的原发部位提出建议。因此免疫组织化学染色技术作为辅助检测手段，对于鉴别原发部位已经越来越重要。一个典型的例子是应用前列腺特异性抗原（PSA）和前列腺酸性磷酸酶（PAP）的免疫组化染色来明确前列腺癌的诊断。

少数情况下，转移瘤可呈梭形，类似肉瘤形态。大多数梭形细胞癌具有肥胖的细胞，并且如果患者的年龄与癌的高发年龄相符，则怀疑骨原发性肉瘤的同时，都应该考虑发生转移瘤的可能性。取材标本可能显示明显的上皮样分化，这种情况尤其常见于伴有肉瘤样变的转移性肾细胞癌。免疫组化染色可以显示肿瘤的上皮样特征（图26.11、图26.12）。但不是所有肉瘤样癌

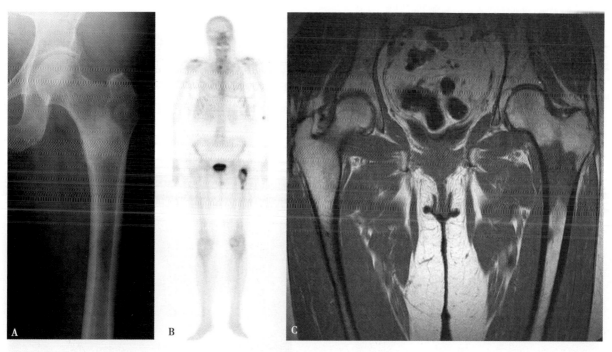

**图26.2** 乳腺癌股骨转移。A：前后位X线片显示左股骨转子下区域显著硬化性的病变，伴有小转了破坏。B：骨扫描显示该病变为单发性。C：MRI冠状位T1加权像显示病变破坏区域的解剖范围。尽管影像学检查不具特异性，但其结果与转移相符合。

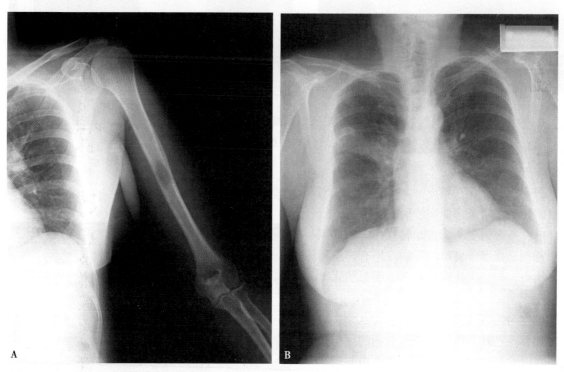

**图26.3** 50岁，女性，左肱骨前后位X线片显示肱骨干中段溶骨性破坏，伴有骨皮质变薄和骨膜反应。该病变疑似转移瘤，但需与淋巴瘤和骨髓瘤鉴别。组织学表现为未分化癌。B：进一步行胸部X线等检查，发现右肺门巨大肿物，符合原发性支气管肺癌。

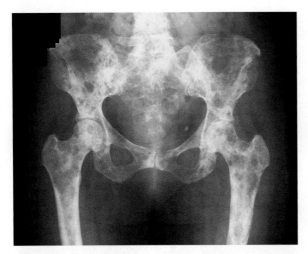

**图26.4**　继发于乳腺癌的广泛溶骨性转移瘤（来自Pugh，D.G.：Roentgenologic Diagnosis of Diseases of Bones. New York，Thomas Nelson & Sons，1951，p.277，经Williams & Wilkins公司许可）。

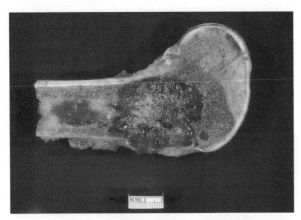

**图26.5**　69岁，男性，肾细胞癌，透明细胞型，转移瘤累及近端肱骨。肿瘤的红棕色外观为肾细胞癌的典型表现。10年前患者发生肺转移，并接受肾切除术。

## 治疗

　　骨转移瘤患者的治疗日渐重要。对于已确诊为癌症的患者，特别是前列腺癌和乳腺癌患者，无论是药物和外科去势等激素疗法都有效果。放射性碘治疗可长期控制来自甲状腺的转移瘤。骨

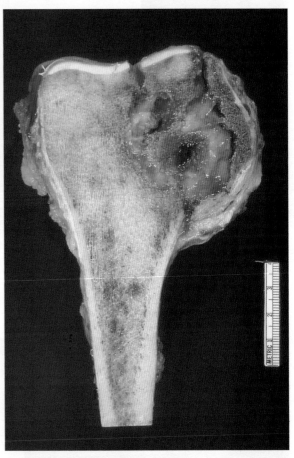

**图26.6**　转移性肾细胞癌，4级，伴有肉瘤样特征。肿瘤灰褐色鱼肉样的部分为肉瘤样分化区域，红色部分表现为透明细胞的特征。

　　都可显示出上皮样分化，相反一些肉瘤也可以出现角蛋白阳性。在对考虑为肉瘤的成人患者进行外科治疗前，务必需要临床排除转移性肉瘤样癌的可能，特别是来源于肾脏的肿瘤。但有时虽然经过充分检查，但仍无法发现非常不明显的肾脏肿瘤。

　　转移瘤也可能因为其他的组织学特点而引起混淆。比如，一些转移瘤可以产生大量的反应性新生骨，有时会很难判断这些新生骨是由肿瘤本身产生还是骨组织对肿瘤的反应。如上所述，某些骨肉瘤可以显示上皮样特征，因此大大增加了诊断难度。有些转移瘤会引起反应性的破骨细胞的增生，使病变类似于骨巨细胞瘤。

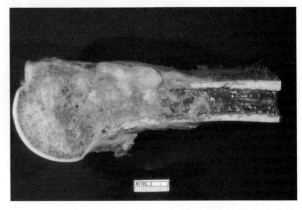

**图26.7**　肱骨近端肺转移性腺癌形成的破坏性肿物。该肿块同时也被慢性淋巴细胞性白血病/淋巴瘤累及。

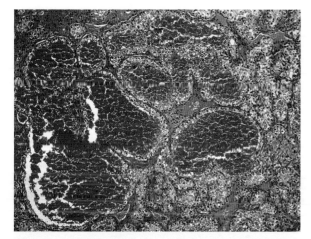

**图26.8**　转移性肾细胞癌显示此类肿瘤常有丰富的血管。

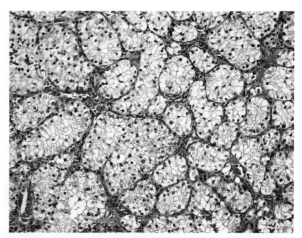

**图26.9**　典型的转移性肾透明细胞癌中可见肿瘤细胞排列呈器官样结构。

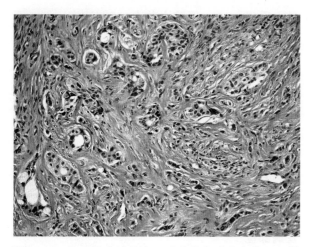

**图26.10**　转移性乳腺腺癌。肿瘤伴有致密纤维组织增生，腺样分化清晰可辨。

科手术和放疗或其他疗法联合应用在骨转移瘤的治疗中具有重要的意义。转移瘤患者会由于生存期的延长，更易于配合对病理性骨折的预防和治疗。

**预后**

　　如前所述，转移瘤的预后取决于肿瘤的原发部位。对于转移性肾细胞癌患者，如果先前切除了原发肿瘤，将会有较长的生存时间。相反，肾细胞癌伴有骨转移的患者，预后就很差。

**纤维病变**

　　各种良性纤维性增生的表现可以与原发性骨肿瘤相似。

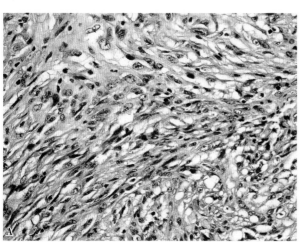
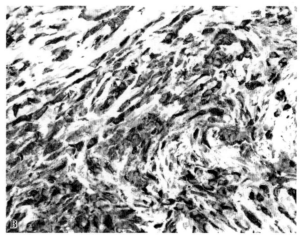

**图26.11**　肺转移性肉瘤样癌。A：多形性肿瘤细胞形成原发性高级别恶梭形细胞肉瘤的常见特点。B：肿瘤细胞的角蛋白免疫学反应呈强阳性，由此确诊转移瘤。

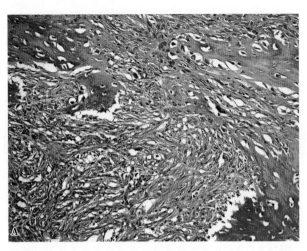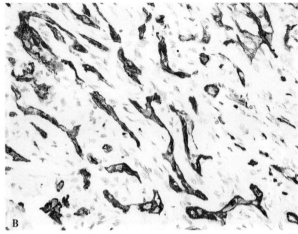

图26.12　原发乳腺癌的转移性肉瘤样癌。A：间变的肿瘤细胞和反应性新生骨的存在可能导致误诊为骨肉瘤。B：肿瘤细胞呈弥漫性角蛋白免疫反应阳性。

### 干骺端纤维缺损

干骺端纤维缺损、纤维瘤、非骨化性纤维瘤和纤维皮质缺损都有相同的骨的组织病理学改变。大多数干骺端纤维缺损的自发消退以及其与骨生长区的关系特点证明其为不完全的骨化，而不是肿瘤。尽管干骺端纤维缺损的名称较常用，但有时也称作纤维瘤。影像学资料显示，大约1/3的生长期儿童影像学可见小的皮质缺损，以股骨远端最为常见。仅少数可诊断明确、或引起明显临床症状才需手术治疗。一些成纤维性肿物，组织学难以和良性肿物相鉴别，可持续生长甚至引起重要管状骨的病理性骨折。患者可在一处或多处肢体出现多发纤维缺损。

Mirra等提出，如果出现多处干骺端纤维缺损，则患者可能还同时存在其他问题或可能出现Jaffe-Campanacci综合征。

尽管干骺端纤维缺损不具有恶性的临床表现，但其中的良性多核细胞成分仍常会使其被误诊为骨巨细胞瘤。

所谓骨膜硬纤维瘤可视为是纤维缺损中一种少细胞性的变异。骨膜硬纤维瘤这一名称提示病变的侵袭性。病变位于股骨下端后内侧面，这很可能是由大收肌肌腱的腱鞘止点发生撕脱性损伤引起，因此，也可更为贴切的称其为撕脱性皮质骨不规则样变。

### 发病率

尽管手术病例中少见干骺端纤维缺损，但实际上该病的发生率较高，因为大多数患者并没有进行手术。Mayo医院中共有147例该病病例（图26.13）。

### 性别

男性稍多。

### 发病年龄

典型的干骺端纤维缺损发生于儿童和青少年。本组病例中年龄最大者为37岁，16例患者超过20岁，约73%的患者为10~20岁。

### 发病部位

本组病例中，除3例病变累及锁骨，1例累及肋骨外，其余均位于长骨。几乎所有长骨病变都位于干骺端，但有7例位于骨干，其中3例位于股骨，2例位于肱骨，1例位于胫骨，1例位于腓骨。这可能与骨骼生长有关，病变随骨生长而移动。

4例患者存在2处病变，其中2例同时累及胫、腓骨，2例同时累及胫骨和股骨。4例患者有多处干骺端纤维缺损，其中1例存在与Jaffe-Campanacci综合征表现相似的皮肤色素沉着；另1例除了皮肤色素沉着外，还有软组织血管瘤。

### 症状

干骺端纤维缺损多无明显临床症状，往往因局部其他不相关原因进行影像学检查时被偶然发现。局部疼痛的持续时间常较短暂，可能与存在有微小的病理性骨折有关。偶尔会有患者出现病理性骨折。

### 体征

体格检查对于干骺端纤维缺损的诊断意义不大。在极个别病例中，如果累及的骨骼接近体表可有轻度肿胀，偶尔伴发骨折。如前所述，2例患者有皮肤色素沉着。

### 影像学特征

大多数干骺端纤维缺损都有显著的具有诊断价值的影像学特征。当大的管状骨受累时，病变常呈偏心性，并有骨皮质形成的隆起，病变处皮质变薄（图26.14~图26.17）。

透光区始于干骺端，接近或位于骨骺线。随着骨骺生长，病变区向骨干中央移动。病损边缘界限清晰，呈贝壳样的硬化缘（图26.18）。骨小梁常横穿病灶，形成多房的表现；但这些小梁多不完整，实际为凹凸不平的病灶内壁，使其看起来呈多房状。有时病变可贯穿病变骨的全部宽度。干骺端纤维缺损的影像学特征非常典型，通

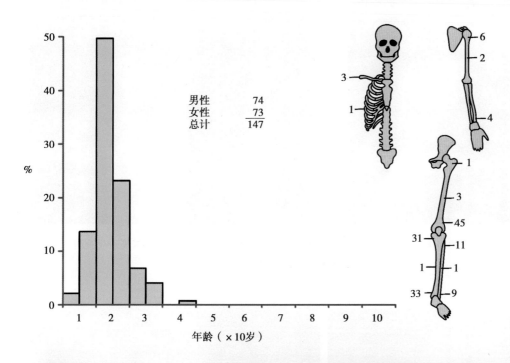

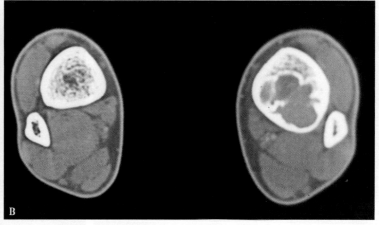

图26.13　干骺端纤维缺损患者的年龄、性别与发病部位分布。

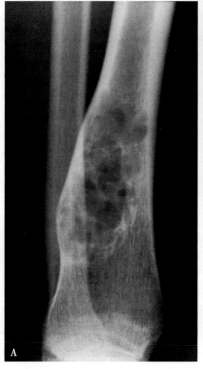

图26.14　19岁，女性，胫骨远端干骺端纤维缺损，X线片（A）和CT（B）。病变部位呈多房样，伴部分皮质隆起，病变局限于骨内。

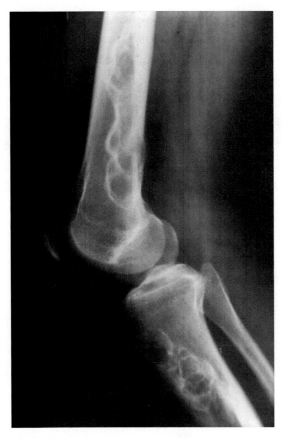

**图26.15** 股骨远端和胫骨近端的多发性干骺端纤维缺损。X线显示病变的良性特征。

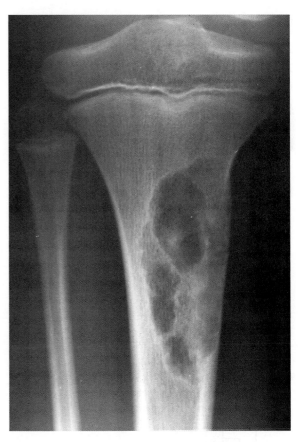

**图26.16** 干骺端纤维缺损的典型X线表现：病变呈偏心性，边界清楚，多房样改变。

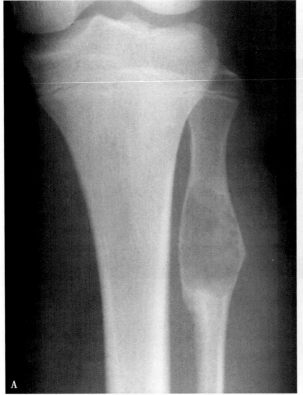

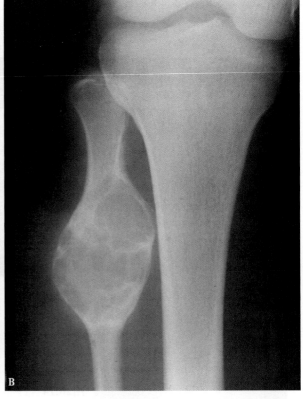

**图26.17** A：10岁，女性，腓骨近端干骺端纤维缺损，采用非手术治疗。B：X线显示8年后病变扩大，但仍为良性表现。

常仅需要与软骨黏液样纤维瘤相鉴别。

**大体病理学特征**

很难见到干骺端纤维缺损的完整标本。刮出的碎块为颗粒状组织，主要呈褐色，其间有灶状淡黄色区域。如果大体标本完整，可以见到影像学所显示的特征性的分叶状表现。这种病变可使骨皮质变薄但不会破坏骨皮质（图26.19）。

**组织病理学特征**

干骺端纤维缺损的特征性表现为梭形细胞增殖，细胞呈松散的轮辐状排列（图26.20）。相对于真正的纤维组织细胞性肿瘤，这种梭形细胞的排列要疏松得多。细胞相对肥胖，但没有核深染表现，可见核分裂象（图26.21）。更为特征性的表现是梭形细胞内出现黄色或棕色色素颗粒，特殊染色显示含有铁离子（图26.22）。常可见到良

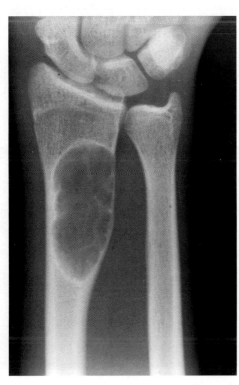

图26.18 干骺端纤维缺损累及桡骨远端。骨皮质有一定程度的膨胀性扩张，有硬化缘。

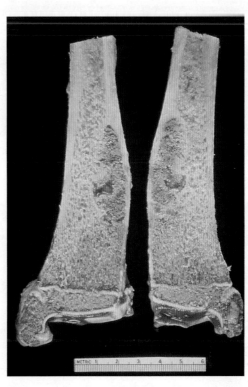

图26.19 15岁，男孩，由于创伤导致截肢后，才偶然发现胫骨干骺端纤维缺损。胫骨病变处轻度"膨胀"，但其边界清晰。

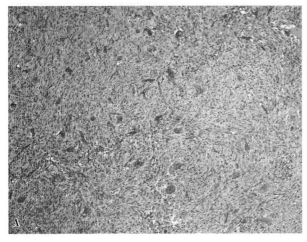

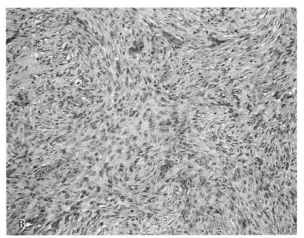

图26.20 A：干骺端纤维缺损。低倍镜下可见富于细胞的成纤维性病变，其中散在分布多核巨细胞。虽然此特征与巨细胞瘤相似，但其多核巨细胞分布较大部分巨细胞瘤更为稀疏。B：高倍镜下显示肿瘤细胞排列成相互交织的束状，呈模糊的席纹状形态，类似纤维组织细胞瘤的表现。

性巨细胞，这些巨细胞多呈簇状分布，如果仅凭这种局部表现，则可能与巨细胞瘤混淆。干骺端纤维缺损常可见含有脂质的泡沫细胞，使肿瘤的大体观呈黄色（图26.23）。

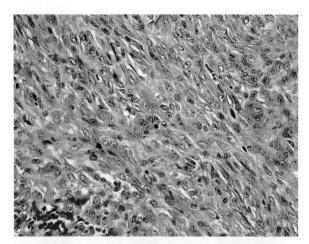

**图26.21** 干骺端纤维缺损。高倍镜下显示肥胖的梭形细胞和核分裂象，可能需要与肉瘤鉴别。

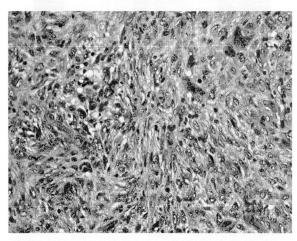

**图26.22** 干骺端纤维缺损组织中可见含铁血黄素沉积。

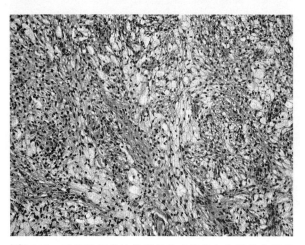

**图26.23** 干骺端纤维缺损组织的成纤维细胞间质内明显的泡沫细胞巢。

典型的干骺端纤维缺损不包含骨组织，但可以见到小灶反应性新骨形成灶，在病理性骨折时尤为明显（图26.24）。除非发生病理性骨折，一般情况下，坏死并不常见。当病理性骨折发生时，这种病变可出现完全的骨梗死样坏死（图26.25）。

由于巨细胞的存在，这种病变可能会被误认为是巨细胞瘤。然而，这种巨细胞常呈簇状分布，与真正的巨细胞瘤不同。患者发病年龄为10~20岁，以及特征性的干骺端发病部位都是排除巨细胞瘤的依据。泡沫细胞、巨细胞以及席纹状排列的梭形细胞的存在也易于与纤维组织细胞性肿瘤混淆。实际上，一些文献中报道的所谓骨的纤维组织细胞瘤有可能就是发生在罕见区域的干骺端纤维缺损。

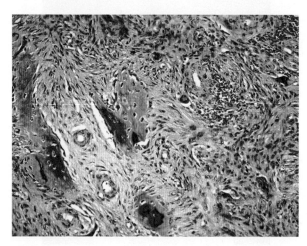

**图26.24** 干骺端纤维缺损组织中反应性新生骨，先前可伴有或不伴有病理性骨折。

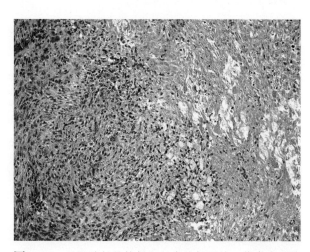

**图26.25** 干骺端纤维缺损组织内的坏死灶，伴发病理性骨折。

## 治疗

如果影像学诊断明确，骨组织结构正常，则无需治疗，可定期通过影像学检查跟踪病情进展。如果诊断不清，则可通过外科手术进行诊断和治疗。这种病变可以通过传统的刮除术予以清除。

## 预后

干骺端纤维缺损大多可自愈。多处病变者可能发生多发病理性骨折，但其病变也多可随着骨骼的生长成熟而自愈。

## 骨膜硬纤维瘤（股骨远端类似恶性的不规则病变，撕脱性皮质骨不规则样变）

骨膜硬纤维瘤是指常发生于股骨远端后内侧面的纤维性皮质缺损。通常由于其他原因行影像学检查时被偶然发现。骨皮质表现为不规则的破坏，这或许提示病变为恶性。然而，典型的发病部位和较小的病变范围即可引导我们做出

正确的诊断。如果清除病变组织，我们可以发现病变的组织病理学特征为部分骨皮质被纤维组织所替代。病变部位可见良性的巨细胞。必须强调的是，该病应避免不必要的活检（图26.26、图26.27）。

## 骨黄色瘤

骨黄色瘤的活检标本显示为聚集的泡沫细胞与形态学良性的梭形细胞混合存在，或者较多胆固醇晶体，伴有异物反应（图26.28）。一个病变可能兼有以上两种特征。Mayo医院的资料记载有43例病变被诊断为骨黄色瘤。

这些病变往往累及扁骨，如颅骨、髋骨，可因疼痛或进行X线检查时无意间被发现。X线片通常会显示边界清楚的硬化边包绕溶骨性骨缺损（图26.29）。有时硬化边完全包绕病灶。大体观病变呈亮黄色，正如前面所提到的那样，病灶在显微镜下可见胆固醇结晶、泡沫细胞和巨细胞。

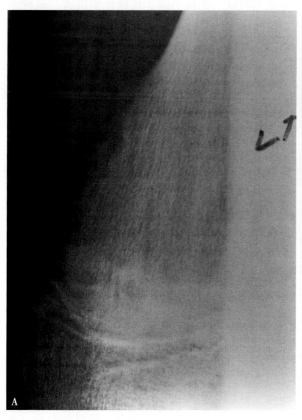
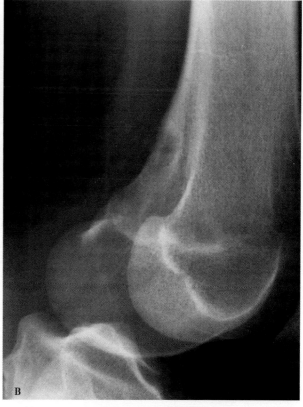

**图26.26**　A：12岁，男孩，股骨远端内侧的骨膜硬纤维瘤。局部隐痛2月，因病变有恶性征象而行切除术。B：14岁，女孩，偶然发现的相似病变。

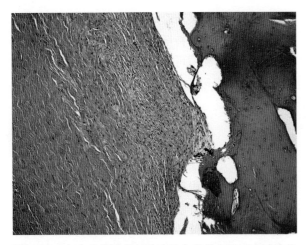

**图26.27**　来自于骨膜硬纤维瘤的非瘤样组织，有时被称为"非肿瘤"。少细胞的纤维组织毗邻不规则皮质骨，病变累及股骨干远端。

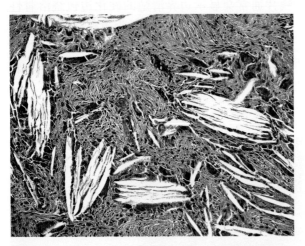

**图26.28**　31岁，男性，髂骨被刮除的"骨黄色瘤"，直径约7cm。病灶内可见胆固醇结晶和良性巨细胞。随访15年，预后良好。

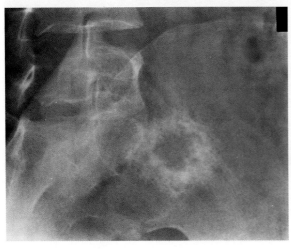

**图26.29**　60岁，男性，"骨黄色瘤"引起髂骨翼骨质稀疏。无症状，无意间发现。黄色纤维化的中央疏松区被非特异性硬化的骨质所包绕。

鉴别诊断包括其他许多存在泡沫细胞的病变，而诊断骨黄色瘤的关键在于除了泡沫细胞之外找不到其他组织学特征。纤维结构不良、干骺端纤维缺损和巨细胞瘤等都可以发现明显的泡沫细胞，然而病变的发病部位和部分病变的影像学特征提示这些泡沫细胞是潜在病变的最终产物，尤其是纤维结构不良和干骺端纤维缺损。有时巨细胞瘤也可能发生退行性变而成为骨黄色瘤。最重要的鉴别诊断是转移性透明细胞癌，特别是透明细胞性肾细胞癌。在有限的活检标本内，尤其是细针穿刺活检标本，泡沫细胞可能被误认为是透明细胞癌的细胞。而泡沫细胞的细胞核通常相当小，胞浆丰富。肾细胞癌细胞核则通常较大且有核仁。

## 纤维结构不良

纤维结构不良可能是骨生长过程中发生畸变的结果。它的特点是出现单一、数个或多个孤立性骨缺损。骨骼病变可能伴随有黄色或棕色的斑片状的皮肤色素沉着，重症弥漫性病变患者表现得尤为明显。然而，除了皮肤色素沉着，这种多处骨骼病变还可伴有内分泌异常的征象，尤其表现为女性的性早熟，这种情况通常称为*Albright综合征*。

*骨纤维结构不良*，通常被认为是一种导致颅底和颌骨等多骨缺损的病变。这些部位的混合性病变往往有大量发育不良的病变骨小梁与纤维组织混合存在，且有明显的硬度，在X线片上显示高密度的阴影。在这些部位，大多数所谓的骨纤维瘤和纤维骨瘤实际上都属于骨纤维结构不良。

### 发病率

在Mayo医院的统计资料中，总共有671例纤维结构不良（图26.30）。这可能并不能代表纤维结构不良的真实发病率，因为许多患者并无症状。

### 性别

在纤维结构不良的总发病患者群中，女性略多。然而，当考虑到纤维结构不良病变发生的部位时，不同性别的发生率存在明显的差异。当病变位于颌骨、长骨和扁骨时，女性患者占大多数；而病变位于肋骨和颅骨时，男性患者占大多数。

## 年龄

纤维结构不良患者的发病部位和年龄分布情况如图26.31。纤维结构不良发病年龄多为10~30岁。但发生于肋骨的纤维结构不良患者往往年龄较大。这种差异的原因可能是年龄较大的患者拍摄胸部X线片的机会较多，只是无意中被发现。

## 发病部位

通常将纤维结构不良分为4型，即颌骨型、颅骨型、肋骨型和其他骨骼型。其中的第四型最为多见，在这一型中股骨近端是目前最常见的发病部位。颌骨病变是第二大类型，其中上颌骨受累及比下颌骨更为普遍。

64例患者呈多骨性纤维结构不良。许多颌骨受损的患者，其病变同时侵袭下颌骨和上颌骨，但这些患者不纳入多骨性纤维结构不良的统计中。

## 症状

许多纤维结构不良的患者无临床症状，只是在拍X线片时无意中被发现。肋骨病变尤其如此。纤维结构不良患者可伴发病理性骨折，尤其是在股骨颈区域。某些纤维结构不良局部还可出现肿胀，在病变发生于颌骨和颅骨时较常出现。有时在其他部位发生的纤维结构不良也可长成巨大的肿块。

## 体征

纤维结构不良侵袭颅骨和颌骨时可能会导致畸形。多骨性纤维结构不良患者的皮肤可有特征

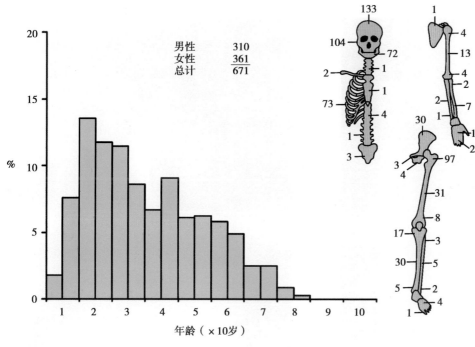

**图26.30** 纤维结构不良患者年龄、性别和发病部位分布。

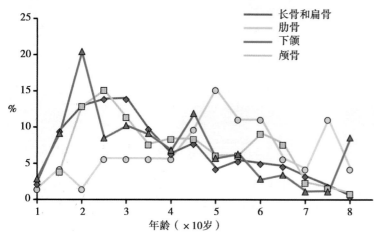

**图26.31** 纤维结构不良患者的发病部位与年龄相关分布。

性的牛奶咖啡斑。

　　Mazabraud认为一些患者的纤维结构不良与肌内黏液瘤存在关系。在Mayo医院的资料中有4例此类患者。然而，其中只有2例组织学证实存在纤维结构不良，而另外2例X线片支持纤维结构不良的诊断，但组织病理学确诊为软组织黏液瘤。

### 影像学特征

　　纤维结构不良的缺损区通常为界限清晰的稀疏透亮区。透亮区往往被狭窄的成骨硬化边缘所包绕（图26.32~图26.37）。伴有皮质变薄的膨胀性骨病变更多见于细长骨，如肋骨。有时，病灶产生较大的膨胀性肿块突入周围软组织。病变累及大量骨组织时，通常见于颅骨的底部和颌骨，出现X线片上的相对不透光区，在病变突入含气的颌窦腔时这一特征性表现就尤为明显。一些纤维结构不良的病灶中含有大量的软骨，X线片上表现为环状或点状钙化，这种病变尤其常见于股骨颈区域。在少数情况下，可见纤维结构不良伴发动脉瘤样骨囊肿，影像学表现为侵袭性，这种情况也提示肉瘤的可能。

### 大体病理学特征

　　研究显示，纤维结构不良的病变大体表现差异较大，但一般的病变由致密的纤维组织组成（图26.38、图26.39）。纤维组织中常嵌有较多细小的骨小梁，使病变呈明显的沙砾样质地。然而，组织的骨化很少达到需要脱钙的程度。病灶中可有从轻微到广泛的囊性变；而骨化明显的病例，则可能类似于骨瘤。有些病变中含有软骨，可以形成界限清楚的小结节状的软骨岛，也可因软骨含量较多而呈现软骨样外观。

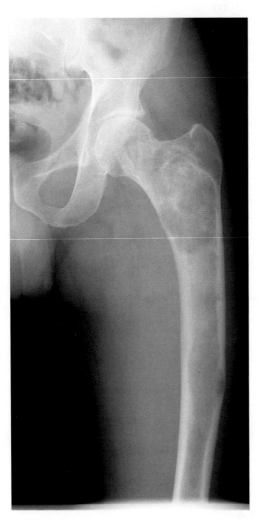

**图26.32**　髓内纤维结构不良的典型X线改变，显示股骨干中段凸向外侧的弯曲，病灶自左侧股骨颈延伸至股骨干远端。

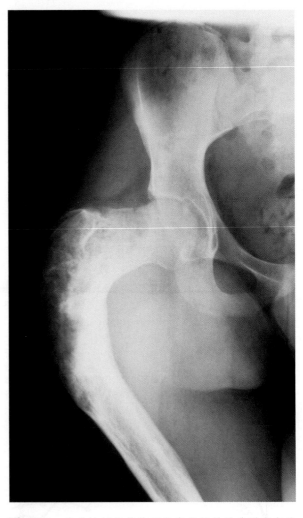

**图26.33**　多骨性纤维结构不良患者股骨的典型病变外观。股骨近端表现被称为"牧羊人拐杖畸形"。

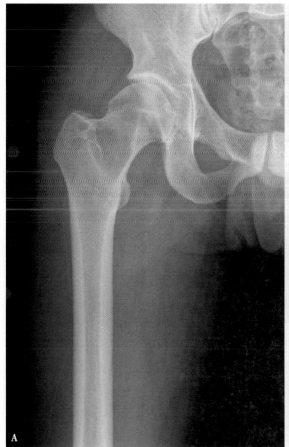

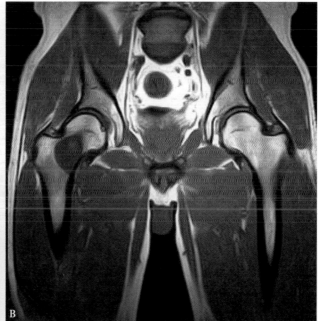

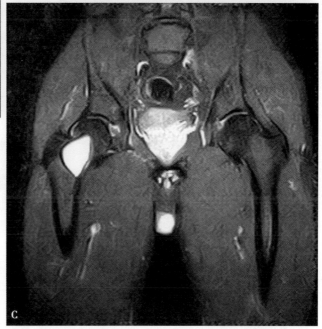

**图26.34** A：右髋关节正位X线片，显示股骨颈溶骨性病变，病变周边界限清晰，具有模糊毛玻璃样典型的纤维结构不良外观。MRI冠状位T1（B）和T2（C）加权像，显示病灶有液体样信号特征，并在T2像上有均一的高信号。MRI特征是非特异性的，但当与X线片一起分析时，诊断为典型纤维结构不良，合并囊性变。组织学证实其为退行性囊性变。

## 组织病理学特征

病理组织学的主要特征是成纤维细胞增殖并产生致密的胶原基质。成纤维细胞多较肥胖，无细胞异型性，核分裂象非常罕见。在一个其他方面较为典型的纤维结构不良中，可能会出现一个较大的不含骨组织的区域。在这些区域，梭形细胞可呈席纹状排列。在纤维结构不良病灶中可发现特征性的化生骨形成。通常情况下，新生骨小梁周边缺乏成骨细胞围绕，但即使成骨细胞存在，也并不能排除纤维结构不良的可能。骨小梁形成无序的编织状结构，与成熟骨组织的结构不同，

有时可呈现奇特的形状，例如表现为"汉字"样（图26.40~图26.46）。有时，纤维结构不良可见小梁骨的形成，尤其是在颌骨。骨小梁可形成圆形的听小骨样结构，类似砂砾体（图26.47）。这种结构形态尤其多见于颅底，并可能被误诊为脑膜瘤。不过这种形态也可能出现在其他部位。

纤维结构不良常可见泡沫细胞聚集出现，有时会被误诊为转移性透明细胞癌，特别是在活检标本相对较少时。巨细胞集落也较常见（图26.48）。偶尔还可见到与真正的巨细胞瘤类似的较大的巨细胞集落。

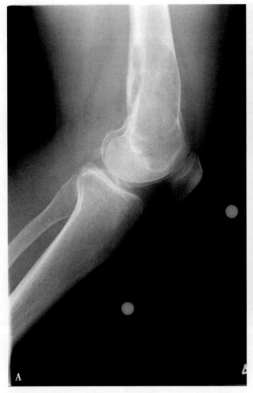
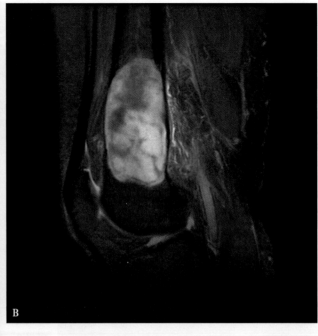

**图26.35**　A：侧位X线片显示纤维结构不良在左股骨远端干骺端形成轻度透光病变，周围有薄层硬化边，局部皮质变薄，伴有无移位的病理性骨折。B：MRI显示病变造成皮质骨内扇贝样改变，皮质变薄，但没有突破骨皮质。

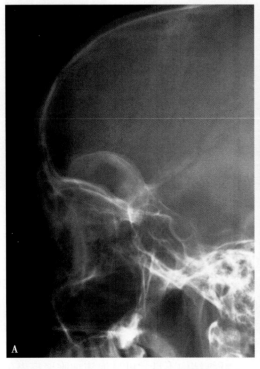
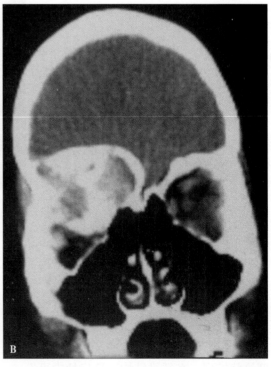

**图26.36**　A：14岁，女孩，右侧眶骨纤维结构不良。眼球持续突出9年。颅骨（包括颅底）是纤维结构不良的常见部位。B：CT辅助确定病灶侵袭的区域。

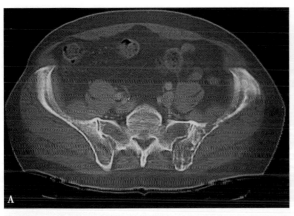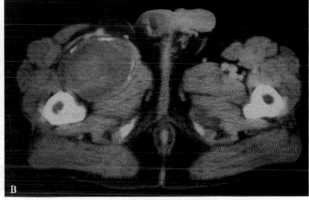

**图26.37**　68岁，男性，A：骨盆，CT图像示骨盆区纤维结构不良。B：大腿，股部软组织肿块缓慢生长20年，活检提示黏液瘤。通常情况下，肌肉黏液瘤很少伴发骨纤维结构不良。

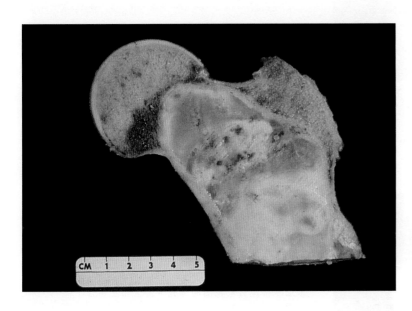

**图26.38**　66岁，男性，股骨近端纤维结构不良。骨髓出现纤维化，病灶局限，近侧边缘与骨质分界清楚，中央金黄色区域表明有退行性改变。

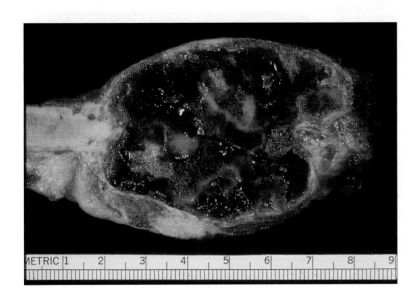

**图26.39**　肋骨是纤维结构不良的另一常见部位。图中可见明显膨胀的骨组织内充满红色的颗粒样病变，骨质虽有膨胀，但骨皮质依然完整。

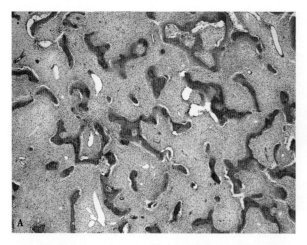

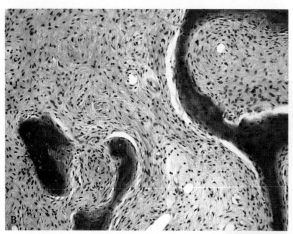

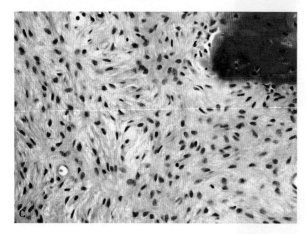

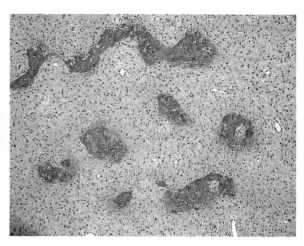

**图26.41** 另一例纤维结构不良标本显示编织骨的特征性形态以及间质中短梭形细胞。

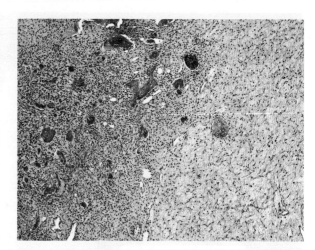

**图26.42** 纤维结构不良中间质细胞密度不一，右侧的梭形细胞稀疏区与左侧的细胞丰富区相互融合。

**图26.40** A：纤维结构不良的典型低倍镜下表现，可见呈分枝状、相互吻合的骨样小梁形成。B：含有少至中等量细胞的纤维间质围绕在小梁骨周围。C：温和的卵圆形或梭形间质细胞，无细胞异型性。

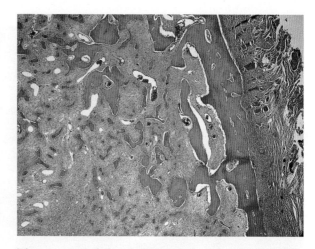

一些纤维结构不良的基质可呈明显的黏液样改变。病灶内细胞稀少，只有在外周部分才可见特征性的肿瘤区域（图26.49、图26.50）。文献报道的许多纤维黏液瘤无疑都是黏液样纤维结构不良。

**图26.43** 纤维结构不良常累及肋骨，图示肿瘤形成膨胀性肿块，推挤入周围软组织。

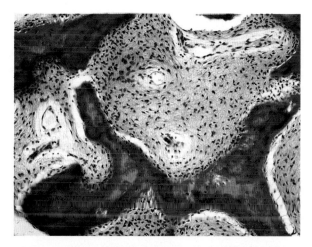

**图26.44** 纤维结构不良的骨组织出现Paget病样的表现。

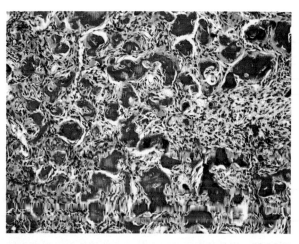

**图26.47** 此例纤维结构不良标本中可见肿物形成大量球形类骨质。该特征在颅底病变中较常见，常被误诊为脑膜瘤。

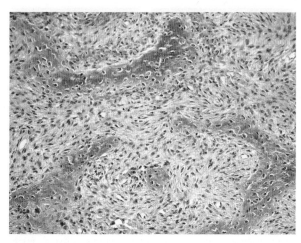

**图26.45** 本例纤维结构不良的标本中可见纤维基质中出现编织骨。

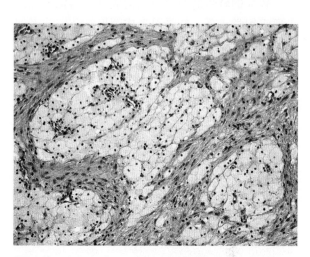

**图26.48** 纤维结构不良中常可见到簇状泡沫细胞。

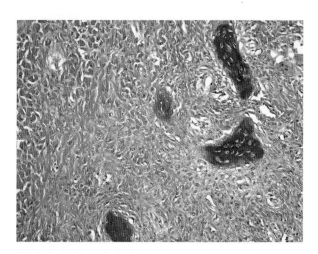

**图26.46** 此例肋骨纤维结构不良的标本中可见大量胶原纤维分隔间质细胞。

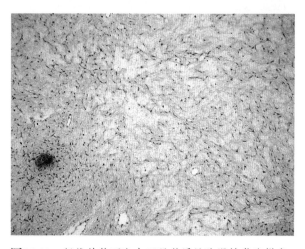

**图26.49** 纤维结构不良中可见基质呈弥漫性黏液样变。该视野仅见一灶孤立结节样的编织骨。如果活检标本只包含黏液样区域而没有骨组织，则很难做出正确诊断。

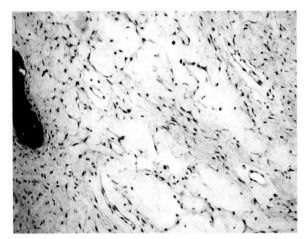

**图26.50** 高倍镜下显示纤维结构不良的纤维间质中的黏液样变。

较大的软骨岛有时可以构成纤维结构不良的主要组织学表现。软骨可形成圆形结节，或者偶尔呈现类似于骺板的板层状结构（图26.51）。有时继发性动脉瘤样骨囊肿区域可能会继发于纤维结构不良。

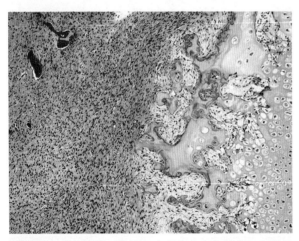

**图26.51** 纤维结构不良也可出现软骨岛状结构。左侧显示典型的纤维结构不良区域。

## 治疗

纤维结构不良的治疗多选择保守疗法。患者到青春期时，病灶通常会停止生长。当颅骨或颌骨受累，以及由于疾病引发长骨畸形时，需要修复或矫正。放疗没有效果，甚至还会有肉瘤样变的风险。

## 预后

纤维结构不良预后良好。颅骨或颌骨的畸形有时可能会复发，但是通常一些传统的手术对这些病变的治疗效果较好。在负重骨出现较大的病损时需要刮除植骨来维持其功能。肋骨出现广泛

病变的患者可能会发生呼吸困难。在我们的研究中，有一例患者肋骨出现多发性纤维结构不良，最终死于呼吸系统并发症。

### 纤维结构不良肉瘤样变

少数情况下，恶性肿瘤可由纤维结构不良演变而来（图26.52~图26.54）。1972年，Huvos等报道，在纽约Memorial Hospital的病例中，有12例肉瘤患者是从纤维结构不良发展而来的。在这些患者中，只有1例先前接受过放射治疗。Ruggieri等报道，在Mayo医院的1122例（包括会诊病例）纤维结构不良患者中，28例出现肉瘤样变，这些患者中有13例接受过放射治疗。因此，肉瘤样变可认为是放疗后病变。

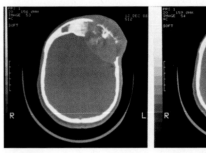

**图26.52** 66岁，女性，颅骨CT扫描显示由纤维结构不良继发的肉瘤，该患者54年前同一部位曾接受过放射治疗。

在Mayo医院的病例中，有19例肉瘤患者伴发纤维结构不良，其中12例是单骨的纤维结构不良，7例是多发性纤维结构不良。有12例患者此前接受过放射治疗。7例侵犯颌骨，2例侵犯颅骨。12例继发性肉瘤为骨肉瘤，4例为纤维肉瘤，3例为软骨肉瘤，软骨肉瘤中有1例是透明细胞型，这些患者的预后都较差。1例伴有下颌骨病变的患者无瘤生存11.5年，14例患者生存时间为4个月到28年，另外4例患者没有随访记录。过去认为，在没有接受放疗的情况下，纤维结构不良发生肉瘤变是很不正常的，但目前发现纤维结构不良似乎可以自发形成肉瘤，虽然这种情况发生的概率很小（图26.54）。

### 骨性纤维结构不良

对骨性纤维结构不良的争议比较多，1966年，Kempson将其称之为骨化性纤维瘤，并认为它是一种侵袭性病变，尽管其组织学表现和纤维结构不良很相似。Campanacci指出该病变属良性，并

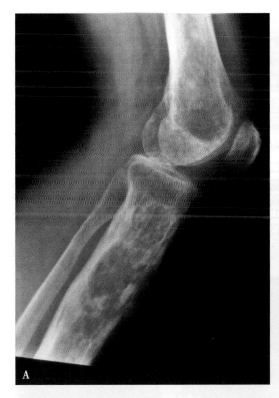

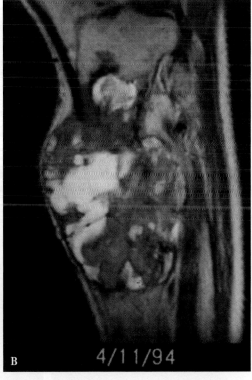

图26.53 41岁，男性，胫骨近段高度恶性骨肉瘤，伴有多发性纤维结构不良和*Albright*综合征。A：X线显示纤维结构不良病变中存在侵袭性溶骨区。B：MRI显示侵入周围软组织的破坏性生长方式。

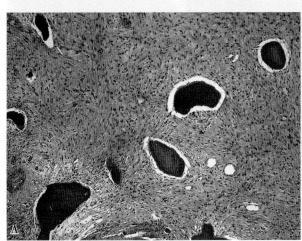

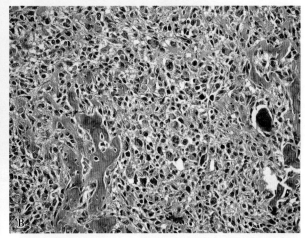

图26.54 对应图26.53的组织学特征。A：胫骨近端肿瘤表现为典型纤维结构不良。B：对应溶骨区为高度恶性骨肉瘤。患者未接受过放疗。经手术和化疗，无瘤生存14年。

且有自限性。因此，他更倾向于将其命名为*骨性纤维结构不良*（图26.55~图26.57）。

骨性纤维结构不良有几个特点，最重要的就是好发于胫骨，其次是腓骨。病变易于累及骨皮质。尽管它好发于20岁之前的年轻人，但也有报道此病发生于成年人。X线片显示在胫骨前部皮质有多个透亮区，其间可见硬化（图26.55、图26.56），影像学表现与胫骨成釉细胞瘤很相似。多项研究证实，骨性纤维结构不良中具有角蛋白呈阳性的细胞。这些都提示骨性纤维结构不良与

成釉细胞瘤可能存在某种关系。有研究提出假说，认为骨性纤维结构不良可能是成釉细胞瘤的退变形式，或者骨性纤维结构不良可发展成为成釉细胞瘤。在关于长骨骨性纤维结构不良的研究中，尚无发展成为成釉细胞瘤的报道。

如前所述，骨性纤维结构不良累及骨皮质，而典型的纤维结构不良则是髓内疾病。病变由增殖的梭形细胞组成，细胞排列可呈轮辐状。与纤维结构不良相比，骨小梁周边有明显的成骨细胞围绕（图26.57）。病变从中心到边缘逐渐成熟，

并且与皮质骨相融合，形成分层现象。

即使骨性纤维结构不良和造釉细胞瘤之间存在关系，现在也仍然不明确。骨性纤维结构不良可能是纤维结构不良的一种形式，主要局限于胫骨和腓骨，并多累及骨皮质。

### 纤维软骨间叶瘤

Dahlin等于1984年首次描述了纤维软骨间叶瘤，报道中的5例纤维软骨间叶瘤早先均被认为是纤维结构不良。因该病有局部复发倾向，所以使用了*低度恶性纤维软骨间叶瘤*的名称。

Bulychova等报道了12例，包括1984年Dahlin报道的病例。较长时间随访表明，尽管病变可能复发，却没有恶性表现。因此，骨纤维软骨间叶瘤的命名可能更为恰当。

纤维软骨间叶瘤是最罕见的骨病之一。Mayo医院的病案中只有1例该病的记载，患者为19岁男性，病变位于耻骨。该病以年轻人多见，腓骨近端是好发部位之一。

在X线片上，病变易于累及邻近生长板的干骺端部分。病变主要呈半透明但有部分矿化，提示有软骨成分（图26.58）。

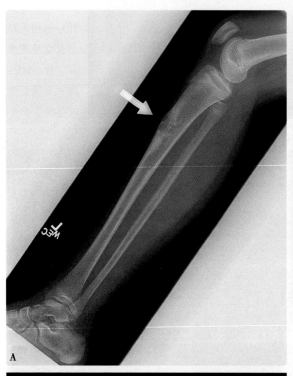

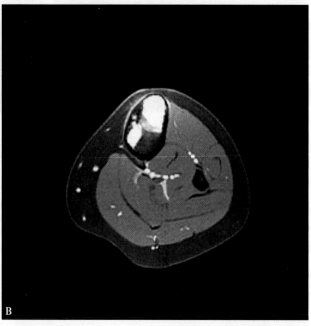

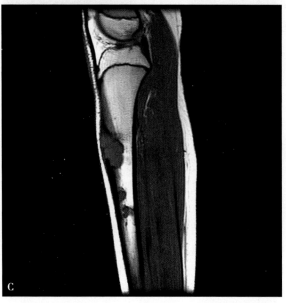

**图26.55**　A：侧位X线片显示一例年轻患者胫骨近段骨干前侧皮质呈现溶骨和硬化混合性的轻度膨胀病变。B：MRI轴位T2加权像证实病变在皮质内。C：MRI矢状位T1加权像显示病变的解剖范围。这些影像学特点都是骨性纤维结构不良的特征性表现。

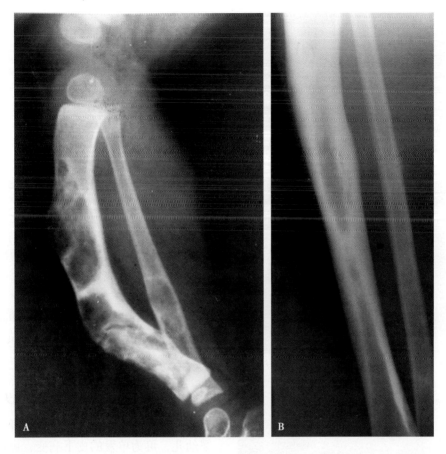

**图26.56** 婴幼儿骨性纤维结构不良。A：典型X线表现：胫骨广泛受累、前弓畸形合并病理性骨折。B：13年后胫骨X线片显示病变"自愈"。

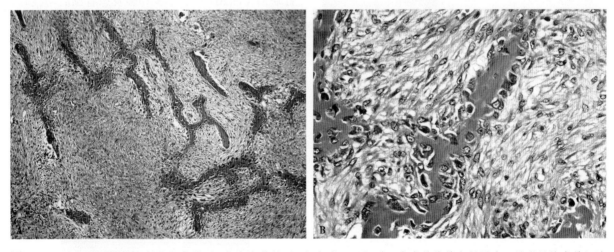

**图26.57** 骨性纤维结构不良的低倍镜（A）和高倍镜（B）表现。不规则、未成熟的骨小梁周边可见明显的成骨细胞围绕，无细胞异型性的纤维间质包绕骨质。

镜下，病变多为软骨、骨及增殖的梭形细胞混合。软骨呈特征性的板层状，可伴有软骨内成骨，很像骺板（图26.59）。发育良好的骨小梁间可见密集的梭形细胞增殖。梭形细胞形态狭长，几乎不分泌胶原，这与纤维结构不良不同（图

26.60）。

许多病变并未得到适当的外科治疗。尽管局部复发较常见，但可再次手术切除。Bulychova等报道的患者中无一例因本病死亡。

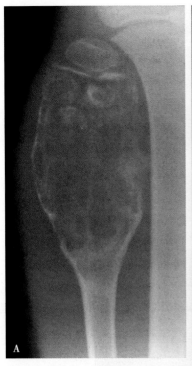
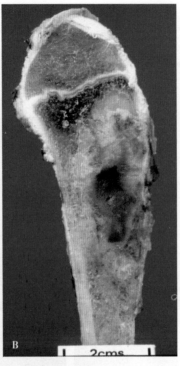

图26.58 A：腓骨近端纤维软骨间叶瘤。病变向关节软骨膨胀性生长。可见大面积矿化。B：腓骨近端纤维软骨间叶瘤的大体标本。病变范围广，延伸至骺板附近，但未侵及骺板。可见大而明显的软骨岛（病例由澳大利亚New South Wales州Randwick区Prince of Wales Children's Hospital的Dr. Vivienne Tobias提供）。

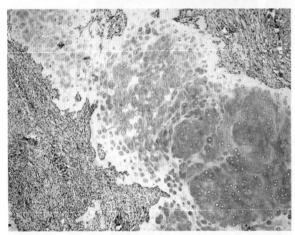

图26.59 纤维软骨间叶瘤的低倍镜表现。该视野大部被软骨板占据，有时，病变中的软骨具有与骺软骨相似的特征。

## 肌纤维瘤（婴幼儿肌纤维瘤病，先天性纤维瘤病）

婴幼儿肌纤维瘤病或先天性纤维瘤病多发于婴幼儿，可为单发的皮下病变，也可为多处病变累及皮下组织和其他器官。在多发病变中，骨骼往往受累。病变多在长骨干骺端区域形成透明的骨缺损（图26.61）。单发和多发患者预后均良好，

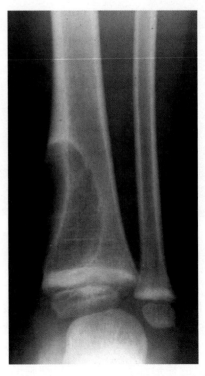

图26.61 3岁，男性患儿，肌纤维瘤形成单个较大的干骺端病变。病变边界清晰，有扇贝样边缘。

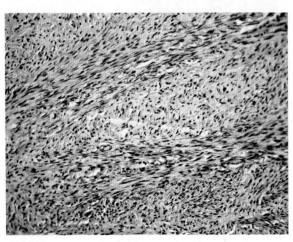

图26.60 纤维软骨间叶瘤的另一个区域。与纤维结构不良不同，梭形细胞呈束状排列，且相对狭长。

且有自愈倾向（图26.62）。在少数病例中，当内脏器官如肺、肝或胃肠道受累时，预后较差。

近期发现单发病灶也可累及骨骼。Inwards等报道了14例病例，其中13例累及颅面骨，病变形成有硬化边缘的半透明骨缺损。

镜下，肌纤维瘤由呈旋涡状或结节状的肥胖的梭形细胞构成，常伴有黏液样背景（图26.63）。结节间可见显著的血管增生，血管腔隙宽大，无明显的肌壁。在一些区域，梭形细胞结节中的细胞较小，形成特征性的血管外皮细胞瘤样的血管结构（图26.64）。梭形细胞的细胞质为粉红色，提示其肌源性的特质。

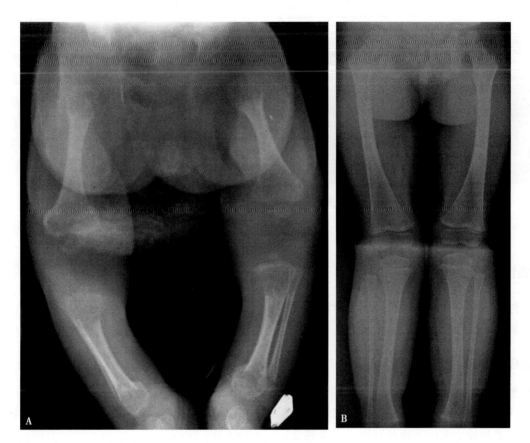

**图26.62** 新生儿多发性肌纤维瘤的骨骼检查（先天性纤维瘤病）。A：骨骼检查显示典型的双侧长骨干骺端对称性溶骨病变。B：大约2.5年后的X线片，可以看到病变消失（病例由Wisconsin州Marshfield市Marshfield Medical Center的Dr. Roger E. Riepe提供）。

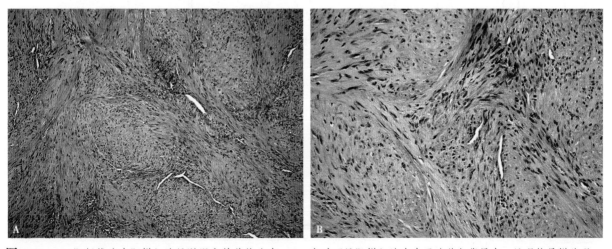

**图26.63** A：肌纤维瘤中肌样细胞呈漩涡和结节状分布。B：有时可见肌样细胞存在于淡蓝色背景中，呈现软骨样外观。

正确识别肌纤维瘤很重要，因为它常被误认为低度恶性的肉瘤。肌纤维瘤累及骨骼的病例随访资料有限，但似乎病变切除后未有复发。因多发病变有自愈倾向，单发病变可能也有此倾向。

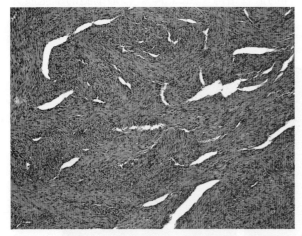

**图26.64**　肌纤维瘤中扩张分支的血管使其表现为类似血管外皮细胞瘤的形态。

## 骨的囊性病变

各种不同的骨病变大都可表现为骨的囊性改变，类似于原发性肿瘤。

### 动脉瘤样骨囊肿

动脉瘤样骨囊肿经不完全切除手术后有自愈倾向，这一特点使它被排除在肿瘤之外。近期细胞遗传学与分子遗传学研究发现，许多病变含有 *USP6* 融合基因，最常见的是 *CDH11–USP6*。这些研究似乎支持动脉瘤样骨囊肿是肿瘤而不是反应性病变。尽管有动脉瘤样骨囊肿发生于骨折后的病例报道，但其机制尚不明确。此特点与一些反应性非肿瘤性病变相似，包括颌骨的巨细胞修复性肉芽肿、骨和骨膜的创伤性反应，甚至异位骨化。动脉瘤样骨囊肿可原发于骨骼中，也就是说，无法证明发生动脉瘤样骨囊肿的组织中先前存在明确的病变。本研究的数据资料也限于此类病例。在多种良性病变中都发现了类似动脉瘤样骨囊肿的区域，包括骨巨细胞瘤、软骨母细胞瘤、软骨黏液样纤维瘤，以及骨性纤维结构不良。极少数恶性骨肿瘤中也包含这样的良性病变区域。认识其潜在的机制显然对于临床工作具有指导作用。

### 发病率

在Mayo医院的病例报道中，动脉瘤样骨囊肿的发生率大约是骨巨细胞瘤的一半（图26.65）。其他包含动脉瘤样骨囊肿的病变，如骨巨细胞瘤，被视作是前期已存在的病变。尚无资料记载原发性与继发性动脉瘤样骨囊肿的相对发生率。Martinez与Sissons报道的123例病例中大约有28%是继发性的。

### 性别

Mayo医院报道的377例动脉瘤样骨囊肿中约53%为女性。

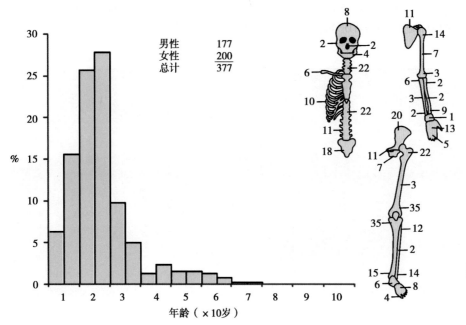

男性　177
女性　200
总计　377

年龄（×10岁）

**图26.65**　动脉瘤样骨囊肿患者的年龄、性别与发病部位分布。

## 年龄

75%的动脉瘤样骨囊肿患者小于20岁。相比之下只有15%的骨巨细胞瘤患者小于20岁。动脉瘤样骨囊肿患者中年龄最大的在65岁以上。

## 发病部位

动脉瘤样骨囊肿最常见于膝部，包括股骨远端与胫骨近端。骨骼的各部位都可累及。脊柱常受累，颈椎和胸椎发病率相同。在长骨中，动脉瘤样骨囊肿易累及干骺端，而在椎体中易累及附件。

## 症状

疼痛、肿胀是最常见的主诉。极少数病理性骨折也可表现出这些症状。椎体受累的患者可有感觉异常和肢端麻木。

## 体征

病变肿块可通过触诊被发现。脊髓受压时患者可出现神经症状。

## 影像学特征

典型影像学表现为长骨干骺端髓腔内的偏心透光区。病变位于髓腔中心相对少见，发生于皮质和骨膜的则更少。病变可累及皮质，并完全破坏皮质。病变也可膨胀生长，并长入周围软组织，边缘常有薄层的钙化（图26.66~图26.68）。

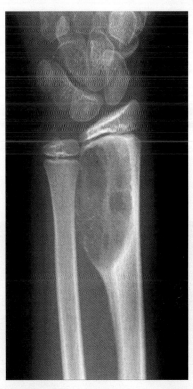

**图26.66** 桡骨远端动脉瘤样骨囊肿。肿瘤形成一个位于干骺端的偏心包块。

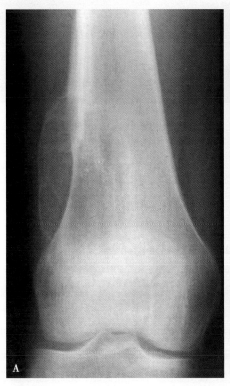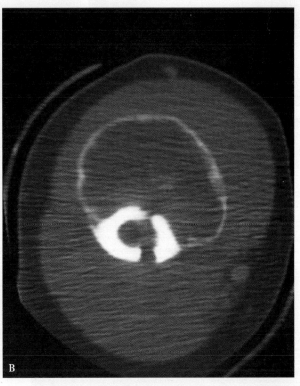

**图26.67** A：动脉瘤样骨囊肿常可见骨性边缘。B：CT扫描有助于观察动脉瘤样骨囊肿的骨性外壳。

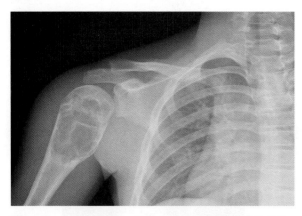

图26.68 14岁，男孩，肱骨近端动脉瘤样骨囊肿复发，1年前曾行刮除植骨治疗。

多数动脉瘤样骨囊肿呈现完全性溶骨，少数可见矿物质残迹，边界清晰或不清晰。约半数的病例影像学特征显示为良性病变，还有少数显示为恶性病变，其余的无法断定。CT及MRI可显示囊内分隔。因病变内有血清或血液等液性分隔，故常可见多个液平（图26.69~图26.71）。CT可显示高密度的钙化边缘。

**大体病理学特征**

通常刮除的病变组织为红色或褐色颗粒状组织碎片。一个显著的特点是影像学显示的病变大小与实际送检的组织大小差异悬殊。如果送检标

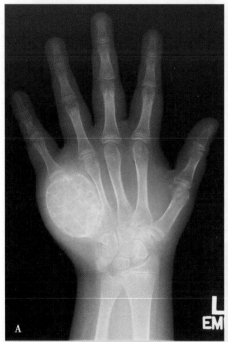

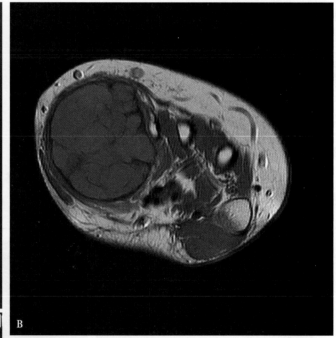

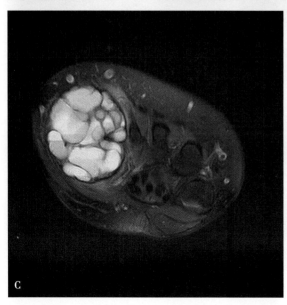

图26.69 A：左手前后位X线片显示几乎累及整个第5掌骨的明显膨胀性病变，病变具有完整的皮质骨外壳和粗大的小梁形成。MRI轴位T1加权像（B）和轴位抑脂T2加权像（C）显示病变由多个纤维间隔分隔，形成圆形充满液体的空腔，液平提示病变内有出血。MRI还可证实存在有完整的骨皮质外壳，没有伴发软组织肿物的表现。这些影像学证据对动脉瘤样骨囊肿具有诊断意义。

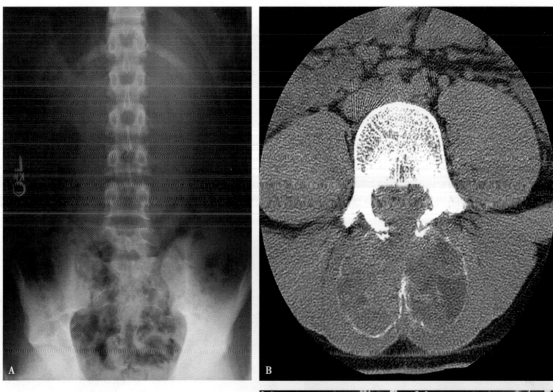

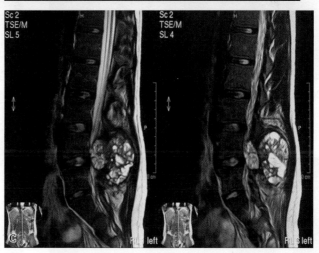

**图26.70**　A：腰椎前后位X线片显示一个累及第4腰椎椎体后部的溶骨性病变，但从X线片上无法分辨病变的良恶性。B：CT轴位片显示病变为单纯溶骨性，累及后部附件，膨胀明显，具有完整的薄层皮质外壳。C：MRI矢状位T2加权像及轴位像显示病变由特征性的含有液平的多个圆形小房构成。

本较完整，则可见到由不同厚度的间隔分隔开的充满血液的腔隙。个别病变全部为实性，没有明显的分隔与腔隙（图26.72、图26.73）。

**组织病理学特征**

病变最主要的特征为海绵状空洞形成，空洞壁缺乏正常的血管特征，其纤维组织中可见纤细的骨质。有时，矿成分周围可见软骨形成，这在其他骨病变中很少见。空腔周围常有内皮细胞衬附，而间隔中几乎无一例外均含有巨细胞。几乎所有的动脉瘤样骨囊肿都有由增生的梭形细胞构成的相对实性的成分，实性区域细胞排列较疏

松。梭形细胞可呈现活跃的有丝分裂，但不存在病理性的核分裂象，细胞也没有异型性。可见簇状或片状的巨细胞以及毛细血管增生。一些较大的间隔内有增生的梭形细胞及大量的骨形成。骨小梁相互连接，成骨细胞增生活跃（图26.74~图26.78）。

在一些动脉瘤样骨囊肿中，实性成分相比其他典型的动脉瘤样骨囊肿更显著，囊腔与间隔不明显。"实性动脉瘤样骨囊肿"这一名称就是针对此类实性病变而言。病变大体上可能完全呈实性。镜下可见疏松排列的增生的梭形细胞。这种病变的一个特征性表现为大量的反应性新骨形

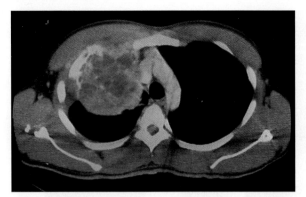

**图26.71** 年轻男性患者，累及肋骨的巨大动脉瘤样骨囊肿。由于肺实质受压，患者出现呼吸困难。

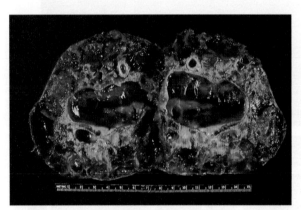

**图26.72** 图26.71中肋骨病变切除的大体标本，不同宽度的间隔将其分割为多个囊腔。

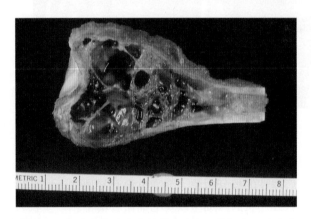

**图26.73** 桡骨近端动脉瘤样骨囊肿的大体标本。肿瘤为出血性，多个薄层间隔分割囊腔。

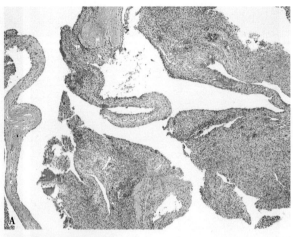

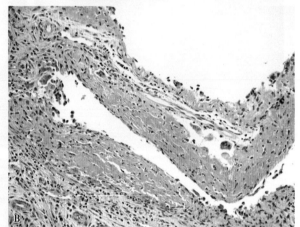

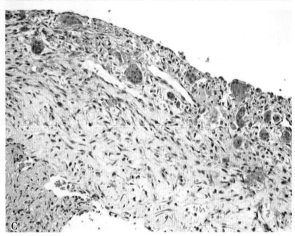

**图26.74** A：动脉瘤样骨囊肿的典型低倍镜表现，包含多个大小不等的扭曲间隔。B：间隔内衬下细丝样类骨质沉积是动脉瘤样骨囊肿的典型表现。C：囊壁上有疏松纤细的梭形细胞增殖，并可见多核巨细胞。

成，以及明显增生活跃的骨母细胞，类似于异位骨化（图26.79）。

动脉瘤样骨囊肿的鉴别诊断包括骨巨细胞瘤、低级别骨肉瘤以及毛细血管扩张型骨肉瘤。有时，在动脉瘤样骨囊肿内可见大量的巨细胞，类似巨细胞瘤。但结合患者的年龄以及干骺端的

病变部位可做出正确诊断。低级别骨肉瘤的细胞密度与核分裂象均少于典型动脉瘤样骨囊肿。最难鉴别的是毛细血管扩张型骨肉瘤，其低倍镜下的表现与动脉瘤样骨囊肿很相似，但毛细血管扩张型骨肉瘤的间隔内有高度异型性细胞，因此只有细胞学特征才能将二者加以区分。

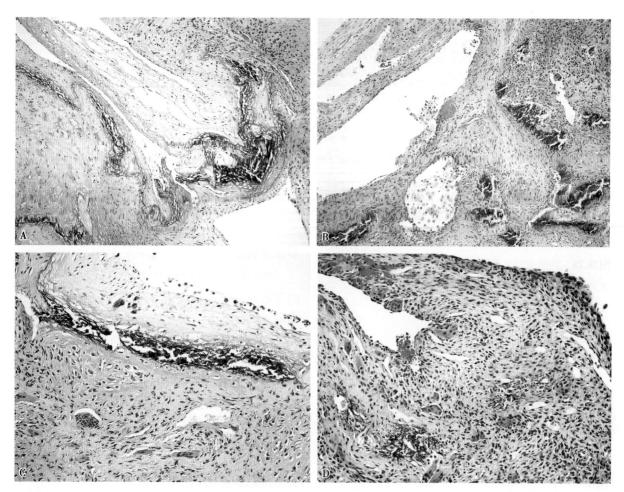

**图26.75**　A和B：动脉瘤样骨囊肿的间隔内常可见不规则的钙化沉积。C：在此视野内，钙化带与间隔平行。D：间隔内更精细的花边样钙化沉积，与软骨母细胞瘤所见相似。

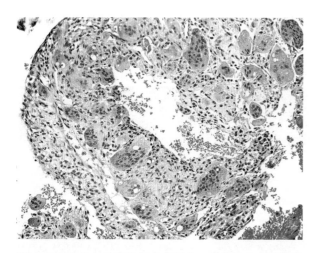

**图26.76**　在此例动脉瘤样骨囊肿中，囊壁内有大量多核巨细胞。

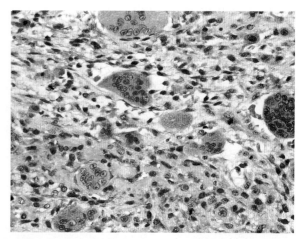

**图26.77**　动脉瘤样骨囊肿中容易找到核分裂象。该视野中有4个核分裂象。

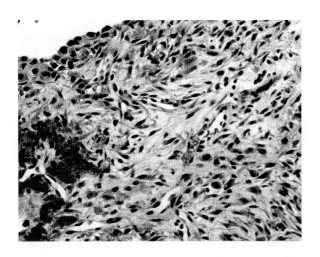

**图26.78** 动脉瘤样骨囊肿内没有细胞异型性表现。而毛细血管扩张型骨肉瘤中明显可见典型的细胞异型性，二者形成明显对照。

## 治疗

病变整块切除或最大限度的外科切除是最有效的治疗手段。有时有必要对形成的骨缺损处进行植骨。有时病变会复发，即便如此，也可以通过相对保守的疗法进行治疗。

## 预后

动脉瘤样骨囊肿的预后相当好。病变的复发率很低，甚至不完全切除后病变也可自愈。Mayo医院中并未发现自行恶变的病例。然而，Kyriakos和Hardy报道了1例动脉瘤样骨囊肿的恶性变。在Mayo医院的资料中，有3例动脉瘤样骨囊肿放疗后继发了肉瘤变。

## 单纯性骨囊肿

单纯性，或"单房性"骨囊肿病因不详，可能是由骨骺板生长障碍引起。病变在20岁以前相对多见。发病部位由多到少依次为肱骨上段、股骨近端、胫骨近端骨干。

### 体征

单纯性骨囊肿的患者可出现局部疼痛，但多数患者仅仅是在发生病理性骨折后才引起注意。偶尔可出现局部肿胀。

### 影像学特征

单房性骨囊肿的影像学特征为位于骨干、髓内邻近骺板的透亮病灶。通常病变区域的直径没有邻近的骺板宽。骨皮质虽受侵、变薄，但结构完整，除非发生病理性骨折。病灶内有时可见骨小梁的形成和骨折的愈合。单纯性骨囊肿通常在骨骼发育成熟之前即达到最大体积。连续的X线片显示骨囊肿随生长逐渐远离骺板而靠近骨干的中心部位。与骺板不相毗邻的囊肿有时被称为潜伏性骨囊肿（图26.80~图26.82）。

### 大体病理学特征

囊腔通常充满澄清或黄绿色低黏度的液体，但也可能中空。囊腔内壁通常存在骨嵴将囊腔分隔开，有时囊腔内壁覆盖肉质组织，厚度可超过1cm。偶尔可见部分或完全的间隔，后者将囊腔分隔为多房性。近期发生的病理性骨折可使大体表现发生变化。

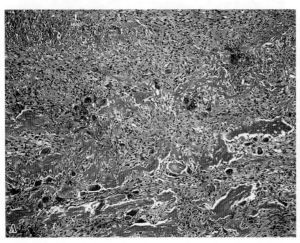
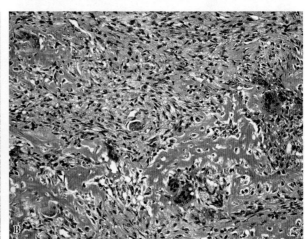

**图26.79** 动脉瘤样骨囊肿低倍（A）和高倍（B）镜下实性区域。该区域细胞丰富，有多个多核巨细胞混合在大量反应性新生骨当中。

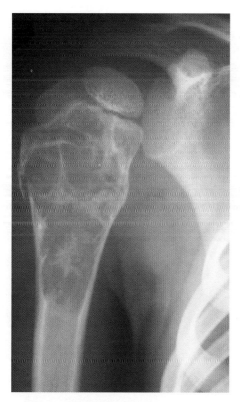

**图 26.80**　单纯性骨囊肿的典型表现。肱骨近端病灶呈膨胀性改变，并出现病理性骨折。

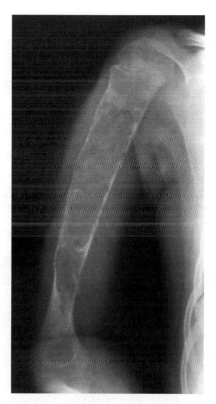

**图26.82**　8岁，女孩，单纯性骨囊肿复发，几乎累及肱骨全长。

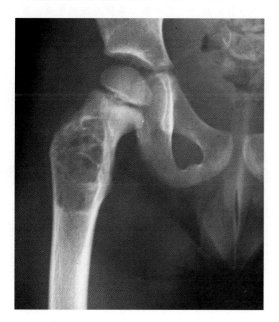

**图26.81**　4岁，男孩，股骨近端单纯性骨囊肿。病变直径没有超过骺板的宽度（病例由Minnesota州St. Louis Park Methodist Hospital的Dr. Susan H. Bowers提供）。

## 组织病理学特征

　　囊腔内衬可能仅仅是一层非常薄的纤维组织，其中可见散在的良性巨细胞。内壁较厚的区域是由纤维结缔组织构成，富含良性巨细胞、

含铁血黄素、少量慢性炎症细胞和噬脂细胞。由于存在巨细胞，一些病灶可被误诊为巨细胞瘤。当存在独立的间隔时，可与典型的动脉瘤样骨囊肿中的间隔相似。骨折可使组织学和大体形态发生改变。囊肿内外可能主要是增生的纤维组织和骨痂。纤维组织沉积很常见，并可产生局灶块状的钙化，与牙源性肿瘤中的牙骨质相似，曾经被误认为是成牙骨质细胞瘤（图26.83~图26.85）。

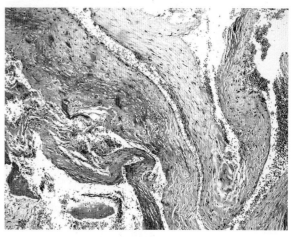

**图26.83**　单纯性骨囊肿的囊壁平滑，由部分透明化的纤维组织构成。

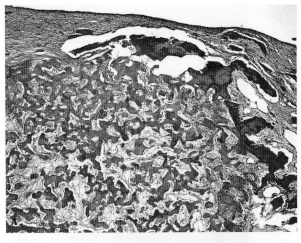

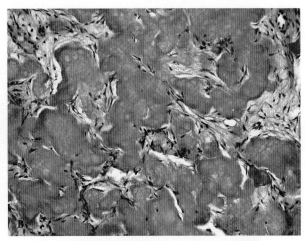

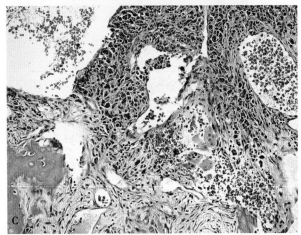

**图26.84**　单纯性骨囊肿低倍镜（A）和高倍镜（B）显示囊壁内有退变的纤维素聚集成团块，可能与出血有关。C：同一肿瘤的另一视野显示囊壁内细胞丰富，可见含铁血黄素沉积和多核巨细胞。

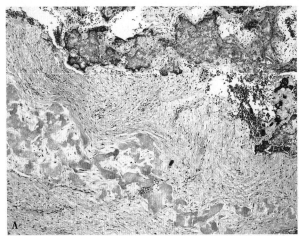

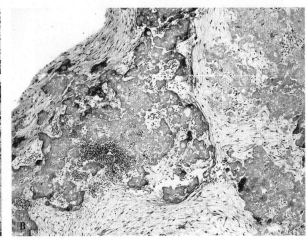

**图26.85**　A和B：单纯性骨囊肿囊壁内的一些纤维素样沉积已发生部分钙化。

## 治疗和预后

　　单纯性骨囊肿的治疗，过去只有病灶刮除、植骨。近几年，Scaglietti等人采用囊内注射甲泼尼龙使90%的患者取得了良好的效果。最近也有学者建议行病灶多处钻孔术。1954年，Garceau和Gregory等人发现如果患者年龄小于10岁并且囊肿靠近骨骺，术后有很高的复发率。对于年龄大于10岁、囊肿远离生长骺线的患者彻底治愈的可能性较大。1962年，Johnson等人报道了4例非常罕见的单纯性骨囊肿肉瘤样变的患者。Mayo医院报道了1例起初为骨囊肿后来恶变为股骨纤维肉瘤的患者。

### 腱鞘囊肿

　　骨内腱鞘囊肿偶尔见于骨端或邻近骨端，内部充满透亮黏稠的液体。典型的囊肿都有一层厚的纤维囊壁，与腱鞘囊肿的囊壁相似。骨内腱鞘囊肿的邻近关节没有明显的退行性改变，也有学者认为本病可能是异位的滑膜腔隙。在一项对88例骨内腱鞘囊肿的研究中，Schajowicz等人发现髋关节周围是最好发的部位，膝关节和踝关节发病率相同，腕骨也经常受累。X线片可显示一个延伸至关节软骨处边界清晰的透光区（图26.86，图26.87），病变边缘硬化。大体病理可见纤维性内壁和其内的黏性物质（图26.88）。囊肿内偶尔也会有细的纤维束，黏性物质在切片上呈浅蓝色，与腕关节腱鞘囊肿内的物质相似（图26.89、

图26.90）。

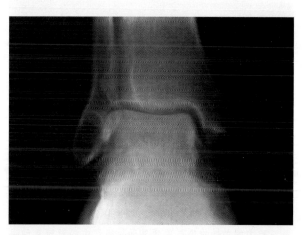

**图26.86**　腓骨远端腱鞘囊肿。病变呈单纯的溶骨性破坏，界限清晰，并且延伸至骨的末端。

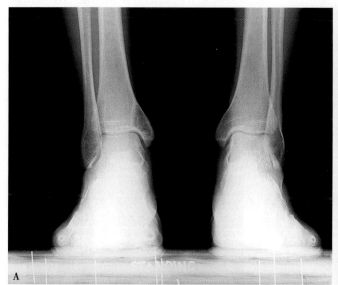

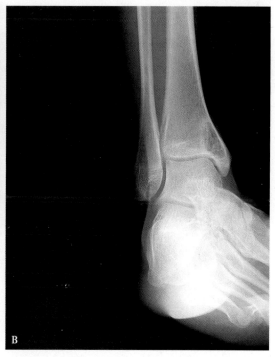

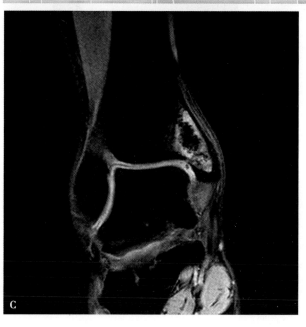

**图26.87**　右踝关节前后位（A）和斜位（B）X线片：病变位于胫骨远端，呈界限清晰的溶骨性破坏，边缘硬化。病变紧贴关节面，其内可见少许骨小梁。胫骨远端是最常见的发病部位，如果没有退变性踝关节炎的证据，可以排除退变性骨囊肿的诊断。C：MRI冠状位T2加权像显示病灶可能通过胫骨关节面内侧的微小皮质裂口与踝关节相通。

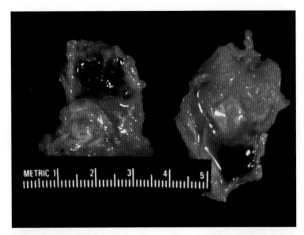

图26.88 骨内腱鞘囊肿的大体观。病变由纤维间隔组成，腔内的黏性物质与更常见于软组织中的腱鞘囊肿很相似。

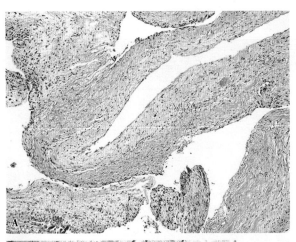

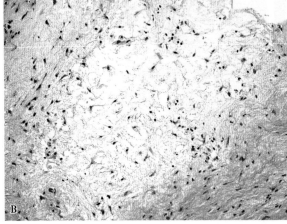

图26.89 A：骨内腱鞘囊肿的纤维性囊壁。B：囊内含有少量黏性物质。

该病需要与退行性关节病引起的囊肿相鉴别，后者也可能含有蓝染的黏蛋白物质。在影像学上如果缺少邻近关节发生退行性关节病的相关证据，就可以诊断为腱鞘囊肿。

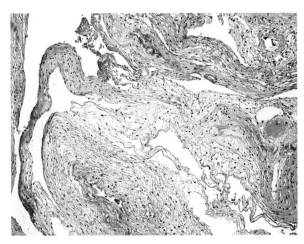

图26.90 骨内腱鞘囊肿的囊壁由疏松黏液性纤维组织构成。

**退行性关节病性囊肿**

必须明确关节附近的骨缺损可能与原发滑膜病变有关。

严重的退行性关节病经常合并有关节周围骨囊肿，但出现球形骨质疏松区的原因并不明确。囊内充满退变的纤维黏液样组织，如果囊肿范围很大，可能不便于实施改善关节功能受限的手术。如果囊肿较大，影像学表现会提示为骨肿瘤（图26.91）。

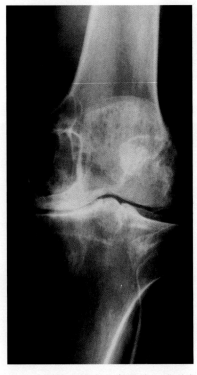

图26.91 退行性关节病性囊肿在股骨远端形成一个大的缺损。膝关节间隙狭窄符合退行性关节病的表现。

在类风湿性疾病中，类风湿性滑膜炎的炎性组织可以导致手部关节的骨质疏松，但炎性肉芽组织很少侵犯邻近大关节和椎体。

## 表皮样囊肿

鳞状上皮岛有时也会种植在骨内，并持续缓慢地生长，可以产生明显的膨胀性改变。表皮样囊肿大多发生于颅骨，除了受累骨的膨胀性改变外，凸出的囊肿也会挤压邻近的软组织，使其移位，包括脑组织。一些囊肿与颅脑肿瘤相似，尤其在X线片上病灶边缘模糊时就更为相似。表皮样囊肿可呈哑铃型，分别凸出于颅骨的内、外板（图26.92）。

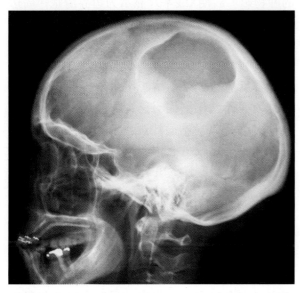

**图26.92**　颅骨巨大表皮样囊肿，肿块突入颅腔，并凸出于颅外。

Roth对文献进行了回顾，发生于指骨的表皮样囊肿多于55例。绝大部分的表皮样囊肿发生于手部（图26.93），少数鳞状上皮内衬的囊肿位于领骨，还有因中耳炎导致的颞骨囊肿。表皮样囊肿最多发生于颅骨和指骨远端。研究表明，生长发育原因导致了颅骨表皮样囊肿，而指骨表皮样囊肿是由于创伤引起的表皮植入。

### 影像学特征

典型的影像学表现为边缘清晰的透光区，周围有薄层硬化骨，骨皮质常常膨胀、变薄。

### 病理学特征

表皮样囊肿通常充满珍珠白色的高度角质化

鳞状上皮。显微镜下的诊断依据为至少在囊壁的部分区域可见鳞状上皮层。

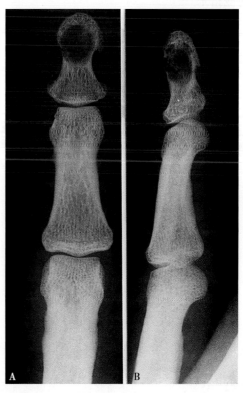

**图26.93**　指骨表皮样囊肿的前后位（A）和侧位（B）片（病例由Ohio州Cleveland市的Dr. J. W. Reagan提供）。

## 甲下角化棘皮瘤

甲下角化棘皮瘤是一种少见的甲下增生性疾病，其显著的特点是侵蚀甲下骨骼。患者主诉通常为甲床迅速进展性的肿痛。查体可见甲床和甲沟区域肿胀、变硬并伴有红斑。X线片显示远节指骨末端存在边缘清晰的局限性骨缺损。肉眼可见大量的角质碎屑，显微镜下病灶呈典型的皮肤角化棘皮瘤表现，可见较大的胞浆透明的鳞状上皮细胞增生，中央呈杯状的凹陷，其内可见大量角化物（图26.94、图26.95）。

甲下角化棘皮瘤是一种良性自限性疾病，可自行消退。因此对该病切勿过度治疗。

鳞状上皮细胞癌可以发生在甲床下，并可侵犯骨骼。患者的主诉通常是数年，而非数周，并且临床表现可能提示为感染。当鳞状上皮细胞癌侵犯甲下骨质时，X线表现为侵蚀性破坏，而不是像甲下角化棘皮瘤那样形成边缘清晰的局限性骨缺损。侵犯这个部位骨骼的鳞状上皮细胞癌分化很好，由于其具有侵蚀骨小梁的倾向，因此容易与甲下角化棘皮瘤进行鉴别。此类病变需要积极治疗，需要行包括受累骨骼在内的截指术。

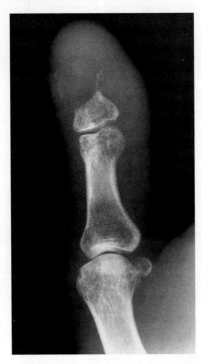

图26.94　35岁，男性，甲下角化棘皮瘤累及远节指骨，指骨远端几乎全部被破坏（病例由Montana州Great Falls市Columbus Hospital的Dr. J. R. Henneford提供）。

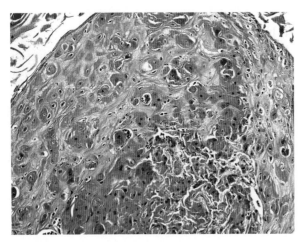

图26.95　甲下角化棘皮瘤典型的组织学表现：鳞状上皮细胞岛侵蚀骨质。细胞胞浆丰富并产生角蛋白。

## 异位骨化

异位骨化（骨化性肌炎）可发生于肌肉或其他软组织。在早期或生成阶段，病灶内细胞显著活跃，可被误诊为肉瘤。由于患者在异位骨化的

早期很少行手术治疗，因此异位骨化的病例在临床并不多见。

### 体征

患者近期可能受过明显的外伤，也可能没有。患者有时会有肌肉异常牵拉病史。大多数患者在接受手术治疗时即存在肿块，肿块常常在1~2周较短的时间内发生，但在手术摘除后很少迅速复发。由于肉瘤极少进展如此迅速，从而可为诊断提供线索。

### 影像学特征

早期X线平片通常为阴性或显示为边界不清的肿物影。后期X线平片显示为边界清楚伴周边钙化的肿物影。病变的中心钙化较少，导致了病变的分层表现。肿块与骨皮质不相连，通常在皮质和肿物之间会有一个透亮带，但有时可见骨膜反应。如果不给予手术干预，在病变成熟时，病灶钙化更加明显，体积缩小，甚至紧贴骨皮质。CT显示病灶边界清晰，外周明显骨化，中心钙化较少。由于病灶在MRI上显示界限不清，呈浸润性，并伴有疑似为恶性肿瘤的周围水肿征象，因此MRI可产生误导（图26.96、图26.97）。

### 大体病理学特征

除病变的早期阶段外，病变均界限清楚。病变可完全包含于肌腹内，尽管有时在与肌肉完全无关的部位也可以发生极为相似的病变。通常认为病变不是发生于骨，但与骨相似的反应性改变可能与骨膜甚至深层骨质结构有关。肿物边缘常骨化显著，形成"蛋壳"样的特征性外观，而中心部位通常可见水肿的骨骼肌或囊性改变。

### 组织病理学特征

最显著的特征是成纤维细胞增生活跃，并可见众多核分裂象。虽然梭形细胞可能体积较大、核分裂活跃，但并无细胞异型性，而且细胞往往分布松散，排列紊乱。病变的外周，成纤维细胞呈束状排列，成骨细胞生成反应性新生骨。由于类骨质不断钙化，在病变外周可见发育良好、平行排列、看起来正常的骨组织。这种"功能性"的排布与细胞

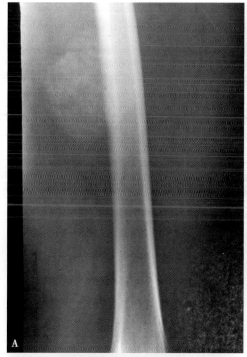

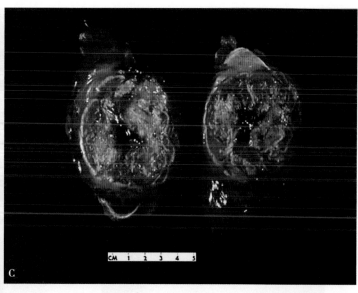

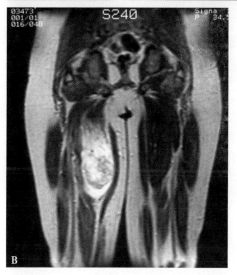

**图26.96** 11岁，男孩，大腿异位骨化。A：病变钙化均匀、边界清楚，呈典型的异位骨化表现。B：MRI显示病灶界限不清，其内信号混杂，提示可能为肉瘤。C：病灶的大体观：病灶中心区域排列松散，边缘钙化。与显微镜下观察到的病变呈分层表现相一致。

的成熟性是诊断异位骨化最重要的两个线索。异位骨化病灶内可见大量的软骨，可能类似软骨肉瘤，但是这些软骨岛有进一步成熟形成小梁样骨的趋势。一些异位骨化的中心部位有囊性改变，类似于动脉瘤样骨囊肿的表现（图26.98、图26.99）。

许多病变如甲下外生骨疣、骨旁骨软骨瘤样异常增生、进展期的反应性骨膜炎、指（趾）纤维骨性假瘤等都可表现为形式不同的异位骨化。但这些疾病依据发病部位不同都有特异的临床及影像学表现，甚至特征性的显微镜下表现。

**治疗**

如果诊断正确，无需治疗。如果手术切除病灶，则会很快复发。

**预后**

无论病灶切除与否，预后都良好。极少患者会发展成为进行性骨化性肌炎或进行性骨化性纤维结构不良。这些患者通常为幼儿，全身多发的异位骨化与钙化，有可能危及生命，没有特异性的病理学特征来证实其诊断。但是，这些疾病有遗传倾向，而且常可发现手、足畸形。

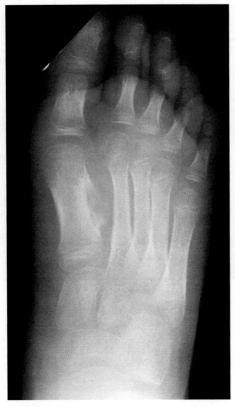

**图26.97**　受伤1个月后骨膜下骨化形成。

有少数骨化性肌炎恶变的报道，但很难评价其真实性。在Mayo医院的资料中有1例皮肌炎伴发大量异位骨化发展为骨外骨肉瘤的病例，此病例没有被纳入骨肉瘤内。

### 过度增生的骨痂

骨折愈合的早期阶段，可见显著活跃的具有大量核分裂象的细胞。在这个阶段，骨和软骨组织尚未成熟，愈合过程中的功能性排列也不明显，如果单纯依靠病理，有可能得出是恶性肿瘤的结论（图26.100）。随着骨和软骨的成熟，这个问题可得以解决。一些患有成骨不全或神经损伤如截瘫的患者，容易形成过度生长、肥大的骨痂。软骨细胞有序地成熟和梭形细胞向骨组织的有序转化则可得出正确的诊断。病理组织学和影像学表现相结合非常重要，能够保证在活检时不会遗漏潜在的肿瘤病变。

应力性骨折通常和持续重复的活动有关，如行军和慢跑，某些部位如胫骨干和跖骨特别容易发生应力性骨折（图26.101）。患者主诉为持续的疼痛，影像学可能没有明显的骨折，但可以看到大量的骨膜成骨，有时甚至覆盖整个骨干。这

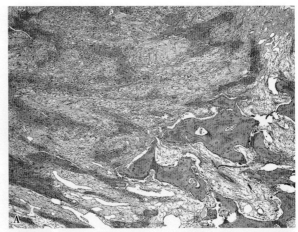

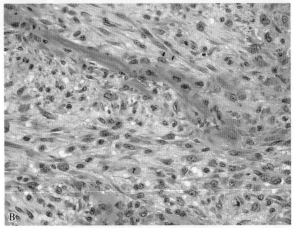

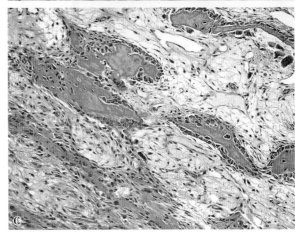

**图26.98**　A：成纤维细胞增殖化生为成骨细胞，成骨细胞又产生平行排列的骨样基质，即为分层现象。B：异位骨化早期成纤维细胞增生活跃，核分裂象较多。细胞核没有出现退变。C：可见疏松排列的梭形细胞、血管增生和成骨细胞围绕的类骨质。缺少紧密排列的梭形细胞说明是良性病变。

种表现可与一些浸润性肿瘤如尤文肉瘤相似。通常骨扫描为阳性，MRI可显示髓内和邻近软组织有异常信号。如果X线平片检查为阴性，而骨扫描和MRI发现髓内有异常时，需要鉴别是应力性

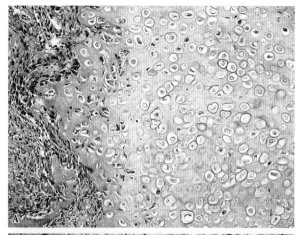

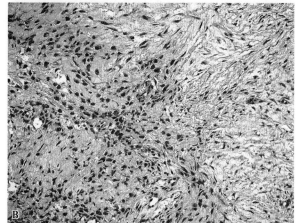

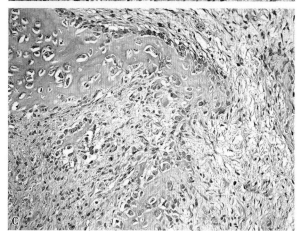

**图26.99** 活跃的异位骨化。A：细胞丰富的软骨灶内可见增大的细胞核，与软骨肉瘤或成软骨细胞性骨肉瘤相似。B：未成熟的编织骨呈花边样，与骨肉瘤相似。骨基质周围的梭形细胞排列松散，呈黏液样并且缺乏异型性。C：梭形细胞间质中的编织骨内可见更为成熟的骨小梁，周边有成骨细胞围绕。

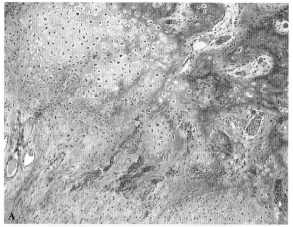

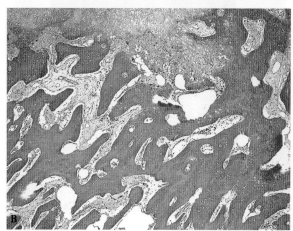

**图26.100** 骨折愈合组织。A：细胞核增大的软骨细胞和不规则的骨样基质可被误诊为骨肉瘤。但是梭形细胞间质没有明显的异型性。B：另一视野显示更加成熟的骨小梁。

表现可提示硬化型骨肉瘤的可能。但是新生骨小梁不是堆积在一起，而是由髓腔分隔开的。X线片上没有骨病变，也可以此排除骨肉瘤的诊断。

不全骨折是一种好发于绝经后妇女骨盆环的特殊类型的骨折。患者通常有恶性肿瘤病史，并且在骨盆部位曾行放疗。患者主诉为骨盆疼痛，骨扫描可以排除其他部位骨转移，显示骶骨和耻骨放射性核素摄取增高（图26.103）。普通X线检查可显示耻骨骨折；骶骨骨折最好行CT检查，因为普通平片易受到肠道内容物的影响。穿刺活检通常显示反应性的新生骨形成。如临床医生和放射科医生对该病有足够的认识，就可以避免穿刺活检。

发生于胫骨结节和坐骨结节的撕脱性损伤，可导致新生骨的过度生长而提示为肿瘤。发生撕脱伤的患者通常是爱运动的年轻人，尤其是坐骨

骨折还是恶性淋巴瘤。

对应力性骨折行活检时，通常可见髓内的反应新生骨形成，新生骨可呈浸润性生长，与先前存在的骨小梁相融合（图26.102）。这些

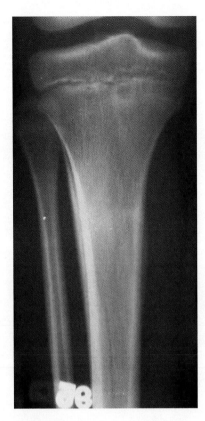

**图26.101** 应力性骨折的好发部位。骨折线有时模糊不清；骨痂活检时，可以看到反应性增生的软骨和骨。

结节部位（*坐骨结节撕脱*）。患者主诉为突然、剧烈的疼痛。X线片上可见紧邻坐骨结节的不规则新月形团块（图26.104）。通过系列X线摄片可以在软组织内观察到撕脱的坐骨棘，后期形成反应性新生骨。

## 巨细胞修复性肉芽肿

巨细胞修复性肉芽肿是颌骨特有的病变，这种病变常与良性骨巨细胞瘤混淆。普遍认同的观点认为它不是肿瘤，而是特殊的反应性增生。病变由增生的成纤维细胞组成，其中可见化生骨区域，排列整齐的骨小梁，有时可见数目不等的血管和微小囊肿形成（图26.105~图26.107）。纤维基质形成的质量是区分巨细胞修复性肉芽肿和骨巨细胞瘤最主要的特征，而且颌骨部位不会发生骨巨细胞瘤，除非与Paget病相关。在Mayo医院的资料中尚无颌骨骨巨细胞瘤的病例。

区分巨细胞修复性肉芽肿还是骨巨细胞瘤非常重要，完整切除病变通常可以治愈巨细胞修复性肉芽肿，但是骨巨细胞瘤的复发率高达25%~50%，并且还有7%的患者可发生恶变。巨细胞修复性肉芽肿发病年龄多在20岁以前，但也见于老年人。

具有典型巨细胞修复性肉芽肿组织学特征的骨内病变和很少侵袭骨骼的牙龈周围软组织的巨细胞修复性肉芽肿略有不同。甲状旁腺功能亢进的患者发生在下颌骨的病灶，其组织学表现有时难以与巨细胞修复性肉芽肿区分，该病灶毋庸置疑是由于内分泌性疾病引起。如果病灶复发，也应该与甲状旁腺功能亢进有关。

如上所述，巨细胞修复性肉芽肿可能是由于

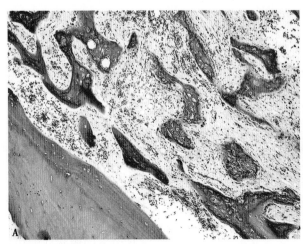
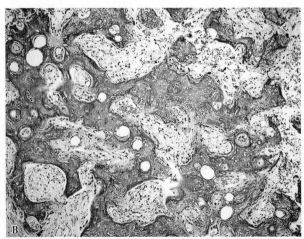

**图26.102** 应力性骨折的组织学特征。A：反应性的编织骨与左下角的板状骨不同。B：反应性新生骨内骨小梁相互吻合，类似Paget病的表现。疏松的纤维间质包绕在新生骨周围。

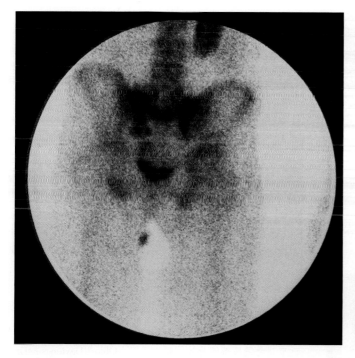

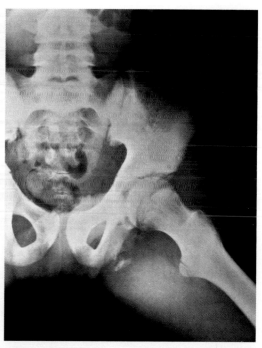

**图26.103**　绝经后妇女不全骨折的放射性核素骨扫描。骶骨两侧和中间部位核素摄取增加，形成"H"型。这是应力性骨折非常典型的表现。

**图26.104**　12岁，男孩，因牵拉出现坐骨结节（撕脱骨折）。X线片可见团块是由创伤引起而非肿瘤（病例由Tennessee州Knoxville市的Dr. J. L. Broady提供）。

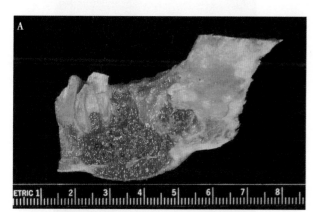

**图26.105**　下颌骨巨细胞修复性肉芽肿。A：大体病理可见棕红色病灶广泛侵犯骨质。低倍镜（B）和高倍镜（C）显示纤维基质内含有许多多核巨细胞。

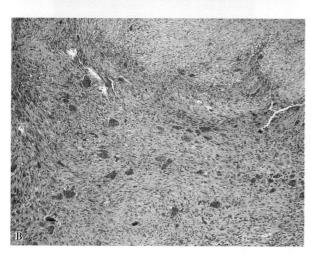

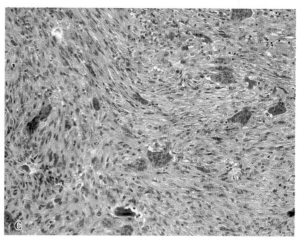

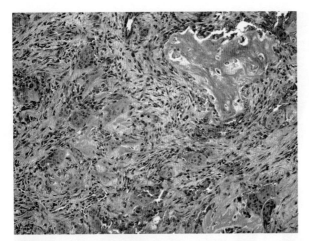

**图26.106**　巨细胞修复性肉芽肿内可见反应骨。

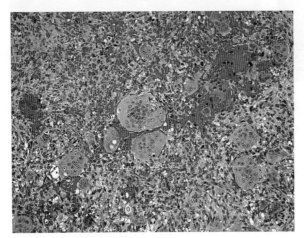

**图26.107**　巨细胞修复性肉芽肿内偶可见出血区，病变细胞分散在出血区内。

组织反应引起，组织病理学表现与动脉瘤样骨囊肿相似。

## 巨细胞反应或"病变"

　　美国陆军总院病理研究所的Ackerman和Spjut主编的《骨与软骨肿瘤》丛书中对巨细胞反应进行了阐述。虽然发生于手和足短骨的良性巨细胞反应并不常见，但其中一些具有骨巨细胞瘤、软骨母细胞瘤和动脉瘤样骨囊肿的特征。巨细胞反应也可出现许多非肿瘤性的表现，如基质内有大量纤维和新骨形成。病变多为实性、小的肿块，细胞核呈良性表现。最重要的是这些病灶可能被误诊为恶性病变。其实巨细胞反应是良性病灶，很少复发。Lorenzo和Dorfman曾经用"*巨细胞修复性肉芽肿*"一词来描述巨细胞反应的病理过程（图26.108~图26.110）。

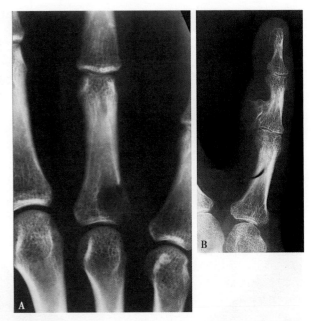

**图26.108**　A：16岁，男性，巨细胞"反应"导致无名指近节指骨基底部溶骨性缺损（病例由Ohio州Dayton市的Dr. M. M. Alvarado提供）。B：51岁，女性，小指中节指骨向外生长的相同病变（病例由New York州的Dr. A. C. Hoheb与Albany Plastic Surgeons Associated of Albany提供）。

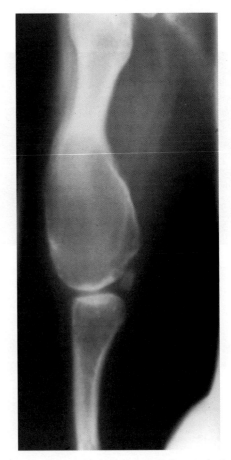

**图26.109**　37岁，女性，发生在掌骨的巨细胞"反应"，呈边缘清楚的膨胀性良性改变。

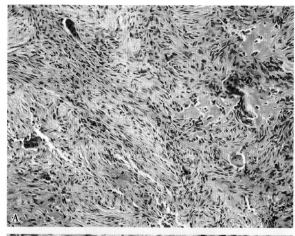

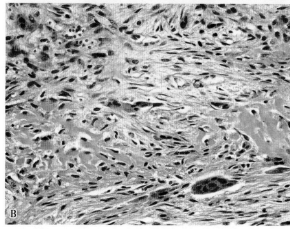

图26.110 A和B：巨细胞反应合并纤细的梭形细胞增殖，散在多核巨细胞和反应性新生骨形成。

## 骨髓炎

由急性或慢性感染引起的骨质病变可以产生类似骨肿瘤的影像学改变。抗炎治疗可减轻炎症，使骨髓炎自然的影像学改变受到干扰，从而增加了骨感染误诊为骨肿瘤的可能性。

### 体征

治疗有时可掩盖急性骨髓炎导致的高热、败血症。此外，某些肿瘤，特别是尤文肉瘤，也可引起发热及白细胞增多。

### 影像学特征

骨髓炎早期表现为不规则的密度减低影，通常靠近长骨骨干的末端。常出现骨膜隆起，可见单层或多层骨膜下新生骨。随后出现岛状或片状骨质坏死（死骨），由于周围骨质疏松，死骨的X线穿透力相对较差，表现为高密度。一些恶性骨肿瘤偶尔也可有相似的影像学表现（图

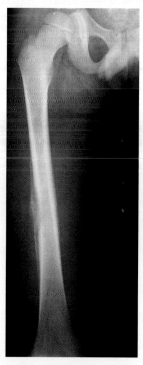

26.111、图26.112）。在急性期，影像学表现很像浸润性恶性肿瘤，如尤文肉瘤。

图26.111 X线表现与肉瘤相似的骨髓炎。与图26.112中化脓性球菌感染患者的X线表现相似，表现为骨质破坏和骨膜新生骨形成。

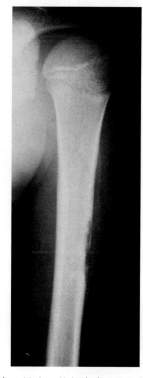

图26.112 9岁，男孩，局部疼痛1月，肱骨骨髓炎，其影像学表现与肉瘤相似。细菌培养显示为化脓性球菌感染。

慢性骨髓炎形成的骨破坏区域，有时与骨肉瘤或骨巨细胞瘤相似。特异性的慢性感染，如结核、球孢子菌病及芽生菌病可引起骨质散在性破坏，与生长缓慢的良性肿瘤类似（图26.113、图26.114）。某些时期可出现骨内无痛性感染灶，由此引起的大面积骨硬化与骨样骨瘤的表现类似（*Brodie脓肿*）（图26.115）。

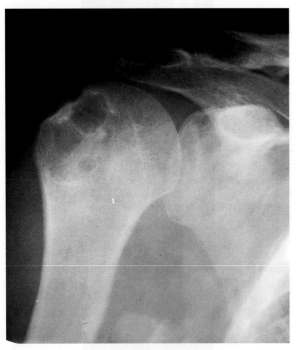

图26.113　肱骨布鲁杆菌性骨髓炎，与软骨母细胞瘤相似。

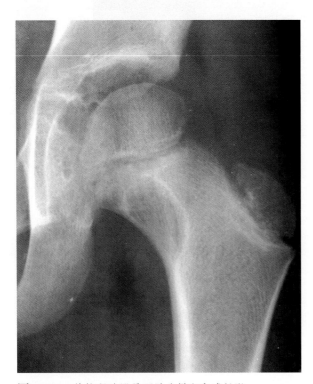

图26.114　结核所致股骨颈肿瘤样密度减低影。

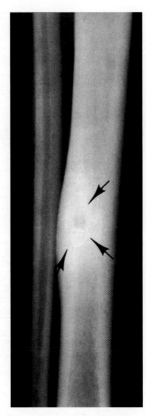

图26.115　慢性骨髓炎似骨样骨瘤样改变（箭头所示），溶骨性病变区被硬化骨包裹。

### 大体病理学特征

骨髓炎部位存在肉芽组织可能难以与肿瘤样改变区区分。

### 组织病理学特征

骨髓炎和肿瘤一般较易鉴别，肉芽组织特征性地含有大量新生毛细血管以及比例不一的多形核白细胞、浆细胞及淋巴细胞（图26.116、图26.117）。肿瘤组织中通常难以发现多形核白细胞，除非先前的活检引发了感染。偶尔骨髓炎为单纯性的浆细胞反应，组织学表现与多发性骨髓瘤相似，可能导致错误的诊断。然而，增生的毛细血管网通常提示炎症的反应性改变。此外，慢性骨髓炎组织中常混有其他炎症细胞。

### 治疗

骨髓炎的治疗方法因机体对感染的不同反应而改变。术中冰冻切片有助于治疗。对某些特定的真菌感染，组织学表现即可确诊，也可高度怀疑已作出的诊断。如果组织学表现是炎性肉芽肿，则有必要进行微生物培养。骨组织可被多种

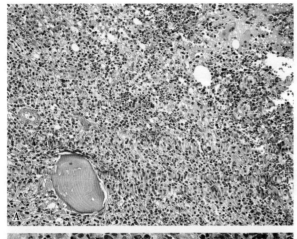

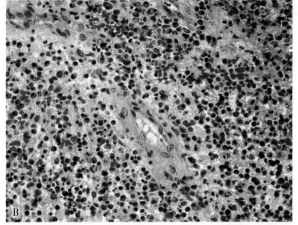

**图26.116**　急性骨髓炎。A：先前存在的板层骨碎片被炎症进程所侵蚀。B：炎症细胞由浆细胞、中性粒细胞、淋巴细胞构成，并与增生的毛细血管相混合。

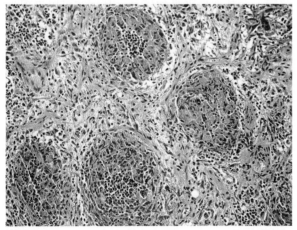

**图26.117**　成年男性，胫骨近端肉芽肿性骨髓炎。上皮样肉芽肿中央可见多形核白细胞，这种表现提示为芽生菌病。细菌培养已证实该诊断。

类型的细菌及真菌感染。骨穿刺活检的重要意义不是为了确诊骨髓炎，而在于排除性诊断。对骨髓炎的诊断需要谨慎，其治疗的花费也很大（图26.113、图26.114）。

在大多数病例中，骨髓炎在骨中形成单一病灶。但是，有少数病例可形成慢性、复发性、多病灶骨髓炎。儿童及青少年多见，表现为迁延多年、反复发作的疼痛与肿胀，细菌培养常为阴性。

Garré描述了一类表现为骨质膨胀、增厚、没有胀肿的硬化型骨髓炎。X线片显示病变骨明显硬化，通常涉及长骨、锁骨及颌骨。由于X线片中骨硬化的表现，病灶常被误认为肿瘤。发生在锁骨的所谓*致密性骨炎*可能就是此类骨髓炎。

长期慢性骨髓炎可导致恶变，一般为鳞状细胞癌，位于皮肤破溃边缘，并向下侵及已患病的骨骼（图26.118）。通常发生于长期窦道形成的慢性骨髓炎患者。疼痛加剧及窦道分泌物的恶臭预示恶变的可能。X线提示慢性骨髓炎病变处的骨质破坏。发生于窦道口的鳞癌通常分化良好，常常误诊为假性上皮瘤样增生，但骨内如存在鳞状上皮细胞则可诊断为鳞状细胞癌（图26.119）。成功的治疗取决于病变骨骼的完整去除，通常需要截肢。Mayo医院的资料中共有49例骨髓炎窦道形成的患者出现鳞状细胞癌，大多数为分化良好的鳞状上皮细胞癌，少数为高级别的鳞状上皮细胞癌。此外，有2例骨肉瘤、2例纤维肉瘤、1例恶性淋巴瘤及1例骨髓瘤的发生被认为与骨髓炎有关。

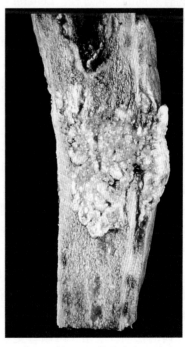

**图26.118**　77岁，男性，1级鳞状上皮细胞癌，侵犯胫骨的大部分髓腔。该患者69岁时此部位发生骨折，此后间断出现慢性骨髓炎的症状。

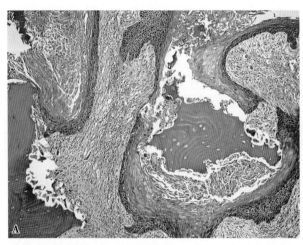
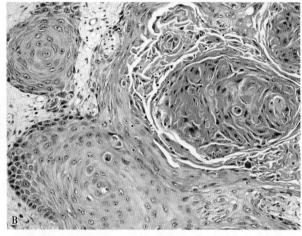

**图26.119** 慢性骨髓炎中可见鳞状细胞癌。A：肿瘤在髓质骨中浸润性生长。B：病变中的鳞状细胞癌为典型的高分化肿瘤。

## 朗格汉斯细胞组织细胞增生症（组织细胞增生症X或嗜酸性肉芽肿）

朗格汉斯细胞组织细胞增生症有三个不同的发展过程：从单发的、可以治愈的朗格汉斯细胞组织细胞增生症（Langerhans cell histiocytosis，LCH），到散发病变引起的Schüller-christian病，直至进展为弥散性快速致命的Letterer-Siwe病。Lichtenstein首先提出这三种病情的发病条件似有不同，其病理过程实则相同，然而，很多专家对此提出质疑。但可以肯定，LCH和Schüller-christian病有共同的发病过程。Letterer-Siwe病的致病因素有多种，其中包括LCH。

Letterer-Siwe病好发于婴幼儿，然而其播散形式可发生于成年人。LCH和Schüller-christian病最常见于儿童和青年。任何骨骼均可累及，但尤其好发于颅骨。

### 体征

临床表现变异较大。单发病灶处可出现疼痛和肿胀，并触及肿物。有些患者可出现跛行。Schüller-christian病的典型特征包括眼球突出（通常是单侧）、尿崩症、颅骨的溶骨性破坏，但如果这3种症状未完全出现，同时又伴发其他不典型的症状如贫血、脾大、乏力、体重下降和淋巴结肿大等，则对于判断病情也同样具有重要意义。LCH患者可能会有外耳道异物流出（因颞骨受累）、牙齿的松动或脱落（因颌骨受累），以及局部溶骨性破坏引起的其他症状。任何部位的骨骼都会出现局部疼痛，甚至会出现膨胀性病灶。累及脊柱可能导致椎体的塌陷，从而最终导致神经系统症状。在疾病处于散发的进展阶段时，还经常会出现皮肤黏膜的损害、淋巴结肿大和脾大等。在临床上，肺部病变非常重要，但很少作为该病的重要特征出现。但伴有肺部弥散性病变的LCH患者可以没有骨骼的病变；这种情况通常发生于没有严重疾病的成年人，有时会发生自发性气胸，临床进展难以预测。

### 影像学特征

骨缺损通常是界限清楚的溶骨性破坏。由于颅骨内外板的破坏形态不一，称为"地图颅"。可能出现骨膜新生骨，这种骨膜新生骨通常厚而坚固。尤其在扁平骨如锁骨，其病变可以表现为界限不清并似有皮质破坏，类似恶性肿瘤的表现。多发、相邻的骨缺损常发生融合。下颌骨的病变通常会集中在沿着牙槽突周围，牙齿继而发生无骨性支撑（图26.120~图26.124）。

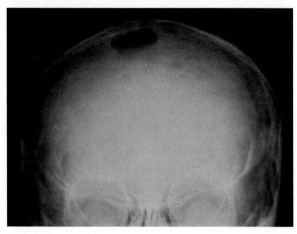

**图26.120** 朗格汉斯细胞组织细胞增生症引起的颅骨缺损，颅骨是本病最常见的部位之一。

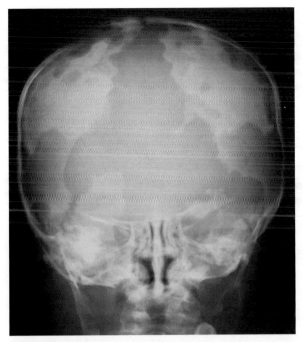

图26.121 播散性朗格汉斯细胞组织细胞增生症广泛侵犯颅骨。该3岁男童在诊断一年后死亡。

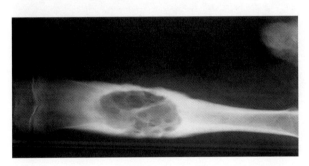

图26.122 朗格汉斯细胞组织细胞增生症的单发性病变。边缘骨质明显硬化。

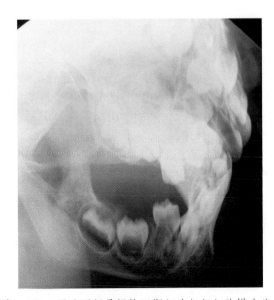

图26.123 严重下颌骨朗格汉斯细胞组织细胞增生症的常见并发症：牙齿脱落。

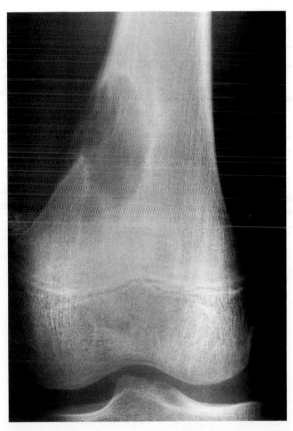

图26.124 朗格汉斯细胞组织细胞增生症引起骨骼的溶骨性破坏，其特征难以与恶性肿瘤相鉴别。

## 大体病理学特征

病灶柔软，可呈灰色、粉红、黄色，甚至是绿色。

## 组织病理学特征

Schüller-christian病、Letterer-Siwe病和LCH这三种疾病显微镜下表现十分相似。它们共同的典型特征是由增生的灶状组织细胞构成。这种组织细胞通常胞浆边界不清，细胞核呈卵圆形或有凹陷。可见多核巨细胞。有时多核巨细胞显著增生，可能会被误诊为巨细胞瘤。除了组织细胞，嗜酸性粒细胞也很常见。经常也可以看到其他炎性细胞，如淋巴细胞、浆细胞和中性粒细胞。在骨的LCH中，经常会出现大片的坏死区域。有时，组织细胞具有圆形胞核和粉红色细浆，类似上皮细胞的表现（图26.125~图26.127）。

在低倍镜下，LCH的细胞聚集成簇，但并不形成致密的片状。如果细胞紧密成片地分布，则应与恶性淋巴瘤鉴别。尽管LCH的细胞学特征比较特殊，但某些特殊感染，比如芽生菌病引起的感染，也有类似的细胞学特征。

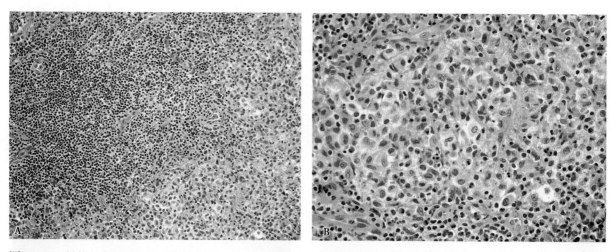

**图26.125**　朗格汉斯细胞组织细胞增生症：A：在颅骨病变中，除了成片的朗格汉斯细胞外，还可见大量的淋巴细胞。B：高倍镜显示浅染的嗜酸性胞浆包绕典型的卵圆形细胞核。嗜酸性粒细胞散布于整个视野。

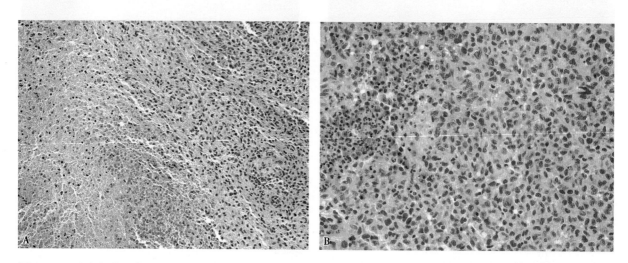

**图26.126**　此例朗格汉斯细胞组织细胞增生症中坏死区域，可误诊为骨髓炎。A：朗格汉斯细胞位于右上角。在诊断急性骨髓炎之前总应考虑到朗格汉斯细胞组织细胞增生症的可能。B：高倍镜下特征性的表现，可见典型的朗格汉斯细胞。

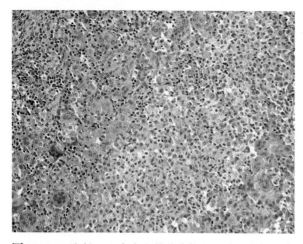

**图26.127**　此例LCH含有大量的多核巨细胞，与视野中央朗格汉斯细胞混合存在，并使后者显得有些模糊不清。

朗格汉斯细胞通常表达S-100蛋白。然而，CD1a和Langerin（CD207）是更具特异性的标记物。电镜下可观察到的胞浆内包涵体 "Birbeck颗粒" 也是朗格汉斯细胞的特征。

## 治疗

一般情况下，LCH单发病灶不需要治疗。它可能会自行消退。有些患者接受了小剂量的放射治疗，得到了令人满意的效果。皮质激素和其他化疗药物也成功应用于严重散发性LCH的治疗。

## 预后

全面评估LCH患者的全身情况对于判断患者

的预后非常重要。具有单一或较少病灶的患者通常通过局部放疗可治愈或者观察即可。患有Schüller-christian病的患者远期预后较差，但是，如果通过合理的、恰当的药物治疗，也可长期缓解病情。1967年，Enriquez等学者通过对Mayo医院的116例LCH患者的研究发现，年龄低于3岁、受累骨骼多于3处、有出血倾向和脾大的患者预后不良。发病后生存期多于3年的患者预后较好。

在Mayo医院的资料中，Kilpatrick等报道了263例LCH患者。他们发现，具有肝脾大、血小板减少症和累及3处以上骨骼的年轻患者预后不良。

## Erdheim–Chester病

*Erdheim–Chester病*的发病原因不明，患者多为男性，大多患者没有症状，或只有体重减轻、骨痛等全身症状。Erdheim–Chester病的特征性表现是长骨干骺端和骨干两侧对称性的硬化。扁平骨很少受侵（图26.128）。

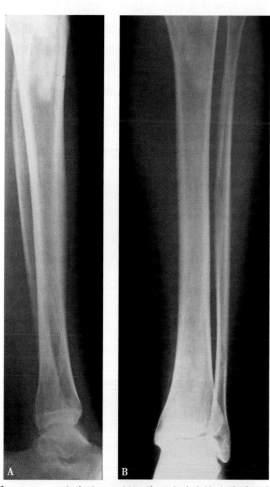

**图26.128**　X线片显示双侧胫骨两端对称性的骨质硬化。这是Erdheim-Chester病的典型表现。

患者病情大多稳定，但也有患者病情呈进行性加重，病变累及肺和脑垂体，导致尿崩症。组织学检查可见泡沫状巨噬细胞浸润性生长，以及散在的淋巴细胞和数量不等的纤维变性。骨小梁增厚、硬化，有时类似Paget病的表现。有时也可见多核巨细胞（图26.129）。

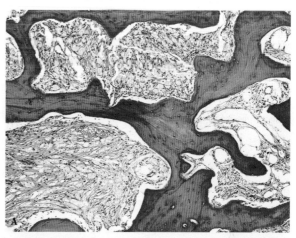

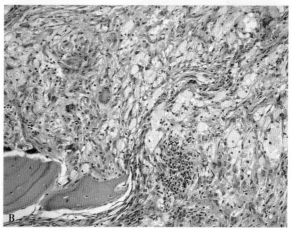

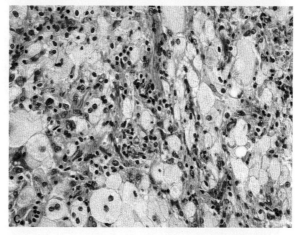

**图26.129**　Erdheim-Chester病。A：低倍镜显示增厚的骨小梁，有Paget病的表现。B和C：基质内含有数量不等的泡沫样组织细胞、纤维变性和淋巴细胞。偶尔可见多核巨细胞。

## 肥大细胞增生症

肥大细胞增生症最常见的表现是累及皮肤的色素性荨麻疹。色素性荨麻疹常发生于婴幼儿和成年期，发生于儿童期的色素性荨麻疹可自行缓解，而发生于成人的通常持续存在。

如果其他器官发现有肥大细胞浸润则称为*系统性肥大细胞增生症*，它可以累及或不累及皮肤。如果皮肤没有累及，则是预后差的表现。

系统性肥大细胞增生症患者可表现为多种症状，包括全身症状，如疲劳、面红、晕厥。肝脏、脾脏和胃肠道经常受累。有些患者可出现腹泻。由于多变的临床表现，系统性肥大细胞增生症的确诊非常困难。Travis等对58例系统性肥大细胞增生症的患者进行研究，发现有28%的患者出现了骨骼受侵症状，如骨痛或病理性骨折。然而影像学检查发现有59%的患者骨骼系统受到侵犯，影像学可出现多发骨质硬化区，有时合并有溶骨区（图26.130），通常被误诊为转移瘤。

骨的肥大细胞增生症通常会产生硬化，骨小梁变厚，骨小梁周围区域细胞丰富、显微组织增生。肥大细胞可表现为聚集呈团的小卵圆形细胞，呈现出微小肉芽肿的表现（图26.131）。在这些结节病灶内也可见嗜酸性粒细胞。肥大细胞对某些特殊染色呈阳性，如Giemsa染色、氯醋酸酯酶染色和氨基己酸酯酶染色。

系统性肥大细胞增生症患者的预后是无法预测的。大多数患者不是死于肥大细胞增生症，而是与之相关的恶性疾病，很多发生于血液系统。

## 窦组织细胞增生伴巨大淋巴结病（Rosai-dorfman病）

Rosai-dorfman病是一种病因不明的罕见病，最早发现侵犯患者颈部淋巴结，后来明确该病可以侵犯多个器官。Foucar等的回顾性研究发现33例患者伴有骨骼系统受侵，这不一定与淋巴结病变有关，但有些患者表现为骨骼和淋巴结都受侵犯。

患者通常会有骨痛，X线片显示单纯溶骨性或混杂有硬化成骨的骨缺损。组织学表现为大量具有小圆细胞核和丰富透明细胞质的组织细胞增殖。特征性的表现为组织细胞的细胞质内含有吞噬的淋巴细胞和浆细胞。此外，在组织细胞周围还可见浆细胞增殖，纤维化的区域也较常见（图

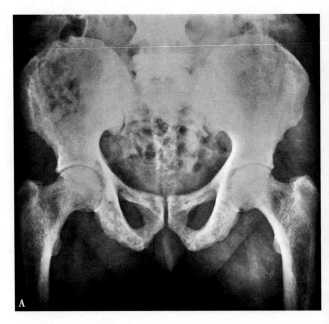

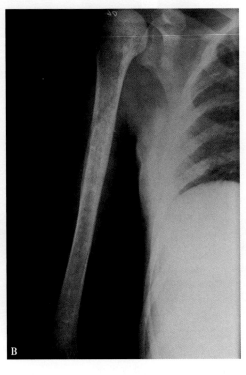

**图26.130** A：肥大细胞增生症，导致多发性骨质硬化，骨盆尤为明显。这些病灶可被误诊为成骨性转移瘤。B：在肱骨有同样的骨质硬化。

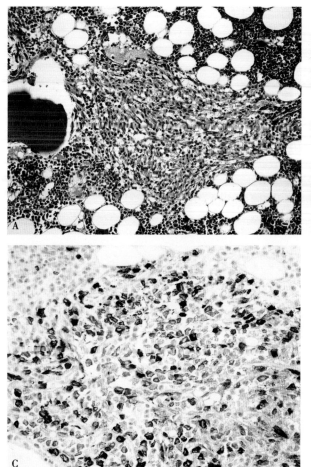

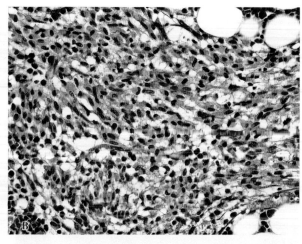

图26.131　A：肥大细胞增生症，表现为邻近骨小梁的结节样梭形细胞增生。B：梭形细胞类似成纤维细胞，亦可见肥大细胞。C：梭形细胞纤维蛋白溶酶免疫反应呈阳性。

26.132）。

　　鉴别诊断包括各种可出现组织细胞增生的疾病。要诊断Rosai-dorfman病必须明确组织细胞是否存在吞噬现象，同时这些细胞S-100染色需呈阳性。

　　Rosai-dorfman病的预后无法预测。一些患者随着疾病进展而死亡，而另一些患者的病情会逐渐消退。

## Paget病

　　尽管Paget病曾经被认为与病毒感染有关，但至今病因不明。在世界的某些地区，如亚洲，Paget病非常罕见。而在另一些地区，如英格兰，该病相对较常见。该病常发生于中老年人，尽管全身骨骼均可能受累，但骨盆、股骨、颅骨、胫骨和椎体都是常见的发病部位。Paget病的影像学表现非常有特点，病变部位通常延伸至骨端，受侵骨特征性的增宽，皮质骨和髓质骨显著增厚（图26.133）。病变骨与正常骨的分界清楚，在长骨就像草叶叶片一样（图26.134）。Paget病在骨扫描时显示摄取量增加，这是该病的特点。Paget病偶尔累及脊柱，椎体完全硬化，产生"象牙样"椎体。鉴别诊断包括转移瘤、恶性淋巴瘤。骨的膨大性改变可作为Paget病特征性的确诊依据。某些病例的Paget病表现为单纯性溶骨性病变，易误诊为肿瘤（图26.135）。

　　大体病理可见皮质骨增厚、髓质骨增粗。镜下可见骨小梁增粗且不规则，不规则的蓝色沉积线非常具有特征性。骨髓被致密的纤维结缔组织所取代，成骨和破骨活性均增加（图26.136）。尽管这些特征极具特征性，但并不足以诊断Paget病。许多疾病均有类Paget病样的骨形成，如骨肉瘤和转移瘤的反应骨。因此，影像学和病理学相互结合对于Paget病的诊断非常

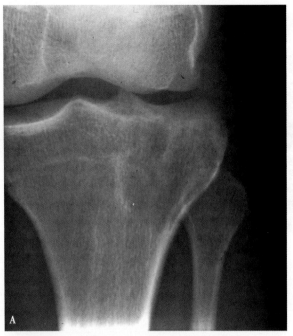

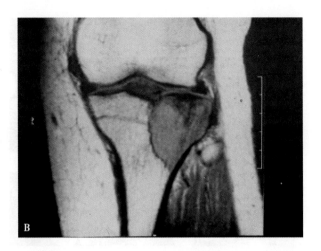

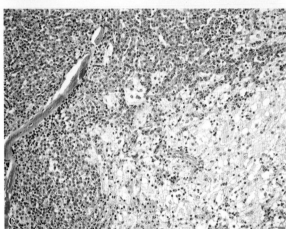

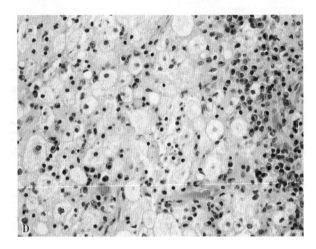

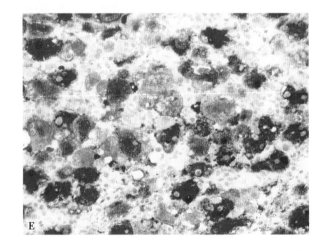

**图26.132**　A：22岁，女性，X线片示胫骨近端边界清楚的溶骨性病变。影像学征象与骨巨细胞瘤相似。活检证实为Rosai-dorfman病。B：相应的MRI影像表现无特异性（病例由Wisconsin州Milwaukee市St Francis Pathologists的Dr. David M. Resk提供）。C：穿刺活检标本。骨小梁周围可见大量浆细胞和组织细胞。D：组织细胞含有丰富的透明或粉红色胞浆。胞浆内吞噬有完整的淋巴细胞，称为伸入运动。E：免疫组化染色S-100蛋白呈阳性。

重要。

　　Paget病的患者可以发展为肉瘤，但概率很小。在典型的Paget病中可以发现溶骨破坏区，很难与肉瘤区分。此外，侵袭性Paget病可侵犯周围软组织形成恶性假象。在Mayo医院的资料中，73例肿瘤源于Paget病，其中61例骨肉瘤、7例纤维肉瘤、3例恶性纤维组织细胞瘤、1例恶性淋巴瘤和1例巨细胞瘤。

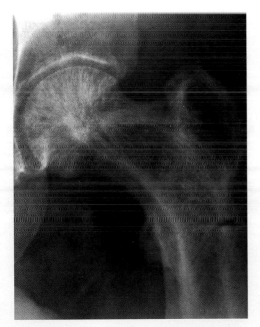

图26.133　股骨近端Paget病合并横行骨折。皮质骨和髓质骨显著增厚，病变延伸累及骨端。

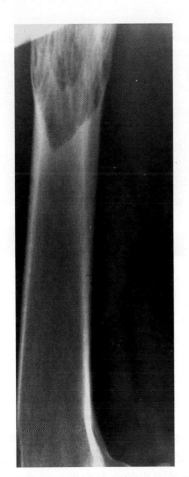

图26.134　股骨近端Paget病。病变骨与正常骨的分界清楚，被称为"草叶"或"火焰"征。

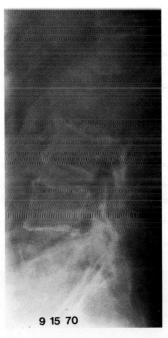

图26.135　椎体Paget病的溶骨性破坏。整个椎体似乎已经消失。该特征不能诊断为Paget病。

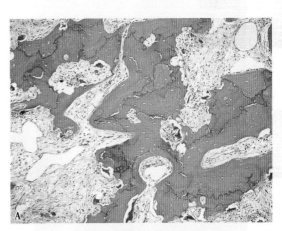

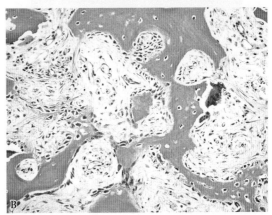

图26.136　A：Paget病，不规则骨小梁中典型的马赛克样图像。破骨细胞众多，髓腔被疏松结缔组织代替。B：同一病变骨的另一视野显示病变早期阶段，骨内较少的马赛克样改变，较强的成骨细胞活性。此区域可能被误诊为反应性新生骨或纤维-骨性病变。

## 甲状旁腺功能亢进

　　甲状旁腺功能亢进常因肿瘤或弥漫性甲状旁腺肥大引起，可以原发或继发于肾脏疾病。两种类型均可累及骨骼。通常会发生骨骼的弥漫性脱钙，但是局灶性的骨吸收可以在X线片上出现囊样病变，类似于原发骨肿瘤的表现。甚至在某些病例中，由于充填于骨缺损内的成纤维组织过度增生，形成软组织肿块，更像是骨肿瘤的表现。X线片通常可以显示甲状旁腺功能亢进的特征性表现，尤其是指骨的骨膜下骨吸收（图26.137、图26.138）。

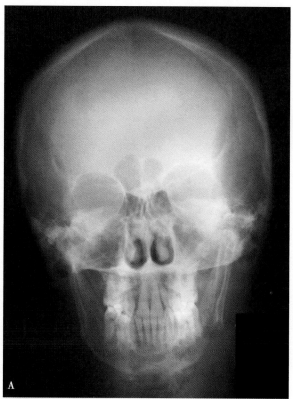

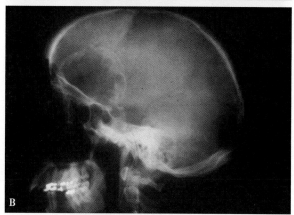

图26.138　A：55岁，女性，甲状旁腺功能亢进引起的骨破坏。左侧下颌骨病变类似恶性肿瘤。切除了甲状旁腺肿瘤后病变消失。穿刺活检曾报告"纤维结构不良"。B：27岁，女性，额骨眶板显著的"膨胀性"改变，为甲状旁腺性骨病变。之后从患者的纵隔内切除了重2100克的甲状旁腺腺瘤。

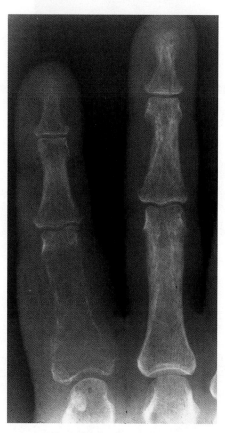

图26.137　甲状旁腺功能亢进，食指和中指指骨受累的特征性改变甲状旁腺功能亢进，最常累及食指的近节指骨。

　　由于对甲状旁腺功能亢进的认识较为深入，其导致的骨骼病变很少需要穿刺活检。通过检测血钙、磷或甲状旁腺激素或者是发现尿钙的增高即可明确诊断。需要注意某些有骨巨细胞瘤表现、但组织学表现或发病部位却与骨巨细胞瘤不相符的病灶。甲状旁腺功能亢进有时会产生类似于动脉瘤样骨囊肿的病灶。

　　该病没有特异性的病理学表现。在出现骨小梁被重吸收的区域，增生的纤维结缔组织内常伴有丰富的良性破骨细胞样巨细胞散在分布，有可能会被误诊为骨巨细胞瘤。但是病灶内成纤维的特征可以排除骨巨细胞瘤的诊断，因为后者在其具有诊断意义的区域内并无纤维增生。病变内还可有大量的新生骨形成，事实上这种表现

与巨细胞修复性肉芽肿非常相似（图26.139、图
26.140）。

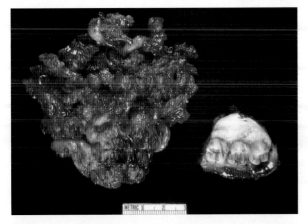

**图26.139**　从颌骨取出的甲状旁腺功能亢进棕色瘤的大体标本。呈棕红色，与骨巨细胞瘤相似。

## 一过性骨质疏松症

　　一过性骨质疏松症常发生于中年人。患者通常主诉关节疼痛，尤其是髋关节。X线片显示股骨头骨量减少，通常与先前的外伤史无关。骨扫描显示摄取增多。这些征象可能导致恶性肿瘤的诊断。CT平扫阴性，有助于鉴别诊断。穿刺活检没有诊断性病理特征。该病是自限性疾病，治疗主要是针对疼痛和预防骨折。对临床医生和影像科医生来说，重要的是应该意识到该疾病的存在，以避免不必要的穿刺活检。

## 创伤性骨质溶解症

　　创伤性骨质溶解症通常发生于锁骨外侧。患者通常主诉该部位的疼痛，有外伤史。外伤通常是由肩关节过伸引起。X线片显示锁骨外侧部分骨质明显缺失（图26.141），无软组织肿块。穿刺活检不能明确诊断。如果通过临床和影像学检查能够明确诊断，则无需进行穿刺活检。

## 骨梗死

　　骨梗死通常发生于潜水员减压病患者和镰状

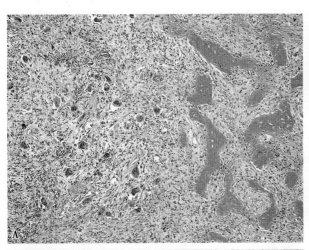

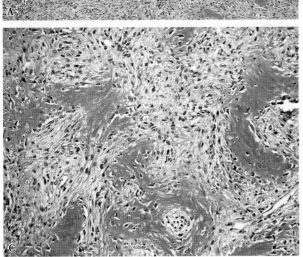

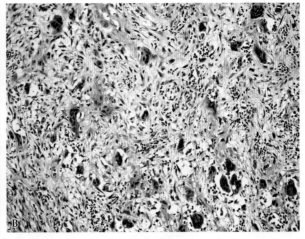

**图26.140**　甲状旁腺功能亢进引起的骨病变。A：成纤维性巨细胞区域（左侧）和骨基质形成区域（右侧）相交织。B：高倍镜显示该区域含有多核巨细胞。间质内的纤维形成较骨巨细胞瘤多。C：骨基质形成区域类似骨纤维结构不良。

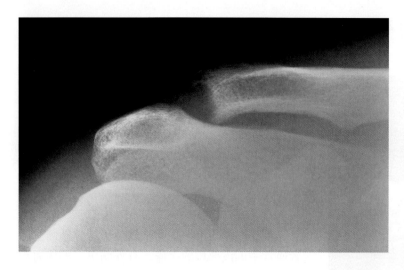

图26.141 28岁，男性，右侧锁骨创伤性骨质溶解症。锁骨远端部分消失（病例由Connecticut州Greenwich市Greenwich Hospital Association的Dr. Daniel D. Benninghoff提供）。

细胞性贫血患者。在外科临床中所见的骨梗死最常见于股骨头。股骨头坏死可能和某些特殊的原因有关，如应用激素治疗或特发性骨坏死。患者通常主诉为髋关节疼痛，X线片显示局部透亮带，边缘有模糊的硬化带，晚期患者股骨头塌陷。大体病理可见股骨头软骨下骨区域呈新月形黄色脱色区。由于此区域缺少支撑，关节软骨可能出现凹陷或剥脱。坏死区域通常被硬化区域包绕（图26.142、图26.143）。

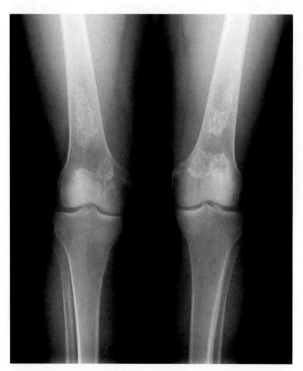

图26.142 60岁患者，膝关节前后位X线片显示股骨远端骨干和干骺端典型的髓内骨梗死，表现为髓内斑片状骨溶解和骨硬化混合区域，周围边界清楚的硬化缘呈波纹状。

骨梗死可能是特发性的，通常位于长骨的干骺端。早期X线检查可能为阴性。随着病变的发展，逐渐出现钙化。典型的表现是钙化位于病变的边缘。由于出现钙化，病变常常被误诊为软骨性肿瘤。在软骨性肿瘤中，整个病灶会出现钙化；而在骨梗死中，钙化位于病灶的边缘。

显微镜下可见骨梗死病灶内有骨小梁坏死，骨陷窝空虚。然而骨陷窝内细胞核减少不能被认为是诊断骨梗死的可靠依据，因为这种表现也可能由人为造成，如过度脱钙。骨梗死患者骨髓内也可出现脂肪坏死，在晚期，坏死的脂肪组织被无定形的钙化物所代替（图26.144）。骨梗死可能继发动脉瘤样骨囊肿，影像学可表现为肉瘤样改变和梗死。

已经报道了多例肉瘤合并骨梗死的病例，Mayo医院的资料中有7例：2例骨肉瘤，3例纤维肉瘤和2例恶性纤维组织细胞瘤（图26.145、图26.146）。

## 骨岛

骨岛（内生骨瘤）在X线片上表现为高密度区。该区域通常较小且非常硬化，多呈针状边缘，形成荆棘样外观（图26.147）。骨扫描通常呈阳性。尽管病灶通常较小，但也有较大病灶的报道。这种表现可能被误诊为成骨性的转移瘤。然而X线表现的典型特征足以排除这种误诊。如果行活检，在髓腔内可见皮质样骨。全身脆性骨硬化/骨斑症为一种骨内多发性硬化性疾病，与骨岛具有相同的组织学表现。

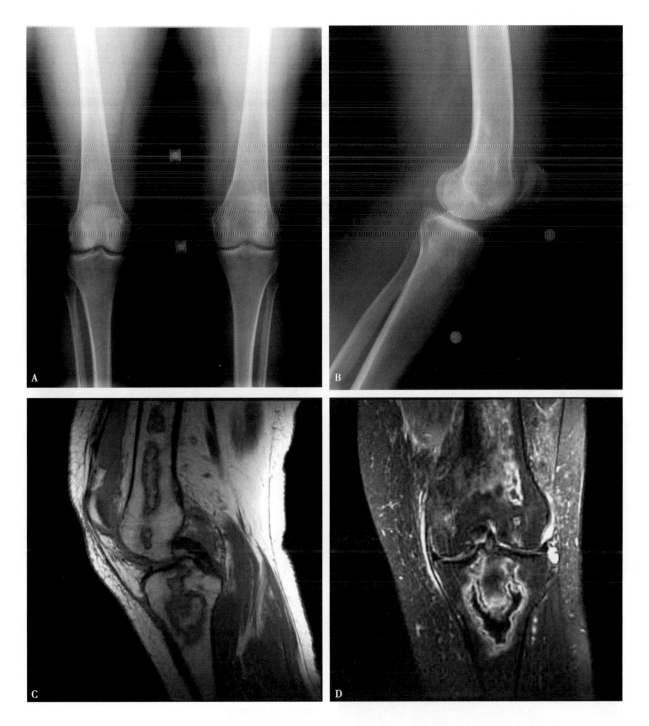

**图26.143** 骨梗死。左膝关节前后位（A）和侧位（B）X线片显示：股骨远端和胫骨近端斑片状溶骨性和硬化性区域。与侵犯髓腔和软骨下骨的多发性骨梗死一致。C：膝关节MRI矢状位质子密度成像，D：胫骨冠状位T2加权抑脂像显示典型的髓腔内骨梗死，病变边缘不规则，中央有脂肪高信号。

## 胸壁错构瘤（间叶瘤）

此病极为罕见，曾有多种名称，如婴儿期胸壁错构瘤、胸壁间叶性错构瘤、肋骨血管和软骨性错构瘤，并且，过去都曾被错认为恶性间叶瘤。

此病通常发生于婴幼儿期的胸壁。胎儿在子宫内就可以诊断出胸壁错构瘤，婴儿期即可出现胸壁肿物，体积较大者可影响呼吸。在分娩时，肿瘤可引起产力异常。

影像学可见钙化的胸膜外肿物（图26.148），病变中心的1根到数根肋骨受到破坏，病灶边缘

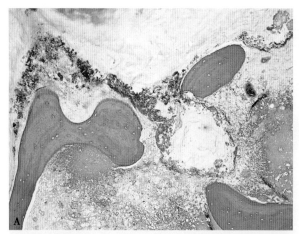

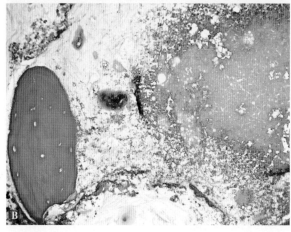

**图26.144**　A和B：骨小梁坏死，骨陷窝空虚，骨小梁周围可见退变的骨髓组织的无定形钙化物。

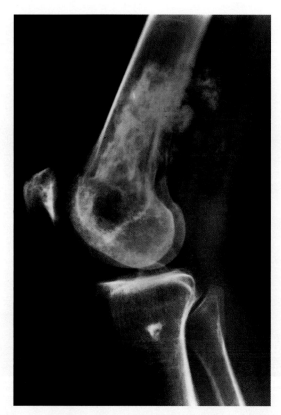

**图26.145**　60岁，女性，股骨远端成骨肉瘤合并骨梗死。骨内可见边界清楚的梗死灶。软组织肿物内含有不规则钙化灶。胫骨近端亦可见骨梗死灶（病例由Georgia州Atlanta市Crawford Long Hospital at Emory University的Dr. Gerson Paull提供）。

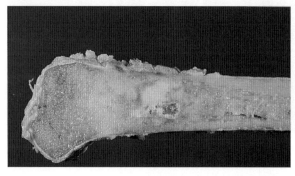

**图26.146**　65岁，女性，胫骨近端恶性纤维组织细胞瘤合并骨梗死。梗死灶周围可见钙化（病例由Wisconsin州Marshfield市Marshfield Medical Center Laboratory的Dr. Donald J. Schreiber提供）。

的肋骨变形。

　　大体病理可见囊性区域和软骨岛。显微镜下可见过度增生的软骨，软骨区域细胞丰富。并可见软骨内钙化，类似骺板的镜下表

现。也可见骨小梁和梭形细胞。病变区域内有类似动脉瘤样骨囊肿的表现为其显著特征（图26.149）。

　　该病的预后良好，病灶可消退。重要的是不要过度治疗。

## 胸肋锁骨肥厚

　　胸肋锁骨肥厚，一种非常罕见的疾病，最早在日本报道。尽管此病在日本最为多见，但在其他国家也有报道。患者上胸壁肿胀、疼痛。平片显示第1肋骨、锁骨内侧和胸骨的硬化和肿胀。锁骨内侧和第1肋骨之间可能出现骨化。这些征象有成骨性肿瘤的表现。该病发病原因不明，切片上仅见增厚的骨小梁。

　　肋软骨交界处出现突起，尤其是第2肋，在临床上与肿瘤相似，而影像学检查为阴性。肋软骨交界处病变可行手术切除。显微镜下

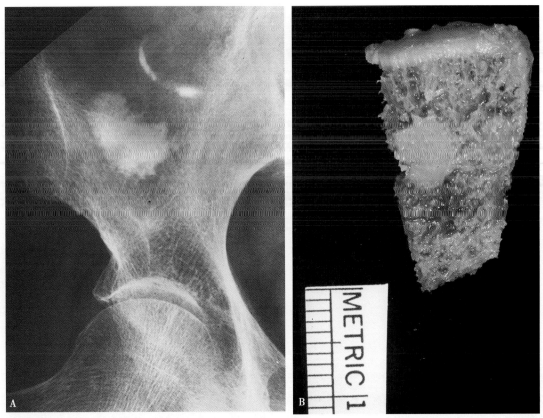

**图26.147**　A：髂骨骨岛。病灶密度极高，边缘规则。B：股骨头骨岛。此病例为偶然发现，病灶呈密质骨表现，边缘不规则。

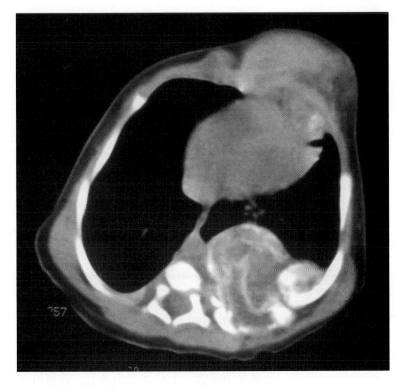

**图26.148**　10个月，女婴，CT示胸壁巨大间叶性错构瘤。

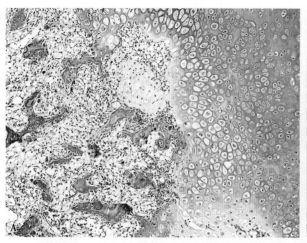

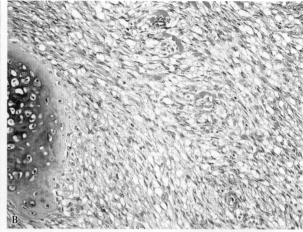

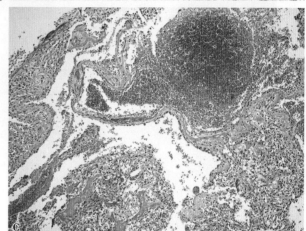

图26.149 胸壁间叶性错构瘤。A：细胞呈柱状排列的增生软骨和成熟的骨小梁，与骺板的表现相似。B：梭形细胞增生区域，细胞没有异型性。C：海绵状的间隔与间隙类似动脉瘤样骨囊肿。

可见软骨被染为淡蓝色并伴有软骨细胞减少。胸壁软骨的存在可被误诊为软骨肉瘤，但是正常肋软骨连接处软骨内细胞稀少，并缺少肿瘤的特征。通过对该病的认识，以及平片检查无明显的骨质破坏，可避免误诊为软骨肉瘤。

## 神经轴钙化假瘤

Bertoni等人报道了14例发生于神经中轴的瘤样病变。该病发生于椎间盘水平的邻近软组织，有侵犯脊髓的倾向。一些病灶可侵犯颅骨或甚至颅脑。患者主诉为疼痛或其他神经症状。X线片可见硬膜外的钙化团块。显微镜下可见肉芽肿组织内有钙化，钙化组织被上皮样组织细胞和良性巨细胞所包绕（图26.150）。该病灶为非瘤样病变，可能与椎间盘退变引起小关节滑囊囊肿有关。

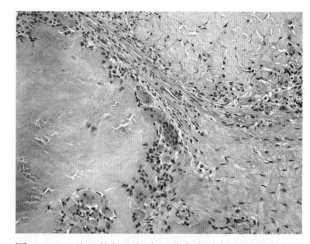

图26.150 神经轴钙化假瘤。蓝灰色的钙化周围有组织细胞和多核巨细胞，呈肉芽肿的表现。

## 神经性关节病

神经性关节病（Charcot关节）可累及髋关节和肩关节等大关节或足的小关节。该病由关节缺乏神经支配和反复创伤共同引起。患者可出现与

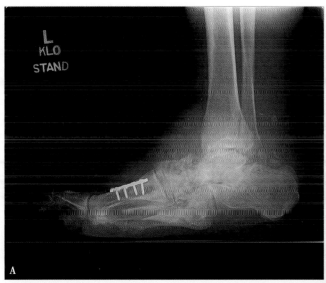
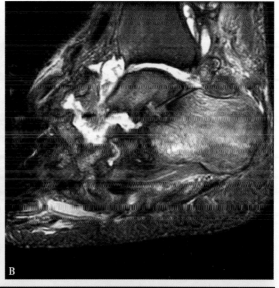

图26.151　左足侧位X线片（A）、MRI矢状位T1加权像（B）和冠状位T1加权像（C）显示中足和后足多关节的广泛性破坏、关节半脱位、骨质碎裂、骨密度增加、关节积液，关节周围广泛的软组织肿胀，并可见骨碎屑。上述影像学特征为典型的神经性关节病表现。

软组织肉瘤相似的无痛性肿胀。影像学表现为软组织肿胀和关节周围骨的迅速破坏，可能出现肱骨头、股骨头完全缺失，形似被刀切去。影像学还可表现为膨胀的关节囊内散在钙化的碎屑（图26.151）。该病的组织学变化无特异性，可见滑膜内散在的关节软骨和骨碎片（图26.152）。这些变化和退行性关节病相似。诊断的关键是正确解读X线片。

### 色素沉着绒毛结节性滑膜炎

　　色素沉着绒毛结节性滑膜炎是一种病因未明的累及大关节的疾病。病变通常侵犯单关节，患者有长期关节肿痛的病史。影像学显示关节肿胀并伴有骨质的侵蚀。骨质受侵处呈透光性改变是色素沉着绒毛结节性滑膜炎的典型表现。大体病理可见滑膜增厚，呈棕褐色。显微镜下可见滑膜呈结节样绒毛增生。绒毛组织包括增生的滑膜细胞和良性巨细胞，还可见泡沫细胞和含铁血黄素沉着（图26.153）。滑膜增生可发生在多种疾病中，包括退行性关节病。然而在这些疾病中，没有滑膜细胞的增殖。骨质受累可被误诊为肉瘤。

### 位于骨膜的肿瘤

　　许多累及骨骼的肿瘤是从骨外侵犯骨质的，有的从骨膜开始，但大多数是从骨旁组织发病。硬纤维瘤常常在后期累及骨骼，尤其是前臂。腱

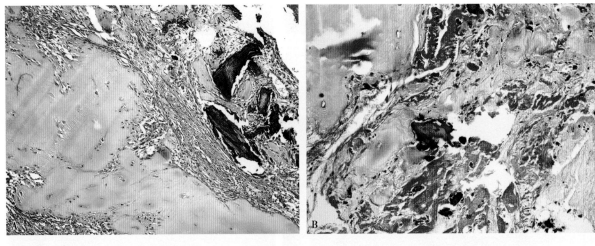

**图26.152**  神经性关节病。A：滑膜内散在的软骨和骨碎片。B：软骨和钙化骨碎片常常与纤维性碎屑混杂在一起。

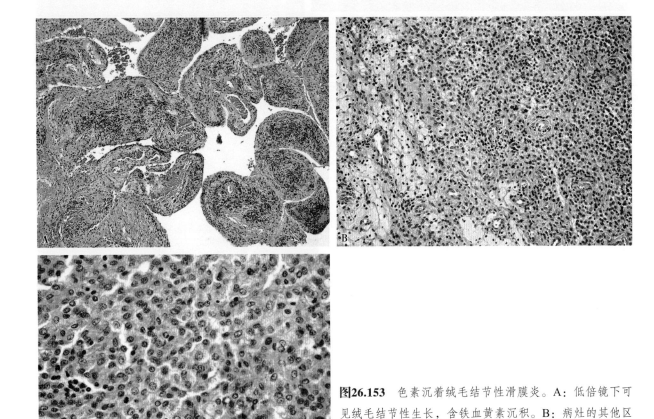

**图26.153**  色素沉着绒毛结节性滑膜炎。A：低倍镜下可见绒毛结节性生长，含铁血黄素沉积。B：病灶的其他区域含有片状泡沫状组织细胞和未成熟的滑膜细胞。C：高倍镜下可见具有诊断意义的滑膜细胞，细胞核圆，胞浆嗜酸。

鞘巨细胞瘤偶尔也侵犯骨骼，手和足的短骨有时会严重受侵。一些肿瘤如滑膜肉瘤和上皮样肉瘤常侵犯附近的骨质。另外一些骨旁肿瘤如血管瘤和脂肪瘤可引起邻近骨质的反应性改变，易于与其他疾病混淆。肿瘤样钙质沉着在骨旁可产生大的钙化团块，尤其是在髋关节和肘关节，病灶由无定形的钙化肿物构成，并伴有相关的异物巨细胞反应。

### 影像学误导

尽管影像学可以发现病灶，并且提示病灶是良性还是恶性，但有时也会有误导。骨感染可能与肿瘤相似，良性病变可能和恶性疾病无法区分。极个别情况下，影像学检查提示的疾病，实际上并不存在。只有业务熟练，才能对影像学表现进行正确解读。MRI可能过于敏感，显示的改变可能并非疾病引起。在肿瘤周围尤为突出，水肿或其他反应都可被认为是肿瘤的侵犯。

（邵增务　译　丁劲犇　周勇　刘婷　校）

## 参考文献

1942 Jaffe, H. L. and Lichtenstein, L.: Non-Osteogenic Fibroma of Bone. Am J Pathol, 18:205–221.

1945 Hatcher, C. H.: The Pathogenesis of Localized Fibrous Lesions in the Metaphyses of Long Bones. Ann Surg, 122:1016–1030.

1951 Kimmelstiel, P. and Rapp, I.: Cortical Defect Due to Periosteal Desmoids. Bull Hosp Joint Dis, 12:286–297.

1954 Garceau, G. J., and Gregory, C. F.: Solitary Unicameral Bone Cyst, J Bone Joint Surg, 36A:267–280.

1956 Cunningham, J. B. and Ackerman, L. V.: Metaphyseal Fibrous Defects. J Bone Joint Surg, 38A:797–808.

1961 Kauffman, S. L. and Stout, A. P.: Histiocytic Tumors (Fibrous Xanthoma and Histiocytoma) in Children. Cancer, 14:469–482.

1962 Ackerman, L. V., and Spjut, H. J.: Tumors of Bone and Cartilage. In Atlas of Tumor Pathology, Section II, Fascicle 4. Washington, DC, Armed Forces Institute of Pathology, 347pp.

1962 Johnson, L. C., Vetter, H., and Putschar, W. G. J.: Sarcomas Arising in Bone Cysts. Virchows Arch [A], 335:428–451.

1964 Gordon, I. R. S.: Fibrous Lesions of Bone in Childhood. Br J Radiol, 37:253–259.

1964 Lichtenstein, L.: Histiocytosis X (Eosinophilic Granuloma of Bone, Letterer-Siwe Disease, and Schüller-Christian Disease): Further Observations of Pathological and Clinical Importance. J Bone Joint Surg, 46A:76–90.

1964 Roth, S. I.: Squamous Cysts Involving the Skull and Distal Phalanges. J Bone Joint Surg, 46A:1442–1450.

1966 Kempson, R. L.: Ossifying Fibroma of the Long Bones: A Light and Electron Microscopic Study. Arch Pathol, 48A:218–233.

1967 Enriquez, P., Dahlin, D. C., Hayles, A. B., and Henderson, E. D.: Histiocytosis X: A Clinical Study. Mayo Clin Proc, 42:88–99.

1967 Mazabraud, A., Semat, P., and Roze R.: A Propos de L'Association de Fibromyxomes des Tissues Mous a la Dysplasie Fibreus des Os. Presse Med, 75:2223–2228.

1970 Shapiro, L. and Baraf, C. S.: Subungual Epidermoid Carcinoma and Keratoacanthoma. Cancer, 25:141–152.

1972 Heiple, K. G., Perrin, E., and Aikawa, M.: Congenital Generalized Fibromatosis: A Case Limited to Osseous Lesions. J Bone Joint Surg, 54A:663–669.

1972 Huvos, A. G., Higinbotham, N. L., and Miller, T. R.: Bone Sarcomas Arising in Fibrous Dysplasia. J Bone Joint Surg, 54A:1047–1056.

1972 Rosai, J. and Dorfman, R. F.: Sinus Histiocytosis With Massive Lymphadenopathy: A Pseudolymphomatous Benign Disorder. Analysis of 34 Cases. Cancer, 30:1174–1188.

1972 Schaffzin, E. A., Chung, S. M., and Kaye, R.: Congenital Generalized Fibromatosis With Complete Spontaneous Regression: A Case Report. J Bone Joint Surg, 54A:657–662.

1973 Baer, J. W. and Radkowski, M. A.: Congenital Multiple Fibromatosis: A Case Report With Review of the World Literature. Am J Roentgenol Radium Ther Nucl Med, 118:200–205.

1973 Langloh, N. D., Hunder, G. G., Riggs, B. L., and Kelly, J. P.: Transient Painful Osteoporosis of the Lower Extremities. J Bone Joint Surg, 55:1188–1196.

1973 Newton, W. A. and Hamoudi, A. B.: Histiocytosis: A Histologic Classification With Clinical Correlation. Perspect Pediatr

Pathol, 1:251–283.

1974 Barnes, G. R., Jr. and Gwinn, J. L.: Distal Irregularities of the Femur Simulating Malignancy. Am J Roentgenol Radium Ther Nucl Med, 122:180–185.

1974 Drennan, D. B., Maylahn, D. J., and Fahey, J. J.: Fractures Through Large Non-Ossifying Fibromas. Clin Orthop, 103:82–88.

1974 Steiner, G. C.: Fibrous Cortical Defect and Nonossifying Fibroma of Bone: A Study of the Ultrastructure. Arch Pathol, 97:205–210.

1975 Smith, R. Myositis Ossificans Progressiva: A Review of Current Problems. Semin Arthritis Rheum, 4:369–380.

1976 Campanacci, M.: Osteofibrous Dysplasia of Long Bones: A New Clinical Entity. Ital J Orthop Traumatol, 2:221–237.

1976 Daneshbod, K. and Kissane, J. M.: Histiocytosis: The Prognosis of Polyostotic Eosinophilic Granuloma. Am J Clin Pathol, 65:601–611.

1976 Zinkham, W. H.: Multifocal Eosinophilic Granuloma: Natural History, Etiology and Management. Am J Med, 60:457–463.

1978 Evans, G. A. and Park, W. M.: Familial Multiple Non-Osteogenic Fibromata. J Bone Joint Surg, 60B:416–419.

1978 Kindblom, L. G. and Angervall, L.: Congenital Solitary Fibromatosis of the Skeleton: Case Report of a Variant of Congenital Generalized Fibromatosis. Cancer, 41:636–640.

1978 Kindblom, L. G. and Gunterberg, B.: Pigmented Villonodular Synovitis Involving Bone: Case Report. J Bone Joint Surg, 60A:830–832.

1979 McArthur, R. G., Hayles, A. B., and Lambert, P. W.: Albright's Syndrome With Rickets. Mayo Clin Proc, 54:313–320.

1979 Nezelof, C., Frileux-Herbet, F., and Cronier-Sachot, J.: Disseminated Histiocytosis X: Analysis of Prognostic Factors Based on a Retrospective Study of 50 Cases. Cancer, 44:1824–1838.

1979 Scaglietti, O., Marchetti, P. G., and Bartolozzi, P.: The Effects of Methylprednisolone Acetate in the Treatment of Bone Cysts: Results of Three Years Follow-Up. J Bone Joint Surg, 61B:200–204.

1980 Björkstén, B., and Boquist, L.: Histopathological Aspects of Chronic Recurrent Multifocal Osteomyelitis. J Bone Joint Surg, 62B:376–380.

1980 Briselli, M. F., Soule, E. H., and Gilchrist, G. S.: Congenital Fibromatosis: Report of 18 Cases of Solitary and 4 Cases of Multiple Tumors. Mayo Clin Proc, 55:554–562.

1980 Lorenzo, J. C., and Dorfman, H. D.: Giant-Cell Reparative Granuloma of Short Tubular Bones of the Hands and Feet. Am J Surg Pathol, 4:551–563.

1980 McCarthy, E. F. and Dorfman, H. D.: Vascular and Cartilaginous Hamartoma of the Ribs in Infancy With Secondary Aneurysmal Bone Cyst Formation. Am J Surg Pathol, 4:247–253.

1980 O'Connor, B. T. and Ross, R.: Gigantic Monostotic Fibrous Dysplasia of the Right Humerus: A Plea for Advice on Management. Arch Orthop Trauma Surg, 96:229–233.

1980 Slater, J. M. and Swarm, O. J.: Eosinophilic Granuloma of Bone. Med Pediatr Oncol, 8:151–164.

1981 Chung, E. B. and Enzinger, F. M.: Infantile Myofibromatosis. Cancer, 48:1807–1818.

1981 Cramer, S. F.: Subungual Keratoacanthoma: A Benign Bone-Eroding Neoplasm of the Distal Phalanx. Am J Clin Pathol, 75:425–429.

1981 Cramer, S. F., Ruehl, A., and Mandel, M. A.: Fibrodysplasia Ossificans Progressiva: A Distinctive Bone-Forming Lesion of the Soft Tissue. Cancer, 48:1016–1021.

1981 Spjut, H. J. and Dorfman, H. D.: Florid Reactive Periostitis of the Tubular Bones of the Hands and Feet: A Benign Lesion Which May Simulate Osteosarcoma. Am J Surg Pathol, 5:423–433.

1981 Walker, P. D., Rosai, J., and Dorfman, R. F.: The Osseous Manifestations of Sinus Histiocytosis With Massive Lymphadenopathy. Am J Clin Pathol, 75:131–139.

1982 Collert, S. and Isacson, J.: Chronic Sclerosing Osteomyelitis (Garré). Clin Orthop, 164:136–140.

1982 Dabezies, E. J., D'Ambrosia, R. D., Chuinard, R. G., and Ferguson, A. B., Jr.: Aneurysmal Bone Cyst After Fracture: A Report of Three Cases. J Bone Joint Surg, 64A:617–621.

1982 Mirra, J. M., Gold, R. H., and Rand, F.: Disseminated

Nonossifying Fibromas in Association With Café-au-Lait Spots (Jaffe-Campanacci Syndrome). Clin Orthop, 168:192–205.

1982 Raju, U. B., Fine, G., and Partamian, J. O.: Diabetic Neuroarthropathy (Charcot's Joint). Arch Pathol Lab Med, 106:349–351.

1983 Burns, B. F., Colby, T. V., and Dorfman, R. F.: Langerhans' Cell Granulomatosis (Histiocytosis X) Associated With Malignant Lymphomas. Am J Surg Pathol, 7:529–533.

1983 Campanacci, M., Laus, M., and Boriani, S.: Multiple Non-Ossifying Fibromata With Extraskeletal Anomalies: A New Syndrome? J Bone Joint Surg, 65B:627–632.

1983 Gold, R. H. and Mirra, J. M.: Case Report 234: Aneurysmal Bone Cyst of Left Scapula With Intramural Calcified Chondroid. Skeletal Radiol, 10:57–60.

1983 Risdall, R. J., Dehner, L. P., Duray, P., Kobrinsky, N., Robison, L., and Nesbit, M. E., Jr.: Histiocytosis X (Langerhans' Cell Histiocytosis): Prognostic Role of Histopathology. Arch Pathol Lab Med, 107:59–63.

1983 Silberstein, M. J., Brodeur, A. E., Graviss, E. R., and Sundaram, M.: Diagnosis: Congenital Generalized Fibromatosis. Orthopedics, 6:456–457; 460–461; 464–465; 468–470.

1984 Dahlin, D. C., Bertoni, F., Beabout, J. W., and Campanacci, M.: Fibrocartilaginous Mesenchymoma With Low-Grade Malignancy. Skeletal Radiol, 12:263–269.

1984 Ghandur-Mnaymneh, L., Broder, L. E., and Mnaymneh, W. A.: Lobular Carcinoma of the Breast Metastatic to Bone With Unusual Clinical, Radiologic, and Pathologic Features Mimicking Osteopoikilosis. Cancer, 53:1801–1803.

1984 Hudson, T. M.: Fluid Levels in Aneurysmal Bone Cysts: A CT Feature. Am J Roentgenol, 142:1001–1004.

1984 Zimmer, W. D., Berquist, T. H., Sim, F. H., Wold, L. E., Pritchard, D. J., Shives, T. C., and McLeod, R. A.: Magnetic Resonance Imaging of Aneurysmal Bone Cyst. Mayo Clin Proc, 59:633–636.

1985 Cooper, K. L., Beabout, J. W., and Swee, R. G.: Insufficiency Fractures of the Sacrum. Radiology, 156:15–20.

1985 King, R. M., Payne, W. S., Olafsson, S., and Unni, K. K.: Surgical Palliation of Respiratory Insufficiency Secondary to Massive Exuberant Polyostotic Fibrous Dysplasia of Ribs. Ann Thorac Surg, 39:185–187.

1985 Lewin, J. R., Das, S. K., Blumenthal, B. I., D'Cruz, C., Patel, R. B., and Howell, G. E.: Osseous Pseudotumor: The Sole Manifestation of Sinus Histiocytosis With Massive Lymphadenopathy. Am J Clin Pathol, 84:547–550.

1985 Simon, K. and Mulligan, M. E.: Growing Bone Islands Revisited: A Case Report. J Bone Joint Surg, 67A:809–811.

1985 Soler, P., Chollet, S., Jacque, C., Fukuda, Y., Ferrans, V. J., and Basset, F.: Immunocytochemical Characterization of Pulmonary Histiocytosis X Cells in Lung Biopsies. Am J Pathol, 118:439–451.

1986 Alles, J. U., and Schulz, A.: Immunocytochemical Markers (Endothelial and Histiocytic) and Ultrastructure of Primary Aneurysmal Bone Cysts. Hum Pathol, 17:39–45.

1986 Diercks, R. L., Sauter, A. J., and Mallens, W. M.: Aneurysmal Bone Cyst in Association With Fibrous Dysplasia: A Case Report. J Bone Joint Surg, 68B:144–146.

1986 Dupree, W. B. and Enzinger, F. M.: Fibro-Osseous Pseudotumor of the Digits. Cancer, 58:2103–2109.

1986 Eisman, J. A. and Martin, T. J.: Osteolytic Paget's Disease: Recognition and Risks of Biopsy. J Bone Joint Surg, 68A:112–117.

1986 Freyschmidt, J., Ostertag, H., and Lang, W.: Case Report 365: Erdheim-Chester Disease. Skeletal Radiol, 15:316–322.

1986 Leeson, M. C., Makley, J. T., and Carter, J. R.: Metastatic Skeletal Disease Distal to the Elbow and Knee. Clin Orthop, 206:94–99.

1986 Miller, R. L., Scheeler, L. R., Bauer, T. W., and Bukowski, R. M.: Erdheim-Chester Disease: Case Report and Review of the Literature. Am J Med, 80:1230–1236.

1986 Odell, J. M. and Benjamin, D. R.: Mesenchymal Hamartoma of Chest Wall in Infancy: Natural History of Two Cases. Pediatr Pathol, 5:135–146.

1986 Pellegrini, V. D., Jr. and Tompkins, A.: Management of Subungual Keratoacanthoma. J Hand Surg, 11A:718–724.

1987 Bramlett, K. W., Killian, J. T., Nasca, R. J., and Daniel, W.

W.: Transient Osteoporosis. Clin Orthop, 222:197–202.

1987 Kruger, G. D., Rock, M. G., and Munro, T. G.: Condensing Osteitis of the Clavicle: A Review of the Literature and Report of Three Cases. J Bone Joint Surg, 69A:550–557.

1987 Mintz, M. C., Dalinka, M. K., and Schmidt, R.: Aneurysmal Bone Cyst Arising in Fibrous Dysplasia During Pregnancy. Radiology, 165:549–550.

1987 Mir, R., Phillips, S. L., Schwartz, G., Mathur, R., Khan, A., and Kahn, L. B.: Metastatic Neuroblastoma After 52 Years of Dormancy. Cancer, 60:2510–2514.

1987 Ogawa, K., Kim, Y. C., Nakashima, Y., Yamabe, H., Takeda, T., and Hamashima, Y.: Expression of Epithelial Markers in Sarcomatoid Carcinoma: An Immunohistochemical Study. Histopathology, 11:511–522.

1987 Vigorita, V. J., Einhorn, T. A., and Phelps, K. R.: Microscopic Bone Pathology in Two Cases of Surgically Treated Secondary Hyperparathyroidism: Report of a Distinct Skeletal Lesion. Am J Surg Pathol, 11:205–209.

1987 Writing Group of the Histiocyte Society: Histiocytosis Syndromes in Children. Lancet, 1:208–209.

1988 Bertoni, F., Unni, K. K., McLeod, R. A., and Sim, F. H.: Xanthoma of Bone. Am J Clin Pathol, 90:377–384.

1988 Blackwell, J. B., McCarthy, S. W., Xipell, J. M., Vernon-Roberts, B., and Duhig, R. E.: Osteofibrous Dysplasia of the Tibia and Fibula. Pathology, 20:227–233.

1988 Blau, R. A., Zwick, D. L., and Westphal, R. A.: Multiple Non-Ossifying Fibromas: A Case Report. J Bone Joint Surg, 70A:299–304.

1988 Davies, A. M., Evans, N. S., and Struthers, G. R.: Parasymphyseal and Associated Insufficiency Fractures of the Pelvis and Sacrum. Br J Radiol, 61:103–108.

1988 Hallas, J. and Olesen, K. P.: Sterno-Costo-Clavicular Hyperostosis: A Case Report With a Review of the Literature. Acta Radiol, 29:577–579.

1988 Jurik, A. G., Helmig, O., Ternowitz, T., and Moller, B. N.: Chronic Recurrent Multifocal Osteomyelitis: A Follow-Up Study. J Pediatr Orthop, 8:49–58.

1988 Keeney, G. L., Banks, P. M., and Linscheid, R. L.: Subungual Keratoacanthoma: Report of a Case and Review of the Literature. Arch Dermatol, 124:1074–1076.

1988 Martinez, V. and Sissons, H. A.: Aneurysmal Bone Cyst: A Review of 123 Cases Including Primary Lesions and Those Secondary to Other Bone Pathology. Cancer, 61: 2291–2304.

1988 Present, D., Calderoni, P., Bacchini, P., and Bertoni, F: Brown Tumor of the Tibia as an Early Manifestation of Renal Osteodystrophy: A Case Report. Clin Orthop, 231:303–306.

1988 Schajowicz, F., Velan, O., Santini Araujo, E., Plantalech, L., Fongi, E., Ottolenghi, E., and Fromm, G. A.: Metastases of Carcinoma in the Pagetic Bone: A Report of Two Cases. Clin Orthop, 228:290–296.

1988 Travis, W. D., Li, C. Y., Bergstralh, E. J., Yam, L. T., and Swee, R. G.: Systemic Mast Cell Disease: Analysis of 58 Cases and Literature Review. Medicine (Baltimore), 67:345–368.

1988 Waite, R. J., Doherty, P. W., Liepman, M., and Woda, B.: Langerhans Cell Histiocytosis With the Radiographic Findings of Erdheim-Chester Disease. Am J Roentgenol, 150:869–871.

1988 Wright, J. F. and Stoker, D. J.: Fibrous Dysplasia of the Spine. Clin Radiol, 39:523–527.

1989 Chigira, M. and Shimizu, T.: Computed Tomographic Appearances of Sternocostoclavicular Hyperostosis. Skeletal Radiol, 18:347–352.

1989 Lantz, B., Lange, T. A., Heiner, J., and Herring, G. F.: Erdheim-Chester Disease: A Report of Three Cases. J Bone Joint Surg, 71A:456–464.

1989 Marcove, R. C., Lindeque, B. G., and Huvos, A. G.: Fibromyxoma of the Bone. Surg Gynecol Obstet, 169:115–118.

1989 Novice, F. M., Collison, D. W., Kleinsmith, D. M., Osband, M. E., Burdakin, J. H., and Coskey, R. J.: Letterer-Siwe Disease in Adults. Cancer, 63:166–174.

1989 Roberts, M. C., Kressel, H. Y., Fallon, M. D., Zlatkin, M. B., and Dalinka, M. K.: Paget Disease: MR Imaging Findings. Radiology, 173:341–345.

1989 Schwartz, H. S., Unni, K. K., and Pritchard, D. J.: Pigmented Villonodular Synovitis: A Retrospective Review of Affected Large Joints. Clin Orthop, 247:243–255.

1989 Simpson, A. H., Creasy, T. S., Williamson, D. M., Wilson, D. J., and Spivey, J. S.: Cystic Degeneration of Fibrous Dysplasia Masquerading as Sarcoma. J Bone Joint Surg, 71B:434–436.

1989 Spencer, J. D. and Missen, G. A.: Pseudomalignant Heterotopic Ossification ("Myositis Ossificans"): Recurrence After Excision With Subsequent Resorption. J Bone Joint Surg, 71B:317–319.

1990 Bertoni, F., Unni, K. K., Dahlin, D. C., Beabout, J. W., and Onofrio, B. M.: Calcifying Pseudoneoplasm of the Neural Axis. J Neurosurg, 72:42–48.

1990 Daroca, P. J., Jr., Reed, R. J., and Martin, P. C.: Metastatic Amelanotic Melanoma Simulating Giant Cell Tumor of Bone. Hum Pathol, 21:978–980.

1990 Foucar, E., Rosai, J., and Dorfman, R. F.: Sinus Histiocytosis With Massive Lymphadenopathy (Rosai-Dorfman Disease): Review of the Entity. Semin Diagn Pathol, 7:19–73.

1991 Fenton, P. and Resnick, D.: Metastases to Bone Affected by Paget's Disease: A Report of Three Cases. Int Orthop, 15:397–399.

1991 Fink, M. G., Levinson, D. J., Brown, N. L., Sreekanth, S., and Sobel, G. W.: Erdheim-Chester Disease: Case Report With Autopsy Findings. Arch Pathol Lab Med, 115:619–623.

1991 Greenspan, A., Gerscovich, E., Szabo, R. M., and Matthews, J. G., II.: Condensing Osteitis of the Clavicle: A Rare but Frequently Misdiagnosed Condition. Am J Roentgenol, 156:1011–1015.

1991 Greenspan, A., Steiner, G., and Knutzon, R.: Bone Island (Enostosis): Clinical Significance and Radiologic and Pathologic Correlations. Skeletal Radiol, 20:85–90.

1991 Inwards, C. Y., Unni, K. K., Beabout, J. W., and Shives, T. C.: Solitary Congenital Fibromatosis (Infantile Myofibromatosis) of Bone. Am J Surg Pathol, 15:935–941.

1991 Kransdorf, M. J., Meis, J. M., and Jelinek, J. S.: Myositis Ossificans: MR Appearance With Radiologic-Pathologic Correlation. Am J Roentgenol, 157:1243–1248.

1991 Kyriakos, M. and Hardy, D.: Malignant Transformation of Aneurysmal Bone Cyst, With an Analysis of the Literature. Cancer, 68:1770–1780.

1992 Benli, I. T., Akalin, S., Boysan, E., Mumca, E. F., Kis, M., and Türkoglu, D.: Epidemiological, Clinical and Radiological Aspects of Osteopoikilosis. J Bone Joint Surg, 74B:504–506.

1992 Guille, J. T., Forlin, E., and Bowen, J. R.: Charcot Joint Disease of the Shoulders in a Patient Who Had Familial Sensory Neuropathy With Anhidrosis: A Case Report. J Bone Joint Surg, 74A:1415–1417.

1992 Latham, P. D., Athanasou, N. A., and Woods, C. G.: Fibrous Dysplasia With Locally Aggressive Malignant Change. Arch Orthop Trauma Surg, 111:183–186.

1992 Oda, Y., Tsuneyoshi, M., and Shinohara, N.: "Solid" Variant of Aneurysmal Bone Cyst (Extragnathic Giant Cell Reparative Granuloma) in the Axial Skeleton and Long Bones: A Study of Its Morphologic Spectrum and Distinction From Allied Giant Cell Lesions. Cancer, 70:2642–2649.

1992 Strouse, P. J., Ellis, B. I., Shifrin, L. Z., and Shah, A. R.: Case Report 710: Symmetrical Eosinophilic Granuloma of the Lower Extremities (Proven) and Erdheim-Chester Disease (Probable). Skeletal Radiol, 21:64–67.

1992 Sweet, D. E., Vinh, T. N., and Devaney, K.: Cortical Osteofibrous Dysplasia of Long Bone and Its Relationship to Adamantinoma: A Clinicopathologic Study of 30 Cases. Am J Surg Pathol, 16:282–290.

1992 Vergel De Dios, A. M., Bond, J. R., Shives, T. C., McLeod, R. A., and Unni, K. K.: Aneurysmal Bone Cyst: A Clinicopathologic Study of 238 Cases. Cancer, 69:2921–2931.

1992 Vigneswaran, N., Boyd, D. L., and Waldron, C. A.: Solitary Infantile Myofibromatosis of the Mandible: Report of Three Cases. Oral Surg Oral Med Oral Pathol, 73:84–88.

1993 Auger, M., Katz, R. L., Sella, A., Ordóñez, N. G., Lawrence, D. D., and Ro, J. Y.: Fine-Needle Aspiration Cytology of Sarcomatoid Renal Cell Carcinoma: A Morphologic and Immunocytochemical Study of 15 Cases. Diagn Cytopathol, 9:46–51.

1993 Bertoni, F., Bacchini, P., Capanna, R., Ruggieri, P., Biagini, R., Ferruzzi, A., Bettelli, G., Picci, P., and Campanacci, M.: Solid Variant of Aneurysmal Bone Cyst. Cancer, 71:729–734.

1993 Bulychova, I. V., Unni, K. K., Bertoni, F., and Beabout, J. W.: Fibrocartilaginous Mesenchymoma of Bone. Am J Surg Pathol, 17:830–836.

1993 de Camargo, B., Alves, A. C., Gorender, E. F., and Bianchi, A.: Association of Malignancy and Langerhans' Cell Histiocytosis: Report of Three Cases. Med Pediatr Oncol, 21:451–453.

1993 Economou, G., Jones, P. B., Adams, J. E., and Bernstein, R. M.: Computed Tomography in Sternocostoclavicular Hyperostosis. Br J Radiol, 66:1118–1124.

1993 Inwards, C. Y., Unni, K. K., and McLeod, R. A.: Chest Wall Hamartoma (Mesenchymoma) in Infancy: A Clinicopathologic Study of 19 Cases. Read at the American Society of Clinical Pathologists Annual Meeting, Orlando, FL, October 16–22.

1993 Kenan, S., Lewis, M. M., Main, W. K., Hermann, G., and Abdelwahab, I. F.: Neuropathic Arthropathy of the Shoulder Mimicking Soft Tissue Sarcoma. Orthopedics, 16:1133–1136.

1993 Noonan, K. J., Goetz, D. D., Marsh, J. L., and Peterson, K. K.: Rapidly Destructive Squamous Cell Carcinoma as a Complication of Chronic Osteomyelitis. Orthopedics, 16:1140–1144.

1993 Ozaki, T., Hamada, M., Taguchi, K., Nakatsuka, Y., Sugihara, S., and Inoue, H.: Polyostotic Lesions Compatible With Osteofibrous Dysplasia: A Case Report. Arch Orthop Trauma Surg, 113:46–48.

1993 Park, Y. K., Unni, K. K., McLeod, R. A., and Pritchard, D. J.: Osteofibrous Dysplasia: Clinicopathologic Study of 80 Cases. Hum Pathol, 24:1339–1347.

1993 Rougraff, B. T., Kneisl, J. S., and Simon, M. A.: Skeletal Metastases of Unknown Origin: A Prospective Study of a Diagnostic Strategy. J Bone Joint Surg, 75A:1276–1281.

1993 Shabb, N., Fanning, C. V., Carrasco, C. H., Guo, S. Q., Katz, R. L., Ayala, A. G., Raymond, A. K., and Cangir, A.: Diagnosis of Eosinophilic Granuloma of Bone by Fine-Needle Aspiration With Concurrent Institution of Therapy: A Cytologic, Histologic, Clinical, and Radiologic Study of 27 Cases. Diagn Cytopathol, 9:3–12.

1993 Sissons, H. A., Steiner, G. C., and Dorfman, H. D.: Calcified Spherules in Fibro-Osseous Lesions of Bone. Arch Pathol Lab Med, 117:284–290.

1993 Toma, S., Venturino, A., Sogno, G., Formica, C., Bignotti, B., Bonassi, S., and Palumbo, R.: Metastatic Bone Tumors: Nonsurgical Treatment: Outcome and Survival. Clin Orthop, 295:246–251.

1994 Allen, C. A., Stephens, M., and Steel, W. M.: Subungual Keratoacanthoma. Histopathology, 25:181–183.

1994 Baretton, G., Stehr, M., Nerlich, A., and Löhrs, U.: Chest Wall Hamartoma in Infancy: A Case Report With Immunohistochemical Analysis of Various Interstitial Collagen Types. Pediatr Pathol, 14:3–9.

1994 Bridge, J. A., Dembinski, A., DeBoer, J., Travis, J., and Neff, J. R.: Clonal Chromosomal Abnormalities in Osteofibrous Dysplasia: Implications for Histopathogenesis and Its Relationship With Adamantinoma. Cancer, 73:1746–1752.

1994 Freiberg, A. A., Loder, R. T., Heidelberger, K. P., and Hensinger, R. N.: Aneurysmal Bone Cysts in Young Children. J Pediatr Orthop, 14:86–91.

1994 Ruggieri, P., Sim, F. H., Bond, J. R., and Unni, K. K.: Malignancies in Fibrous Dysplasia. Cancer, 73:1411–1424.

1994 Tallan, E. M., Olsen, K. D., McCaffrey, T. V., Unni, K. K., and Lund, B. A.: Advanced Giant Cell Granuloma: A Twenty-Year Study. Otolaryngol Head Neck Surg, 110:413–418.

1995 Kilpatrick, S. E., Wenger, D. E., Gilchrist, G. S., Shives, T. C., Wollan, P. C., Unni, K. K.: Langerhans' Cell Histiocytosis (Histiocytosis X) of Bone: A Clinicopathologic Analysis of 263 Pediatric and Adult Cases. Cancer, 76:2471–2484.

1999 McGrory, J. E., Pritchard, D. J., Unni, K. K., Ilstrup, D., and Rowland, C. M.: Malignant Lesions Arising in Chronic Osteomyelitis. Clin Orthop Relat Res, 362:181–189.

2004 Oliveira, A. M., Hsi, B. L., Weremowicz, S., Rosenberg, A. E., Dal Cin, P., Joseph, N., Bridge, J. A., Perez-Atayde, A. R., and Fletcher, J. A.: USP6 (Tre2) Fusion Oncogenes in Aneurysmal Bone Cyst. Cancer Res, 64:1920–1923.

2004　Oliveira, A. M., Perez-Atayde, A. R., Inwards, C. Y., Medeiros, F., Derr, V., Hsi, B. L., Gebhardt, M. C., Rosenberg, A. E., and Fletcher, J. A.: USP6 and CDH11 Oncogenes Identify the Neoplastic Cell in Primary Aneurysmal Bone Cysts and Are Absent in So-called Secondary Aneurysmal Bone Cysts. Am J Pathol, 165:1773–1780.

2007　Gaitonde, S.: Multifocal Extranodal Sinus Histiocytosis With Massive Lymphadenopathy: An Overview. Arch Pathol Lab Med, 131:1117–1121.

2008　Dickson, B. C., Pethe, V., Chung, C. T., Howarth, D. J., Bilbao, J. M., Fornasier, V. L., Streutker, C. J., Sugar, L. M., and Bapat, B.: Systemic Erdheim-Chester Disease. Virchows Arch, 452:221–227.

2008　Gleason, B. C., Liegl-Atzwanger, B., Kozakewich, H. P., Connolly, S., Gebhardt, M. C., Fletcher, J. A., and Perez-Atayde, A. R.: Osteofibrous Dysplasia and Adamantinoma in Children and Adolescents: A Clinicopathologic Reappraisal. Am J Surg Pathol, 32:363–376.

2008　Lau, S. K., Chu, P. G., and Weiss, L. M.: Immunohistochemical Expression of Langerin in Langerhans Cell Histiocytosis and non-Langerhans Cell Histiocytic Disorders. Am J Surg Pathol, 32:615–619.

# 牙源性及相关肿瘤

颌骨易发生一些特殊的牙源性肿瘤，病变类似于骨肿瘤，下面简要列出这些特殊的肿瘤，以供病理学家参考。所列包括了一般病理学家可能遇到的大多数特殊肿瘤：成釉细胞瘤、牙源性钙化上皮瘤（Pindborg瘤）、成釉细胞纤维瘤、成釉细胞牙瘤、混合性牙瘤、黏液瘤（纤维黏液瘤）、牙源性腺样瘤（成釉细胞腺瘤样瘤）。几年前建议使用的"牙源性混合瘤"这一术语，包括成釉细胞纤维瘤、成釉细胞牙瘤、混合性牙瘤与组合性牙瘤，这种命名本身也说明了此组肿瘤在组织学上的相互重叠，或提示它们属于牙原基的错构瘤变异。特别是这些肿瘤的纤维组织可能会发生恶变，导致包括成釉细胞肉瘤在内的罕见牙源性肉瘤。

通常发生于骨骼其他部位的骨肿瘤也可能发生于颌骨，因此，关注骨肿瘤的病理学家也会关注牙源性病变，特别是颌骨肿瘤。

颌骨肿瘤有一些特殊的特点。该部位几乎从不发生骨软骨瘤，而颌骨的良性软骨母细胞瘤及软骨黏液样纤维瘤具有其病理特殊性，为数不多的有记录的病例往往都不典型。骨母细胞瘤的组织病理学表现与成牙骨质细胞瘤（参见第10章）相互重叠。发生于其他骨骼的巨细胞瘤很少发生于颌骨，除非极个别的继发于Paget病。发生于颌骨的软骨来源的肿瘤几乎都是恶性的，但需要与发生于此区的骨痂及异位骨化中的软骨样分化相区别。发生于颌骨的骨肉瘤比发生于其他部位的骨肉瘤更易于治愈，患者年龄多较大，病变具有较好（通常也较多）的软骨样分化。长骨的成釉细胞瘤不同于颌骨的成釉细胞瘤，尽管组织学

表现存在相似之处。

巨细胞（修复性）肉芽肿是发生于颌骨的特殊肿瘤，类似的情况有时会发生于上颌骨，在罕见的情况下，甚至会发生于其他部位的骨骼。动脉瘤样骨囊肿可能与颌骨巨细胞修复性肉芽肿密切相关，颌骨有时可发生典型的动脉瘤样骨囊肿。滑膜软骨瘤病有时可累及颞颌关节。转移瘤有时类似于颌骨的原发肿瘤。

虽然牙本质瘤包括在许多分类中，但它可能是上述错构瘤样肿瘤的变异，如成釉细胞牙瘤。牙骨质化纤维瘤（牙根周围纤维结构不良）发生于牙根周围特殊的骨骼，严格来讲并非牙源性肿瘤。牙根周围致密的球状骨化物通常是牙骨质瘤。

颌骨囊肿通常内衬鳞状上皮，根据病史和X线片确定这些囊肿是否与未萌出的牙齿或拔牙后残留的上皮岛有关，抑或有其他的起源。"角化囊肿"被认为是颌骨囊肿的正确称谓，该囊肿内壁通常有一薄层上皮黏膜，缺乏明显的基底区域，底部不规则如同网夹，表面可见有角质化（图27.1、图27.2）。这些囊肿的复发十分常见，往往很棘手，复发常呈多中心性，并可伴有基底细胞痣综合征的各种异常表现，有时将这些囊肿称为原基囊肿。上皮组织有时呈退行性改变并伴有钙化，被称为钙化牙源性上皮性囊肿。颌骨的出血性或外伤性囊肿没有上皮样内壁，通过组织病理学易于将其与以上的囊肿相鉴别。

颌骨良性纤维骨性病变相对常见，其骨性组成部分所占的比例变异很大，很难对其进行严格的分类（图27.3）。其病埋学表现符合纤维（纤

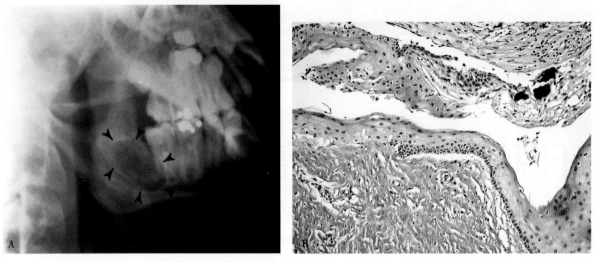

**图27.1**　下颌骨角化囊肿。A：影像学表现，箭头指示囊肿边界。B：在此区域，鳞状细胞层部分分离，上皮细胞有退变迹象，部分已矿化。

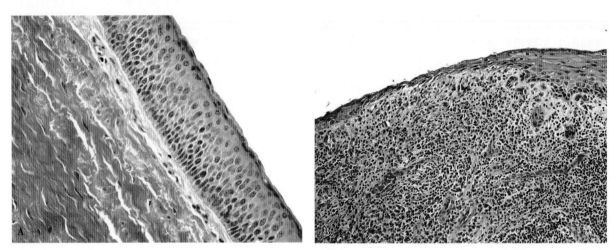

**图27.2**　A：角质细胞与下层结缔组织有规则的边界，没有炎性成分，表面为伴有角化的上皮层。B：鳞状上皮层变薄，下方伴有显著的炎性成分。

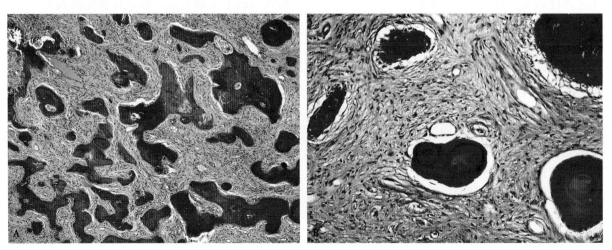

**图27.3**　A：颌骨纤维结构不良。此种特殊表现见于多骨发病，甚至可见于Albright综合征的骨病变。B：纤维骨性病变。由于其与纤维结构不良表现相似，因而需通过影像学和手术所见进行判断。

维–骨）发育不良的一般征象，典型表现为良性、胶原密集的成纤维细胞组织，并具有含量不等的骨质，可作为病变组织中特征性的化生改变。病变有时可膨胀隆起，可能突入并破坏鼻窦，部分学者称之为*纤维骨瘤*或*骨纤维瘤*。大部分病变为中心性起源，病变大小和X线表现变化很大。X线片的表现可能较轻以至于病灶为偶然发现，或较明显以至于严重破坏骨骼。少部分病变可视为多骨性纤维结构不良表现的一部分。另外还有颌骨增大症，表现为儿童的颌骨呈纤维性膨胀，为家族性和双相性，多可自行消退，通常也称为*纤维结构不良*。还有也归为该类疾病中的牙根周围纤维结构不良。这些纤维骨病可能出现复发，但均为良性，可适于进行传统的手术治疗。病变很少有恶变倾向，除非接受了放射治疗。有些颌骨骨肉瘤缺乏明显的间变，难以与纤维结构不良相鉴别。Waldron和Giansanti认为，纤维结构不良和纤维骨性病变虽然存在相似之处，但是二者还是应被分为两类相对独立的疾病。纤维结构不良通常为弥漫性；而良性纤维骨性病变往往非常好区分，其病变显示出更加活跃的成骨和破骨行为。世界卫生组织分类虽然比较繁琐，但是非常实用，因为它可靠、有效，常见的大部分病变都可以归于一个适当的分组中。

本章并不是要取代复杂肿瘤这一概念。某些罕见病变，如黑色素突变瘤，在Mayo医院的病例中仅有1例。

## 成釉细胞瘤

Mayo医院的资料中，成釉细胞瘤是最常见的牙源性肿瘤，然而，它仅占发生于上颌骨和下颌骨的囊肿和肿瘤的1%。2003年，Mayo医院大约有230例成釉细胞瘤；在同一时期，还有137例骨肉瘤累及颌骨。

成釉细胞瘤好发于女性，发病者男女比例为4∶3。该肿瘤好发于年轻成人，Mayo医院的资料中，成釉细胞瘤患者最年轻者为7岁，仅有10例于0~20岁发病，超过60%发生于20~50岁。大约80%的病变发生于下颌骨，最常见于磨牙后三角区（图27.4）。肿瘤生长缓慢，通常无痛，肿胀为常见症状。典型的X线中可见病变为骨破坏造成的粗糙骨小梁区域，这一骨破坏表现为多叶囊性空腔（图27.5）。骨骼常被分界清楚的透亮区

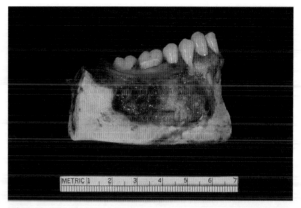

**图27.4** 31岁女性，成釉细胞瘤在下颌骨形成部分囊性的坚硬肿块，主诉牙齿松动。

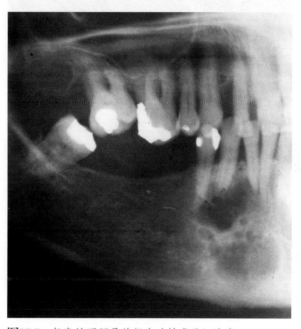

**图27.5** 复发性下颌骨前部多叶性成釉细胞瘤。

代替，该透亮区呈蜂窝或肥皂泡状。肿瘤可主要呈囊性，以致被误认为内衬鳞状上皮、囊壁偶见非肿瘤性造釉成分的囊肿。成釉细胞瘤病理变化典型，但多变，主要特点是上皮细胞的增生，周围伴有数量不等的纤维组织。有些病变富于细胞，几乎没有纤维结缔组织，而有些病变则表现为广泛的纤维结缔组织分隔上皮细胞成岛状。上皮细胞特征性地排列成所谓滤泡样结构，其中上皮细胞呈栅栏状排列在外围，中央为较松散的星网状组织（图27.6A、图27.7）。外围细胞呈柱状，并有基底细胞形态，没有明显的细胞异型性。上皮细胞若形成相互吻合的索条状，则称之为"*丛状排列*"（图27.6B）。有时细胞丰富的病变可能类似于梭形细胞肉瘤。鳞状上皮化生相对常见，有时可较为广泛而易与鳞状细胞癌混淆。

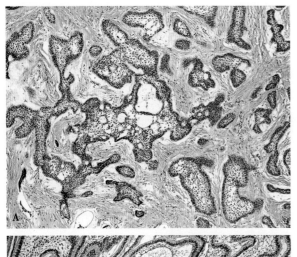

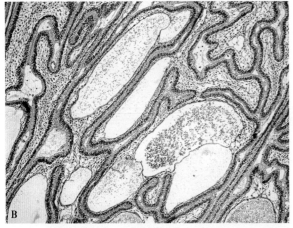

**图27.6**  成釉细胞瘤典型的低倍镜表现。A：本例中可见上皮细胞被纤维组织分隔成不同大小的细胞巢。B：丛状排列由大的膨胀性腔隙及周围相互吻合的牙源性上皮条索构成，其间间质成分稀少。

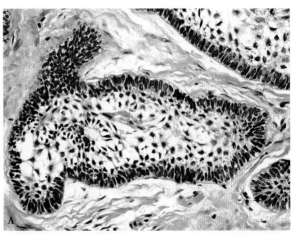

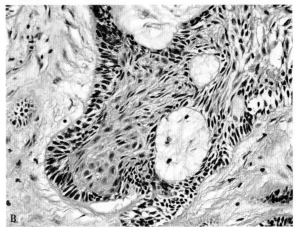

**图27.7**  A：上皮细胞岛由周围栅栏状排列的上皮细胞及中央疏松排列的星状细胞构成。B：显示一个细胞岛中心由肥胖的梭形细胞构成，细胞丰富，可见囊性变。

但鳞状上皮细胞并没有细胞异型性（图27.8）。有些成釉细胞瘤呈小梁状排列，类似成釉细胞纤维瘤（图27.9）。一些罕见的成釉细胞瘤中可见颗粒细胞，有时整个肿瘤都可由这种细胞构成。有时成釉细胞瘤富含血管，被称为*成釉细胞血管瘤*。根据定义，成釉细胞瘤不产生明显的成熟牙组织。1例成釉细胞瘤发生于基底细胞痣综合征患者。黑色素成釉细胞瘤（黑色素突变瘤、视网膜原基瘤）的组织发生较为模糊，但这种婴幼儿的罕见肿瘤几乎均发生于颌骨，尤其是上颌骨。

成釉细胞瘤偶尔与覆盖的口腔黏膜相连接，可能导致肿瘤向表面生长，但并不表示肿瘤起源于黏膜（图27.10）。

成釉细胞瘤是局部侵袭性肿瘤，应进行常规的完整切除。成釉细胞瘤囊性变提示有更好的

预后。

成釉细胞瘤远处转移极为少见。我们见到有4例成釉细胞瘤发生肺转移，组织学表现为典型的成釉细胞瘤，而无恶性细胞学特征。Laughlin报道了1例成釉细胞瘤发生广泛转移，并找出42例以前报道的病例，其中有成釉细胞瘤发生恶性变和成釉细胞癌的报道，二者从组织学上可能难以作出明确的区别。具有透明细胞的上皮瘤及其侵袭行为也有报道。唾液腺癌如黏液表皮样癌已有报道可原发于颌骨。

## 牙源性钙化上皮瘤（Pindborg瘤）

牙源性钙化上皮瘤可能为成釉细胞瘤的变异，其临床特征与成釉细胞瘤类似，Mayo医院

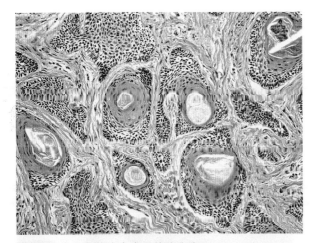

图27.8　成釉细胞瘤中常见鳞状化生。

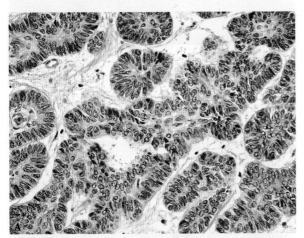

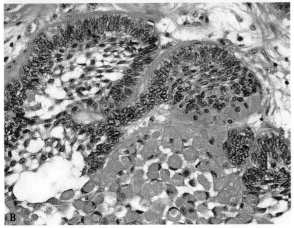

图27.9　A：偶可在成釉细胞瘤中见到小梁状排列，类似于成釉细胞纤维瘤的组织学表现，但缺少后者的特征性纤维成分。B：本例中所见的颗粒细胞成分在成釉细胞瘤中很罕见。

的资料中有11例Pindborg瘤，肿瘤好发于成年期，生长缓慢直至颌部肿胀明显。X线表现为明确的骨缺损，可发生钙化（图27.11）。

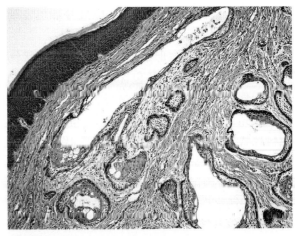

图27.10　成釉细胞瘤侵蚀至牙龈上皮附近。

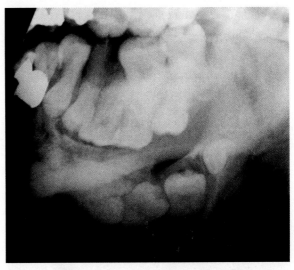

图27.11　Pindborg瘤（牙源性钙化上皮瘤）。生长极慢。

正如其名，牙源性钙化上皮瘤的主要特征为细胞的增殖，细胞呈上皮样，胞浆丰富嗜酸。核仁有时较明显，可能需与转移瘤鉴别。微小的球状钙化灶非常典型，染色如淀粉样的嗜酸性无定型物质很常见（图.27.12）。有时肿瘤中含有大量该物质，而仅有小灶状的上皮细胞岛。此外，我们还见到1例牙源性钙化上皮瘤患者发生癌变。

## 牙源性腺样瘤（成釉细胞腺瘤样瘤）

牙源性腺样瘤也称为腺样成釉细胞瘤，有别于成釉细胞瘤，治疗采用常规手术切除即可，很少有复发倾向，发病率明显比成釉细胞瘤低。从2004年1月起，Mayo医院的资料中有11例牙源性腺样瘤。好发于10~20岁，大约2/3的肿瘤累及上颌骨，几乎所有的肿瘤均位于前方的前三个磨牙，患者常诉肿胀，或是通过X线片偶然发现病变。

X线片上，肿瘤形成囊状区域，呈点状钙化（图27.13），囊肿往往包含未萌出的牙齿，酷似含牙囊肿。病灶大体上常呈囊状，实性区域可能仅填充于小部分空腔；显微镜下，肿瘤表现为内衬柱状上皮或立方上皮的特征性管状结构。有些病例的管状结构是中空的，有些则充满嗜酸性物质，有的则内衬一层粉红色玻璃样物质（图27.14）。钙化小球或更大的矿化灶很常见，有时可存在于管状结构之中。腺样结构之间有时可见到排列成涡旋状结构的细胞团（图27.15）。上皮样细胞有时类似成釉细胞瘤的星网状结构，但通常呈梭形。这些上皮细胞巢位于腺样结构外围，而成釉细胞瘤中的星网状层位于栅栏状排列的柱状细胞之内，二者明显不同。虽然肿瘤细胞多排列紧密，但其大小和形状均很规则，无异型性。肿瘤预后良好，局部切除易于治愈。

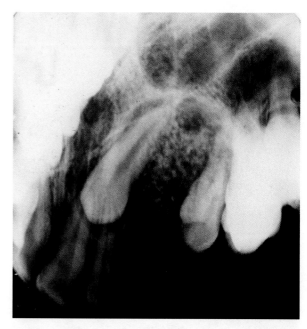

**图27.13** 成釉细胞腺瘤样瘤。囊性病变包含右侧上颌前磨牙。

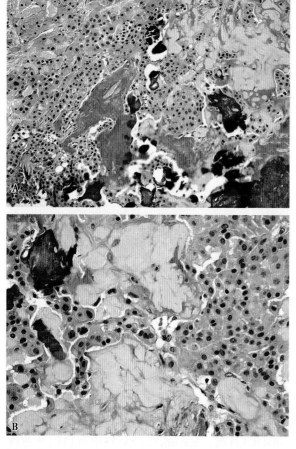

**图27.12** Pindborg瘤。A：矿化部分与上皮细胞混合存在。B：结节状无细胞的淡粉色物质呈淀粉样，刚果红染色呈阳性。

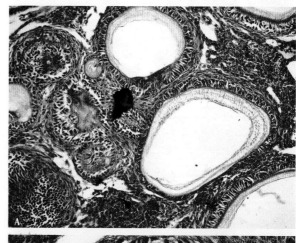

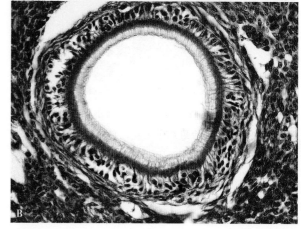

**图27.14** A：另一例牙源性腺样瘤，可见大量小管或导管状结构。B：管状结构的中央区域由立方细胞及柱状细胞围绕而成，内有薄层透明带。

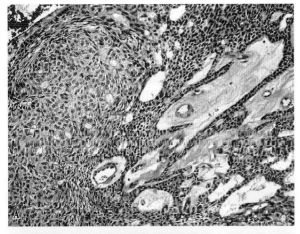

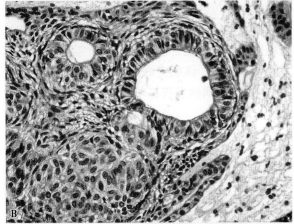

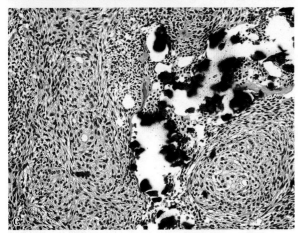

**图27.15** 牙源性腺样瘤。A：肿瘤中可见肥胖的梭形细胞呈涡旋状排列，包含许多小的管状结构，相邻区域可见较小的圆形或卵圆形细胞，并可见扩张的囊腔形成。B：高倍镜下大的导管状结构。C：病变中可见结节状的钙化灶。

## 成釉细胞纤维瘤

成釉细胞纤维瘤（也称为*混合性软牙瘤*）较少见，Mayo医院的资料中仅有14例成釉细胞纤维瘤，其中8例为男性。病变好发于年轻人，一

半患者小于10岁，仍有3例患者大于30岁。14例肿瘤中，11例累及下颌骨，发生于双尖牙及磨牙区。患者通常有无痛性肿胀，病变可于X线片上偶然发现，为界限清楚的囊状透亮区。有时，肿瘤可伴有未萌出的牙齿。大体可见肿瘤组织为软的纤维性团块。牙源性上皮的存在和间质细胞增殖为肿瘤的主要特征。成釉细胞瘤的结缔组织不属于肿瘤的成分，与之相反，成釉细胞纤维瘤只有活跃的成纤维细胞增生，成纤维细胞的细胞核肥胖，大小和形状少有变异。常见出芽状、条索状及岛状上皮细胞，细胞巢通常仅由几层细胞构成（图27.16）。外围细胞呈柱状，类似成釉细胞瘤。对成釉细胞纤维瘤进行连续切片，可发现如牙本质和牙釉质等牙齿结构。因此成釉细胞纤维瘤与成釉细胞牙瘤在组织形态上有重叠，两者也许都应该被认为是比复质牙瘤和组合性牙瘤更原始的错构瘤。

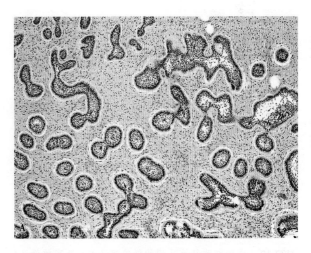

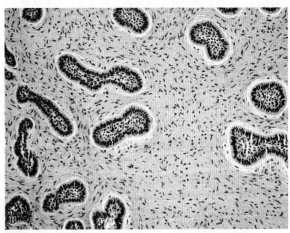

**图27.16** 成釉细胞纤维瘤。A：分枝状成釉细胞巢，伴有纤维细胞增殖。B：含有短梭形细胞的纤维组织包绕上皮细胞巢。

几乎所有的成釉细胞纤维瘤通过常规手术方法即可治愈。发生于间质的纤维肉瘤是其对应的恶性肿瘤，此种病例Mayo医院有2例，还有几例可见于文献中。

## 成釉细胞牙瘤

成釉细胞牙瘤介于成釉细胞纤维瘤与组合性牙瘤和混合性牙瘤之间，它含有灶状增殖的成釉细胞，可被误认为成釉细胞瘤。病变中存在组织结构不良的牙本质和牙釉质，可与成釉细胞瘤鉴别，并可提示该肿瘤的错构瘤性质（图27.17）。部分成釉细胞牙瘤类似于成釉细胞纤维瘤。Mayo医院有11例这种罕见肿瘤，所有患者均小于20岁。颌骨的任何部位都可能发病，11例肿瘤中仅有4例发生于上颌骨。1961年，Gorlin等发现该病

好发于前磨牙和磨牙，肿瘤可能会导致延迟出牙、牙齿位置不正及牙槽突肿胀。X线片上的囊状区内含有大小不一的非透光物质。这些界限清楚的肿瘤经过常规的外科方法几乎均可治愈，但可有极罕见的结缔组织肉瘤变。

## 混合性牙瘤

混合性牙瘤缺乏成釉细胞瘤组织，牙齿发育比成釉细胞牙瘤患者更晚。其特征性病变为坚硬的牙组织紊乱地混合生长（图27.18、图27.19）。外形良好的齿样结构不可见。虽然有人认为常见于女性，但Mayo医院的26例混合性牙瘤患者中未发现这种倾向。混合性牙瘤好发于年龄较大的儿童和年轻成人。该病变好发于下颌磨牙。病变通常在X线片上偶然发现，单纯切除易于治愈。

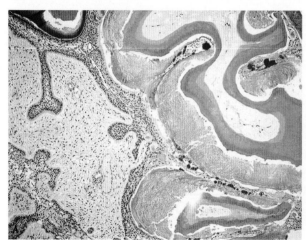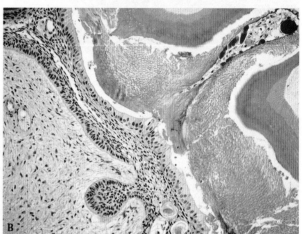

**图27.17**　成釉细胞纤维牙瘤的低倍镜（A）及高倍镜（B）表现，除了类似成釉细胞纤维瘤的区域，病变还包含灶状牙本质及牙釉质基质。

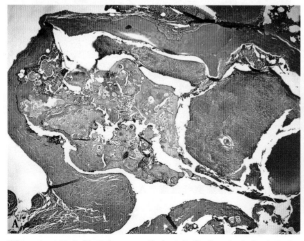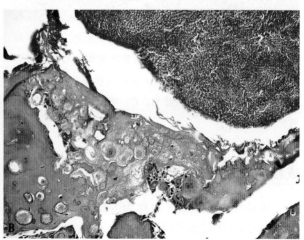

**图27.18**　混合性牙瘤。A：病变分化较差，但有较清晰的牙齿结构。B：高倍放大显示不规则的牙本质团块。

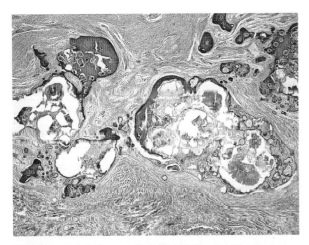

图27.19　另一例软组织的混合性牙瘤。

## 组合性牙瘤

　　组合性牙瘤由大体可辨认的牙齿构成，虽然牙齿往往很小且变形（图27.20）。牙齿的数量从3或4个到上百个不等。混合性牙瘤和组合性牙瘤可彼此融合，基于牙齿形态的不同分化程度，呈现各种分化。这两种病变均为良性，组合性牙瘤往往发生于切牙–双尖牙区。在Mayo医院的资料中，有14例组合性牙瘤。

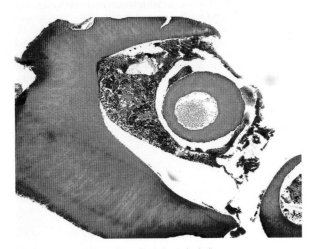

图27.20　组合性牙瘤。明显向牙齿分化。

## 黏液瘤（纤维黏液瘤）

　　骨黏液瘤几乎全部发生于颌骨，这表明其很可能为牙源性。肿瘤与牙胚间质成分的相似性也支持其为牙源性。一些发生于其他骨骼的软骨肉

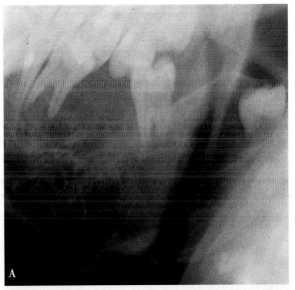

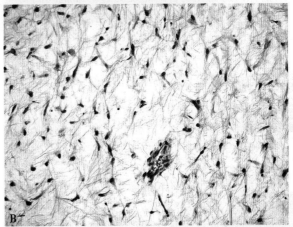

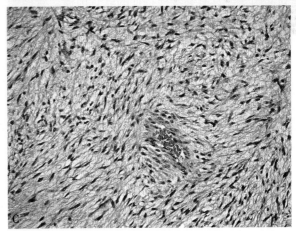

图27.21　A：膨胀性多囊性黏液瘤，从第2双尖牙延伸到下颌骨的右侧冠状突。B：黏液瘤中可见稀疏分布的小细胞，伴有特征性的轻度纤维化以及几乎透明的基质。C：如同本例所示的富于细胞性黏液瘤并未显示具有较差的预后。

瘤及纤维肉瘤也可因退行性变而显示出明显的黏液瘤样改变，可能因此而被误判为黏液瘤或黏液肉瘤。在Mayo医院的资料中，有42例颌骨黏液瘤，男性稍多发。尽管任何年龄都可发病，但大多数患者都是年轻成年人。我们的病例中，最年轻的患者为1.5岁，年龄最大者为56岁。上下颌骨的发病基本相当。慢性生长的病变通常无痛，但可致渐进性肿胀，有时可导致严重的面部畸形。从X线片可以观察到多叶或单叶的肿瘤，但不能与颌骨其他囊性扩张性的透光病变相区分（图27.21A）。

肿瘤大体较柔软、半透明，表面有光泽。疏松的星状细胞是主要的组织学特征（图27.21B），细胞有长的相互吻合的胞质突起。细胞间的物质可略呈颗粒状、嗜碱性。一些黏液瘤细胞稀少，明显呈良性；另一些有相对较大且外形奇特的细胞核，意味着其生长活跃。但随访表明，细胞学异常与肿瘤的复发能力并无相关性。偶尔黏液瘤内可见纤维瘤样的区域，但这似乎不影响其临床行为（图27.21C）。牙蕾的间质成分在组织学上可误诊为黏液瘤，但前者的特征性表现是具有明确的界限，并且外周存在上皮细胞。

证据表明，颌骨黏液瘤有复发倾向，类似成釉细胞瘤，但不发生转移。治疗目标为完整切除局部病变。具有黏液样特征的软骨肉瘤、骨肉瘤以及纤维肉瘤与黏液瘤很相似，必须认真鉴别。

（宋建民　王勇平　译　周勇　张鑫鑫　校）

## 参考文献

1961　Gorlin, R. J., Chaudhry, A. P., and Pindborg, J. J.: Odontogenic Tumors: Classification, Histopathology, and Clinical Behavior in Man and Domestic Animals. Cancer, 14:73–101.

1975　Waldron, C. A., Giansanti, J. S., and Browand, B. C.: Sclerotic Cemental Masses of the Jaws (So-called Chronic Sclerosing Osteomyelitis, Sclerosing Osteitis, Multiple Enostosis, and Gigantiform Cementoma). Oral Surg, 39:590–604.

1985　Hansen, L. S., Eversole, L. R., Green, T. L., and Powell, N. B.: Clear Cell Odontogenic Tumor: A New Histologic Variant With Aggressive Potential. Head Neck Surg, 8:115–123.

1985　Takahashi, K., Kitajima, T., Lee, M., Iwasaki, N., Inoue, S., Matsui, N., Ohki, K., Nagao, K., Akikusa, B., and Matsuzaki, O.: Granular Cell Ameloblastoma of the Mandible With Metastasis to the Third Thoracic Vertebra: A Case Report. Clin Orthop, 197:171–180.

1985　Waldron, C. A., Small, I. A., and Silverman, H.: Clear Cell Ameloblastoma: An Odontogenic Carcinoma. J Oral Maxillofac Surg, 43:707–717.

1988　Dorner, L., Sear, A. J., and Smith, G. T.: A Case of Ameloblastic Carcinoma With Pulmonary Metastases. Br J Oral Maxillofac Surg, 26:503–510.

1989　Bang, G., Koppang, H. S., Hansen, L. S., Gilhuus-Moe, O., Aksdal, E., Persson, P. G., and Lundgren, J.: Clear Cell Odontogenic Carcinoma: Report of Three Cases With Pulmonary and Lymph Node Metastases. J Oral Pathol Med, 18:113–118.

1989　Kahn, M. A.: Ameloblastoma in Young Persons: A Clinicopathologic Analysis and Etiologic Investigation. Oral Surg Oral Med Oral Pathol, 67:706–715.

1989　Laughlin, E. H.: Metastasizing Ameloblastoma. Cancer, 64:776–780.

1989　McClatchey, K. D., Sullivan, M. J., and Paugh, D. R.: Peripheral Ameloblastic Carcinoma: A Case Report of a Rare Neoplasm. J Otolaryngol, 18:109–111.

1989　Ueda, M., Kaneda, T., Imaizumi, M., and Abe, T.: Mandibular Ameloblastoma With Metastasis to the Lungs and Lymph Nodes: A Case Report and Review of the Literature. J Oral Maxillofac Surg, 47:623–628.

1990　Waldron, C. A. and Koh, M. L.: Central Mucoepidermoid Carcinoma of the Jaws: Report of Four Cases With Analysis of the Literature and Discussion of the Relationship to Mucoepidermoid, Sialodontogenic, and Glandular Odontogenic Cysts. J Oral Maxillofac Surg, 48:871–877.

1993　Milles, M., Doyle, J. L., Mesa, M., and Raz, S.: Clear Cell Odontogenic Carcinoma With Lymph Node Metastasis. Oral Surg Oral Med Oral Pathol, 76:82–89.

# 索 引